国医大师熊继柏

《内经》讲析与临证经验荟萃

熊继柏讲《内经》

·修订版·

熊继柏 著

CS

湖南科学技术出版社·长沙

图书在版编目（ＣＩＰ）数据

熊继柏讲《内经》 / 熊继柏著. — 修订版. — 长沙：
湖南科学技术出版社，2025.2
（国医大师熊继柏《内经》讲析与临证经验荟萃）
ISBN 978-7-5710-2613-4

Ⅰ．①熊… Ⅱ．①熊… Ⅲ．①《内经》－研究 Ⅳ.①
R221

中国国家版本馆 CIP 数据核字(2024)第 001425 号

国医大师熊继柏《内经》讲析与临证经验荟萃

XIONG JIBAI JIANG《NEIJING》（XIUDING BAN）

熊继柏讲《内经》（修订版）

著　　者：熊继柏
出 版 人：潘晓山
策划编辑：邹海心
责任编辑：王　李
封面题字：熊继柏
出版发行：湖南科学技术出版社
社　　址：长沙市芙蓉中路一段 416 号泊富国际金融中心
网　　址：http://www.hnstp.com
湖南科学技术出版社天猫旗舰店网址：
　　　　　http://hnkjcbs.tmall.com
邮购联系：0731-84375808
印　　刷：湖南省众鑫印务有限公司
　　　　　（印装质量问题请直接与本厂联系）
厂　　址：湖南省长沙市长沙县榔梨街道梨江大道 20 号
邮　　编：410100
版　　次：2025 年 2 月第 1 版
印　　次：2025 年 2 月第 1 次印刷
开　　本：710 mm×1000 mm　1/16
印　　张：25.5
插　　页：8
字　　数：507 千字
书　　号：ISBN 978-7-5710-2613-4
定　　价：58.00 元

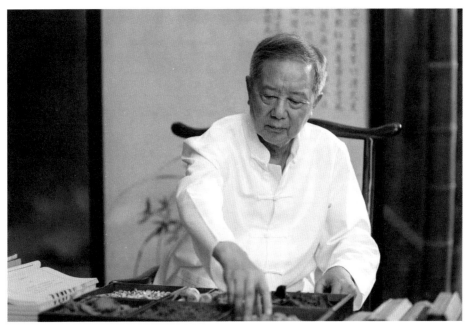

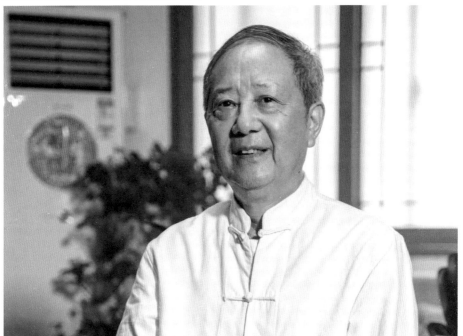

作者近照

作者简介

　　熊继柏，1942 年出生，湖南省石门县人，中共党员。国医大师、中国中医科学院学部委员，湖南中医药大学教授，主任医师，博士生导师。湖南省第一届名中医，湖南中医药大学第一附属医院特聘学术顾问、终身教授，湖南省保健委员会医疗保健核心专家。全国老中医药专家学术经验继承工作第四、第五、第六、第七批指导老师，中华中医药学会内经学分会顾问。香港浸会大学荣誉教授，上海中医药大学名誉教授、内经国际研究院顾问。

　　熊氏十三岁开始习医，十六岁开始行医，从事中医临床六十余年从未间断，其中从事中医高等教学三十余年，主讲中医经典课，并任湖南中医药大学中医经典教研室主任。擅长中医内科、妇科、儿科，善治疑难病症、危重病症，诊治疾病精于辨证施治，理法方药熟练，临床疗效卓著。其理论功底扎实、临证经验丰富、辨析思维敏捷。2006 年曾受邀专程赴非洲为阿尔及利亚国家总统治愈了疾病，为中医享誉世界做出了重要贡献。

　　熊氏论著颇丰，公开发表学术论文 100 余篇，撰写出版中医学专著 22 部，其中独立著作 12 部。其《内经理论精要》一书，先后被英国大英博物馆、牛津大学图书馆和美国国会图书馆列为藏书。任副总主编编著的《黄帝内经研究大成》一书，先后获国家新闻出版署科技图书一等奖，国家中医药管理局中医药基础研究二等奖。近十年来，已带教中医高级学徒 300 余人，正在不断地为中医传承做贡献。

　　在 2020 年防治新冠肺炎的战疫中，出任湖南省中医高级专家组顾问，出主意、定方略，所定方略在全国好评如潮。又亲临一线诊治、抢救"新冠"危重病人，取得满意疗效，并荣获湖南省立大功人员奖。

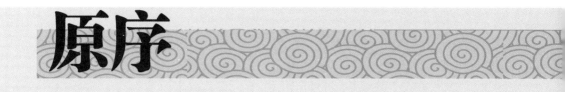

原序

  《黄帝内经》，为中医理论之基础，居四大经典之首。篇帙浩繁，文理深奥。欲求精通经旨，必须刻苦勤求。前人所谓"皓首穷经"，亦即非浅尝可及之意也。习中医者，《内经》不可不读，然读不得其法，则难挈其要领，明其精义，更无法学以致用矣！明张景岳整理《内经》，经文以类相聚，条理分明，使中医理论自成体系。《类经》之作，实别具一格，但注文仍多古奥难解，读者仍不易全面领会。熊继柏同志有见于此，积三十年《内经》教学与医疗实践之经验，撰写出《内经理论精要》一书。全书十二章，首为概论，简介《内经》理论之出处及其学术思想，明本源也；次则叙述天人相应及阴阳五行、脏象、经络、病因病机等基本理论，序体系也；再次分列病证、诊法、治则、针刺，详诊疗也；书后两章摄生、运气，应自然也。纵观全书，已熔《内经》于一炉，深入浅出，前后连贯，使《灵》《素》各篇之精义汇成一家，非长期刻苦钻研，实难臻此境地。学问之道，务求贯通。熊继柏同志精研《内经》，融贯全书，举纲提要，井然有序。《精要》一书，不但与张氏《类经》先后媲美，便以读者学习运用；循此深入，并可升堂入室矣！欣悉《精要》行将付梓问世，爰为序，以纪其功。

欧阳锜

1992 年 5 月

（此为《〈内经〉理论精要》欧阳老作序）

再版自序

为中医者，皆知《黄帝内经》乃中医学之首部经典，是中医学的理论导源。而习中医者，又莫不觉《内经》难读、难学、难于精研。一者，《内经》成书于西汉时期，其文辞古奥，义理渊深。清代医家姚止庵叹之曰："后人见之不敢读，读之不能解，解之不尽明。"明代大医家张景岳亦谓其"经文奥衍，研阅诚难"。二者，《内经》"上极天文，下穷地纪，中悉人事"，其内容广博，论理深奥。凡学而浮躁者，则难于涉猎；凡思非专一者，则难于问津。三者，《内经》之理论，源于古人的实践总结，故习《内经》者，必当学以致用。《素问·气交变大论篇》云："善言天者，必应于人；善言古者，必验于今；善言气者，必彰于物。"只有理论与实践相结合，才能真正领会《内经》的经义。

研习《内经》诚难矣！故凡讲《内经》者，必当注重四点，方可变难为易。一必注重文理与医理相结合，既要疏释文义，又须明确医理。文理通，方可明其义；医理通，方可知其要。二必注重理论与实践相结合，既要明确理论，又要联系实践，如此方可知其运用之妙。三必注重深入浅出，执简驭繁。深而浅之，使深奥的理论浅显化；博而约之，使复杂的内容简单化，如此方可"道不惑而要数极"。四必注重以《内经》原文为本，讲析经文，方可明了经文本义。若脱离原文讲《内经》，岂不成了讲"外经"？《内经》云"知其要者，一言而终；不知其要，流散无穷"，诚至理也。

2010 年，湖南科学技术出版社邀我撰写并出版了《熊继柏讲〈内经〉》，而该书发行不久，即销售一空。今应广大读者要求，将该书再版，又在原书基础上增补部分内容，并分别释其文辞，以明其义；析其疑难，以解其惑；阐其重点，以明其理；再联系临证实践，以示其用。增订是书，谨供读者参考之，习用之。

湖南中医药大学

熊继柏

2016 年五一劳动节

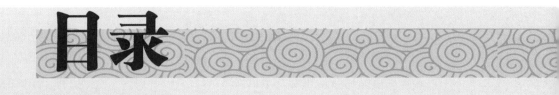

目录

下篇　《内经》原文选讲

概论

《内经》是我国现存医学文献中最早反映中医学理论体系的一部经典。它比较全面地总结了秦汉以前的医学知识和医疗经验，系统地阐述了中医学的学术思想和理论原则，为中医学理论体系的形成和发展奠定了基础。《内经》的理论不仅反映了我国古代医学的伟大成就，而且 2000 多年以来，一直指导着中医的临床实践。因此后世医家把《内经》尊之为"医家之宗"，并把它作为中医学者必读的医学典籍。

一、《内经》的成书

1.《内经》的书名

《内经》全名《黄帝内经》。关于"黄帝"，战国秦汉时期许多史学家，都把他说成是古代的一个帝王，皇甫谧（mì）《帝王世纪·自皇古至五帝》记载："黄帝，有熊氏，少典之子，姬姓也。生寿丘，长于姬水……居轩辕之丘，故因以名号。"其实，"黄帝"并非指一个人，而是指一个氏族，是我国原始社会末期的一个氏族。据《中国通史简编·第一编》所述："传说黄帝曾居住涿（zhuō）鹿（河北宣化鸡鸣山）地方的山湾里，过着往来不定，迁徙无常的游牧生活，后来打败九黎族和炎帝族，逐渐在中部地区定居下来。"到了春秋时期，这个氏族又称之为"华族"，它就是中华民族的始祖，也就是汉以后所谓"汉族"的始祖。

黄帝氏族开发了中原，使文化空前发展，农业开始兴盛，它的文化对华族的发展产生了重要的影响。因此，历代人们都以自己是黄帝的子孙而为荣。为了溯源崇本，于是古代各方面的许多文献及其文物制度，都推源于黄帝。古代的学者，为了显示其学有本根，亦每将其著作冠以"黄帝"二字。《淮南子·修务训》揭示了这种情况："世俗之人多尊古而贱今，故为道者，必托之神农、黄帝而后能入说。"显然，《黄帝内经》之"黄帝"二字，只是托名取重而已。

关于"内经"二字，后世医家解说不一。如张景岳《类经》卷首云："内者性命之道，经者载道之书。"吴崑《素问吴注》卷一说："五内阴阳谓之内，万世宗法谓之经。"但是，从东汉班固的《汉书·艺文志》目录中可以看到，古医经有："《黄帝内经》十八卷，《外经》三十七卷；《扁鹊内经》九卷，《外经》十二卷；《白氏内经》三十八卷，《外经》三十六卷，《旁篇》二十五卷。"由此观之，《内经》与《外经》乃是相对之称，别无深义。

在古典医籍中，以"经"字命名的书籍除《内经》之外，还有如《本草经》《难经》《甲乙经》《中藏经》《脉经》等。陆德明《经典释文》解释："经者，常也，法也，径也，由也。"《汉书·艺文志》指出："医经者，原人血脉经络骨髓，阴阳表里，以起百病之本，死生之分，而用度箴石汤火所施，调百药齐，和之所宜。至齐之得，犹慈石取铁，以物相使。"《内经》中包含了人体生理、病理以及治疗等一系列基本内容，正合此"医经"之义。

现存《内经》，包括《素问》和《灵枢》两部分，每部 81 篇，共计 162 篇。皇甫谧《甲乙经·序》说："今有《针经》（即《灵枢》）九卷，《素问》九卷，二九十八卷，即《内经》也。"

《素问》之名，北宋林亿等"新校正"引全元起注云："素者，本也；问者，黄帝问岐伯。方陈性情之源，五行之本，故曰《素问》。""新校正"又云："按《乾凿度》云：'夫有形者生于无形，故有太易，有太初，有太始，有太素。太易者，未见气也；太初者，气之始也；太始者，形之始也；太素者，质之始也。'气形质具，而疴瘵（zhài）由是萌生，故黄帝问此，太素质之始也，《素问》之名义或由此。"这种解释是以气、形、质的变化认识物质世界。因此，当代中医学家任应秋提出："《素问》就是研究人这个物质体生理病理的问题……《素问》的含义是唯物的。"（《内经十讲》第四）

《灵枢》共有三名，最早叫作《针经》。《灵枢·九针十二原》说："先立针经。"《素问·八正神明论篇》又说："法往古者，先知针经也。"次后又名《九卷》。张仲景《伤寒论》自序云"撰用《素问》《九卷》"；王叔和《脉经》亦称《灵枢》为《九卷》。皇甫谧《甲乙经》序文中则称《灵枢》为《针经》，而其引文中又多称其为《九卷》。这种《针经》与《九卷》混称的情况，正说明了《灵枢》名目的演变。《灵枢》其名，约从唐代王冰开始。王氏在《素问·三部九候论篇》注文中称《灵枢》，在《素问·调经论篇》注文中又称《针经》，"新校正"认为这是王冰指《灵枢》为《针经》的证据。关于《灵枢》之义，马莳《灵枢注证发微》卷首谓："《灵枢》者，正以枢为门户，阖辟所系，而灵乃至神至元之称。"张景岳《类经》卷首则谓："神灵之枢要，是谓《灵枢》。"诸说自无不可。任应秋先生认为："《灵枢》既名《针经》……它本来的取义应该是：灵者，验也。针刺的疗效，至为灵验，但必须得其刺法之枢机而后灵，故名之曰《灵枢》。"（《内经十讲》第四）

2.《内经》的作者

《内经》冠以"黄帝"二字，并不是黄帝的著作，也不等于说是黄帝时代的书。宋臣高保衡等《甲乙经》"新校正"序："或曰：《素问》《针经》《明堂》三部之书，非黄帝书，似出于战国。"高氏等当时的说法并不肯定，可是经过后来许多学者考证，如宋代邵雍的《皇极经世书》，司马光的《传家集》，程颢（hào）的《二程全书》，明代方孝儒的《逊志斋集》，清代魏荔彤的《伤寒论本义》等，均证实高氏的说法是基本正确的。就《内经》的内容而言，它是由 162 篇文章构成的一部论文总集，其中各篇内容繁简不一，表述顺序也没有必然的联系，且前后内容间有重复，文笔风格亦各有异，可见此书并非一人一时之作。元代吕复指出："《内经·素问》，世称黄帝、岐伯问答之书，及观其旨意，殆非一时之言，其所撰述，亦非一人之手。"（［元］戴良《九灵山房集·沧州翁传》引）比如《素问》中的运气7篇大论，"新校正"怀疑不是《素问》的原文，而是"阴阳大论"里面的文章，为唐代王冰补入。日本丹波元简又提出："考王叔和《伤寒例》所引"阴阳大论"之文，曾无所见，宋臣之说，乃难从焉。"于此可见，7 篇大论确系后面补入，很可能是王冰补入的。此外，王冰在编次注解《素问》时，已经亡佚了"刺法论篇"和"本病论篇"，只有 79 篇文章。到北宋高保衡、林亿等校正医书的时候，却又有此 2 篇，不仅有经文，而且有注文，可是其内容及文笔却与《素问》各篇明显不同。"新校正"当时就提出怀疑，丹波元简则认为两篇的经文当是王冰以后的人所补入的。

综上所述，《内经》的作者，不是出自一人之手，而是出自诸子百家。《内经》的内容，主要出自战国时期，而秦、汉、唐代，代有补充。经多数学者考证，《内经》的汇集成书，很可能是在西汉时代。我们今天所见到的《素问》，是经过唐代王冰编次整理而来的，又经宋代高保衡、林亿等校正。《灵枢》则是宋代史崧（sōng）根据"家藏旧本《灵枢》九卷"以及宋哲宗元祐八年（1093 年）高丽所献的《针经》整编而成的。

二、《内经》的理论体系

《内经》的理论渊博，内容丰富。张景岳谓其"上极天文，下穷地纪，中悉人事，大而阴阳变化，小而草木昆虫，音律象数之肇端，藏府经络之曲折，靡不缕指而胪列焉"。(《类经·序》)《内经》不仅重点阐述了中医学的基本理论，而且还记述了古代关于哲学、天文、气象、历法、地理、生物等多方面的知识，是我国古代一部重要的科学巨著。历代有许多医家对《内经》的理论体系及其主要内容进行过归类，总括起来，不外阴阳五行学说、藏象学说、经络学说、病因病机学说、病证学说、诊法学说、治则学说、针刺学说、养生学说、运气学说 10 大类。

1. 阴阳五行学说
阴阳五行学说是运用阴阳五行的法则概括自然界一切事物，并取象比类去探讨、分析、归纳人体的生理活动和病理变化，进而指导诊断和治疗。它是我国古代朴素的辩证法和朴素的系统论。

《内经》中专论阴阳五行的篇章有：

《素问·阴阳应象大论篇》——论阴阳的概念，五行的归类，以及阴阳学说的应用。

《素问·金匮真言论篇》——论四时阴阳五行，并联系人体，讨论其发病规律。

《素问·阴阳离合论篇》——论阴阳对立统一的法则及三阴三阳经脉的离合关系。

《素问·阴阳别论篇》——运用阴阳的道理，讨论人体脉象变化及其主病。

《素问·藏气法时论篇》——按四时五行的规律，讨论五脏疾病的传化和治疗。

《素问·宝命全形论篇》——论人身不离阴阳，并阐述五行相克的道理。

《灵枢·阴阳系日月》——论自然界的阴阳变化，并说明人身经脉气血的运行规律。

2. 藏象学说

藏象学说是研究人体各个脏腑组织的生理特性及其相互关系，以及人体脏腑组织与外界环境之间的联系的学说。

《内经》论述藏象的主要篇章有：

《素问·灵兰秘典论》——论十二脏腑的功能职责，强调心的君主作用及十二官相互协调的重要性。

《素问·六节藏象论篇》——论五脏六腑的功能及其与四时的关系。

《素问·五藏生成篇》——论五脏与外表形体之间的联系。

《素问·五藏别论篇》——论五脏、六腑、奇恒之府总的生理功能。

《素问·经脉别论篇》——论人体饮食精微的输布情况及经脉的变化作用。

《素问·太阴阳明论篇》——论太阴脾经和阳明胃经的生理功能及病理特点。

《灵枢·寿夭刚柔》——论形气的盛衰强弱及其与生理、病理方面的关系。

《灵枢·本神》——论神、魂、魄、意、志的形成及其与五脏的关系。

《灵枢·五十营》——论营气在人体的循环运行。

《灵枢·营气》——论营气的生成及其在十四经中的循环次序。

《灵枢·脉度》——论五脏和七窍在生理上的联系。

《灵枢·营卫生会》——论营卫的生成和运行，三焦的部位和功能。

《灵枢·决气》——论人体的精气津液血脉等六气的生理功能及病变特征。

《灵枢·肠胃》——论人体肠胃的大小、长短、容量及其部位。

《灵枢·平人绝谷》——论肠胃的大小、长度及其生理功能，并指出绝食死亡的机制。

《灵枢·海论》——论人身四海的生理功能及其有余不足的病证。

《灵枢·五癃津液别》——论津液分别为五的生理作用及其病理变化。

《灵枢·五阅五使》——论五脏与五官之间的联系规律。

《灵枢·阴阳清浊》——论人身精气的阴阳清浊。

《灵枢·本藏》——论脏腑、血气、精神的生理功能，以及脏腑与体表组织之间的关系。

《灵枢·天年》——论神的形成以及人类生、长、壮、老、已的一般规律。

《灵枢·阴阳二十五人》——论述 25 种类型的人及其生理特征。

《灵枢·五音五味》——论五音、五味分属五脏，并论述须眉、面色与经脉气血的关系。

《灵枢·邪客》——论人身应天地，并论述宗气、营气、卫气的生理功能。

《灵枢·通天》——论人分5种类型，并指出各自的性情及其体态特征。

《灵枢·卫气行》——论人体卫气循行的概况。

《灵枢·卫气失常》——论脂、膏、肉3种不同类型之人的气血差异。

《灵枢·大惑》——论眼目各部与五脏精气的关系。

3. 经络学说

经络学说是研究人体经络的生理、病理及其与脏腑组织相互关系的一门学说。

《内经》论述经络的主要篇章有：

《素问·血气形志篇》——论六经的气血多少及手足十二经脉的表里关系。

《素问·皮部论篇》——论十二经脉在皮肤的分属部位。

《素问·气穴论篇》——论脏腑经脉之气所发的365个气穴。

《素问·气府论篇》——论诸经脉之气所发的365个气府。

《素问·骨空论篇》——论冲、任、督脉的循行和主病。

《素问·阴阳类论篇》——论三阴三阳的意义及其相互间的类次关系。

《灵枢·终始》——论六经经气终绝的病证。

《灵枢·根结》——论三阴三阳经的根结部位与穴名及其与治疗的关系。

《灵枢·经脉》——论十二经脉、十五络脉的循行及其虚实病候，并指出经脉的重要作用。

《灵枢·经别》——论十二经别及阴经与阳经的离合关系。

《灵枢·经水》——论十二经脉的远近浅深、气血多少，并指出各自相应的针刺方法。

《灵枢·经筋》——论十二经筋的起止、结聚、循行部位及其发病症状。

《灵枢·骨度》——论骨骼的长短、大小，以知经络的长短，脏腑的大小。

《灵枢·脉度》——论手足三阴三阳十二经脉及跷脉、任脉、督脉等脉的长度。

《灵枢·逆顺肥瘦》——论十二经脉的走向与气血运行的逆顺情况。

《灵枢·卫气》——论十二经脉的标本及其与某些穴位的关系，并指出四街的部位。

《灵枢·动输》——论手太阴、足阳明、足少阴三条经脉独动不休的生理特征。

4. 病因病机学说

病因病机学说是研究疾病发生的原因，人体发病的机制和病理变化的一门学说。

《内经》论述病因病机的主要篇章有：

《素问·生气通天论篇》——以天人相应的观点，论述多种致病因素伤害人体产生的病理变化。

《素问·玉机真藏论篇》——论五脏疾病的传变情况。

《素问·通评虚实论篇》——论脏腑、气血、经脉的虚实病机。

《素问·逆调论篇》——论阴阳、水火、营卫、上下失调的病机。

《素问·气厥论篇》——论五脏六腑寒热相移的病机及其病证。

《素问·举痛论篇》——论百病生于气，并指出九气为病的机制。

《素问·宣明五气篇》——以五脏为中心，列叙五脏在生理、病理、治疗等多方面的特点。

《素问·脉解篇》——论三阴三阳经脉病变的机制。

《素问·刺志论篇》——论形气虚实相反之病机。

《素问·调经论篇》——论脏腑经脉气血虚实之病机。

《素问·标本病传论篇》——按五行生克的规律，论五脏疾病的传变。

《素问·至真要大论篇》——论病机十九条，指出审察病机的纲领。

《素问·著至教论篇》——论"三阳并至"的病机，并指出阳邪之至，害必归阴；五脏之伤，穷必及肾。

《素问·示从容论篇》——论三阴脏（肺、脾、肾）为病的机制。

《素问·解精微论篇》——论涕、泪为病的机制。

《素问·刺法论篇》——论五疫致病的特点。

《灵枢·邪气藏府病形》——论不同的病邪，伤人不同的部位及其变化机制。

《灵枢·五乱》——论清浊营卫之气发生逆乱的病机及其病证。

《灵枢·病传》——论病邪由表入里的传变情况及五脏病候的传变规律。

《灵枢·淫邪发梦》——论邪气干扰引起梦寐的病机。

《灵枢·顺气一日分为四时》——论病随一日四时变化的机制。

《灵枢·五变》——论疾病与体质的关系，并论风、痹、消瘅（dàn）、寒热、积聚等病的病机。

《灵枢·论勇》——论形体的厚薄强弱与发病的关系，脏腑之气的强弱与勇怯的关系。

《灵枢·贼风》——论内外相加的发病因素及其机制。

《灵枢·五味论》——论五味偏嗜太过所出现的病理变化。

《灵枢·百病始生》——论发病的原因，发病的机制，邪气的传变和积病的病因病机。

《灵枢·忧恚（huì）无言》——论失音的病因病机。

《灵枢·九宫八风》——论八风致病。

《灵枢·岁露》——论贼风邪气易戕贼人体，并提出三虚、三实的概念。

《灵枢·大惑》——论眩惑、健忘、易饥、嗜睡、不眠等病的病机。

5. 病证学说

病证学说是讨论疾病和证候，研究各种疾病的病变机制、证候特点及其基本治法的学说。

《内经》论述病证的主要篇章有：

《素问·藏气法时论篇》——论五脏虚实病证。

《素问·阳明脉解篇》——论阳明经脉的实热病证。

《素问·热论篇》——论外感热病的病因、病证、治法、禁忌、传变和预后。

《素问·刺热篇》——论五脏热病及其刺治方法。

《素问·评热病论篇》——论阴阳交、风厥、劳风、肾风等热病的病机、病证。

《素问·疟论篇》——论疟疾的病因病机、症状和治疗。

《素问·刺疟篇》——论六经、五脏之疟证及其刺法。

《素问·咳论篇》——论咳嗽的病因、病位、传变、辨证与治疗。

《素问·举痛论篇》——论疼痛的病因病机及其辨证。

《素问·腹中论篇》——论臌胀、血枯、伏梁、热中、消中、厥逆等腹中之疾。

《素问·风论篇》——论风的特性及各种风病的病机病症。

《素问·痹论篇》——论痹病的病因病机、病症和治疗。

《素问·痿论篇》——论痿病的病因病机及治疗法则。

《素问·厥论篇》——论厥病的病因病机、病症和治法。

《素问·病能论篇》——论胃脘痛、卧不安、腰痛、颈痈、怒狂、酒风等病证。

《素问·奇病论篇》——论重身而喑、息积、伏梁、疹筋、脑逆、脾瘅、胆瘅、癃病、癫疾、肾风等病证。

《灵枢·邪气藏府病形》——论五脏六腑的病变症状。

《灵枢·五邪》——论邪气侵入五脏所出现的病证。

《灵枢·寒热病》——论皮寒热、肌寒热、骨寒热、骨痹、厥痹等病的症状，并指出人体 5 个重要部位患痈疽的不良预后。

《灵枢·癫狂》——论癫疾、狂证的病因、病症和治法。

《灵枢·热病》——论热病的证候、诊断、治疗和预后。

《灵枢·厥病》——论厥头痛与厥心痛，真头痛与真心痛的证候特点。

《灵枢·杂病》——论喉痹、疟疾、齿痛、耳聋、衄血、腰痛、项痛、心痛、颙（kǎn）痛、腹满、腹痛、痿、厥、哕等杂病的症状及治法。

《灵枢·周痹》——论周痹、众痹的病机、症状及治疗。

《灵枢·口问》——论十二奇邪上走孔窍所致的 12 种病证。

《灵枢·胀论》——论胀病的病因病机、病证分类和治疗原则。

《灵枢·水胀》——论水胀、肤胀、臌胀、肠覃、石瘕病的病因病机、症状表现、鉴别诊断和治疗大法。

《灵枢·上膈》——论"虫为下膈"的病因、症状和治法。

《灵枢·寒热》——论瘰病的成因及其诊断、治疗和预后。

《灵枢·痈疽》——论痈疽的病因病机、证治和预后。

6. 诊法学说

诊法学说是研究诊察疾病和判断病情的方法，对疾病进行全面的观察和了解，做出正确判断的一门学说。

《内经》中有关诊法的记载主要见于：

《素问·玉版论要篇》——论诊察容色与脉象的正常、反常情况。

《素问·诊要经终论篇》——论诊察经脉之气的要领。

《素问·脉要精微论篇》——论切脉大法，望五色，察精明；并强调四诊合参。

《素问·平人气象论篇》——论四时、五脏之平、病、死脉，强调脉察胃气。

《素问·玉机真藏论篇》——论四时、五脏的平脉及太过不及的脉证变化，并指出真脏脉的形象，以及形、气、色、脉对于诊察疾病的重要意义。

《素问·三部九候论篇》——论三部九候诊脉法。

《素问·五藏别论篇》——论诊脉独取寸口的原理。

《素问·大奇论篇》——论脉象变化所主之奇特病症。

《素问·经络论篇》——论经络的外在五色变化，可以测知病情。

《素问·疏五过论篇》——论医生在诊断疾病时的五种过失。

《素问·方盛衰论篇》——论"诊有十度""诊有大方"，并论诊察五脏气虚之梦境。

《灵枢·师传》——论问诊的重要性以及"从外知内"的诊断原理。

《灵枢·五阅五使》——论五官与五脏之间的联系，说明望五官五色诊察五脏之气的临床意义。

《灵枢·外揣》——论"司外揣内，司内揣外"，指出外在声色表现是诊断和治疗疾病的重要依据。

《灵枢·禁服》——论人迎与寸口的脉象比较。

《灵枢·本藏》——论"视其外应，以知其内藏，则知所病"的诊断学思想。

《灵枢·五色》——论面部五色的诊察大法。

《灵枢·邪客》——论诊八虚、候五脏。

《灵枢·论疾诊尺》——论诊尺肤、诊目、诊齿以及其他诊断方法。

7. 治疗学说

治疗学说是研究治疗法则、治疗方法以及组方制度，用药宜忌及其相关内容的一门学说。

《内经》有关治则内容的记载主要见于：

《素问·异法方宜论篇》——论同病异治的道理，强调因地制宜。

《素问·移精变气论篇》——论治病要察神色，通神明；并提出祝由治病。

《素问·汤液醪（láo）醴论篇》——论汤液醪醴的作用及水肿病的治法，并提出"病为本，工为标"，标本必须相得。

《素问·标本病传论篇》——论标本治则。

《素问·五常政大论篇》——论服药方法及用药原则。

《素问·至真要大论篇》——论治则治法以及组方制度。

《素问·徵四失论篇》——论医生在治病时的 4 种失误。

《灵枢·病本》——论治序标本。

《灵枢·论痛》——论人的体质强弱，皮肤疏密，肠胃厚薄与耐受火热针痛及耐受药毒的关系。

《灵枢·五味》——论饮食五味对人体的不同作用，指出五味对五脏疾病的宜忌。

《灵枢·贼风》——论祝由治病的原理。

8. 针刺学说

针刺学说是研究针刺原理，针刺法则，针刺技术，针刺禁忌，以及对各种疾病的针刺疗法的一门学说。

《内经》中论述针刺内容的篇章很多，其中最主要的有：

《素问·宝命全形论篇》——论针刺的 5 条法则。

《素问·诊要经终论篇》——论针刺分四时及十二经脉终绝的情况。

《素问·八正神明论篇》——论针刺补泻与四时八正、日月星辰的变化关系。

《素问·离合真邪论篇》——论针刺补泻的宜忌和操作方法。

《素问·刺腰痛论篇》——论诸经脉腰痛的多种刺法。

《素问·刺要论篇》——论针刺浅深表里的重要法则。

《素问·刺齐论篇》——论针刺深度的太过不及。

《素问·刺禁论篇》——论针刺禁忌要点。

《素问·针解篇》——论九种针的用法，并解释用针的道理。

《素问·长刺节论篇》——论头痛、寒热、筋痹、寒疝等 10 种病证的针刺治疗方法。

《素问·骨空论篇》——论风邪所致病证的针刺取穴部位及寒热病灸法，并指出任脉、督脉的循行部位和俞穴。

《素问·水热穴论篇》——论治疗水病 57 穴和治疗热病 59 穴。

《素问·缪刺论篇》——论针刺中的缪刺法。

《素问·四时刺逆从论篇》——论针刺不违四时六气的变化规律，并指出刺伤五脏必死的严重性。

《灵枢·九针十二原》——论古代九种针具的名称、形状、用途以及针刺的各种手法，并介绍了十二原穴及其主治脏腑病变的原理。

《灵枢·本输》——论述四肢肘、膝关节以下的五脏五俞、六腑六俞等重要俞穴。

《灵枢·小针解》——解释《九针十二原》篇中关于"小针之要"的内容。

《灵枢·寿夭刚柔》——论刺法三变及药熨方法。

《灵枢·官针》——论九针的应用及"九刺""十二节刺""五刺"等多种针刺方法。

《灵枢·根结》——论虚实补泻针刺法。

《灵枢·终始》——论针刺的治疗原则和方法，并提出了12种针刺禁忌。

《灵枢·四时气》——论四时病的刺法原则及温疟、风水、飧泄、转筋、着痹、疠风等病的刺治法。

《灵枢·寒热病》——论天牖五部的5个俞穴及主治，并指出四时针刺取穴的常规。

《灵枢·热病》——论热病中禁忌针刺的9种证候，并指出治疗热病的59个穴位。

《灵枢·逆顺肥瘦》——论述因人体黑白、肥瘦，大小而异的针刺方法。

《灵枢·血络论》——论奇邪在络，因放血而产生的各种不良反应及其原理。

《灵枢·禁服》——论针刺治病要度量经脉，审察卫气，调治虚实的道理。

《灵枢·背腧》——论五脏俞穴的部位及灸疗的补泻方法。

《灵枢·逆顺》——论针刺与经气运行逆顺的关系，并指出针刺要掌握适当时机。

《灵枢·卫气失常》——论卫气失常产生病变的针刺方法。

《灵枢·玉版》——论痈疽的针刺方法以及临证针刺禁忌。

《灵枢·五禁》——论针刺的"五禁""五夺""五过""五逆"等禁忌。

《灵枢·行针》——论针刺后容易出现的6种不同反应。

《灵枢·官能》——论针刺治病的要点及针刺补泻手法。

《灵枢·刺节真邪》——论针刺五节的取穴及其治疗作用，并介绍刺"五邪"的作用和方法。

《灵枢·九针论》——论九针的起源、命名、形状及其主要作用。

9. 养生学说

养生学说是研究养生防病，延年益寿的基本法则、基本方法的一门学说。

《内经》有关养生的内容，散见于许多篇章之中，其中主要见于：

《素问·上古天真论篇》——论保全天真，摄生防病的思想方法。

《素问·四气调神大论篇》——论顺应四时阴阳变化，调神养生治未病。

《素问·生气通天论篇》——论"阴平阳秘，精神乃治""调和阴阳，是谓圣度"。

《素问·阴阳应象大论篇》——论"陈阴阳""乐恬憺"的养生法则。

《素问·刺法论篇》——论预防疫病及其方法。

《灵枢·本神》——论调神养生的基本内容。

《灵枢·师传》——论"食饮衣服，欲适寒温"的养生方法。

《灵枢·五变》——论预防与发病，提出"避者得无殆"的思想方法。

《灵枢·天年》——论人的生命过程，说明防止衰老以及摄生防病的重要意义。

10. 运气学说

运气学说是从宇宙节律探讨自然界的气象运动规律，及其对于生物、尤其是对于人体生理、病理影响的一门学说。

《内经》论述运气的主要篇章有：

《素问·六节藏象论篇》——论日月运行以成岁的一般规律，并指出运气失常是致病的重要因素。

《素问·天元纪大论篇》——论五运六气的一般法则，指出天干纪五运，地支纪六气。

《素问·五运行大论篇》——论五运六气的运动变化规律以及具体运算方法。

《素问·六微旨大论篇》——论六气的含义及其变化规律。

《素问·气交变大论篇》——论五运六气在气交之中发生太过、不及所表现的异常气候及发病情况。

《素问·五常政大论篇》——论五运六气主时所引起的气象、物候变化及发病情况。

《素问·六元正纪大论篇》——论60年一甲子的六气变化规律。

《素问·至真要大论篇》——论六气变化所致疾病的证候、诊断与治法。

《素问·刺法论篇》——论五运六气失常而发病的针刺方法。

《素问·本病论篇》——论运气失常为病的缘由。

三、《内经》的基本学术思想

《内经》的理论体系，是在古代朴素的唯物论和辩证法思想指导下形成的，是古人通过对生命活动现象的长期观察和临床实践的反复验证，由感性知识上升到理性知识，并根据人体生命活动规律，提出的一系列理论原则和学术观点。这些理论和观点，充分反映了《内经》的基本学术思想，它主要体现在唯物辩证观、统一整体观、物质恒动观 3 个方面。

1. 唯物辩证观思想

和一切自然科学一样，《内经》继承了我国古代"精气学说"的唯物主义哲学思想，认为"气"是产生和构成万物的本原。《素问·天元纪大论篇》云："布气真灵，总统坤元。"指明是真气布满宇宙而统率着整个天地乾坤。又云："在天为气，在地成形，形气相感而化生万物矣。……气有多少，形有盛衰，上下相召，而损益彰矣。"所谓"形气相感，上下相召"，就是指天地阴阳之气的相互感召，而后化生万物。《素问·至真要大论篇》并指出："天地合气，六节分而万物化生矣。"只有天地之气相合，才能有一年六节之气的划分，万物才能化生。《内经》的论述表明，万物生成、变化、消亡的根源并不是上帝、鬼神，而是物质世界内部所具有的阴阳二气相互作用的结果。人是物质世界的一部分，因而《内经》认为人也是禀天地之气而生成的，《素问·宝命全形论篇》说："人生于地，悬命于天，天地合气，命之曰人。"这样，《内经》把天地万物、自然现象、人类生理现象统于客观的物质世界，体现了朴素的唯物主义观念。不仅如此，《内经》还认为，"精"乃是生命的本源物质，《素问·金匮真言论篇》说："夫精者，身之本也。"《灵枢·本神》说："故生之来谓之精，两精相搏谓之神。"《灵枢·经脉》说："人始生，先成精，精成而脑髓生，骨为干，脉为营，筋为刚，肉为墙，皮肤坚而毛发长。"归结言之，精气是产生和构成万物的本源。人的生命活动是以精气作为物质基础，人的生命寿夭就在于精气的盛衰存亡。《内经》对生命的这种朴素的唯物主义认识，使中医学得以摆脱了当时鬼神论的统治，从而沿着唯物主义的道路向前发展。

唯物辩证法认为，一切事物或过程都包含着两个既对立又统一的矛盾方面，这两个方面之间存在着作用和反作用的关系。早在 2000 多年以前，《内经》就已经贯穿了这个观点。《内经》认为，自然界一切事物的运动变化及人的生命活动都存在着阴与阳之间对立统一的辩证关系，阴阳的对立统一是天地万物运动变化的总规律，所谓"阴阳者，天地之道也，万物之纲纪"。诸如以自然现象而言，一年四季有阴阳寒暑的变迁，所谓"阳之动，始于温，盛于暑；阴之动，始于清，盛于寒"（《素问·至真要大论篇》）；一日四时又有昼夜阴阳的交替，所谓"平旦至日中，天之阳，阳中之阳也；日中至黄昏，天之阳，阳中之阴也；合夜至鸡鸣，天之阴，阴中之阴也；鸡鸣至平旦，天之阴，阴中之阳也"（《素问·金匮真言论篇》）。以人体结构而言，"人生有形，不离阴阳"（《素问·宝命全形论篇》），人体本身就是一个阴阳对立的统一体。如《素问·金匮真言论篇》所说："言人之阴阳，则外为阳，内为阴。言人身之阴阳，则背为阳，腹为阴。言人身之藏府中阴阳，则藏者为阴，府者为阳。"身内与身外，是相互对立的，故有内必有外。人身诸阳经之脉皆行于背，故背为阳；诸阴经之脉皆行于腹，故腹为阴，背与腹是相互对立的，故有背必有腹。五脏主生精而内藏，六腑主传化而外泄，阴脏阳腑亦是相互对立的，故有脏必有腑。这身内身外，背腹脏腑，尽管它们是阴阳对立不同的两个方面，但统一起来却发挥其相反相成的作用。以人的生理活动而言，人体阴阳对立统一的协调，就能维系生命的健康，即《素问·生气通天论篇》所谓"阴平阳秘，精神乃治"。如果人体阴阳对立统一的协调关系遭到了破坏，就会出现阴阳的偏胜偏衰而形成各种病变，即《素问·阴阳应象大论篇》所谓的"阴胜则阳病，阳胜则阴病，阳胜则热，阴胜则寒"；《素问·生气通天论篇》所谓的"阴阳离决，精气乃绝"。以上这些足以表明，《内经》既贯彻其朴素的唯物主义思想，又体现了自发的辩证法思想。

2. 统一整体观思想

《内经》一贯强调人体本身是一个统一的整体。在这个整体内部，又是以五脏为中心，通过经络系统的作用，把六腑、五体、五官、九窍、四肢百骸等各个组织器官联结成一个有机的完整体系。比如五脏与六腑，有着表里相合的关系，《灵枢·本藏》说："肺合大肠，大肠者，皮其应。心合小肠，小肠者，脉其应。肝合胆，胆者，筋其应。脾合胃，胃者，肉其应。肾合三焦膀胱，三焦膀胱者，腠理毫毛其应。"五脏与五官又有着精气相通的关系，《灵枢·脉度》说："五藏常内阅于上七窍也，故肺气通于鼻，肺和则鼻能知臭香矣。心气通于舌，心和则舌能知五味矣。肝气通于目，肝和则目能辨五色矣。脾气通于口，脾和则口能知五谷矣。肾气通于耳，肾和则耳能辨五音矣。五藏不和则七窍不通。"五脏与五体亦有着内在的密切联系，《素问·五藏生成篇》说："心之合脉也，其荣色也。肺之合皮也，其荣毛也。肝之合筋也，其荣爪也。脾之合肉也，其荣唇也。肾之合骨也，其荣发也。"此外，诸如人的气血津液由五脏所藏，喜怒哀乐由五脏所司，精神魂魄由五脏所主等，形成了一个完整的五脏功能系统。只有在各个功能系统的相互协调、相互作用下，才能维持和完成整个机体的正常生命活动。由于整个人体在组织结构上的相互联系、不可分割，在生理功能上的相互协调、相互为用，以至在病理变化上也必然产生相互间的影响。因此，中医学十分注重于从整体来探索生命活动的规律，从整体来分析各个局部的病变，从整体来调治各个局部的功能。

《内经》尤其强调人与自然息息相通。人与自然也是一个统一的整体，人体与外在环境有着十分密切的关系。《内经》把人与自然相统一的关系称之为"相参""相通"或"相应"，《灵枢·岁露》指出："人与天地相参也，与日月相应也。"这里的日月，即指日月的运行，也就是天体的运动，气候的变化，人体必须对自然界天地的变化，日月的运行，随时做出适应性的反应，才能与外界环境保持协调平衡，才能维持正常的生命活动。所以《灵枢·本藏》指出："五藏者，所以参天地，副阴阳，而连四时，化五节者也。"《素问·六节藏象论篇》又指出："心……通于夏气""肺……通于秋气""肝……通于春气""肾……通于冬气""脾……通于土气。"这样就把人体的脏腑组织与自然界的有关事物密切联系起来，形成了"四时五藏阴阳"的理论体系，并进而贯穿在认识人的生理活动、分析人体病理变化、指导临床诊断和治疗法则等各个方面。

3. 物质恒动观思想

《内经》认为，整个自然界，包括一切物质及整个人体生命活动，都是永恒地运动着而无休止的。它把物质运动归纳为阴阳二气的矛盾运动，把物质运动的形式概括为升降出入。《素问·阴阳应象大论篇》云："清阳上天，浊阴归地，是故天地之动静，神明为之纲纪，故能以生长收藏，终而复始。"就是说，清阳之气上升于天，浊阴之气下归于地，所以天地的动静，是以变幻莫测的阴阳变化为纲纪，因而有四时生长收藏的变化，终而复始，循环不休。《素问·六微旨大论篇》又云："气之升降，天地之更用也……升已而降，降者谓天，降已而升，升者谓地。天气下降，气流于地；地气上升，气腾于天，故高下相召，升降相因，而变作矣。"无论升或降，都是不同形式的运动，而升与降又是互为影响的，所以升降不止，运动不息。

自然界的升降运动，最明显地表现在天地云雨的变化，即《素问·阴阳应象大论篇》所说："清阳为天，浊阴归地，地气上为云，天气下为雨，雨出地气，云出天气。"清阳之气上升于天，浊阴之气下凝于地，但地上的水气可以蒸发，化气而上升为云，而天上的云又可以形成雨再降落到地面。故谓"地气上为云，云出天气""天气下为雨，雨出地气"，它不仅科学地解释了云雨的变化，而且形象地说明了天地阴阳之气的升降作用。

人的生命，本来就是一个不断运动着的机体。人体各种功能活动，如呼吸空气，吸收饮食，输布精微，排泄废料等，都是升降出入运动的表现，也是升降出入运动的结果。《素问·阴阳应象大论篇》对此做了概括："清阳出上窍，浊阴出下窍；清阳发腠理，浊阴走五藏；清阳实四肢，浊阴归六府。"不仅如此，人体气血营卫的运行，更是升降出入运动的表现。《灵枢·营卫生会》说："营在脉中，卫在脉外，营周不休，五十而复大会，阴阳相贯，如环无端。"人体营气、卫气的循环运动，正是升降出入运动的结果。

升降出入运动乃是生命的保障，升降不息则生命不已，自然万物是如此，人的生命更是如此。《素问·六微旨大论篇》指出："出入废则神机化灭，升降息则气立孤危。故非出入则无以生长壮老已，非升降则无以生长化收藏。是以升降出入，无器不有。"凡生物的内部存有生生不息之机，名曰"神机"，生物的外形存在、依赖于气化的作用，名曰"气立"。若出入的功能废止了，则"神机"毁灭，若升降的作用停息了，则"气立"危亡。因此，没有出入，也就不会有人类的发生、成长、壮实、衰老与死亡；没有升降，也就不会有万物的发生、成长、变化、收敛与闭藏。所以说，凡是有生命的物体，都有升降出入的运动。唯有永恒地运动，也才有事物的发展变化，"成败倚伏生乎动，动而不已，则变作矣"（《素问·六微旨大论篇》）。就是说，事物生死成败的关键在于运动，不断地运动，就会不停地发生变化。这一物质运动的恒动观，是谓《内经》一条重要的学术思想。

四、学习《内经》的方法

《内经》文字古朴，义理深邃，具有"文简、意博、理奥、趣深"的特点。学习时应当注意以下几点：

1. 辨释文义，明确医理

《内经》中文辞古奥，含义复杂，它又是阐述中医基本理论的经典著作，学习时既要辨释其文辞含义，又要明确其中的医理。以一"精"字为例，《说文》："精，择米也。"本义是指精舂的白米。而《灵枢·本神》："五藏主藏精者也。"是谓五脏主藏人体的精微物质，此"精"泛指人体的精气。《灵枢·经脉》："人始生，先成精。"此"精"又指先天生殖之精。《素问·太阴阳明论篇》："脾藏者，常著胃土之精也。"此"精"又指后天水谷之精。《素问·通评虚实论篇》："邪气盛则实，精气夺则虚。"以"精气"和"邪气"相对举，明确虚实证候的概念，这里的"精气"显然就是指正气。《灵枢·营卫生会》："营卫之行，不失其常，故昼精而夜瞑。"其中的"昼精"，是说白昼精神清爽，"精"为清爽之义，它说明营卫的运行对人的精神有着直接的影响。《灵枢·大惑论》："五藏六府之精气，皆上注于目而之精。"这后一个"精"字，是指目的神气精光，张景岳谓"精明之用也"。可见目的神气精光与五脏六腑的精气密切相关。此外，如《素问·五常政大论篇》："阴精所奉其人寿，阳精所降其人夭。"其所谓"阴精""阳精"，又是指阴气、阳气而言，是"精"即"气"之义。由此可见，学习《内经》，既要注意辨释文义，又要注重明确医理，二者不可相违。

2. 审察异同，综合分析

《内经》论述人体生理病理规律，每于异中察同，同中见异。为了明确其概念，掌握其实质，必须审察异同，联系比较，进行综合分析。《素问·示从容论篇》说："不引比类，是知不明也。"以情志伤人的病机为例，《素问·阴阳应象大论篇》指出："怒伤肝""喜伤心""思伤脾""悲伤肺""恐伤肾"。《素问·举痛论篇》又指出："怒则气上，喜则气缓，悲则气消，恐则气下，惊则气乱，思则气结。"《灵枢·本神》还指出："心怵惕思虑则伤神""脾愁忧而不解则伤意""肝悲哀动中则伤魂""肺喜乐无极则伤魄""肾盛怒而不止则伤志"。诸条比较，所述有异，然究其所指，皆谓情志伤人则气机紊乱而伤及内脏。要知"五藏六府，心为之主""心者君主之官也，神明出焉"，因此，凡情志伤脏，均与心神有关。如《灵枢·口问》说："悲哀愁忧则心动，心动则五藏六府皆摇。"《灵枢·邪气藏府病形》又说："愁忧恐惧则伤心。"对此，张景岳作出了结论："是情志之伤，虽五藏各有所属，然求其所由，则无不从心而发。……心为五藏六府之大主，而总统魂魄，兼该志意，故忧动于心则肺应，思动于心则脾应，怒动于心则肝应，恐动于心则肾应，此所以五志惟心所使也。"(《类经》卷十五)

3. 把握理论，联系实际

《内经》的理论思想来源于实践，又用以指导实践。把握《内经》的理论，必须立足于临床，注意理论结合实践。例如《素问·调经论篇》："血气者，喜温而恶寒，寒则泣不能流，温则消而去之。"原文的本义是谓人体的血气有喜温暖而恶寒冷的特点，寒冷可使血气滞涩而流行不畅，温暖可使滞涩的血气消散流行。即马莳所说："血气……皆喜温而恶寒，寒则涩滞而不通，温则消释而易行。"以之联系临床，在病理上，"寒则气收"，故寒邪伤人可以导致血气凝滞而为经脉拘急，关节疼痛。张景岳说："寒从外入……渐至筋脉拘急，头背骨节疼痛。"又说："血气受寒则凝而留聚，聚则为痛。"寒滞血气还可以酿成癥积之疾，即《灵枢·百病始生》所谓"积之始生，得寒乃生，厥乃成积也"。此皆"寒则泣不能流"之义。在治疗上，由于"血气喜温而恶寒"，因此祛瘀破结多用温散之法，如张仲景《金匮要略》治妇人癥（zhēng）病用桂枝茯苓丸；治妇人半产后瘀血在少腹不去用温经汤；后世医家治疗痛痹多以温通并用。此皆"温则消而去之"之义。

4. 参阅注本，融贯领会

历代医家对《内经》进行了大量的研究、整理和注释，为阐发《内经》旨意，启迪后学，做出了卓越的贡献。因此，参阅注本，择善而从，融贯领会，是学习《内经》必不可少的重要途径和方法。这里扼要介绍几本主要参考书。

《黄帝内经太素》

〔隋〕杨上善撰注。是分类、注释《内经》的早期作品。全书共 30 卷，用"以类相从"的方法，将《素问》《灵枢》的原文按内容的不同性质，分为摄生、阴阳、人合、藏府、经脉等 19 类，每类分若干篇目，并对原文加以注释。这样就加强了经文内容的系统性和完整性。后世对《内经》的分类研究，即以《太素》为始。杨氏治学严谨，又"深于训诂"，其"依经立训"，每有精辟独到之处。如《素问·刺禁论篇》之"藏有要害，不可不察，肝生于左，肺藏于右……"一节，杨注为"五藏之气所在，须知针之为害至要，故欲察而识之"。他明确解释这里不是指实质性脏器，提示了原文的真正含义。

《黄帝内经素问注》

〔唐〕王冰编次注释，共 24 卷。王氏对"世本纰谬，篇目重迭，前后不伦，文义悬隔"的《内经·素问》原本，做了全面的整理。通过"精勤博访"，"历十二年，方臻理要"。并且首注运气七篇大论，阐述了五运六气的道理。王氏注文，有许多独到见解。如所注《素问·至真要大论篇》"诸寒之而热者取之阴，热之而寒者取之阳"，提出"益火之源，以消阴翳；壮水之主，以制阳光"的千古名言，提示了治疗"阴虚""阳虚"的基本法则，于临床实践颇有指导意义。然王冰笃信道教，自号启玄子，在其注释之中，亦带有较浓的道家气息；且又"夙好养生"，极其重视对肾精的保养，着重强调慎节房事。虽则如此，而王氏之注仍然是宋代以后注家的规范。

《灵枢注证发微》

［明］马莳撰注。马氏素长于针灸、经脉，所注《灵枢注证发微》多有独到见解，为他注所不及。后世对此亦有较高的评价，如汪昂《素灵类纂约注》说："《灵枢》以前无注，其文字古奥，名数繁多……至明始有马玄台之注，其疏经络穴道，颇为详明，可谓有功后学。虽其中间有出入，然以从来畏难之收，而能力开坛坫，以视《素问》注，则过之远矣。"

《类经》

［明］张介宾（景岳）编注。是继杨上善之后，类分研究《内经》最完整的一部著作。本书将《素问》《灵枢》的全部内容，分为摄生、阴阳、藏象、脉色、经络、标本、气味、论治、疾病、针刺、运气、会通 12 类，共 32 卷，390 篇。所引经文均标明出处，详加注释，条理井然，易于查阅。张氏学问渊博，经验丰富，且文笔流畅，又通晓天文、历法、哲学等多学科知识，因此对《内经》研究颇深，说理较透，且多有独到见解。《类经》一书，是《内经》诸注中一部影响最大的作品，是学习和研究《内经》所必读的参考书。

《素问直解》

［清］高世栻（士宗）所著。高氏曾师事张志聪参与集注《内经》，但他认为《集注》"意义艰深，其失也晦"。因此，"不得已而更注之"。本书在吸取前人经验的基础上，行文简捷，说理明畅，使人读之能一目了然。其注颇能直疏经旨，并提出新义。如把《素问·生气通天论篇》中"因于气为肿"的"气"字，解释为"风气"；把"风客淫气"释为"风邪客于人身，而为淫乱之气"等，都确有见地。

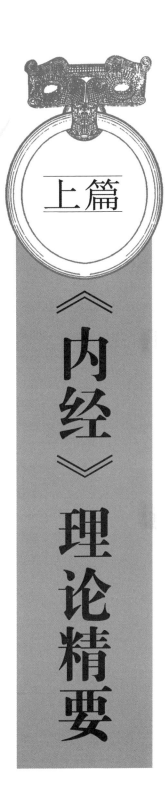

上篇

《内经》理论精要

第一章　人与自然

　　《内经》认为自然界是生命的源泉，存在着人类赖以维持生存的必要条件。《素问·宝命全形论篇》说："夫人生于地，悬命于天，天地合气，命之曰人。"就是说，人的生命是依靠天地之气上下交感，相互结合而产生，是依靠自然界而生成。《素问·六节藏象论篇》又说："天食人以五气，地食人以五味。"天以五气饲养人，地以五味饲养人，人类赖以生存的呼吸之气和饮食之气是由自然界供给的。因此，自然界的一切运动变化，都会对人的生命活动产生影响，都会在人体引起一定的反应，故《灵枢·邪客》指出："人与天地相应也。"这一人与自然密切相关的理论，便是《内经》天人相应的整体观思想，它具体贯穿在中医学领域的各个方面，并指导着中医的临床实践。

一、生命的唯物观

　　生命起源于宇宙的运动，这是《内经》最基本的认识。《素问·天元纪大论篇》说："太虚寥廓，肇基化元，万物资始，五运终天，布气真灵，总统坤元，九星悬朗，七曜周旋，曰阴曰阳，曰柔曰刚，幽显既位，寒暑弛张，生生化化，品物咸彰。"这是说，无比辽阔的天空，是宇宙变化的原始基础，是万物生发起始的依据。五行之气充满宇宙，不断地运动，促进万物的生长发育，总统着生养万物的大地。"九星"悬耀于天空发出明亮的光芒，"七曜"依照一定的规律周行运转。天道有阴阳性质的变化，物候有柔刚性质的区分，昼夜相互交替，寒暑依序往来。这样，自然界万物得以不断地生长变化和发展，人类也必然在宇宙的运动变化中不断地产生和发展。由此可见，生命作为物质的一种运动形式，生命本身就是自然界演化过程中的自然产物，这一唯物自然观的思想理论，确已在《内经》中初步形成。

　　《内经》从物质运动出发研究生命的起源，把生命看作是物质运动的高级形式。《素问·天元纪大论篇》说："在天为气，在地成形，形气相感，而化生万物矣。"《素问·宝命全形论篇》又说："天覆地载，万物悉备，莫贵于人。人以天地之气生，四时之法成。"在《内经》看来，生命的起源，是一个"形气相感"的化生过程，所谓"形气相感"，就是指天地阴阳之气相互交感，也就是天之气与地之形的相互结合。天地形气相感，才能化生万物，毫无疑问，人的生命也是禀天地之气所生成的。《灵枢·本神》所谓："天之在我者德也，地之在我者气也，德流气薄而生者也。"明确指出形气相感然后才有生命。它说，天赋予人的是德，所谓德，《韵会》云"四时旺气曰德"，因此这里的德当指天之正常气候而言，如阳光雨露之类。地赋予人的是气，所谓气，在这里是指大地给人类生存所提供的一切物质，如水土五谷之气等。只有天德下流，地气上交，才有生化之机。换言之，天之正常气候与地之物质基础相结合，才能产生生命。由此可见，自然界是人类生命的起源，人类是自然界的组成部分，这就是《内经》生命唯物观的基本思想，也是《内经》认识人与自然息息相关的理论依据。所以《素问·生气通天论篇》说："夫自古通天者，生之本，本于阴阳。天地之间，六合之内，其气九州、九窍、五藏、十二节，皆通乎天气。"就是说，自古以来，懂得天道的，都认为生命的根本是本之于天地阴阳变化。凡是天地宇宙之间，四方上下之内，无论是地之九州、人之九窍、五脏、十二关节，都是与天气相通的。

二、天人的相应观

人生存在自然环境中，必须要受自然变化的直接影响。人体的脏腑、经脉、生理、病理和自然界阴阳五行之气的演变也是密切相应的。因此《素问·阴阳应象大论篇》说："天气通于肺，地气通于嗌，风气通于肝，雷气通于心，谷气通于脾，雨气通于肾。六经为川，肠胃为海，九窍为水注之气。以天地为之阴阳，阳之汗，以天地之雨名之；阳之气，以天地之疾风名之。暴气象雷，逆气象阳。故治不法天之纪，不明地之理，则灾害至矣。"它说，天的精清之气通于肺，地的水谷之气通于咽，风木之气通于肝，雷火之气通于心，山谷之气通于脾，雨水之气通于肾。六经犹如河流，肠胃犹如大海，上下九窍犹如水泽之气灌注。如果以天地的阴阳来比喻人身的阴阳，那么人的汗，就好像天地间的雨；人的气，就好像天地间的风；人的暴怒之气，像天之雷霆；人的逆上之气，像阳热之火。所以养生若不取法于天地之理，就会发生疾病。《内经》这种"近取诸身，远取诸物"，把人的生理现象与自然现象相结合的"类比"方法，用以阐明了人与自然之间的紧密关系，形成了人与天地相应的整体观思想。这一思想理论不仅长期地指导着中医学的理论研究，而且还长期地指导着中医的临床实践。纵观《内经》原文中有关的具体内容，可以简要归纳为以下6个主要方面。

1. 五脏生理病理与四时阴阳五行之气相应

《灵枢·本藏》说："五藏者，所以参天地，副阴阳，而连四时，化五节者也。"它指出，五脏的生理功能是适应自然，配合阴阳，通连四时，随着五行的节序而变化的。因此，在病理变化上，《素问·金匮真言论篇》指出："东风生于春，病在肝；南风生于夏，病在心；西风生于秋，病在肺；北风生于冬，病在肾；中央为土，病在脾。""故春气者，病在头；夏气者，病在藏；秋气者，病在肩背；冬气者，病在四肢。故春善病鼽（qiú）衄（nù），仲夏善病胸胁，长夏善病洞泄寒中，秋善病风疟，冬善病痹厥。"《内经》以五脏应四时，则肝为风木之脏，与春气相应；故春天的病变易发在肝经，多病在头部，多病发鼽衄（鼻塞流涕及鼻衄）。心为火热之脏，与夏气相应；故夏季的病变易发在心经，多病在心脏，病在胸胁部。脾为湿土之脏，与长夏之气相应；故长夏季节的病变易发在脾经，多病在中焦而为里寒泄泻。肺为燥金之脏，与秋气相应；故秋季的病变易发在肺经，多病在肩背部，多病疟疾。肾为寒水之脏，与冬气相应；故冬季的病变易发在肾经，多病在四肢，发生痹厥（冷痛麻木）病证。此外，人体发生疾病后的变化转归也与四时阴阳五行之气相应，如《素问·藏气法时论篇》说："病在肝，愈于夏；夏不愈，甚于秋；秋不死，持于冬，起于春。""病在心，愈在长夏；长夏不愈，甚于冬，冬不死，持于春，起于夏。""病在脾，愈在秋；秋不愈，甚于春；春不死，持于夏，起于长夏。""病在肺，愈在冬；冬不愈，甚于夏；夏不死，持于长夏，起于秋。""病在肾，愈在春；春不愈，甚于长夏；长夏不死，持于秋，起于冬。"这一段论述直接说明了五脏的病变受四时五行之气的影响。它指出，肝有病，愈于夏天；若夏天不愈，到秋天病情就会加重；秋天如果没有发生危亡，至冬天则病情呈相持状态，到了次年春天，病情又会有些起色。这是因为肝属木，合于春，而夏天属火，火为木之子，故肝病愈于夏；秋天属金，金能克木，故肝病至秋天加重；冬天属水，水为木之母，故肝病持于冬；春天属木，与肝相合，故肝病起于春。肝病如此，其余心病、脾病、肺病、肾病均可按此原理类推。征之临床，五脏病变虽不定绝对按这种规律去变化，但《内经》这种五脏病变与四时五行相应的情况确实是存在的。它是临床诊断疾病、确定治则、判断预后的一条重要理论依据。

2. 人体经脉之气与四时阴阳相应

《素问·藏气法时论篇》说："肝主春，足厥阴少阳主治；心主夏，手少阴太阳主治；脾主长夏，足太阴阳明主治；肺主秋，手太阴阳明主治；肾主冬，足少阴太阳主治。"肝属木，旺于春，肝与胆为表里，春天是足厥阴肝和足少阳胆的经脉所主。心属火，旺于夏，心与小肠相表里，夏天是手少阴心和手太阳小肠的经脉所主。脾属土，旺于长夏，脾与胃相表里，长夏是足太阴脾和足阳明胃的经脉所主。肺属金，旺于秋，肺与大肠相表里，秋天是手太阴肺和手阳明大肠的经脉所主。肾属水，旺于冬，肾与膀胱相表里，冬天是足少阴肾和足太阳膀胱的经脉所主。不仅如此，在《灵枢·五乱》及《灵枢·阴阳系日月》等篇中还提出人身十二经脉与十二月份相应，如《灵枢·五乱》说："经脉十二者，以应十二月。十二月者，分为四时。四时者，春夏秋冬，其气各异。"《灵枢·阴阳系日月》又说：

"寅者，正月之生阳也，主左足之少阳；未者，六月，主右足之少阳；卯者，二月，主左足之太阳；午者，五月，主右足之太阳；辰者，三月，主左足之阳明；巳者，四月，主右足之阳明；……申者，七月之生阴也，主右足之少阴；丑者，十二月，主左足之少阴；酉者，八月，主右足之太阴；子者，十一月，主左足之太阴；戌者，九月，主右足之厥阴；亥者，十月，主左足之厥阴。"这里指出了十二月份与十二足经的相合关系。在一岁之中上半年为阳，故前六个月分主阳经；下半年为阴，故后六个月分主阴经。又人身左为阳，右为阴，而一岁中的正月、二月、三月为阳中之阳，故正月、二月、三月分主左足三阳经。四月、五月、六月为阳中之阴，故四月、五月、六月分主右足三阳经。七月、八月、九月为阴中之阴，故七月、八月、九月分主右足三阴经。十月、十一月、十二月为阴中之阳，故十月、十一月、十二月分主左足三阴经。《内经》的这些认识，并用以指导针刺治病，《素问·诊要经终论篇》所说的"春刺散俞及与分理""夏刺络俞，见血而止""秋刺皮肤，循理""冬刺俞窍于分理"，即是其例。所以《素问·四时刺逆从论篇》明确指出："故刺不知四时之经，病之所生，以从为逆，正气内乱，与精相薄，必审九候，正气不乱，精气不转。"就是说，针刺如果不懂得四时经气的所在，不了解疾病发生的情况，盲目针刺，以从为逆，则使正气内乱，邪气与正气相搏，就会发生严重的变化。其临证意义，由此见矣。

3. 人体水液输布与气候寒暑相应

《灵枢·五癃津液别》说："天暑衣厚则腠理开，故汗出；……天寒则腠理闭，气湿不行，水下流于膀胱，则为溺与气。"天气炎热，则人体腠理开发，汗孔舒张，津液随着阳气外泄而汗出；天气寒冷，则人体腠理密闭，气涩而不能外达，津液不能发泄为汗，故下流膀胱而为尿与气。天热常表现汗多尿少，天寒常表现汗少尿多，这是人体适应自然变化最明显的例子，这样才能维持正常的水液代谢，才能保证生命活动的正常进行。《内经》这一人体水液输布、排泄与气候寒暑相应的理论，为临床对津液病的辨证提出了一条重要的理论依据。比如暑热多汗，寒冷多尿，由此可以推知，暑病必多汗出，所以《素问·热论篇》谓"暑当与汗皆出"。后世则进一步认识到，夏暑之令要慎用辛温发汗药，以免助汗亡津。反之，小便过多或遗尿，又多因于阳虚寒冷，比如《诸病源候论》说："遗尿者，此由膀胱虚冷，不能约于水故也。"《仁斋直指方论》又说："下焦虚寒，不能温制水液，则尿出不禁。"所以治疗小便过多或遗尿病证，又当主以温摄法。

4. 人体气血盛衰与日月盈虚相应

《素问·八正神明论篇》说："天温日明，则人血淖（nào）液（当作"淖泽"）而卫气浮，故血易泻，气易行；天寒日阴，则人血凝泣而卫气沉。月始生，则血气始精，卫气始行；月郭满，则血气实，肌肉坚；月郭空，则肌肉减，经络虚，卫气去，形独居。"《灵枢·岁露》并说："人与天地相参也，与日月相应也。故月满则海水西盛，人血气积，肌肉充，皮肤致，毛发坚，腠理郄，烟垢著。当是之时，虽遇贼风，其入浅不深。至其月郭空，则海水东盛，人气血虚，其卫气去，形独居，肌肉减，皮肤纵，腠理开，毛发残，膲理薄，烟垢落。当是之时，遇贼风，则其入深，其病人也卒暴。"上述原文表明，《内经》不仅认识到人体气血活动与天时变化密切相关，并且还认识到海水受月球的影响而有涨有落，人体的气血活动亦随之而形成有规律的盛衰变化。因此，人体的发病也与日月的盈虚相关，于是《内经》提出了"因天时而调血气"的针刺法则。即《素问·八正神明论篇》所说："凡刺之法，必候日月星辰，四时八正之气，气定乃刺之。"这一理论成为后世"子午流注"针刺法的理论依据，并且对于如何适当选择用药时间，增强某些药物的效力，适应机体变化，具有实际指导意义。

5. 人体阳气消长与昼夜阴阳相应

《素问·金匮真言论篇》指出："平旦至日中，天之阳，阳中之阳也；日中至黄昏，天之阳，阳中之阴也；合夜至鸡鸣，天之阴，阴中之阴也；鸡鸣至平旦，天之阴，阴中之阳也。故人亦应之。"一日之中昼夜阴阳有其消长节律，而人体的阳气亦随着这种节律而消长。于是在生理上，则"阳气者，一日而主外，平旦人气生，日中而阳气隆，日西而阳气已虚，气门乃闭"（《素问·生气通天论篇》）。在病理上，则可以出现如"百病者，多以旦慧、昼安、夕加、夜甚"的不同变化（《灵枢·顺气一日分为四时》）。以清早阳气生发，病气便衰退，则使人精神爽慧；中午阳气旺盛，正气胜于邪气，病情趋于安定；傍晚阳气开始衰退，邪气渐长，于是病情加重。夜半阳气潜藏于内脏，邪气独居身形，所以病情更重。这种变化既与人体本身阳气的昼夜消长变化密切相关，更与自然界阳气的昼夜消长变化密切相关。并且《素问·藏气法时论篇》指出："肝病者，平旦慧，下晡（bū）甚，夜半静。""心病者，日中慧，夜半甚，平旦静。""脾病者，日昳慧，日出甚，下晡静。""肺病者，下晡慧，日中甚，夜半静。""肾病者，夜半慧，四季甚（四季指辰戌丑未四个时辰），下晡静。"这说明五脏病变在一日四时之中，亦随着阴阳的消长而有不同的变化。由此推知，张仲景在《伤寒论》中提出六经病的欲解时间，如"少阳病，欲解时，从寅至辰上""太阳病，欲解时，从巳至未上""阳明病，欲解时，从申至戌上""太阴病，欲解时，从亥至丑上""少阴病，欲解时，从子至寅上""厥阴病，欲解时，从寅至辰上"，以及论阳明病之"日晡所发潮热"等，很显然是根据《内经》的理论提出来的。

6. 人体营卫运行与昼夜阴阳相应

《灵枢·营卫生会》指出："卫气行于阴二十五度，行于阳二十五度，分为昼夜。故气至阳而起，至阴而止。故曰：日中而阳陇为重阳，夜半而阴陇为重阴。故太阴主内，太阳主外，各行二十五度，分为昼夜。"这里所说的"太阴主内"，是指手太阴肺经主营气的运行；"太阳主外"，是指足太阳膀胱经主卫气的运行。

营卫之气在运行过程中，阴阳相随，内外相贯，循环全身，在一昼夜中各自循行于人身五十周次，至夜半于内脏会合。其中营气行于经脉之中，随经脉循行；卫气行于经脉之外，白天行于头面体表四肢二十五周次，夜晚行于内脏二十五周次。这便是营卫运行的昼夜节律。如张景岳《类经》所说："营气始于手太阴，而复会于太阴，故太阴主内。卫气始于足太阳，而复会于太阳，故太阳主外。营气周流十二经，昼夜各二十五度。卫气昼则行阳，夜则行阴，亦各二十五度。营卫各为五十度以分昼夜也。"

第二章　阴阳五行学说

　　阴阳五行是我国古代哲学家认识和解释宇宙万物变化的理论工具，这一学说蕴含着朴素的唯物辩证法思想。《内经》中，阴阳五行学说被广泛运用，作为解释生命活动及自然衍化、天人相关规律的基本法则。

　　阴阳，是事物与现象既对立又统一的两个方面，《周易·系辞》云："一阴一阳之谓道。"张景岳《类经》又说："阴阳者，一分为二也。"任何事物无不处在阴阳的对立统一之中，于是《内经》把阴阳推广到一切领域，比如天与地，则"积阳为天，积阴为地"；动与静，则"阴静、阳躁"；形与气，则"阳化气，阴成形"；气与味，则"气为阳，味为阴"；寒与热，则"阴主寒，阳主热"；水与火，则"水为阴，火为阳"；男与女，则男为阳，女为阴；脏与腑，则"脏者为阴，腑者为阳"；昼与夜，则昼为阳，夜为阴；春夏与秋冬，则春夏为阳，秋冬为阴。所以《素问·阴阳离合论篇》说："阴阳者，数之可十，推之可百，数之可千，推之可万，万之大不可胜数，然其要一也。"阴阳是事物对立双方的概括，所以它既可代表事物所固有的两种相互对立属性的统一体，也可代表同一事物内部相互对立的两个方面。用"一分为二"的方法进行推演，便可以由十到百，由百到千，由千到万，以至无穷无尽。然合而论之，就是阴阳一气，即阴阳对立统一的关系。

　　五行，是以木、火、土、金、水五种物质为代表，说明一切事物的属性以及事物之间的内在联系，它属于古代朴素的系统论。如以五季合五行，则春属木，夏属火，长夏属土，秋属金，冬属水。五方合五行，则东方属木，南方属火，中央属土，西方属金，北方属水。五脏分属五行，则肝属木，心属火，脾属土，肺属金，肾属水。余如风、热、湿、燥、寒五气，青、赤、黄、白、黑五色，酸、苦、甘、辛、咸五味，均可用五行归类，并用五行加以联系，加以说明。由于五行之间既相互资生，又相互制约，古人便运用五行相生相克的规律来认识和说明一切事物的内外联系，进而阐明各种不同事物在其发展过程中的动态平衡关系。因此张景岳说："造化之机，不可无生，亦不可无制。无生则发育无由，无制则亢而为害。生克循环，运行不息，而天地之道，斯无穷已。"（《类经图翼·五行统论》）

　　阴阳与五行，二者紧密结合，相互为用，阴阳中包含五行，五行中体现阴阳。

张景岳谓"五行即阴阳之质，阴阳即五行之气，气非质不立，质非气不行"（《类经图翼》）。《内经》运用阴阳五行的理论概括和说明了人体生理功能、病理变化、诊断纲领、治疗法则，以及人与自然的关系等基本内容。阴阳五行理论，贯穿在《内经》的各个篇章之中，确已成为中医学理论的核心思想。

一、阴阳的总纲

《素问·阴阳应象大论篇》云："阴阳者，天地之道也，万物之纲纪，变化之父母，生杀之本始，神明之府也，治病必求于本。"其所谓道，即法则；纲纪，即纲领；父母，即本源；本始，即根本、原始；神明之府，即事物运动变化的所在。原文指出，阴阳是自然界运动变化的根本法则，是分析和归纳万事万物的纲领，是事物发展变化的根源，是事物产生与消亡的根本，是事物运动变化的所在。治疗疾病一定要推求阴阳变化这个根本的法则。《内经》认为，阴阳是自然界的普遍规律，是万物发生、发展、变化的本源。人类也和自然界一样，"人生有形，不离阴阳"（《素问·宝命全形论篇》）；"生之本，本于阴阳"（《素问·生气通天论篇》）。人体一切组织结构，人的整个生命活动，都必然建立在阴阳对立统一规律的基础之上。因此，《内经》把辨别阴阳作为诊断疾病的基本纲领，把调整阴阳作为治疗疾病的基本法则，明确指出"治病必求于本"。如张志聪所释："本者，本于阴阳也。人之脏腑气血，表里上下，皆本乎阴阳。而外淫之风寒暑湿，四时五行，亦总属阴阳之二气。至于治病之气味、用针之左右，诊别脉色，引越高下，皆不出乎阴阳之理，故曰治病必求于本。"

二、阴阳学说的基本内容

阴阳作为自然界运动变化的客观规律，用来概括和说明自然界相互对立统一的两个方面，以及这两个方面相互依存、相互制约、相互消长、相互转化的关系。归纳起来，它的基本内容约可列为3个方面。

1. 对立与互根

《素问·阴阳应象大论篇》云："故积阳为天，积阴为地。阴静阳躁，阳生阴长，阳杀阴藏。阳化气，阴成形。"积阳为天，积阴为地，天与地是阴阳相对的，又是相互交泰的。阴静阳躁，是阴阳动静相对，而动与静则是事物变化的两种表现。阳生阴长，是指阴阳的生长功能；阳杀阴藏，是指阴阳的杀藏作用。一年之中，春天主生，夏天主长，秋天主收（杀），冬天主藏。有生长才有杀藏，有杀藏也才有生长，生长与杀藏既是相互对立的，又是互为其根的。阳化气，阴成形，是以形气分阴阳，形主物质，气主功能，物质产生功能，功能化生形体，形之与气既相对立又互为其根。《素问·阴阳应象大论篇》又云："天地者，万物之上下也；阴阳者，血气之男女也；左右者，阴阳之道路也；水火者，阴阳之征兆也；

阴阳者，万物之能（胎）始也。故曰：阴在内，阳之守也；阳在外，阴之使也。"它指出，天地覆载万物，阴阳化生男女。左升右降是阴阳循行的道路，水与火则是阴阳的明显象征。而这一些都是相互对立而又互为其根的。可见阴阳变化是一切事物生成的原始。具体到人身，则"阴在内，阳之守也；阳在外，阴之使也"，人体内为阴，外为阳，精微物质守藏在内，功能活动表现在外，而阴精守藏于内作为阳气的物质基础，又必须依靠阳气的固护；阳气运使于外作为阴精的功能表现，又必须赖于阴精的固守。可见阴阳内外既是相互对立的，又是互为其根的。石寿棠《医原》说得好："阳不能自立，必得阴而后立，故阳以阴为基，而阴为阳之母；阴不能自见，必待阳而后见，故阴以阳为统，而阳为阴之父。根阴、根阳，天人一理也。"

2. 消长与转化

《素问·脉要精微论篇》论述了一年四时阴阳的消长与转化："冬至四十五日，阳气微上，阴气微下；夏至四十五日，阴气微上，阳气微下。"冬至四十五日即是立春节，此时大地阳气微上，阴气微下，气候逐渐由寒转暖。夏至四十五日即是立秋节，此时大地阴气微上，阳气微下，气候逐渐由热转凉。四时阴阳的消长变化可以直接影响人体及其疾病的转归，尤其是二分（春分、秋分）、二至（夏至、冬至），是自然界也是人体阴阳之气消长变化较为显著的时刻，对疾病的机转产生着巨大影响。江之兰《医津一筏》说："二分二至，病之轻者，可望其愈；病之重者，须防其笃。此阴阳互换，人气随之也。"《灵枢·论疾诊尺》篇还进一步明确了四季阴阳寒热相互转化的规律，"四时之变，寒暑之胜，重阴必阳，重阳必阴。故阴主寒，阳主热。故寒甚则热，热甚则寒。故曰：寒生热，热生寒，此阴阳之变也"。就是说，春夏秋冬四时气候的变化，寒暑的交替往来，都是阴阳运动变化的结果。阴发展到了极度，必然向阳的方面转化；阳发展到了极度，必然向阴的方面转化。阴阳与寒热，彼此是相互对应的，所以说，阴主寒，阳主热，寒到极点就可转化为热，热到极点就可转化为寒。四时寒暑的交替，是阴阳相互转化的结果。

3. 升降与出入

升降出入是阴阳运动的主要表现形式。升降出入运动是阴阳的运动变化过程。升降，是升清阳，降浊阴；出入，是阳主外出，阴主内入。升降出入在自然界则表现为阴阳气交运动，《素问·阴阳应象大论篇》云："故清阳为天，浊阴为地，地气上为云，天气下为雨，雨出地气，云出天气。"天地云雨的变化是阴阳之气升降运动的结果。《素问·六微旨大论篇》又云："气之升降，天地之更用也。……升已而降，降者谓天；降已而升，升者谓地。天气下降，气流于地；地气上升，气腾于天。故高下相召，升降相因，而变作矣。"就是说，气的升降，是天地阴阳之气的相互作用。由上升而下降，这是天气的作用；由下降而上升，这是地气的作用。天气下降，气就下流于大地；地气上升，气就蒸腾于天空。由于天地上下交相呼应，升降互为因果，所以能够产生变化。这说明升降是由于阴阳互根的缘故。升降如此，出入亦如此，有升才有降，有降才有升；有出才有入，有入才有出。《素问·阴阳应象大论篇》云："清阳出上窍，浊阴出下窍；清阳发腠理，浊阴走五藏；清阳实四肢，浊阴归六腑。"它指出，人体的呼吸、发声、听、嗅、视、味觉等功能从上窍发出，大小便从下窍排出；卫阳之气外发于腠理，精血津液等精微物质内入于五脏；清阳之气外达于四肢，饮食水谷内入于六腑。以此表明了人体清阳之气向上向外升发，而浊阴之气向下向内沉降的升降出入规律。由此可见，阴阳的升降出入，既是自然界的运动形式，也是维持人体内外环境动态平衡的保证。故《素问·六微旨大论篇》说："出入废则神机化灭；升降息则气立孤危。故非出入则无以生长壮老已；非升降则无以生长化收藏。"

三、阴阳学说在医学上的应用

阴阳学说在中医学领域里应用极广，它贯穿在生理、病理、诊断、治疗等各个方面。

1. 生理方面

"人生有形，不离阴阳"，以人体结构言，则如《素问·金匮真言论篇》所载："夫言人之阴阳，则外为阳，内为阴。言人身之阴阳，则背为阳，腹为阴。言人身之藏府中阴阳，则藏者为阴，府者为阳。肝心脾肺肾五藏皆为阴，胆胃大肠小肠膀胱三焦六府皆为阳。"大体是说人之上部为阳，下部为阴；体表为阳，体内为阴。背部属阳，腹部属阴。五脏属阴，六腑属阳。以人的生理活动言，则如《素问·生气通天论篇》所云："阴者藏精而起亟也，阳者卫外而为固也。……凡阴阳之要，阳密乃固。两者不和，若春无秋，若冬无夏，因而和之，是谓圣度。故阳强不能密，阴气乃绝。阴平阳秘，精神乃治；阴阳离决，精气乃绝。"原文指出，人体阴精是阳气的物质基础，阳气为阴精的功能表现，即阴为阳之基，阳为阴之用。因此，人体阴阳必须保持相互平和协调，才能维持正常的生理活动，即所谓"阴平阳秘，精神乃治"。

必须明确，人体阴阳的平和协调，其关键又在于阳气的固密。《素问·生气通天论篇》原文"凡阴阳之要，阳密乃固"，即明确指出，人体的阳气固密于外，阴气才能固守于内。这不仅表明阴阳双方保持相对平调的重要性，而且突出了阳气在人体阴阳平调关系中的主导地位。张志聪说："阴阳之要，阳密乃固，此总结上文之义，而归重于阳。盖阳密则邪不外淫，而精不内亡矣"（《素问集注》）。依张氏所注，"阴阳之要，阳密乃固"的意义，可从两个方面认识：①阳气致密则阴气固守。人体的阳气致密于内，则五脏精气充足，精足而后生命的根基乃得巩固。所以经文指出："阴平阳秘，精神乃治；阴阳离决，精气乃绝。"如果阳气不能致密，则阴气必然失固，从而产生疾病。故经文又指出："阳强不能密，阴气乃绝。"如《素问·生气通天论篇》所说的"阳气者，烦劳则张，精绝，辟积于夏，使人煎厥"，就是一个例子。再如《金匮要略·血痹虚劳病脉证并治第六》所述："夫失精家，少腹弦急，阴头寒，目眩发落……男子失精，女子梦交，桂枝加龙骨牡蛎汤主之。"对失精家用桂枝加龙骨牡蛎汤治疗，不言而喻，此系阳不能密所致的阴不能固，所以用桂枝汤者，温心阳以固肾精也。②阳气致密则体表固护。人体肌表的卫外能力，全赖卫阳的固密。阳气致密，一方面汗津不易外泄；一方面外邪不易侵犯人体。《素问·生气通天论篇》指出，阳气"清静则肉腠闭拒，虽有大风苛毒，弗之能害"。《灵枢·本藏》亦指出："卫气和，则分肉解利，皮肤调柔，腠理致密矣。"反之，如果阳气不能致密于外，则一方面汗津容易外泄；一方面邪气易于乘虚侵袭人体。如《灵枢·营卫生会》所说的"卫气走之……见开而出，故不得从其道，故命曰漏泄"，这种因卫表不固而致汗出如漏的漏泄，就是阳不能密的现象之一。《灵枢·五变》所说的"肉不坚，腠理疏，则善病风"，也是阳不能密的现象之一。由诸所见，《内经》一贯强调阴阳关系的协调平衡，而其中又尤其突出阳气的主导作用。所以张景岳说："阴以阳为主。"

2. 病理方面

《素问·阴阳应象大论篇》指出："阴胜则阳病，阳胜则阴病；阳胜则热，阴胜则寒；重寒则热，重热则寒。"

第一句"阴胜则阳病，阳胜则阴病"，是指阴阳偏胜偏衰的基本病理：既有偏胜的一面，又有偏衰的一面，如果一方偏胜，则可导致另一方偏衰。"阴胜则阳病"，是指阴寒偏胜损伤阳气之证，即阴胜导致阳衰之证。"阳胜则阴病"，是指阳热偏胜灼伤阴液之证，即阳胜导致阴衰之证。吴崑释之为"水胜则火灭，火胜则水干"。姚止庵又释之为"寒极则火衰，热盛则水涸"。汪昂说得更具体："阴何以病？由于阳胜则太热也；阳何以病？由于阴胜则太寒也。"观张仲景《伤寒论》中所论三阴病变，多为阴盛损阳，如症见脉微细、但欲寐、下利清谷、四肢厥冷、背恶寒之少阴虚寒证；症见腹满而吐、自利不渴之太阴虚寒证等，均属阴胜导致阳衰的病变。再观温热病中阳热偏胜伤阴的病变十分多见，诸如热伤肺阴；热伤胃阴；热邪久羁，吸灼真阴等证，均属阳胜导致阴衰的病变。

第二句"阳胜则热，阴胜则寒"，是指阴阳偏胜这一病理的具体病变表现：阳热偏胜则可出现实热证候；阴寒偏胜则可出现实寒证候。实热证如《伤寒论》中阳明病，乃是阳胜病变。出现大热、大汗、大渴、脉洪大等症，以及潮热、谵语、腹满、大便鞕（yìng）等症。推之诸实热证，皆属阳胜则热。实寒证如《伤寒论》所载寒实结胸，自胸胁至心下鞕满，疼痛拒按，更见恶寒不发热、口不渴、舌苔白滑、脉沉迟等症。推之诸实寒证，皆属阴胜则寒。

第三句"重寒则热，重热则寒"，是指阴寒与阳热偏胜在一定的条件下，可以相互转化、相互格拒，从而产生不同的病证。亦即《素问·阴阳应象大论篇》所说的"寒极生热，热极生寒""重阴必阳，重阳必阴"的道理。《灵枢·论疾诊尺》亦云："阴主寒，阳主热，故寒甚则热，热甚则寒，故曰寒生热，热生寒，此阴阳之变也。"根据阴阳至极生变的这个原理，后世医家认识到，疾病在发展过程中，如果阴寒过盛，反可以格阳于外，成为阴盛格阳的真寒假热证。如《伤寒论》云："少阴病，下利清谷，里寒外热，手足厥逆，脉微欲绝，身反不恶寒，其人面色赤……通脉四逆汤主之。"如果阳热深伏，反可以格阴于外，成为阳盛格阴的真热假寒证。如《伤寒论》云"伤寒脉滑而厥者，里有热也，白虎汤主之"，以及"厥深者热亦深，厥微者热亦微，厥应下之"等。故张景岳说："盖阴阳之气，水极则似火，火极则似水，阳盛则格阴，阴盛则格阳，故有真寒假热，真热假寒之辨。"

　　总之，阴阳的偏胜偏衰，可以相互牵连、相互影响，并出现许多错综复杂的病变。而这些错综复杂的病变，都是阴阳两方面失调的结果，均不外乎阴胜、阳胜、阴病、阳病的范围。正所谓："医道虽繁，而可以一言蔽之者，曰阴阳而已。"（《景岳全书》）

　　3.诊断治疗方面

　　阴阳失调是疾病发生的根本机制。疾病证候尽管千变万化，但总可以用阴证和阳证概括。辨别了疾病的阴阳，就抓住了疾病的本质。因此正确的诊断，不论辨别证候及察色按脉，皆须首别阴阳。故《素问·阴阳应象大论篇》指出："善诊者，察色按脉，先别阴阳。"这是诊法的基本纲领。就临床辨证的一般规律而言，则如《素问·太阴阳明论篇》所述："阳道实，阴道虚。"即阳经的病变多实证，阴经的病变多虚证。推而论之，亦即阳证多为实证，阴证多为虚证。根据《内经》的思想理论，后世于临床辨证皆以阴阳为纲，如《医纲提要》说："内伤者多阴，正气虚也；外感者多阳，邪气实也。在里为阴，在表为阳。……寒者属阴，热者属阳。……湿者为阴，燥者为阳。……升者为阳，降者为阴。……通者为阳，塞者为阴。"再就诊脉而言，《内经》认为，脉象种类虽多，总不外乎属阴属阳两大类。《素问·阴阳别论篇》云："脉有阴阳，知阳者知阴，知阴者知阳。……所谓阴阳，去者为阴，至者为阳；静者为阴，动者为阳；迟者为阴，数者为阳。"它指出，脉象有阴阳的区分，能了解什么是阳脉，就能了解什么是阴脉；能了解什么是阴脉，也就能了解什么是阳脉。举例而言，凡脉去为阴，脉来为阳；脉平静为阴，脉躁动为阳；脉迟为阴，脉数为阳。后世诊察脉象，亦以阴阳为纲，凡是浮、数、滑、洪、大脉皆属阳脉；沉、迟、涩、细、微脉皆属阴脉；这正是对《内经》理论的继承和发展。

　　由于人体阴阳的偏盛偏衰是病理变化的根本所在，因此治疗疾病的根本法则就在于协调阴阳。即《素问·至真要大论篇》所云："谨察阴阳所在而调之。以平为期。"其中的关键就在于这个"平"字，所谓平，指阴阳的平和协调。就是说，治疗疾病，应以达到阴阳平和为目的。《素问·阴阳应象大论篇》明确指出："审其阴阳，以别柔刚，阳病治阴，阴病治阳。"要审察疾病的属阴属阳，辨别证候的虚实盛衰，这是施治的前提。而"阳病治阴，阴病治阳"，正是针对阴阳胜衰的病理提出的治疗原则。比如"阴胜则阳病"，这个"阳病"，实际上是指阴胜导致的阳衰，则必须治其"阴胜"，此即"阳病治阴"；而"阳胜则阴病"，这个"阴病"，实际是指阳胜导致的阴衰，则必须治其"阳胜"，此即"阴病治阳"。推而论之，若是阴虚导致的阳偏胜而为阳病，其阳病亦必须治阴；而阳虚导致的阴偏胜而为阴病，其阴病又必须治阳。这就是说，阳衰者须治其阴盛；阳盛者须治其阴衰；阴衰者须治其阳盛；阴盛者须治其阳衰。所谓"治"，或补、或泻，务在协调阴阳，"以平为期"。药物治病是这样，针刺治病也是这样。《素问·阴阳应象大论篇》云："故善用针者，从阴引阳，从阳引阴，以右治左，以左治右，以我知彼，以表知里，以观过与不及之理，见微得过，用之不殆。"由于人体的阴阳气血经络相互贯通，有了一方面的偏盛偏衰，就要影响另一方面的协调而产生病变。因此用针刺治病，亦必须辨别阴阳，病在阳的，阳趋于偏，可从阴以诱导之；病在阴的，阴趋于偏，可从阳以诱导之，使阴阳和调。这就是阴病刺阳，阳病刺阴；左病刺右，右病刺左；上病刺下，下病刺上的理论依据，有效地指导着后世的临床实践。《景岳全书》做了很好的概括："凡诊病施治，必须先审阴阳，乃为医道之纲领。"

4. 药物性能方面

《内经》以阴阳为纲，划分药物的性能。《素问·至真要大论篇》指出："气味辛甘发散为阳，酸苦涌泄为阴，咸味涌泄为阴，淡味渗泄为阳。"凡辛味或甘味的药物，具有发散作用的，其性属阳。凡酸味或苦味的药物，具有涌吐或泄泻作用的，其性属阴。凡咸味的药物，又具涌吐和泻下作用的，其性属阴。凡淡味的药物，具有渗湿通阳作用的，其性属阳。《素问·阴阳应象大论篇》也有相类的记载："味厚者为阴，薄为阴之阳；气厚者为阳，薄为阳之阴。味厚则泄，薄则通；气薄则发泄，厚则发热……气味辛甘发散为阳，酸苦涌泄为阴。"药物气味分阴阳，则味属阴，而味又有厚薄之分，味之厚者为阴中之阴；味之薄者为阴中之阳。气属阳，亦有厚薄之别，气之厚者为阳中之阳；气之薄者为阳中之阴。味厚的药物，具有泄下的作用；味薄的药物，具有流通的作用。气薄的药物具有发散的作用，气厚的药物具有发热的作用。药物气味概括言之，则辛味、甘味、具有发散作用的属阳；酸味、苦味、具有催吐和泻下作用的属阴。《内经》的药性阴阳理论对后世影响深远，如李东垣《珍珠囊·药性赋》提出："夫药有寒热温凉之性，酸苦辛咸甘淡之味，升降浮沉之能，厚薄轻重之用。或气一而味殊。或味同而气异，合而言之，不可混用；分而言之，各有所能。……人徒知辨真伪识药之为难，殊不知分阴阳用药之尤为难也。"张景岳《景岳全书》也提出："凡气味之辨，则诸气属阳，诸味属阴。气本乎天，气有四：曰寒热温凉是也。味本乎地，味有六：

曰酸苦甘辛咸淡是也。温、热者，天之阳；寒、凉者，天之阴也。辛、甘、淡者，地之阳；酸、苦、咸者，地之阴也。阳主升而浮，阴主沉而降。……用纯气者，用其动而能行；用纯味者，用其静而能守；有气味兼用者，合和之妙、贵乎相成。……使能烛此阴阳，则药理虽玄，岂难透彻！"

四、五行学说的基本内容

五行说最早见于《尚书·洪范》，其谓："五行，一曰水，二曰火，三曰木，四曰金，五曰土。水曰润下（谓水能润物，而性就下），火曰炎上（谓火主燃，而性向上），木曰曲直（谓木类可以揉曲展直），金曰从革（谓金可以更改），土爱稼穑（谓土生万物、生五谷）。"后来人们把这五种物质的属性加以抽象推演，于是形成了五行学说。

《内经》五行学说的基本内容主要在于两点。

1. 相生与相克

木→火→土→金→水，为五行的相生规律。《素问·脉要精微论篇》所云"彼春之暖，为夏之暑；彼秋之忿，为冬之怒"，即表明了木生火，金生水之义。木→土→水→火→金，为五行的相克规律。《素问·金匮真言论篇》所云"春胜长夏，长夏胜冬，冬胜夏，夏胜秋，秋胜春"，即表明了木克土、土克水、水克火、火克金、金克木之义。五行之间既相生，又相克，才能维持事物在正常协调下的变化和发展。《素问·六微旨大论篇》指出："亢则害，承乃制，制则生化。"若五行之中某一行之气过于亢盛，必然对另一气产生损害作用，因此，随之便是相克之气起来制约它，亢盛之气受到制约，万物便有生化之机。由于五行之间存在着生克制化的作用规律，所以大气的运动才能保持相对稳定状态，才能促进万物的发生和发展。相生和相克是相反相成的，没有生，就没有事物的发生与成长；没有克，就不能维持正常协调关系下的变化与发展，只有生中有克，克中有生，才能维系事物动态的平衡发展。张景岳《类经图翼》说："造化之机，不可无生，亦不可无制，无生则发育无由，无制则亢而为害，必须生中有制，制中有生，才能运行不息，相反相成。"

2. 相乘与相侮

相乘，即乘虚而袭之意；相侮，即恃强凌弱之义。相乘相侮，是指五行生克制化失去正常协调关系的反常变化。《素问·五运行大论篇》指出："气有余，则制己所胜而侮所不胜；其不及，则己所不胜侮而乘之，己所胜轻而侮之。"五行之中，如果某一行之气太过，不仅要克制自己所胜之气，而且还会欺侮自己所不胜之气。五行中，如果某一行之气不及，则不仅自己所不胜之气会乘虚而侵袭，而且自己的所胜之气也要轻视而反克。以木气为例，如果木气太过，则克制所胜之土；而反侮其所不胜之金。如果木气不及，则己所不胜之金乘虚而袭木；而己胜之土亦轻视木之不及而乘虚欺侮木。这种反常情况，既可引起事物的反常变化，亦可引起人体的病理变化。

五、五行学说在医学上的应用

《内经》运用五行法则对一切事物进行系统归类，并根据五行的生克制化规律认识和分析各种事物之间的内在联系，进而指导中医认识生理，分析病理，明确诊断和治疗。其中突出的内容有 3 点。

1. 说明五脏关系

五行学说用五行相生的规律说明五脏之间在功能上的相互联系。如《素问·阴阳应象大论篇》云"筋生心""血生脾""肉生肺""皮毛生肾""髓生肝"。这里所说的筋、血、肉、皮毛、髓，就是指的肝、心、脾、肺、肾。肝生心就是木生火，谓肝藏血以济心火；心生脾就是火生土，谓心火温暖脾土；脾生肺即土生金，谓脾化生水谷精微上充肺金；肺生肾即金生水，谓肺气肃降下行以助肾水；肾生肝即水生木，谓肾精滋肝木。五脏之间既有相生的联系，也有相克的关系。如《素问·五脏生成篇》说："心……其主肾也""肺……其主心也""肝……其主肺也""脾……其主肝也""肾……其主脾也"。肾水能制约心火，故肾为心之主，如肾水上交心火，可防止心火的上炎。心火能制约肺金，故心为肺之主，如心火的阳热，可抑制肺气的肃降太过。肺金能制约肝木，故肺为肝之主，如肺气清肃下降，可抑制肝阳的上亢。肝木能制约脾土，故肝为脾之主，如肝气条达，可疏泄脾气的壅滞。脾土能制约肾水，故脾为肾之主，如脾气运化，能防止肾水泛滥。五脏相互间的制约关系，就是用五行相克的规律来说明的。

2. 认识疾病传变

《素问·玉机真藏论篇》云："五藏受气于其所生，传之于其所胜，气舍于其所生，死于其所不胜。""受气于其所生"，谓母脏可从子脏接受病气，如肝受病气于心，心受病气于脾，脾受病气于肺等。"传之于其所胜"，谓五脏之病气各传其所克之脏，如肝病传脾，脾病传肾，肾病传心，心病传肺，肺病传肝。"气舍于其所生"，谓子脏之病气可以留舍于母脏，如肝病之气舍于肾，肾病之气舍于肺等。"死于其所不胜"，谓病气传于克己之脏则病势危重，如肝病至肺而危，肺病至心而危等。《素问·玉机真藏论篇》具体指明："肝受气于心，传之于脾，气舍于肾，至肺而死。心受气于脾，传之于肺，气舍于肝，至肾而死。脾受气于肺，传之于肾，气舍于心，至肝而死。肺受气于肾，传之于肝，气舍于脾，至心而死。肾受气于肝，传之于心，气舍于肺，至脾而死。"所谓肝受病气于心，是子病传母；肝病传之于脾，是传其所胜；肝病气舍于肾，是子病犯母；肝病至肺而死，是死于其所不胜。肝病如此，余脏类推，这便是《内经》运用五行生克乘侮理论推测疾病的传变及其预后的法则，它对后世有着深远的影响。比如《难经·五十三难》就提出运用五行生克的规律，推测疾病的传变及其预后，它说："七传者，传其所胜也。间脏者，传其子也。何以言之？假令心病传肺，肺传肝，肝传脾，脾传肾，肾传心，一脏不再伤，故言七传者死也。间脏者，传其所生也。假令心病传脾，脾传肺，肺传肾，肾传肝，肝传心，是母子相传，竟而复始，如环无端，故曰生也。"这里提出了两种传变情况：一种是指五脏之病按五行相克的规律相传变，如心病传肺，肺病传肝，肝病传脾，脾病传肾，肾病传心，进一步阐发了《素问·玉机真藏论篇》"五藏有病，则各传其所胜"的理论。另一种是指五脏之病，间脏相传，即母病传子，如心病传脾，脾病传肺，肺病传肾，肾病传肝，肝病传心，这实际上就是按五行相生的规律传变。此与《素问·玉机真藏论篇》"五藏受气于其所生"的基本精神是相互贯通的。此外，《难经·七十七难》及《金匮要略·脏腑经络先后病脉证第一》还先后提出："见肝之病，则知肝当传之与脾，故先实其脾气，无令得受肝之邪。"这就进一步肯定了《素问·玉机真藏论篇》所谓"传之于其所胜"的病传理论在临床运用中的指导价值。

3. 明确五行之治

《内经》主张按照五行的理论确立相应的治则。如《素问·六元正纪大论篇》提出五郁之治，即"木郁达之，火郁发之，土郁夺之，金郁泄之，水郁折之"。五郁，一指五行之气的太过，一指五脏之气郁滞不通。其治法在于折其太过，调其气机。凡肝木之郁，用舒畅条达的方法，疏通气机；心火之郁，用升发散越的方法，升阳散火；脾土之郁，用攻伐消导的方法，夺其壅滞；肺金之郁，用发泄疏利的方法，宣降肺气；肾水之郁，用调理遏制的方法，制约水气。五郁之治，不仅为后世提出了治郁的法则，而且明确了《内经》按五行法则论治的基本理论。张景岳《类经》说："天地有五运之郁，人身有五脏之应，郁则结聚不行，乃至当升不升，当降不降，当化不化，而郁病作矣。故或郁于气，或郁于血，或郁于表，或郁于里，或因郁而生病，或因病而生郁。郁而太过者，宜裁之抑之；郁而不及者，宜培之助之。大抵诸病多有兼郁，此所以治有不同也。"

《素问·藏气法时论篇》还提出："合人形以法四时五行而治……五行者，金、木、水、火、土也。更贵更贱，以知死生，以决成败，而定五藏之气，间甚之时，死生之期也。""合人形以法四时五行而治"，是说临床治病，必须根据病人的形体情况和具体病情，并按照四时的气候变化及五行的生克规律，确定相应的治疗法则。盖因五行之中金、木、水、火、土，其配合时日有当旺当衰的不同，所以疾病也随之而有轻重的变化。根据这个道理，可以推知病人的生死，决断疾病的成败，还可以判定五脏之气的盛衰，从而测知疾病向愈、加重的时间以及生死转归的日期。五行治疗原则很为古人所重视，如《难经·六十九难》提出："虚者补其母，实者泻其子。"即根据五行相生的规律，对某一脏及其经脉的虚证，可以采取补其母脏及其经脉的治法。对某一脏及其经脉的实证，可以采用泻其子脏及其经脉的治法。这也是后世在临床上用以调节脏腑经脉偏胜偏衰的常用之法。诸如

"滋水涵木""培土生金"，就是虚者补其母的方法；"泻火平木"，便是实者泻其子的方法。《难经·七十五难》还提出"东方实，西方虚，泻南方，补北方"，即对肝实肺虚证用泻火补水法。对肝火有余而肺阴不足之证，一方面去泻心火，一方面去补肾水，这样虽没有直接泻肝补肺，但可以通过其母子之间的相互关系，达到滋肺阴、平肝火的治疗目的。此法的确立，显然是对《内经》五行之治理论的运用和发展。

第三章　脏象学说

"藏象"一词，首见于《素问·六节藏象论篇》。所谓藏，泛指体内的脏腑；所谓象，是指脏腑功能反映在外的征象。张景岳说："象，形象也，藏居于内，形见于外，故曰藏象。"藏象理论的形成，一方面来自古代的解剖知识，《灵枢·经水》说："夫八尺之士，皮肉在此，外可度量切循而得之，其死可解剖而视之，其藏之坚脆，府之大小，谷之多少，脉之长短，血之清浊，气之多少，十二经之多血少气，与其少血多气……皆有大数。"一方面是通过对人体生理、病理的长期观察和反复的医疗实践，从而认识到脏腑所属范围的功能。如《灵枢·本藏》所说："视其外应，以知其内藏，则知所病也。"因此，藏象学说中的脏腑，并不是一个单纯的解剖学的概念，而它主要是对人体每一个脏腑系统的生理功能的概括。藏象学说便是研究人体五脏系统的生理功能、病理变化，以及脏腑之间、脏腑与其他组织器官之间、脏腑与自然环境之间的相互关系的学说。

《内经》论述"藏象"的内容很丰富，主要包括脏腑和血气精神两大部分。脏腑部分包括五脏、六腑、奇恒之腑的生理、病理，脏腑之间以及脏腑与其他组织器官之间、脏腑与外界环境之间的各种联系等内容。气血精神部分包括血、气、精、神的化生、运行、功能及其与脏腑之间的密切联系等内容。这些内容，形成了人体以五脏为中心的五大生理系统，成为中医学理论中的基础核心部分。

一、五脏六腑的功能特点

《灵枢·本藏》指出："五藏者，所以藏精神血气魂魄者也；六府者，所以化水谷而行津液者也。"五脏主藏精、藏神，如《灵枢·本神》所说："血脉营气精神，此五藏之所藏也。……肝藏血，血舍魂；……脾藏营，营舍意；……心藏脉，脉舍神；……肺藏气，气舍魄；……肾藏精，精舍志。"即肝主藏血以舍魂，脾主藏营以舍意，心主血脉以藏神，肺主藏气以养魄，肾主藏精以舍志。血脉营气为五脏所藏，神魂魄意志亦为五脏所藏。五脏主藏精，精是神的物质基础，有精而后有神，故五脏藏精又藏神。六腑主传化水谷而运行津液，如胃主受纳熟腐水谷，小肠主分别清浊，大肠主传导糟粕，膀胱主储存和排泄水液，三焦主通调水道，胆主储存和排泄胆汁等。《素问·五藏别论篇》对五脏六腑总的功能做了明确的划分："所谓五藏者，藏精气而不泻也，故满而不能实；六府者，传化物而不藏，故实而不能满也。"五脏主藏精气而不传化水谷，具有满而不能实的特点。满，指精气盈满；实，指水谷充实。六腑主传化水谷，传导糟粕而不储藏精气，具有实而不能满的特点，只宜为水谷所充实，不能像五脏那样保持精气盈满。由于五脏主藏精气，五脏的精气充盛，人体才能发挥其正常的功能活动。如果精气亏虚则五脏失养，产生病变，因而五脏的病变每以虚证居多，诸如心血虚、肺气虚、脾气虚、肝血虚、肾精亏损等，于是治五脏病亦当以补养其精气为主。六腑主传化水谷，必须传化通利，才能保持正常的功能活动。如果传化不利，便使六腑闭塞，产生病变，因此六腑的病变每以实证居多，诸如胃肠积滞、胆气横逆、三焦气机滞塞、膀胱蓄水、大小便不通等，于是治六腑病应当"以通为用"。

以五脏六腑分而论之，其职有专司而功能各有所别。《素问·灵兰秘典论篇》指出："心者，君主之官也，神明出焉。肺者，相傅之官，治节出焉。肝者，将军之官，谋虑出焉。胆者，中正之官，决断出焉。膻中者，臣使之官，喜乐出焉。脾胃者，仓廪（lǐn）之官，五味出焉。大肠者，传道之官，变化出焉。小肠者，受盛之官，化物出焉。肾者，作强之官，伎巧出焉。三焦者，决渎之官，水道出焉。膀胱者，州都之官，津液藏焉，气化则能出矣。凡此十二官者，不得相失也。"这里提出了十二脏腑各自的功能职责：心主神明，为人身之君主，主宰人体生命活动。肺主治节调理，以"肺者，气之本"，司呼吸，调营卫；且"肺朝百脉"，运行气血；肺又主津液输布，通调水道，故谓"治节出焉"。肝气易亢，性似将军；肝藏血而为"魂之居"，又主思维活动。胆主决断功能，《素问·奇病论篇》作了论证："人者，数谋虑不决，故胆虚。"所以胆被称为中正之官。膻中即心包络，是为"心主之宫城"，护卫心脏，代心行令。脾与胃同主饮食五味的吸收，其中胃为"水谷之海"，主受纳熟腐水谷；而"脾藏者，常著胃土之精也"，脾主运化水谷精微，故二者被后世合称为"后天之本"。大肠主传导水谷变化之糟粕。小肠则承受胃中传下的水谷，而主分别清浊。肾主骨，则作用强力；肾藏精生髓，而髓通于脑，故肾又主智能技巧。三焦职司气化，主通调水道。膀胱是水液汇聚之腑，经过气化作用，而主水液的排泄。

必须明确，人体十二脏腑既是独立的十二个脏器，又是一个统一的整体系统。它们既有各自的主要功能职责，又要依靠相互间的协调合作、密切联系，才能完成人体整个生命活动。经文着重指出"凡此十二官者，不得相失也"，正是在于强调中医脏象学说的整体观思想。具体言之，可以从三点理解：

第一，十二脏腑在生理上相互联系。就五脏言，脏与脏之间有着相生相制的关系。比如前面提到过《素问·阴阳应象大论篇》之"肝生筋，筋生心""心生血，血生脾""脾生肉，肉生肺""肺生皮毛，皮毛生肾""肾生骨髓，髓生肝"。

即指肝血济心，心血养脾，脾精养肺，肺津滋肾，肾精养肝，此乃五脏之间的相生关系。又如《素问·五藏生成篇》所述"心……其主肾也""肺……其主心也""肝……其主肺也""脾……其主肝也""肾……其主脾也"。主者，克制之意；肝气的疏泄可以防止脾气的壅滞，故脾受肝克制；脾气的运化可以抑制肾水的泛溢，故肾受脾克制；肾水的滋润可以上济心火的亢烈，故心受肾克制；心火的上炎可以制约肺气的肃降，故肺受心克制；肺金的肃降可以抑止肝木的亢奋，故肝受肺克制，此乃五脏之间的相制关系。就五脏与六腑而言，脏与腑之间又有着表里相通的关系，《灵枢·本输》指出："肺合大肠，大肠者，传导之腑。心合小肠，小肠者，受盛之腑。肝合胆，胆者，中精之腑。脾合胃，胃者，五谷之腑。肾合膀胱，膀胱者，津液之腑也。……三焦者，中渎之腑也，水道出焉，属膀胱，是孤之腑也。是六腑之所与合者。"原文表明了脏腑相合、互为表里的关系，可见脏腑之间亦是紧密联系的一个整体。《难经·三十五难》则直接说："小肠者，心之腑；大肠者，肺之腑；胆者，肝之腑；胃者，脾之腑；膀胱者，肾之腑。"

第二，十二脏腑在功能上相互配合。人体整个生命活动，无论津液的输布，气血的循行，精微的生成，糟粕的排泄，肢体的运动，神志的思维，都要依靠十二脏腑功能的密切配合，共同作用。《素问·灵兰秘典论篇》之所以假借古代政府官职来说明人体内脏的组织关系，并且强调"凡此十二官者，不得相失也""主明则下安""主不明则十二官危"，正是在于突出脏腑整体功能的重要性。

第三，十二脏腑在病理上相互影响。由于十二脏腑在生理上的相互联系，功能上的相互配合，因而在病理上亦相互影响。如五脏之间，肝病可以传脾，肝火可以犯肺，肝病可以及肾，肝病亦可以及心。临床上所谓肝气乘脾，肝火犯肺，土不生金，火不暖土，心肾不交，水气凌心，金水失滋等病变，都是五脏之间的相互影响。又如脏与腑之间，亦有肝气犯胃，心移热于小肠，肺移热于大肠，肾移热于膀胱以及肝胆同病等等。《素问·气厥论篇》所述"肾移寒于脾……脾移寒于肝……肝移寒于心……心移寒于肺……肺移寒于肾……脾移热于肝……肝移热于心……心移热于肺……肺移热于肾……肾移热于脾"以及"胞移热于膀胱……膀胱移热于小肠……小肠移热于大肠……大肠移热于胃……胃移热于胆"，正说明了脏腑之间在病变上的相互影响。

二、脏腑与形体组织及四时阴阳的关系

《内经》提出了内脏主五体的理论，《素问·宣明五气篇》云："五藏所主，心主脉，肺主皮，肝主筋，脾主肉，肾主骨，是谓五主。"《灵枢·本藏》又云："肺合大肠，大肠者，皮其应。心合小肠，小肠者，脉其应。肝合胆，胆者，筋其应。脾合胃，胃者，肉其应。肾合三焦膀胱，三焦膀胱者，腠理毫毛其应。"同时还指出："肝应爪。"《内经》强调五脏合五体，如《素问·五藏生成篇》论述五脏的所合所荣，即"心之合脉也，其荣色也；肺之合皮也，其荣毛也；肝之合筋也，其荣爪也；脾之合肉也，其荣唇也；肾之合骨也，其荣发也"。《素问·六节藏象论篇》又论述了五脏的其华其充，即"心……其华在面，其充在血脉""肺……其华在毛，其充在皮""肾……其华在发，其充在骨""肝……其华在爪，其充在筋""脾……其华在唇四白，其充在肌"。不论其云所合、所荣，"其华，其充"，都在于说明心主血脉，其华在面；肺主皮，其华在毛；肝主筋，其华在爪；脾主肌肉，其华在唇四白；肾主骨，其华在发。《内经》以内外联系的观点，把体表组织器官划分在五脏统辖之内，这不仅体现了中医脏象学说的整体观思想，并且有效地指导着临床实践。从外在的五体便可以测知内脏的生理功能和病理变化。故《灵枢·本藏》说："视其外应，以知其内藏，则知所病矣。"

五脏与自然界的四时阴阳相通，《素问·六节藏象论篇》说："心，为阳中之太阳，通于夏气。肺，为阳中之太阴（当为少阴），通于秋气。肾，为阴中之少阴（当为太阴），通于冬气。肝，为阳中之少阳，通于春气。脾，此至阴之类，通于土气（指长夏之气）。"原文明确了五脏与四时相合，是以四时而分阴阳太少。一年四时分阴阳，则春夏为阳，秋冬为阴。然春夏之阳与秋冬之阴又各有多少之别，所以将春夏分为少阳与太阳，秋冬分为少阴与太阴。如张志聪所说："岁半以上为阳，而主少阳、太阳；岁半以下为阴，而主少阴、太阴。"盖春季阳气始生，故春为阳中之少阳；肝通于春气，故肝亦称阳中之少阳。夏季阳气隆盛，故夏为阳中之太阳；心通于夏气，故心亦称为阳中之太阳。秋季阴气始生，故秋为阴中之少阴；肺通于秋气，故肺亦称为阴中之少阴。冬季阴气隆盛，故冬为阴中之太阴；肾通于冬气，故肾亦称为阴中之太阴。长夏即至阴，至阴者，阴气将至也；脾合长夏，故谓脾为阴中之至阴。五脏与四时阴阳相应，这是人体阳气适应自然变化的结果。盖阳气升发于春，盛长于夏，收敛于秋，闭藏于冬，而人的五脏之气与四时阴阳的升降浮沉具有相应的节律性，因而形成了"四时五脏阴阳"的统一整体观。《素问·藏气法时论篇》提出"合人形以法四时五行而治"，正是强调顺应自然变化，使人体五脏之气与四时阴阳保持平和协调的关系。

三、五脏与五官、九窍的配合关系

五脏主五官九窍，《灵枢·五阅五使》说："五官者，五藏之阅也。"是说人体耳、目、鼻、舌、唇等五官，乃是五脏的外候。具体说："鼻者，肺之官也；目者，肝之官也；口唇者，脾之官也；舌者，心之官也；耳者，肾之官也。"《灵枢·脉度》又说："五藏常内阅于上七窍也，故肺气通于鼻，肺和则鼻能知臭香矣；心气通于舌，心和则舌能知五味矣；肝气通于目，肝和则目能辨五色矣；脾气通于口，脾和则口能知五谷矣；肾气通于耳，肾和则耳能闻五音矣。五藏不和，则七窍不通。"这些论述表明，五官七窍的功能，取源于五脏。只有五脏的功能正常，精气才能营养七窍，五官七窍的功能也才能正常。此外，《素问·金匮真言论篇》还指出"肾，开窍于二阴"，即肾司二阴。概括言之，五官、九窍均由五脏所主，因此九窍的功能失常，必当责之五脏，并从五脏进行调治。

五脏分主五官、九窍，而五官、九窍又各与五脏相通，其中最突出的是眼目。《灵枢·大惑论》云："五脏六腑之精气皆上注于目而为之精。精之窠为眼，骨之精为瞳子（即肾之精主瞳神），筋之精为黑眼（即肝之精主黑眼），血之精为络（即心之精主目眦），气之精为白眼（即肺之精主白眼），肌肉之精为约束（即脾之精主眼睑）。"这一五脏精气分主眼目各部的理论，成为后世眼科中"五轮学说"的理论渊源，对眼科临床起到了重要的指导作用。

四、五脏化五液，恶五气

《素问·宣明五气篇》说："五脏化液，心为汗，肺为涕，肝为泪，脾为涎，肾为唾，是谓五液。"五液来源于水谷，通过脾气的转输，分别归藏五脏，变化而为五脏各自所主的水液，是谓五脏化液。五液分别濡润五脏相关的孔窍，心主血，汗为血之余，故汗为心之液。肺司呼吸，鼻为肺之窍，涕出于鼻，故涕为肺之液。肝藏血，开窍于目，泪出于目，故泪为肝之液。涎为口中津液，脾开窍于口，故涎为脾之液。唾为口液中较浓厚的部分，而肾主水，肾脉循喉咙，挟舌本，舌下金津、玉液两穴为液出之通道，故唾为肾之液。五脏化五液，为临床诊断和治疗五液的异常变化提供了理论依据。

《灵枢·九针论》云："五恶：肝恶风，心恶热，肺恶寒，肾恶燥，脾恶湿，此五脏气所恶者也。"肝为风木之脏，与四时中的风气相通，易于感受风邪；且肝主筋，其病变多见风动之状，故曰"肝恶风"。心为阳热之脏，与四时中的热气相通，易于感受热邪，其病变又多火热之症状，故曰"心恶热"。肺为清肃之脏，外合皮毛，虽与四时中的燥气相通，但却更易被寒邪所袭，《灵枢·邪气藏府病形》所谓"形寒寒饮则伤肺"，其病变亦多见寒象，故曰"肺恶寒"。肾为寒水之脏，与四时中的寒气相通。但因肾藏精、生髓，其性喜润恶燥，燥胜则伤精，其病变亦多肾阴亏损之内燥证候，故曰"肾恶燥"。脾为湿土之脏，主运化水谷精微，与长夏湿土之气相通，外受湿邪最易伤脾，脾失运化又可以产生内湿，其病变又多见湿象，故曰"脾恶湿"。

五、三焦及四海

《内经》关于三焦的论述颇多，有3个方面的概念。

第一，从脏腑的范围提出三焦。《素问·灵兰秘典论篇》云："三焦者，决渎之官，水道出焉。"《灵枢·本输》亦云："三焦者，中渎之腑也，水道出焉，属于膀胱，是孤之腑也。"前者把三焦作为人体脏腑十二官之一；后者把三焦列属为人体六腑中的一腑。《素问·五藏别论篇》作了证实:"夫胃、大肠、小肠、三焦、膀胱,此五者……名曰传化之腑。"可以肯定,三焦是人体六腑中的一腑。

第二,从气化功能认识三焦。《灵枢·营卫生会》说:"上焦如雾,中焦如沤,下焦如渎。"上焦主宣发布散水谷精气,如同雾露一样。《灵枢·决气》所谓"上焦开发,宣五谷味,熏肤,充身,泽毛,若雾露之溉,是谓气",通过论气,描述了上焦的气化功能。《灵枢·平人绝谷论》又说:"上焦泄气,出其精微。"《灵枢·痈疽》也说:"上焦出气,以温分肉。"这些描述,具体阐明了"上焦如雾"的气化功能。中焦主受纳腐熟水谷,化生精微,如沤渍化物一样。《灵枢·决气》所谓"中焦受气取汁,变化而赤,是谓血",这里借血的化生,描述了中焦的气化功能。《灵枢·营卫生会》亦谓中焦"此所受气者,泌糟粕,蒸津液,化其精微,上注于肺脉,乃化而为血,以奉生身,莫贵于此……命曰营气"。《灵枢·痈疽》又说:"中焦出气如露。"这些描述,反映了《内经》作者对"中焦如沤"的一致认识。下焦主排泄水液和糟粕,如同沟渠水道。《灵枢·平人绝谷论》指出:"下焦下溉诸肠",与《灵枢·营卫生会》所述"水谷者,常并居于胃中,成糟粕而俱下于大肠……渗而俱下,济泌别汁(即分清别浊),循下焦而渗入膀胱焉"的说法是一致的,都体现了"下焦如渎"的气化功能。归纳起来,三焦的功能有二:一有总司人体气化的作用,所以《难经·三十八难》说,三焦"主持诸气",《难经·六十六难》又说:"三焦者,原气之别使也,主通行三气,经历于五脏六腑。"二为人体水液运行之通道,所以《素问·灵兰秘典论篇》称其为"决渎之官,水道出焉"。《难经·三十一难》也说:"三焦者,水谷之道路。"

第三,以人体部位划分三焦。《灵枢·营卫生会》指出:"上焦出于胃上口,并咽以上,贯膈而布胸中。""中焦亦并胃中,出上焦之后('后'当作'下')。""下焦者,别回肠,注于膀胱。"它把人体上、中、下三个部位划分为三焦,即胃脘以上的胸中部位为上焦,系心肺所居;胃脘部至脐腹以上的部位为中焦,系脾胃所居;诸肠及膀胱所处的腹部为下焦,为肝肾之所归。《医学正传》作了明确的概述:"三焦者,指腔子而言,包含着肠胃之总司也。胸中肓膜之上曰上焦;肓膜之下、脐之上曰中焦;脐之下曰下焦。总名曰三焦。"后世温病学家吴鞠通根据《内经》三焦部位划分的概念,又创立了三焦辨证。他从辨证的角度,以三焦部位为依据,将温病划分为3个不同的病变部位和3个浅深不同的病变阶段。其中上焦病变在肺与心包;中焦病变在脾胃;下焦病变在肝肾。这就更加明确了以部位概脏腑而认识三焦的思想方法。

但是,自《内经》以来,历代医家对三焦的概念多有争议,如以《难经》为代表,认为三焦"有名而无形"。而以宋代陈无择、清代唐容川为代表,则认为三焦"有脂膜如掌大""即人身之膈膜"等等。其实据《内经》所述,则是"三焦者,确有一腑,盖居脏腑之外,躯壳之内,包罗诸脏,一腔之大腑也《类经》"。

人身有四海，《灵枢·海论》说："胃者水谷之海，冲脉者为十二经之海，膻中者为气之海，脑为髓之海。"胃主受纳、腐熟水谷，胃中所化水谷精微是人体营养的源泉，故《灵枢·玉版》称"胃者，水谷气血之海"。《灵枢·动输》又称"胃为五藏六腑之海"。冲脉为十二经气血的要冲，故称为十二经之海。其脉起于胞中，与女子月经的通行密切相关，故又称之为"血海"。膻中指胸中而言，为肺之所居，是宗气的汇聚之处，而肺又主一身之气，故称膻中为气之海。脑为髓液汇聚之处，《素问·五藏生成篇》谓"诸髓者，皆属于脑"，所以称脑为髓之海。由于脑藏髓，而髓由肾所生，故脑与肾的关系密切。脑又是神明汇聚之地，《素问·脉要精微论篇》云"头者，精明之府"；李时珍则谓"脑为元神之府"，汪昂又谓"人之记性，皆在脑中"。而五脏之中则"心藏神""心主神明"，故脑与心的关系十分密切。由于脑与心肾相通，所以它的功能一主耳目聪明，一主肢体运动。《灵枢·海论》说："髓海有余，则轻劲多力，自过其度；髓海不足，则脑转耳鸣，胫酸眩冒，目无所见，懈怠安卧。"

六、人体精、气、神的概念

精、气、神三者，是人的生命之根本。三者又是一个不可分割的整体。五脏藏精，精为神之宅，有精则有神，所以积精可以全神。精伤则神无所舍，是为失守。精又为气之母，精充则气足，精虚则无气，人无气则死。精、气、神三位一体，不可分离，存则俱存，亡则俱亡。因此精脱者死，气脱者死，失神者亦死。故精、气、神三者，是人的生命存亡的关键所在。

所谓精，乃是构成身形和营养人生的最基本物质。《素问·金匮真言论篇》云："夫精者，身之本也。"精有先天与后天之别，先天之精又称生殖之精，来自父母的媾合之精，藏之于肾，是为肾精，有促进人体生长发育及生殖繁衍的作用。《灵枢·本神》指出"故生之来谓之精"，精是生命的起源物质。《灵枢·决气》也指出："两神相搏，合而成形，常先身生，是谓精。"父母交合之精，便是形成胚胎的基本物质。所以《易经·系辞》也说："男女媾精，万物化生。"《灵枢·经脉》描述更加具体："人始生，先成精，精成而脑髓生，骨为干，脉为营，筋为刚，肉为墙，皮肤坚而毛发长。"这说明人孕育在母体的阶段，最先生成的就是精。在这个基础上，脑、髓、骨、脉、筋、肌肉、皮肤、毛发等形体组织才逐渐生长具备，这是生命的基础。后天之精又称五脏六腑之精，来源于饮食水谷，乃脾胃所化生，故亦谓水谷之精，由五脏所藏。《素问·太阴阳明论篇》"脾脏者，常著胃土之精也"，《素问·五脏别论篇》"五脏者，藏精气而不泻也"，此"精"皆指后天之精。由于人的生命源于先天，而营养赖于后天，也就是说，先天之精是生身之本，而后天之精是养身之源，因此，先天之精必须依靠后天之精的不断培补，才能不断地滋生充盛；而后天之精亦须依赖先天之精的促进能力而化生，即所谓"先天促后天，后天养先天"。二者相辅相成，有着不可分割的关系。《素问·上古天真论篇》所谓"肾者主水，受五脏六腑之精而藏之，故五脏盛乃能泻"，正是体现了这一基本思想。

所谓气，一指流动着的微小难见的物质，如呼吸之气，水谷之气等。一指人体各部分的活动能力，如脏腑之气，经脉之气等。《内经》论气，范围甚广，这里仅举最主要的四种。

真气与宗气。《灵枢·刺节真邪》说："真气者，所受于天，与谷气并而充身者也。"真气，来源于先天。张景岳谓"真气，即元气也"。元气是人身的根本之气，是人体生命活动的原动力，是维持生命活动的最基本物质。所以元气的盛衰与体质的强弱、疾病的发生及其预后都有密切的关系。《难经·八难》指出："所谓生气之原者，谓十二经之根本也，谓肾间动气也。此五脏六腑之本，十二经脉之根，呼吸之门，三焦之原，一名守邪之神（防御邪气的元神、功能），故（元）气者，人之根本也。"这种来源于先天的真元之气，又必须与后天之气相结合，才能充养周身，维持人的生命活动。而与之相结合的后天之气便是宗气，它包括饮食水谷之气和吸入的大自然的清气。《灵枢·五味》说："谷始入于胃，其精微者。先出于胃之两焦（指上焦和中焦），以溉五脏……其大气之抟而不行者，积于胸中，命曰气海（气海即膻中），出于肺，循喉咽，故呼则出，吸则入。"《灵枢·邪客》又说："宗气积于胸中，出于喉咙，以贯心脉而行呼吸焉。"原文指出，宗气是由水谷之精气与吸入的大自然之清气相结合的、积于胸中气海的大气。宗气的功用，一是走息道以司呼吸，凡言语、声音、呼吸的强弱，均与宗气的盛衰相关。二是贯心脉以行血气，凡气血的运行亦与宗气相关。此外，《灵枢·刺节真邪》又说："宗气溜于海，其下者，注于气街，其上者，走于息道。故厥在于足，宗气不下，脉中之血，凝而留止。"可见宗气不仅上聚胸中，助呼吸，贯心脉；而且下注气街，还与肢体的寒温及其活动能力相关。综上所述，真气与宗气，一为先天之气，乃人身的根本元气；一为后天之气，乃积于胸中司呼吸，行血气的大气。二者相互结合，则充养人身，成为人身生命活动的基本物质。如《管子·心术下》所言："气者，身之充也。"

营气和卫气。《灵枢·营卫生会》说："人受气于谷，谷入于胃，以传与肺，五藏六府，皆以受气，其清者为营，浊者为卫；营在脉中，卫在脉外，营周不休，五十而复大会，阴阳相贯，如环无端。卫气行于阴二十五度，行于阳二十五度，分为昼夜，故气至阳而起，至阴而止。故曰：日中而阳陇为重阳，夜半而阴陇为重阴。故太阴主内，太阳主外，各行二十五度，分为昼夜。"本段原文专门讨论了营卫二气的生成、性能及其运行规律。①营卫的生成来源：营气、卫气的生成本于一源，都是源于水谷之精气。"人受气于谷，谷入于胃，以传与肺，五脏六腑，皆以受气"。五脏六腑所受之精气，包括营气和卫气，而营气和卫气又是由水谷经过脾胃的转化，肺气的输布所形成的。所以《灵枢·营卫生会》还特别指出："营卫者，精气也。"②营卫的性能：原文指出"清者为营，浊者为卫"，清和浊，乃指营卫之气的特性而言。张景岳说："清者，水谷之精气也；浊者，水谷之悍气也。……清者属阴，其性精专……是为营气；浊者属阳，其性慓（piāo）疾滑利……是为卫气。"唐容川又说："清浊以刚柔言，阴气柔和为清，阳气刚悍为浊。"由此可见，营气属阴，其性柔和；卫气属阳，其性刚悍。由于营卫二气有阴阳柔刚之别，所以二者的功能亦各有专司，营气主营养脏腑，《素问·痹论篇》说："营者，水谷之精气也，和调于五脏，洒陈于六腑，乃能入于脉也。故循脉上下，贯五脏、络六腑也。"卫气主温煦体表，《灵枢·本藏》说："卫气者，所以温分肉，充皮肤，肥腠理，司关合者也。"③营卫的运行规律：原文指出"营在脉中，卫在脉外"，谓营气运行于经脉之中，卫气运行于经脉之外。这是营卫二气在运行道路上的区别。《灵枢·卫气》亦云："其浮气之不循经者，为卫气；其精气之行于经者，为营气。"原文又指出"太阴主内，太阳主外"，是谓营气的运行，起始于手太阴肺经，又复会于手太阴；卫气的运行，起始于足太阳膀胱经，又复会于足太阳经。这说明营卫二气的运行在起始部位上亦有阴阳的区别。原文还指出："营周不休，五十而复大会，阴阳相贯，如环无端""气至阳而起，至阴而止"。营气和卫气虽然在运行道路和起始部位上各有区别，但是二者都在人体周流不息，如环之无端。营卫二气的周流，是每一昼夜之中各在人身运行五十周次，而且两者在夜半时分会合于内脏，使阴阳之气相互贯通，即所谓"夜半而大会……命曰合阴"。其中，卫气白天运行于阳经、体表，夜晚运行于阴经、内脏；而营气则是循行于经脉之中而环周不休。概而言之，营气和卫气，均由水谷精气所化，异名同类。二者"阴阳相随，外内相贯"，以维持人体的生命活动。其中营含于血中，卫属于气类，故《难经·三十二难》说："血为营，气为卫。"以其濡润而言，则曰营；以其滑利而言，则曰卫，故《灵枢·本藏》说："营复阴阳""卫司关合"。以其内外而言，则内为营，外为卫，故《素问·疏五过论篇》说："外耗于卫，内夺于营。"以其变态言，则干枯失荣者，曰荣气失濡；肌表不固者，曰卫气失卫。故《素问·疏五过论篇》说："病从内生，名曰脱营。"《素问·生气通天论篇》说："外壅肌肉，卫气散解。"其为病变，则内多在营，外多在卫，故《金匮要略》说："营缓则为亡血，卫缓则为中风。"故以阴阳分营卫，则营为阴，卫为阳。以气血分营卫，则血为营，气为卫。此营卫之大要也。

所谓神，有广义狭义之分。广义的神，泛指人的生命活动。《灵枢·本神》说："故生之来谓之精，两精相搏谓之神。"说明"神"是由先天之精生成的，当胚胎形成之际，生命之神就产生了。《灵枢·天年》又说："何者为神……血气已和，营卫已通，五脏已成，神气舍心，魂魄毕具，乃成为人。"原文明确指出，当人体的血气和调，营卫的运行通畅，五脏形成之后，神气藏之于心，魂魄也都具备了，才能构成人体的生命活动，这种生命活动就是神。狭义的神，是指人的精神意识思维。《灵枢·本神》说："随神往来者谓之魂，并精而出入者谓之魄，所以任物者谓之心，心有所忆谓之意，意之所存谓之志，因志而存变谓之思，因思而远慕谓之虑，因虑而处物谓之智。"其魂、魄、意、志、思、虑、智，都属于精神意识与思维活动的范围，都属于神。原文是说，在人的精神意识思维活动中，伴随着生命活动一同出现的知觉功能叫作魂；依傍着精气一同出现的感觉活动叫作魄。如《春秋左传注疏》孔颖达所说"精神性识渐有所知"，谓之魂；"初生之时，耳目心识，手足运动，啼呼为声"，谓之魄。而人所用以负责思想意识的称之为心；在心神的主宰下，产生的意念叫作意；意念积存所形成的认识叫作志；在认识的基础上酝酿思考叫作思；在思考的基础上深谋远虑谓之虑；经过深思熟虑，恰当处理事物叫作智。它把人的思维活动划分为意、志、思、虑、智等各个阶段，从而揭示了人的神志思维是一个整体的、连贯的发展过程，是一个从低级到高级、从表象到实质、从感性到理性的复杂的发展过程。

《内经》认为，人的神是以精为物质基础，乃由五脏所藏。《素问·六节藏象论篇》指出："五味入口，藏于肠胃，胃有所藏，以养五气，气和而生，津液相成，神乃自生。"说明饮食营养滋养五脏，五脏之气和调，津液血气充盈，神也就健旺。所以《灵枢·平人绝谷》说："五脏安定，血脉和利，精神乃居，故神者，水谷之精气也。"《素问·八正神明论篇》也说："血气者，人之神，不可不谨养。"人体五脏主藏精气，所藏的精气则是神活动的物质基础。《灵枢·本神》说得很明白："血脉营气精神，此五脏之所藏也。""肝藏血，血舍魂""脾藏营，营舍意""心藏脉，脉舍神""肺藏气，气舍魄""肾藏精，精舍志"。《素问·天元纪大论篇》亦明确指出："人有五脏化五气，以生喜怒思忧恐。"五脏既藏精又藏神，故又称之为"五神脏"。总之，神在人身，居于首要地位，它是生命活动的根本。因此《内经》在诊断、治疗、养生诸方面，都尤重于神。如《素问·调经论篇》"神有余则笑不休，神不足则悲"，是言诊断察神。《灵枢·本神》中"凡刺之法，先必本于神"，是言治疗察神。《素问·四气调神大论篇》则专言养生调神。唯有神在，才有人的一切生命活动。"得神者昌，失神者亡"（《素问·移精变气论篇》）。

七、六气的功能及生成

《灵枢·决气》说："两神相搏，合而成形，常先身生，是谓精。上焦开发，宣五谷味，熏肤、充身、泽毛，若雾露之溉，是谓气。腠理发泄，汗出溱溱，是谓津。谷入气满，淖泽注于骨，骨属屈伸，泄泽，补益脑髓，皮肤润泽，是谓液。中焦受气取汁，变化而赤，是谓血。壅遏营气，令无所避，是谓脉。"据原文所述，精，是指父母生殖之精化合而成的生命物质，即先天之精，其功能是构成形体，繁衍新的生命。气，是指通过肺气宣发而敷布全身的一种雾露状的精微物质，为水谷精微所化，它的功能是温养皮肤肌肉，充养全身。津，指正常体液中清而稀薄的部分，汗为津所化，故以汗而喻津，其功能是化生汗液，补充血液，充养肌腠。《灵枢·五癃津液别》谓"温肌肉，充皮肤，为其津"。液，为正常体液中浊而浓厚的部分，其功能是补益脑髓、骨髓，润滑关节，润泽皮肤。血，是水谷精微化生的赤色液体，它有着充养身形，维持生命活动的重要功能，"肝受血而能视，足受血而能步，掌受血而能握，指受血而能摄"《素问·五藏生成篇》）。"以奉生身，莫贵于此"《灵枢·营卫生会》）。脉，具有约束营血，使营血在一定的道路中正常运行的功能。脉，作为六气之一，当是指的脉气。此外，《素问·脉要精微论篇》云"脉者，血之府也"，又是指脉乃血液运行的管道。

精、气、津、液、血、脉等六气，均以脾胃化生的水谷之精为其生成之源泉。《灵枢·决气》指出："六气者……五谷与胃为大海也。"六气异名而同源，在生理上相互联系，在病理上可以相互影响，因此治疗六气亏虚的病证必须重视整体，尤须资其化源。

《内经》认为精、气、津、液、血、脉六气是维持生命活动的基本物质，并且强调血气精神是生命活动的根本。血气精神调和与否，直接关系着人体生理状态的正常与否。《灵枢·本藏》指出："人之血气精神者，所以奉生而周于性命者也；经脉者，所以行血气而营阴阳，濡筋骨、利关节者也；卫气者，所以温分肉，充皮肤，肥腠理，司关合者也；志意者，所以御精神，收魂魄，适寒温，和喜怒者也。是故血和则经脉流行，营复阴阳，筋骨劲强，关节清（滑）利矣；卫气和则分肉解利，皮肤调柔，腠理致密矣；志意和则精神专直，魂魄不散，悔怒不起，五藏不受邪矣；寒温和则六府化谷，风痹不作，经脉通利，肢节得安矣。此人之常平也。"原文是说，人体的血气精神，是奉养生命以维持人体功能的根本。经脉是运行气血以滋养人身内外，濡润筋骨，滑利关节的。卫气是温煦肌肉，充养皮肤，滋润腠理，主司汗孔的关合的。人的志意，是驾驭精神活动，收摄魂魄，调节人体对冷热刺激的适应能力和情绪变化的。因此血脉和调则气血畅行，往复循环，营养人体内外，使筋骨劲强有力，关节滑利自如；卫气和调就会使肌肉舒展，皮肤柔润，腠理致密；志意和调，就会使精神集中，思维敏捷，魂魄守藏，没有过度的情志波动，从而使五脏安定、不受外邪的侵扰，并使之对气候、饮食的寒温有所适应和调摄。于是六府运化水谷的功能正常，气血充盛，经脉通利，则不受外邪，不发风病、痹病，使肢体活动保持正常。这就是人体正常的生理状态。

八、饮食精微的吸收与输布

《素问·经脉别论篇》论述了人体食物精微的输布过程："食气入胃，散精于肝，淫气于筋。食气入胃，浊气归心，淫精于脉，脉气流经，经气归于肺，肺朝百脉，输精于皮毛。毛脉合精，行气于府，府精神明，留于四藏，气归于权衡。"

原文对食物精微的输布，基本划分了两条途径：一条是"食气入胃，散精于肝，淫气于筋"，说明食物中的精气输布到肝，通过肝而后滋养筋，证实了"肝主筋"的内在联系。一条是"食气入胃，浊气归心……肺朝百脉……留于四藏，气归于权衡"，在本条论述中，有两个重要观点：①"食气入胃，浊气归心"，它说明营血的来源在于食物精微，而心血的充足与否，与胃中的饮食吸收有着很直接的关系，以此证实了"中焦受气取汁，变化而赤是谓血"的理论。②"肺朝百脉，输精于皮毛，毛脉合精，行气于府"。"肺朝百脉"，指百脉朝会于肺；"毛脉合精"，指心肺合作，气血汇合。它说明人体血液的运行必须依靠肺气的推动作用，才能够内溉五脏，外濡皮毛，以此体现了气对血的主导作用。后世医家提出"气为血帅"，认为补血须先补气，行血须先行气，如李东垣创当归补血汤，黄芪五倍于当归；王清任创补阳还五汤，黄芪重用至四两。这些都明显地贯穿了《内经》"肺朝百脉""毛脉合精"的理论。

《素问·经脉别论篇》同时论述了人体水液的输布过程："饮入于胃，游溢精气，上输于脾，脾气散精，上归于肺，通调水道，下输膀胱。水精四布，五精并行。"文中着重提到了脾、肺两脏以及胃、三焦、膀胱在水液输布过程中的重要作用。但这并不完全，《素问·逆调论篇》还指出："肾者水藏，主津液。"说明水液的输布，还要依靠肾的气化蒸腾作用。归结言之，水液的输布，在五脏中主要靠脾气的运化，肺气的宣降，肾气的蒸腾。即张景岳所说的"其本在肾，其标在肺，其制在脾"。所以后世治疗水气病，把重点摆在肺、脾、肾三脏，或温肾利水，或宣肺利水，或健脾利水。喻嘉言《医门法律》则谓"水病以脾肺肾为三纲矣"。

饮食精微的吸收与输布，《素问·经脉别论篇》虽然分开而论，其实饮与食并不截然划分，因为二者同样是受纳于胃，运化于脾，输注于心肺，然后布达全身，外濡皮毛，内溉脏腑。它既离不开脏腑的生化功能，也离不开经脉的输注作用。饮食精微的吸收与输布，正是体现了脏腑经脉的整体功能。

九、人的生长壮老规律

《素问·上古天真论篇》云："女子七岁，肾气盛，齿更发长；二七而天癸至，任脉通，太冲脉盛，月事以时下，故有子；三七肾气平均，故真牙生而长极；四七筋骨坚，发长极，身体盛壮；五七阳明脉衰，面始焦，发始堕；六七三阳脉衰于上，面皆焦，发始白；七七任脉虚，太冲脉衰少，天癸竭，地道不通，故形坏而无子也。丈夫八岁，肾气实，发长齿更；二八肾气盛，天癸至，精气溢泻，阴阳和，故能有子；三八肾气平均，筋骨劲强，故真牙生而长极；四八筋骨隆盛，肌肉满壮；五八肾气衰，发堕齿槁；六八阳气衰（竭）于上，面焦、发鬓颁白；七八肝气衰，筋不能动；八八天癸竭，精少，肾藏衰，形体皆极，则齿发去。"

本段经文把人的生长壮老划分为三期：①发育期，即女子 7 岁至二七（14

岁），男子8岁至二八（16岁），主要在于肾气盛。具体表现为"齿更发长""天癸至""月事以时下""精气溢泻"。②壮盛期，即女子三七（21岁）至四七（28岁），男子三八（24岁）至四八（32岁），主要在于肾气充满。具体表现为"真牙生而长极""筋骨劲强""身体盛壮"。③衰老期，即女子五七（35岁）至七七（49岁），男子五八（40岁）至八八（64岁），主要在于肾气衰（女子则阳明脉先衰）。具体表现则为"面焦""发堕""发白""齿槁""精少""天癸竭""地道不通"。由诸所见，《内经》认为人的生长发育及生殖功能主要取决于肾气的作用。肾气的盛衰与人体的生长发育及其衰老具有同步的联系。肾气由微至盛，则人体生长、发育；肾气由盛至衰，则人体由壮盛而衰老。说明肾气是人体生命活动的根本，它既是维持生命活动的物质基础，也是生命活动的原动力。所以李中梓说："先天之本在肾……故肾为脏腑之本，十二经之根，呼吸之本，三焦之源，而人资之以为始者也。"（《医宗必读》）

此外，《灵枢·天年》又以每十岁为一步，逐步地叙述了人体成长、壮盛、衰老直至死亡等各个阶段中脏腑、经脉、气血及神形的变化情况。它说："人生十岁，五藏始定，血气已通，其气在下，故好走。二十岁，血气始盛，肌肉方长，故好趋。三十岁，五藏大定，肌肉坚固，血脉盛满，故好步。四十岁，五藏六腑十二经脉，皆大盛以平定，腠理始疏，荣华颓落，发颇斑白，平盛不摇，故好坐。五十岁，肝气始衰，肝叶始薄，胆汁始灭，目始不明。六十岁，心气始衰，苦忧悲，血气懈惰，故好卧。七十岁，脾气虚，皮肤枯。八十岁，肺气衰，魄离，故言善误。九十岁，肾气焦，四藏经脉空虚。百岁，五藏皆虚，神气皆去，形骸独居而终矣。"文中的十岁好走、二十岁好趋、三十岁好步、四十岁好坐、六十岁好卧，是描述人的活动特点。走、趋、步三字，《释名》曰："徐行曰步，疾行曰趋，疾趋曰走。"本段原文指出，人的成长、壮盛、衰老，都与五脏血气相关。十岁则五脏开始健全，血气运行通畅；二十岁则血气开始旺盛；三十岁则五脏发育健全，血脉旺盛充满；四十岁则五脏六腑、十二经脉都到了旺盛的极点；这是人的成长、旺盛期。人从五十岁以后开始衰老，五十岁则肝气衰，六十岁则心气衰，七十岁则脾气衰，八十岁则肺气衰，九十岁则肾气衰，百岁则五脏脏气虚衰，神气皆去，生命活动就会停止。

关于人的生长、壮盛与衰老，《素问·上古天真论篇》突出了肾气的作用；《灵枢·天年》则突出了五脏气血的作用。二者一论先天，一论后天。这说明，人的成长不仅依靠先天因素，而且依靠后天因素。人的寿命长短、体质强弱，不仅与先天本源有关，而且与后天培补有关。可见先天之气（肾气）与后天之气（五脏气血）的关系协调与否，乃是人的寿夭的关键。

十、人的体质分类

《内经》很重视研究人的体质及其差异性。通过对人体生理、病理、情志活动的长期观察，从不同角度对人体的体质作了不同的归类。如《灵枢·阴阳二十五人》把人体分为木、火、土、金、水五型，然后又根据阴阳属性、五音太少以及手足三阳经的左右上下、气血多少之差异，将上述五型再推衍为五类，即五五二十五种体质类型，并较详细地论述了不同类型的体质在肤色、体形、禀性、态度及其对自然变化适应能力等方面的特征。《灵枢·通天》又应用阴阳太少分型的方式，把人体分为太阴之人、少阴之人、太阳之人、少阳之人、阴阳和平之人五种类型。《灵枢·卫气失常》将肥壮的人分为膏、脂、肉三种类型。《灵枢·论勇》区分了人的勇与怯两种不同的性质类型。《灵枢·寿夭刚柔》指出："人之生也，有刚有柔，有强有弱，有短有长，有阴有阳。"所谓"有刚有柔"，当指人的性格有刚烈柔和的不同；"有强有弱"，是指人的体质有强盛衰弱的不同；"有短有长"，即指人的身体有高大矮小的不同；"有阴有阳"，即指人的生理、病理变化有阴阳属性的不同。这些理论贯穿在生理、病理、诊断、治疗等方面，对后世医学产生了重大影响。

以阴阳五态为例，《灵枢·通天》云："治人之五态奈何？……太阴之人，多阴而无阳，其阴血浊，其卫气涩，阴阳不和，缓筋而厚皮，不之疾泻，不能移之。少阴之人，多阴少阳，小胃而大肠，六腑不调，其阳明脉小而太阳脉大，必审调之，其血易脱，其气易败也。太阳之人，多阳而少阴，必谨调之，无脱其阴，而泻其阳，阳重脱者易狂，阴阳皆脱者，暴死不知人也。少阳之人，多阳少阴，经小而络大，血在中而气外，实阴而虚阳，独泻其络脉则强，气脱而疾，中气不足，病不起也。阴阳和平之人，其阴阳之气和，血脉调，谨诊其阴阳，视其邪正，安容仪，审有余不足，盛则泻之，虚则补之，不盛不虚，以经取之。此所以调阴阳，别五态之人者也。"原文指出，对五种不同形态的人，应当分别不同的治法：太阴之人，阴气多而阳气衰少，血液浓浊，卫气不畅，阴阳不调和，筋脉弛缓而皮厚，所以治太阴之人的病证则应急泻其阴。少阴之人，阴气多而阳气少，胃小而肠大，六腑的功能不协调，胃脉偏小，小肠脉偏大，所以治少阴之人的病变应当审察虚实，调理气血。太阳之人，阳气多而阴气少，因此治太阳之人的病变应当谨慎调治，勿耗其阴，微泻其阳。少阳之人，阳气多而阴气少，经脉小而络脉大，阴虚于内而阳盛于外，所以治少阳之人的病变应当补其阴经而泻其阳络，并益其中气。阴阳和平之人，其阴阳之气平调，血脉和顺。治疗时应当审察其阴阳的变化、邪正的盛衰，并观察其仪表，辨别其虚实，实证用泻法，虚证用补法，不实不虚的，从本经取治。

以厚薄勇怯为例，《灵枢·论勇》说："夫忍痛与不忍痛者，皮肤之薄厚，肌肉之坚脆缓急之分也，非勇怯之谓也。"人能否忍受疼痛，是因为人的皮肤有厚薄之分，肌肉有坚实、脆弱、松缓、紧急的不同，并不全因为性格的勇敢或怯弱所决定，这说明人体有厚薄之别。《灵枢·论勇》又云："愿闻勇怯之所由然。……

勇士者，目深以固，长衡直扬，三焦理横，其心端直，其肝大以坚，其胆满以傍，怒则气盛而胸张，肝举而胆横，眦裂而目扬，毛起而面苍，此勇士之由然者也。……怯士者，目大而不减，阴阳相失，其焦理纵，髑骬短而小，肝系缓，其胆不满而纵，肠胃挺，胁下空，虽方大怒，气不能满其胸，肝肺虽举，气衰复下，故不能久怒，此怯士之所由然者也。"它指出，勇敢之人，目光深沉而坚定，前额阔大，目光直视，眉毛扬起，三焦纹理横行，其心脏端直，肝脏坚实，胆汁充盈。当发怒时则气势充盛，胸廓张大，肝气亢逆，胆气横溢，眦张眼大，目光四射，毛发竖立，面色青黑，这是勇士的特征。怯弱的人，眼睛大而不藏神，阴阳失调，三焦的纹理竖直不横，胸骨剑突短小，肝脉松弛，胆汁缺少，肠胃下垂，胁下空虚。虽然正在发怒，气也不能充满胸廓，肝肺虽然上举，但每因气衰而降下，故虽怒亦不能持久，这是怯士的特征。由于人体有厚薄勇怯之别，因此发病情况各不相同，《素问·经脉别论篇》所谓"勇者气行则已，怯者则着而为病也"。毫无疑问，治疗疾病亦"必先度其形之肥瘦，以调其气之虚实，实则泻之，虚则补之"（《素问·三部九候论篇》）。《医门棒喝》说得好："夫医为性命所系。治病之要，首当察人体质之阴阳强弱，而后方能调之使安。察之之道，审其形气色脉而已。"

第四章　经络学说

经络是经脉和络脉的总称。经者路径之意，经脉便是经络系统的纵行干线；络者网络之义，络脉乃是经络系统的分支。经脉与络脉，纵横交错，网络全身，它具有联络脏腑肢节，沟通上下内外，调节阴阳气血的作用，从而使人体各部分联结成一个有机的统一整体。《灵枢·本藏》说："经脉者，所以行血气而营阴阳，濡筋骨，利关节者也。"

《内经》所述经络的内容，主要包括经脉和络脉的生理功能、病理变化及其与脏腑的关系。其中经脉分为正经和奇经两大类，正经有十二条，即手足三阴经和手足三阳经；奇经有八条，即冲脉、任脉、督脉、带脉、阳维脉、阴维脉、阳跷（qiāo)脉、阴跷脉，合称为奇经八脉。络脉包括分布于浅表的浮络，络脉的细小分支孙络，以及本经别走邻经的十五别络。此外，尚有由正经别出的十二经别，有联辍百骸、维络周身、主司关节运动的十二经筋，还有经脉反应在体表的十二皮部等。这些范围和内容，构成了经络系统的理论，形成了经络学说，它不仅是针灸学的理论基础，而且对于中医临床各科都具有实际指导作用。《灵枢·经脉》特别指出："经脉者，所以能决死生，处百病，调虚实，不可不通。"

一、十二经脉的走向规律及其表里关系

《灵枢·逆顺肥瘦》指出了十二经脉的走向规律："手之三阴，从藏走手；手之三阳，从手走头；足之三阳，从头走足；足之三阴，从足走腹。"手三阴经脉的循行起点是从胸部、经臑臂、走向手指之端；手三阳经脉是从手指端、循臂臑而上行于头面部；足三阳经脉是从头面部下行，经躯干和下肢而止于足趾间；足三阴经脉是从足趾间上行而止于胸腹部。手足三阴三阳经就这样构成了一个"阴阳相贯，如环无端"的循环路径，在内连属五脏六腑，在外维系四肢百骸，即所谓"十二经脉者，内属于府藏，外络于肢节"《灵枢·海论》），将人体内外上下各部分，紧密地联系在一起。

《素问·血气形志篇》指出了十二经脉的表里配合关系："足太阳与少阴为表里，少阳与厥阴为表里，阳明与太阴为表里，是为足阴阳也。手太阳与少阴为表

里，少阳与心主为表里，阳明与太阴为表里，是为手之阴阳也。"十二经脉的这种阴阳表里连属关系，构成了所属脏腑的阴阳表里关系，使其在生理上互相联系，在病理上也互相影响。

二、十二经脉的气血多少

《素问·血气形志篇》说："夫人之常数，太阳常多血少气，少阳常少血多气，阳明常多气多血，少阴常少血多气，厥阴常多血少气，太阴常多气少血，此天之常数。"人体三阴三阳经脉气血多少之数，反映了经脉以及其相关脏腑的生理特点。张景岳《类经》说："其所以然者，太阳少阴，一表一里，同属于寒水，故阴多阳少；少阳厥阴，一表一里，同属于阳火，故阳多阴少；阳明太阴，一表一里，同属于湿土，而为水谷之海，故阴阳俱多。"十二经脉的气血多少，对于临床治疗具有一定的指导意义，如《素问·血气形志篇》说："刺阳明，出血气；刺太阳，出血恶气；刺少阳，出气恶血；刺太阴，出气恶血；刺少阴，出气恶血；刺厥阴，出血恶气也。"所谓"恶血"，即不宜出血；"恶气"，即不宜出气。太阳和厥阴，均为多血少气之经，故宜出血，不宜出气。少阳、少阴、太阴，均为多气少血之经，故宜出气，不宜出血。阳明为多气多血之经，故宜出血、出气。

三、十二经脉的主要循行部位

据《灵枢·经脉》所述："肺手太阴之脉，起于中焦，下络大肠，还循胃口，上膈属肺，从肺系横出腋下，下循臑（nào）内，行少阴心主之前，下肘中，循臂内上骨下廉，入寸口，上鱼，循鱼际，出大指之端。"手太阴肺经，起始于中脘部，向下联络大肠，回绕沿着胃下口到胃上口，上贯膈膜，连属肺脏，再从气管横出腋窝部，沿着上膊内侧下行，从手少阴与手厥阴两经的前面，直至肘内，顺着前臂的内侧，经掌后高骨的下缘，至寸口，前行至鱼际，再沿鱼际出拇指尖端。

"大肠手阳明之脉，起于大指次指之端，循指上廉，出合谷两骨之间，上入两筋之中，循臂上廉，入肘外廉，上臑外前廉，上肩，出髃骨之前廉，上出于柱骨之会上，下入缺盆，络肺，下膈属大肠。"手阳明大肠经，起始于食指尖端，沿食指桡侧的上缘，通过拇指、食指间的合谷穴处，至腕上拇指后两筋中间凹陷处，向上沿前臂的上缘，进入肘外侧，再沿上臂外侧前缘上肩，出肩峰前缘，出于背，会于大椎穴上，再进入缺盆，联络肺脏，下膈，入属大肠本府。

"胃足阳明之脉，起于鼻之交頞（è）中，旁纳太阳之脉，下循鼻外，入上齿中，还出挟口环唇，下交承浆，却循颐后下廉，出大迎，循颊车，上耳前，过客主人，循发际，至额颅。"足阳明胃经，起于鼻孔两旁，上行交于鼻陷凹处，旁行纳足太阳之脉，经过睛明穴处，再向下沿着鼻旁下行入上齿龈内，复出环绕口唇，相交于唇下承浆穴处，再退出向后沿腮的下方出大迎穴，沿颊车穴，上行至耳前，通过客主人穴，上行沿发际，至额颅部。

"脾足太阴之脉，起于大指之端，循指内侧白肉际，过核骨后，上内踝前廉，上腨（shuàn）内，循胫骨后，交出厥阴之前，上膝股内前廉，入腹属脾络胃，上膈，挟咽，连舌本，散舌下。"足太阴脾经，起于足大趾内侧端，沿着大趾的内侧白肉际，经过大趾本节后的核骨，上行至内踝前面，再上小腿肚，沿胫骨后，与足厥阴肝经相交合，上行膝内侧和股内侧的前缘，直达腹内，入属于本经的脾脏，联络胃府，向上穿过膈膜，挟行咽喉部，连于舌根，并散布于舌下。

"心手少阴之脉，起于心中，出属心系，下膈络小肠。"手少阴心经，起始于心脏，出属于心脏的脉络，向下贯穿膈膜，联络到小肠。

"小肠手太阳之脉。起于小指之端，循手外侧上腕，出踝中，直上循臂骨下廉，出肘内侧两筋之间，上循臑外后廉，出肩解，绕肩胛，交肩上，入缺盆络心，循咽下膈，抵胃属小肠。"手太阳小肠经，起于手小指外侧的尖端，循行手外侧，进入腕部，出于腕上小指侧的高骨，直上沿前臂骨下廉，出肘后内侧两筋的中间，再循上臂外侧后缘，出肩后骨缝，绕行肩胛部，交于肩上，而会于大椎，再前行下入缺盆，下行入胸中，联络心脏，复出咽下膈，至胃，由胃下行入属小肠。

"膀胱足太阳之脉，起于目内眦，上额交巅……从巅入络脑，还出别下项，循肩髆内，挟脊抵腰中，入循膂，络肾属膀胱。"足太阳膀胱经，起始于眼的内角，向上行额部，交会于头顶；从头顶向内深入络于脑，还出向下行于颈项，沿肩髆内侧，夹行于脊柱两旁，直达腰部，沿膂部深入，联络肾脏，入属膀胱本府。

"肾足少阴之脉，起于小指之下，斜走足心，出于然谷之下，循内踝之后，别入跟中，以上腨内，出腘内廉，上股内后廉，贯脊属肾络膀胱。"足少阴肾经，起于足小趾的下面，斜向足心部，出于内踝前大骨的然谷穴，沿着内踝骨的后方，别而下行，入于足跟部，由足跟上行经小腿肚内侧，入腘窝内侧，上行沿股部内侧后缘，贯穿脊柱，入属于本经肾脏，联络膀胱。

"心主手厥阴心包络之脉，起于胸中，出属心包络，下膈，历络三焦。"手厥阴心包络经，起于两乳之间的胸中，入属于心包络，下行穿过膈膜，顺序地联络上、中、下三焦。

"三焦手少阳之脉，起于小指次指之端，上出两指之间，循手表腕，出臂外两骨之间，上贯肘，循臑外上肩，而交出足少阳之后，入缺盆，在膻中，散落心包，下膈，循属三焦。"手少阳三焦经，起于无名指的指端，上行沿无名指外侧，沿手背至手腕，出前臂外侧两骨中间，上穿过肘，沿上臂外侧，至肩部，交出于足少阳胆经之后，入缺盆，向下分布于两乳之间的膻中部，散络于心包络，下过膈膜，顺序的入属于本经的上、中、下三焦。

"胆足少阳之脉，起于目锐眦，上抵头角，下耳后，循颈行手少阳之前，至肩上，却交出手少阳之后，入缺盆。"足少阳胆经，起于眼外角，向上行抵额角，折而下至耳后，再向下沿着颈部，行于手少阳三焦的前面，至肩上，又交叉到手少阳三焦的后面，进入缺盆。

"肝足厥阴之脉，起于大指丛毛之际，上循足跗上廉，去内踝一寸，上踝八寸，交出太阴之后，上腘内廉，循股阴入毛中，过阴器，抵小腹，挟胃属肝络胆，上贯膈，布胁肋，循喉咙之后，上入颃颡，连目系，上出额，与督脉会于巅。"足厥阴肝经，起于足大拇趾丛毛的边缘，向上沿着足背，到达内踝前一寸处，再向上至踝上八寸处，交叉于足太阴的后面，上膝弯内缘，沿大腿的内侧，进入阴毛中，环绕阴器，上至少腹，挟胃上行属肝，络于胆，再上穿过膈膜，布散于胁肋，上行至喉咙的后面，经后鼻孔上达目系，再上出于额部，与督脉会合于头顶中央。

四、奇经八脉的循行和主病

奇经八脉的主要生理功能在于调节正经的气血，其循行路径有着相互间的联系。其中冲、任、督三脉皆起于胞中，同出于会阴，任脉行于前，督脉行于背，冲脉并足少阴挟脐而上，即所谓"一源而三歧"。八脉之中，任、督二脉上行而相接于唇内，二者合之则为一，分之则为二。冲、任二脉皆会于脐下。阴跷、阳跷同会于目。阳维会督于顶，阴维会任于颈。八脉之中，除任、督二脉有自己的输穴外，其他六脉的输穴均寄列于正经：冲脉之穴输会于足少阴；带脉之穴输会于足少阳；阳跷之穴输会于足三阳、手太阳、手阳明；阴跷之穴输会于足少阴；阳维之穴输会于手足少阳、足太阳；阴维之穴输会于足三阴。八脉之中，尤以督、任、冲、带 4 脉于临床至关重要。

1. 督脉

督脉起于胞中，下出会阴，后行于腰背正中，循脊柱上行，经颈部进入脑内，再回出上至头顶，沿头部正中线，经额部、鼻部、上唇而至上唇系带处。督脉总督全身阳经经脉之气，故称其"总督诸阳"。督脉为病，多为督脉阳虚，可表现形寒怯冷，腰背酸痛乏力，甚则伛偻而不能俯仰。或发为气从少腹向上冲心而痛、不能大小便之冲疝病；或发为遗尿、小便闭塞、痔疮及女子不妊等症。《素问·骨空论篇》说："督脉为病，脊强反折。督脉者，起于少腹以下骨中央，女子入系廷孔，其孔，溺孔之端也，其络循阴器合篡间，绕篡后，别绕臀，至少阴与巨阳中络者，合少阴上股内后廉，贯脊属肾，与太阳起于目内眦，上额交巅上，入络脑，还出别下项，循肩髆（bó）内，侠脊抵腰中，入循膂（lǚ）络肾；其男子循茎下至篡，与女子等。……此生病，从少腹上冲心而痛，不得前后，为冲疝。其女子不妊，癃痔遗溺嗌（yì）干。"

2. 任脉

任脉起于胞中，下出会阴，经阴阜，沿腹部正中线上行，通过胸部直上咽喉，到达下唇内，上至龈交，并分行至两目下。任脉总任一身阴经之气，被称为"阴脉之海"。又因任脉起于胞中，维系胞胎，与女子的经带胎产关系甚密，故亦谓"任主胞胎"。任脉为病，在男子则发为疝气；在女子则发为带下及癥（zhēng）瘕（jiǎ）、积聚病证。《素问·骨空论篇》说："任脉者，起于中极之下，以上毛际，循腹里上关元，至咽喉，上颐循面入目。……任脉为病，男子内结七疝，女子带下瘕聚。"

3. 冲脉

冲脉起于胞中，出会阴之后，在少腹部的气街穴与足少阴肾经相合并行，侠脐左右而抵达胸中，再会聚于咽喉，并且上至于头，下至于足，贯穿全身，为总领诸经气血的要冲，具有调节全身经脉气血的作用，故称为"十二经之海"。冲脉为病，多气逆上冲，腹内拘急疼痛等症。《素问·骨空论篇》说："冲脉者，起于气街，并少阴之经，侠脐上行，至胸中而散。……冲脉为病，逆气里急。"

4. 带脉、跷脉、维脉

带脉起于季胁部下方，横绕腰腹周围，前平脐，后平十四椎。《灵枢·经别》云："足少阴之正，至腘中，别走太阳而合，上至肾，当十四椎，出属带脉。"《难经·二十八难》又云："带脉者，起于季胁，回身一周。"由于带脉横行于腰腹之间，统束全身直行的经脉，所以带脉失调会导致腰脊疼痛，甚则发生痿证。《素问·痿论篇》说："阳明虚则宗筋纵，带脉不引，故足痿不用。"《难经·二十九难》说："带之为病，腹满，腰溶溶若坐水中。"后世沈金鳌则说："一身上下，机关全在于带脉，带脉不能自持其气，其证皆陷下而不上。"傅青主又说："带下俱是湿症，而以带名者，因带脉不能约束而有此病，故以名之。"可见女子的带下及子宫下垂病亦与带脉相关。

跷脉分为阳跷、阴跷两脉，二脉均起于足跟，其中阳跷脉经外踝，沿下肢外侧上行，最后达目内眦，为足太阳经的支脉。阴跷脉经内踝，沿下肢内侧后方上行，至目内眦与阳跷脉会合，为足少阴经的支脉。二脉交通一身阴阳之气，具有调节肢体运动的功用。《灵枢·寒热病》云："阴跷阳跷，阴阳相交，阳入阴，阴出阳，交于目锐眦。"《难经·二十八难》说得很清楚："阳跷脉者，起于跟中，循外踝上行，入风池。阴跷脉者，亦起于跟中，循内踝上行，至咽喉，交贯冲脉。"跷脉为病，一则病在目，《灵枢·寒热病》说："阳气盛则瞋目，阴气盛则瞑目。"是谓阳跷气盛则目张而不欲眠；阴跷气盛则目闭而欲眠。二则病在肢体，《难经·二十九难》说："阴跷为病，阳缓而阴急，阳跷为病，阴缓而阳急。"谓阴跷脉发生病变，则在属阳的外侧表现弛缓而属阴的内侧出现拘急。阳跷脉发生病变，则在属阴的内侧表现弛缓而属阳的外侧出现拘急。

维脉亦分阳维、阴维两脉。阳维脉有维系、联络全身阳经的作用；阴维脉有维系、联络全身阴经的作用。关于二维脉的循行，《内经》无明确记载。《难经·二十八难》说："阳维起于诸阳会也，阴维起于诸阴交也。"是指阳维脉起于足太阳膀胱经的金门穴处，在足外踝前下方；阴维起于足少阴肾经的筑宾穴处，在足内踝之上。由于阳维维系全身阳经而主表，阴维维系全身阴经而主里，故《难经·二十九难》指出："阳维为病苦寒热，阴维为病苦心痛。"

关于奇经八脉的循行和功能，李时珍专门作了《奇经八脉考》，进一步阐发了《内经》及《难经》的思想理论。他说："奇经八脉者，阴维也，阳维也，阴跷也，阳跷也，冲也，任也，督也，带也。阳维起于诸阳之会，由外踝而上行于卫分；阴维起于诸阴之交，由内踝而上行于营分，所以为一身之纲维也。阳跷起于跟中，循外踝上行于身之左右；阴跷起于跟中，循内踝上行于身之左右，所以使机关之跷捷也。督脉起于会阴，循背而行于身之后，为阳脉之总督，故曰阳脉之海。任脉起于会阴，循腹而行于身之前，为阴脉之承任，故曰阴脉之海。冲脉起于会阴，夹脐而行，直冲于上，为诸脉之冲要，故曰十二经脉之海。带脉则横围于腰，状如束带，所以总约诸脉者也。是故阳维主一身之表，阴维主一身之里，以乾坤言也。督主身后之阳，任、冲主身前之阴，以南北言也。带脉横束诸脉，以六合言也。是故医而知乎八脉，则十二经、十五络之大旨得矣。"

第五章 病因病机学说

病因，是指导致疾病发生的原因。病机，是指疾病发生发展和变化的机制。《内经》的病因病机理论，是在"人与天地相参"的整体观思想指导下，以阴阳五行、脏象、经络等理论为基础，对疾病原因、发病机制、病理变化等方面的内容进行了重点阐述。

导致疾病的原因很多，有外感六淫，内伤七情，饮食不节，起居失常，劳逸过度，以及跌打损伤和疫疠流行等。《灵枢·顺气一日分为四时》说："夫百病之所始生者，必起于燥湿、寒暑、风雨、阴阳、喜怒、饮食、居处。"

病机学说的内容，包括发病和病理两部分，《内经》一方面强调邪正相搏的发病观点；一方面又注重于探求疾病的临床表现及其发展、转归的内在依据，并进而掌握病变的机制及其传化规律。

一、病因分类

《内经》为了说明各种复杂的致病因素的性质及其致病特点，首先对病因进行了归类。《灵枢·百病始生》说："夫百病之始生也，皆生于风雨寒暑，清湿喜怒。喜怒不节则伤藏，风雨则伤上，清湿则伤下。三部之气，所伤异类。……喜怒不节则伤藏，藏伤则病起于阴也；清湿袭虚则病起于下；风雨袭虚则病起于上，是谓三部。至于其淫泆，不可胜数。"这里首先把病邪分为三部之气，即风雨寒暑（气候变化因素），清湿之气（地理环境因素），喜怒不节（情志因素）。风雨寒暑及清湿之气，均属外感邪气，伤人体表又有上、下部位之异；喜怒不节属情志内伤，病起于内部。此三部之气又可以进而划分为阴阳两类，凡外感风雨寒暑清湿之气者，病起于阳；内因喜怒不节、情志所伤者，病起于阴。这种划分法，不仅是中医学病因分类的起源，而且还说明，病因的性质不同，则伤人的途径、部位、所致疾病及其传变都迥然有异。如张景岳所说："百病始生，无非外感内伤……喜怒不节，五志病也，内伤于脏，故起于阴。清湿袭虚，阴邪之在表也，故起于下。风雨袭虚，阳邪之在表也，故起于上。"《素问·调经论篇》明确指出："夫邪之生也，或生于阴，或生于阳。其生于阳者，得之风雨寒暑；其生于阴者，得之欲食居处，阴阳喜怒。"这里的"生于阴""生于阳"，原文本指阴经和阳经而言。然阴主内，阳主外，生于阴，即指病生于内；生于阳，即指病生于外。正因为病因有生于内和生于外的不同，因而后世医家就把一切疾病归纳为内伤病和外感病两大类。《内经》的这种病因分类法，为中医病因学的发展奠定了理论基础。汉代张仲景《金匮要略》提出："千般疢（chèn）难，不越三条：一者，经络受邪入脏腑，为内所因也；二者，四肢九窍，血脉相传，壅塞不通，为外皮肤所中也；三者，房室、金刃、虫兽所伤。"宋代陈无择《三因极一病证方论》又提出六淫邪气所触为外因，五脏情志所伤为内因，饮食劳倦、跌仆金刃以及虫兽所伤为不内外因的"三因学说"。这些都是导源于《内经》的病因分类的理论。

二、病因特点

《内经》明确指出了各种病因的致病特点：

1. 六淫邪气的致病特点

"风、寒、暑、湿、燥、火的异常变化，成为致病因素，即称为"六淫"。风为六淫之首，乃外感疾患之先导。《素问·骨空论篇》说："风者，百病之始也。……风从外入，令人振寒，汗出头痛，身重恶寒。"即指出了风邪致病的外感表证特点。风邪善行而数变，其病证变化多端，《素问·风论篇》说："风者，百病之长也，至其变化，乃为他病也，无常方，然致有风气也。"诸如《素问·阴阳应象大论篇》所云"风胜则动"，《素问·痹论篇》所云"风气胜者为行痹"，《素问·风论篇》所云"风之伤人也，或为寒热，或为热中，或为寒中，或为疠风，或为偏枯，或为风也，其病各异，其名不同，或内至五藏六府"，均体现了风邪善行而数变，病变无常规的特点。此外，风为阳邪，其性轻扬，风邪伤害人体，往往是先侵害人体上部，《素问·太阴阳明论篇》所谓"伤于风者，上先受之"，又表明了风阳之邪向上的特点。

寒为阴邪，易伤人体阳气，即所谓"阴胜则阳病"。《素问·举痛论篇》云"寒气客于肠胃，厥逆上出，故痛而呕"，是寒邪伤肠胃之阳气；《素问·阴阳应象大论篇》云"寒胜则浮"，是寒伤阳气，不能化气行水；《灵枢·刺节真邪》云"阴胜者则为寒，寒则真气去，去则虚，虚则寒"，是寒邪损伤卫阳之气；这些均体现了寒邪伤阳气的特点。又寒性收引，最易凝滞血气，《素问·举痛论篇》云"寒则气收""寒气入经而稽迟，注而不行，客于脉外则血少，客于脉中则气不通，故卒然而痛"。《灵枢·水胀》云"寒气客于子门，子门闭塞，气不得通，恶血当泻不泻，衃（pēi）以留止"，均体现了寒凝血气的特点。

湿为阴邪，其性重浊，故《素问·太阴阳明论篇》说："伤于湿者，下先受之。"《素问·生气通天论篇》云："因于湿，首如裹。"《素问·痹论篇》云："湿气胜者为着痹。"《素问·痿论篇》云："有渐于湿，以水为事，居处相湿，肌肉濡渍，痹而不仁，发为肉痿。"《素问·阴阳应象大论篇》云："地之湿气，感则害皮肉筋脉。"这些均表现了湿性重浊的特点。又湿邪最易伤脾，《素问·宣明五气篇》说"脾恶湿"，《素问·阴阳应象大论篇》说"湿胜则濡泻"，湿气困脾，脾失运化，水湿内盛，不仅发生濡泻，甚则发生"水闭胕肿"。

燥邪干燥，易伤津液，《素问·阴阳应象大论篇》指出"燥胜则干"，《素问·至真要大论篇》又指出："燥淫所胜……嗌干，面尘，身无膏泽。"燥气为病，津液耗伤，则易出现口、唇、舌、咽、鼻部干燥，皮肤干枯，口渴便秘、干咳咯血等症，故刘河间《素问玄机原病式》说："诸涩枯涸，干劲皲（cūn）揭，皆属于燥。"燥邪伤人，最易耗伤肺津，故《素问·五常政大论篇》说："燥行其政……其病咳……喘喝胸凭仰息……邪伤肺也。"

暑与火热，其性相同，《素问·五常政大论篇》说："在天为热，在地为火……其性为暑。"盖暑性炎热，主升主散，所以《素问·生气通天论篇》说："因于暑，汗。"《灵枢·岁露》又说："暑则皮肤缓而腠理开。"《素问·举痛论篇》则云："炅则腠理开……汗大泄，故气泄矣。"《素问·刺志论篇》说"气虚身热，得之伤暑"，就是指的暑邪伤人，腠理开泄，汗出伤津，气随汗泄的病变特点。火热之邪，其性燔灼，且最易伤心，导致出血、谵妄、痈肿等火热之象明显的病症。《素问·阴阳应象大论篇》云"热胜则肿"，即指火热偏胜而发生的红肿、痈肿病症。《素问·五常政大论篇》对此作了具体的描述："赫曦之纪（火热淫胜），其动炎灼妄扰。……其变炎烈沸腾。……其病……疮疡、血流、狂妄、目赤……其病痉。"

2. 疫疠邪气的致病特点

疫即疫气，又称毒气。疫疠邪气是一类具有强烈传染性的致病邪气。疫疠致病，发病急骤，相互传染，症状相似，病情重笃。《素问·刺法论篇》说："五疫之至，皆相染易，无问大小，病状相似。"它阐明了疫疠邪气的致病特点。《素问·六元正纪大论篇》也说："疠大至，民善暴死。"疫疠邪气致病往往可以形成瘟疫流行，诸如天花、白喉、疫痢、大头瘟等许多烈性传染病都属于这一范畴。明代吴又可《温疫论》提出："温疫之为病……乃天地间别有一种异气所感。"又谓"疫者，感天地之疠气……此气之来，无论老少强弱，触之者即病，邪从口鼻而入"。他进一步阐发了疫疠致病的理论，并为后世温病学派设立瘟疫一门，起到了十分重要的启发作用。

3. 七情过度的致病特点

《素问·阴阳应象大论篇》云："人有五脏化五气，以生喜怒思忧恐""肝……在志为怒""心……在志为喜""脾……在志为思""肺……在志为忧""肾……在志为恐。"在病理情况下，情志的过度变化，则会伤及相关的脏腑而发生疾病，即所谓"怒伤肝""喜伤心""思伤脾""悲伤肺""恐伤肾"。后世则根据实际的情志变化称之为喜、怒、忧、思、悲、恐、惊等"七情伤人"，如《古今医统大全》说："七情不舒，遂成郁结，既郁之久，变病多端。"

情志致病，各有特点，其病情表现也十分复杂。然究其病机，则关键在于扰乱人体的气机升降，导致五脏的气机失调。《素问·阴阳应象大论篇》云："喜怒伤气。"喜怒，泛指情志过度；气，指脏气；它指出，情志过度则伤五脏之气。《灵枢·寿夭刚柔》又云："忧恐忿怒伤气，气伤脏，乃病脏。"它进一步指出，凡忧恐忿怒等情绪变化，先伤人体的气机，由气机的紊乱进而使五脏受病。《素问·举痛论篇》对此作了具体论述："百病生于气也，怒则气上，喜则气缓，悲则气消，恐则气下……惊则气乱……思则气结。"

"怒则气上"，以怒为肝之志，故暴怒过怒则使肝气上逆而为病。《灵枢·邪气藏府病形》说："若有所大怒，气上而不下，积于胁下则伤肝。"《素问·举痛论篇》又说："怒则气逆，甚则呕血及飧（sūn）泄。"大怒伤肝，肝气上逆则气血因之俱逆。张景岳谓："怒动于肝，则气逆而上，气逼血升，故甚则呕血。肝木乘脾，故为飧泄。"《素问·生气通天论篇》所举"大怒则形气绝而血菀于上，使人薄厥"，即是大怒伤肝、气逆所致的病例。昔《三国演义》中的"三气周瑜"，年轻气盛的周郎即是大怒薄厥致死。此外，《灵枢·本神》又谓："盛怒者，迷惑而不治""盛怒而不止则伤志，志伤则喜忘其前言，腰脊不可以俯仰屈伸。"这说明大怒不仅直接伤肝，而且可以伤心、损肾。

"喜则气缓"，以喜为心之志，故暴喜过喜则使心气缓散不收。《灵枢·本神》"喜乐者，神惮散而不藏"；《素问·调经论篇》"喜则气下"，正是对"喜则气缓"病理的说明。《灵枢·本神》又说："喜乐无极则伤魄，魄伤则狂。"比如《儒林外史》中的"范进中举"之后，喜之太过，神气惮散而致癫狂，即是临证一例。

"悲则气消"，以悲为肺之志，故悲哀过度可使肺气消耗。《素问·举痛论篇》云："悲则心系急，肺布叶举，而上焦不通，营卫不散，热气在中，故气消矣。"《素问·痿论篇》又云："悲哀太甚则包络绝，包络绝则阳气内动。"由于悲哀过度则使心脏的络脉发生急迫，形成热郁胸中，于是消灼肺气，故谓悲则气消。《灵枢·本神》提出："因悲哀动中者，竭绝而失生""悲哀动中则伤魂，魂伤则狂妄不精，不精则不正，当人阴缩而挛筋。"说明悲哀过度消灼心肺之气，影响着生命的安危，并且可以伤害肝气，发生许多复杂的疾病。

"恐则气下"，以恐为肾之志，故恐惧过度则伤肾，致使肾气失固，精气下陷。如《灵枢·本神》所说："恐惧而不解则伤精，精伤则骨酸痿厥，精时自下。"《素问·举痛论篇》则认为："恐则精却，却则上焦闭，闭则气还，还则下焦胀，故气下行矣。"说明恐惧伤肾，可以出现心肾不交，肾气失固等病理变化。当人大恐之时所出现的二便失禁、遗精、阳痿以及双足发颤等症，皆属"恐则气下"。

"惊则气乱"，指猝受大惊则使心神之气散乱。《素问·举痛论篇》指出："惊则心无所倚，神无所归，虑无所定，故气乱矣。"此外，孕妇受惊，可以影响胎儿，造成先天性癫痫，《素问·奇病论篇》说："人生而有癫疾者……病名为胎病，此得之在母腹中时，其母有所大惊，气上而不下，精气并居，故令子发为癫疾也。"后世医家肯定了这个观点，如《三因极一病证方论》说："夫癫痫病，皆由惊动，使脏气不平，郁而生涎，闭塞诸经，厥而乃成。"

"思则气结"，以思为脾之志，故忧思过度必然伤害脾气。《灵枢·本神》所谓"愁忧者，气闭塞而不行""脾、愁忧而不解则伤意，意伤则悗（mán）乱，四肢不举"，指的就是思虑过度伤脾气。然思则气结不仅指脾气郁结，而且指心神之气郁结，《素问·举痛论篇》云："思则心有所存，神有所归，正气留而不行，故气结矣。"《红楼梦》中的林黛玉就有思则气结，耗伤心脾气血的病证。

七情致病，于五脏固然各有所伤，然五脏之中尤以"心者君主之官，神明出焉"（《素问·灵兰秘典论篇》），"心为五脏六腑之大主，精神之所舍"（《灵枢·邪客》）。因此，心在七情致病过程中起主导作用。《灵枢·口问》指出："悲哀愁忧则心动，心动则五脏六腑皆摇。"以心主神明，各种情志因素都将使心神受到刺激，进而影响各脏。张景岳在《类经》中指出："是情志之伤，虽五脏各有所属，然求其所由，则无不从心而发，以心为五脏六腑之大主，而总统魂魄，兼该志意，故忧动于心则肺应，思动于心则脾应，怒动于心则肝应，恐动于心则肾应，此所以五志惟心所使也。"证之临床，七情致病的表现虽然错综复杂，而总以情志方面的病变最为多见，如癫狂病，痫病，脏躁，百合病，惊悸怔忡，失眠多梦，健忘，郁证，气厥，等等。

4. 饮食、起居失宜的致病特点

《内经》论饮食失宜致病，可以概括为四个方面。

一谓过饥过饱致病。《素问·痹论篇》云："饮食自倍，肠胃乃伤。"饮食如果过量，肠胃就会受到损伤。《素问·生气通天论篇》云："因而饱食，筋脉横解，肠澼为痔；因而大饮则气逆。"饱食过度，损伤肠胃，使筋脉横逆弛缓，或可发生痢疾，或可发生痔疾。饮酒（或饮水）过度，就会导致气上逆。《灵枢·五味》又云："谷不入，半日则气衰，一日则气少矣。"半日不进食，就会感到气衰，一日不进食，就更感到气少。

二谓偏寒偏热致病。《灵枢·小针解》说："寒温不适，饮食不节，而病生于肠胃。"所以《灵枢·师传》强调，"食饮者，热无灼灼，寒无沧沧，寒温中适，故气将持，乃不致邪僻也"，谓饮食不宜过热亦不宜过冷，要寒温适中，正气才能保持正常，才不至于受邪致病。

三谓恣食肥甘致病。《素问·奇病论篇》云："肥者令人内热，甘者令人中满。"肥甘厚味可以使人产生内热，形成中满。《素问·生气通天论篇》又云："高粱之变，足生大丁。"由于肥甘厚味变生内热，故足以使人产生大的疔疮。不仅如此，《素问·通评虚实论篇》还认为："消瘅、仆击、偏枯、痿厥、气满发逆，肥贵人则高粱之疾也。"谓消渴病、中风猝倒病、半身不遂病、四肢痿废病以及气粗喘逆病证，在肥胖权贵人患之，多是由于过食膏粱厚味所造成的疾病。

四谓五味偏嗜致病。凡五味太过，就会损伤五脏，《素问·生气通天论篇》所谓"阴之五宫，伤在五味"，五宫，即指五脏。而《内经》所述五味太过损伤五脏又有三种不同的情况：①五味太过可以伤及多脏。如《素问·生气通天论篇》云："是故味过于酸，肝气以津，脾气乃绝；味过于咸，大骨气劳，短肌，心气抑；味过于甘，心气喘满，色黑，肾气不衡；味过于苦，脾气不濡，胃气乃厚；味过于辛，筋脉沮弛，精神乃央。"它表明，酸味太过伤肝、脾；咸味太过伤肾、脾、心；甘味太过伤心、肾；苦味太过伤脾、胃；辛味太过伤肝。由此可见，五味太过并不限于伤某一脏，而是可以影响诸脏。②五味太过可以伤其所克之脏。如《素问·五藏生成篇》云："多食咸则脉凝泣而变色；多食苦则皮槁而毛拔；多食辛则筋急而爪枯；多食酸则肉胝（zhī）䐢（zhòu）而唇揭；多食甘则骨痛而发落。"过食咸味，咸属水，水偏盛则克火；心属火脏，心主血脉，所以多食咸味可以损伤心血，表现血脉凝涩和面色变黯的症状。过食苦味，苦属火，则火太过而克肺金，病在皮毛。过食辛味，辛属金，则金太过而克肝木，病在筋和爪。过食酸味，酸属木，则木太过而克脾土，病在肉与唇。过食甘味，甘属土，则土太过而克肾水，病在骨与发。此皆五味太过，伤其所克之脏，病在其所合之五体。《灵枢·五味》所提出的五脏之病禁五味："肝病禁辛，心病禁咸，脾病禁酸，肾病禁甘，肺病禁苦。"正是体现了这一原理。③五味太过可以伤其所走之部。如《灵枢·五味论》云："五味入于口也，各有所走，各有所病。酸走筋，多食之，令人癃；咸走血，多食之，令人渴；辛走气，多食之，令人洞心（即心中空虚），苦走骨，多食之，令人变呕；甘走肉，多食之，令人悗（mán）心（即心中烦闷）。"五味的各有所走，仍然没有脱离五味入五脏的基本理论。《素问·宣明五气篇》所提出的"五味所禁：辛走气，气病无多食辛；咸走血，血病无多食咸；苦走骨，骨病无多食苦；甘走肉，肉病无多食甘；酸走筋，筋病无多食酸"，又正是贯穿了五味太过伤其所走之部的原理。

起居的失宜，劳逸的过度，皆能导致疾病的发生。《素问·宣明五气篇》说："久视伤血，久卧伤气，久坐伤肉，久立伤骨，久行伤筋。"久视、久卧、久坐、久立、久行，不仅劳伤人体的血、气、肉、骨、筋，而更重要的是损伤人体的五脏。心主血，久视伤血，病在心；肺主气，久卧伤气，病在肺；脾主肉，久坐伤肉，病在脾；肾主骨，久立伤骨，病在肾；肝主筋，久行伤筋，病在筋。此外，《内经》最重视房劳所伤，《灵枢·邪气藏府病形》说："若入房过度，汗出浴水则伤肾。"《素问·生气通天论篇》说："因而强力，肾气乃伤，高骨乃坏。"强力，主要指强力入房。《素问·痿论篇》说："入房太甚，宗筋弛纵，发为筋痿，及为白淫。"《素问·腹中论篇》说："若醉入房中，气竭伤肝，故月事衰少不来也。"可见入房过度最易损伤肾、肝的精血，这是《内经》的基本观点。

三、发病机制

疾病的发生，关系到致病的因素和机体本身的抗病能力等两个方面，《内经》把这两个方面概括为"邪"和"正"，认为疾病的发生与否，取决于邪、正两方面的作用。具体言之，约有 3 种情况。

1. 两虚相得，乃客其形

此语出自《灵枢·百病始生》。其所谓"两虚"，一指外来的虚邪，即贼风邪气；一指人体内在的正气虚，只有在虚邪与正气虚这"两虚"相逢的情况下，邪气才能伤害人体发生疾病。"虚邪"与正气虚乃是外感发病的两个必备条件，而这两者之间，又以正气虚为发病的关键。如果人体正气充盛，则正能胜邪而不易发生疾病，即《素问·刺法论篇》所谓"正气存内，邪不可干"。如果人体正气虚弱，则邪气乘虚侵袭人体，正不能胜邪而容易受病。所以《素问·评热病论篇》特别指出"邪之所凑，其气必虚"，就是说，邪气侵犯人体，人体的正气一定虚。可见正气虚弱乃是疾病发生的决定因素，而外来邪气则是疾病发生的重要条件。这就是《内经》一再强调的以内因为主的发病学思想，诸如"精神内守，病安从来"（《素问·上古天真论篇》）；"清静则肉腠闭拒，虽有大风苛毒，弗之能害"（《素问·生气通天论篇》）；"故藏于精者，春不病温"（《素问·金匮真言论篇》）；"人血气积，肌肉充，皮肤致，毛发坚，腠理郄（闭），烟垢著（形容皮厚体肥），当是之时，虽遇贼风，其入浅不深"（《灵枢·岁露》）；等等。《难经》所说的五脏"旺者不受邪"；《金匮要略》所说的"五脏元真通畅，人即安和"，都贯穿了《内经》这一发病学思想。

此外，《素问·经脉别论篇》还指出"生病起于过用"，所谓过用，即过度耗用；凡饮食、劳逸、情志、房室等各种因素超过了常度，耗伤了人体，便可以产生疾病。这仍然是从邪正两方面的作用认识发病，仍然是以内在因素为主的发病观思想。所以高士宗《医学真传》说："人身本无病也，凡有所病，皆自取之，或耗其精，或劳其神，或夺其气，种种皆致病之由。"

2. 故邪相袭，因加而发

凡邪气伤人，没有立即发病，而是潜伏体内再由某种诱因触发，这种故邪与新邪相加而发病的情况，《灵枢·贼风》称之为"与故邪相袭"，"因加而发"，此即后世所谓"伏气学说"的理论导源。《灵枢·贼风》指出："尝有所伤于湿气，藏于血脉之中，分肉之间，久留而不去；若有所堕坠，恶血在内而不去；卒然喜怒不节，饮食不适，寒温不时，腠理闭而不通。其开而遇风寒，则血气凝结与故邪相袭，则为寒痹。其有热则汗出，汗出则受风……必有因加而发焉。……亦有故邪留而未发，因而志有所恶，及有所慕，血气内乱，两气相搏，其所从来者微。"这里提出了5个方面的伏邪：一是伤于湿气，久留不去；二是有所堕坠，恶血在内；三是情志不节，气机逆乱；四是饮食不适，脾胃损伤；五是寒温失调，卫气失固。并提出了两个方面的诱发因素：一为外受寒、热、风邪而触发；二为情志波动如所恶、所慕，使血气内乱而触发。这些内容，较之后世温病学家的伏气说，其范围要大得多。温病学家所论伏气温病，如春温、伏暑等，均只指外受的六淫邪气，并未涉及情志等诸多因素。其实，临床所见故邪因加而发的情况颇多，远远不止于伏暑和春温。《素问·生气通天论篇》所云"春伤于风，邪气留连，乃为洞泄；夏伤于暑，秋为痎疟；秋伤于湿，上逆而咳，发病痿厥；冬伤于寒，春必温病"，即是其例。《素问·阴阳应象大论篇》所云"冬伤于寒，春必温病；春伤于风，夏生飧泄……秋伤于湿，冬生咳嗽"，亦是其例。

3. 勇怯厚薄，因形而病

《内经》认为，人体形态的缓急、气血的盛衰、性格的刚柔、体质的强弱都与发病相关。《灵枢·论勇》说："有人于此，并行并立，其年之长少等也，衣之厚薄均也，卒然遇烈风暴雨，或病或不病，或皆病，或皆不病，其故何也？"答曰："黄色薄皮弱肉者，不胜春之虚风；白色薄皮弱肉者，不胜夏之虚风；青色薄皮弱肉者，不胜秋之虚风；赤色薄皮弱肉，不胜冬之虚风也……黑色而皮厚肉坚，固不伤于四时之风。"这就是说，凡薄皮弱肉者，不胜四时之虚风，容易感邪受病；凡皮厚肉坚者，不伤于四时之虚风，不易感邪受病。《灵枢·五变》还以树木为比喻，说明体质因素在发病过程中的重要作用。它说："木之阴阳，尚有坚脆，坚者不入，脆者皮弛，至其交节，而缺斤斧焉。夫一木之中，坚脆不同，坚者则刚，脆者易伤……况于人乎？"以人应木，"人之有常病也，亦因其骨节、皮肤、腠理之不坚固者，邪之所舍也，故常为病也"。一方面，由于体质强弱不同，故虽同时感受邪气，也会出现"或复还，或留止"，即有的不病，有的发病。另一方面，由于人体各部都有厚薄差异，邪气乘虚而入，其薄弱部位即为"邪之所舍"，故感受同一邪气，亦可出现"或病此，或病彼"，即所谓"一时遇风，同时得病，其病各异"。再一方面，由于人的体质的差异，往往对某种疾病亦有易感性，《灵枢·五变》指出"五脏皆柔弱者，善病消瘅""小骨弱肉者，善病寒热""粗理而肉不坚者，善病痹"，正所谓"因形而生病"也。上述体质与发病的理论，对后世产生了深远的影响，后世医家奉之为临床辨治的一大法则。如《医学源流论》说："天下有同此一病，而治此则效，治彼则不效，且不唯无效，而反有大害者，何也？则以病同而人异也。夫七情六淫之感不殊，而受感之人各殊，或身体有强弱，质性有阴阳，生长有南北，性情有刚柔，筋骨有坚脆，肢体有劳逸，年龄有老少，奉养有膏粱藜藿之殊，心境有忧劳和乐之别……受病有深浅之各异，一概施治，则病情虽中，而于人之体质迥乎相反，则利害亦相反矣。"

四、病机纲要

疾病变化的机制极其复杂，《内经》中论述了阴阳盛衰失调，邪正虚实消长，表里升降失常，脏腑功能紊乱，经络之气逆乱，以及六气的变化和疾病的传变等若干内容，并且还提出了阴阳、内外（表里）、寒热、虚实等辨证的基本纲领。这些理论为中医临床辨证提出了基本的原则和方法。

1. 五脏六气病机

五脏病机的关键在于确定病变部位，六气病机的关键在于辨别病邪性质。《素问·至真要大论篇》提出的"病机十九条"就是对五脏六气病机分类的纲领，即原文："诸风掉眩，皆属于肝。诸寒收引，皆属于肾。诸气膹郁，皆属于肺。诸湿肿满，皆属于脾。诸热瞀（mào）瘛（chì），皆属于火。诸痛痒疮，皆属于心。诸厥固泄，皆属于下。诸痿喘呕，皆属于上。诸禁鼓栗，如丧神守，皆属于火。诸痉项强，皆属于湿。诸逆冲上，皆属于火。诸胀腹大，皆属于热。诸躁狂越，皆属于火。诸暴强直，皆属于风。诸病有声，鼓之如鼓，皆属于热。诸病胕肿，疼酸惊骇，皆属于火。诸转反戾，水液浑浊，皆属于热。诸病水液，澄沏清冷，皆属于寒。诸呕吐酸，暴注下迫，皆属于热。"

"诸风掉眩，皆属于肝。"诸，众也，表许多、多种之意；属，类也，表连属、相关之义。掉，摇也；指震颤、摇动不定的病症；眩，指头晕目眩之症。原文是说，许多因风而致的震颤摇动和头晕目眩的病症，都与肝相关。《素问·阴阳应象大论篇》所谓"风胜则动""风气通于肝"，故将风胜而以动为特点的病症责之于肝。

"诸寒收引，皆属于肾。"收引，指寒性收缩所致的拘挛病症。王冰："收、敛也，引、急也。"原文是说，许多因寒而致的形体蜷缩、关节屈伸不利的病症，都与肾相关。本条应着眼于"寒"字，《素问·阴阳应象大论篇》云"在天为寒，在地为水，在藏为肾"，以寒为寒水之邪，肾为寒水之脏，寒气通于肾；且《素问·举痛论篇》云"寒则缩蜷"，故将寒气所致的缩蜷病症责之于肾。

"诸气膹郁，皆属于肺。"膹（fèn），膹满；郁，痞闷。原文是说，许多气机不利所出现的胸部膹满痞闷的病症，都与肺相关。《素问·五藏生成篇》说："诸气者，皆属于肺。"肺气主乎清肃下降，肺失肃降则气满胸中，呼吸不利，故将气逆膹郁病症责之于肺。

"诸湿肿满，皆属于脾。"唐容川说，"肿在皮肤四肢，满在腹内胀塞。"原文是谓，许多因湿而致的浮肿、胀满病症，都与脾相关。盖湿气最易伤脾，脾虚亦生内湿，故将因湿而致的肿满病责之于脾。

"诸痛痒疮，皆属于心。"痛、痒、疮三字，落脚点在疮。原文是说，许多或痛或痒的疮疡病症，都与心火相关。张景岳云："热甚则疮痛，热微则疮痒，心属火，其化热，故疮疡皆生于心也。"刘河间则将本条改为"诸痛痒疮，皆属心火"，其义更明。高士宗又将本条改为"诸痛痒疮，皆属于火"，其义亦顺。

"诸厥固泄，皆属于下。"厥，指四肢厥冷，或突然昏仆的厥证；固，指二便闭涩不通；泄，指二便失禁；下，指下焦之气。原文是说，许多厥证及二便闭涩不通或二便失禁的病症，都与下焦（肝肾）之气相关。《素问·厥论篇》云："阳气衰于下则为寒厥，阴气衰于下则为热厥。"《灵枢·本神》云："肾气虚则厥。"《素问·金匮真言论篇》又云"肾，开窍于二阴"，《素问·大奇论篇》亦云："肝雍……不得小便。"可见厥证及二便病症，确与下焦肾、肝之气相关。

"诸痿喘呕，皆属于上。"痿，指四肢痿弱不用的痿证；上，指上焦（心肺）之气。原文是说，许多痿证及喘促而兼呕吐的病症，都与上焦心肺之气相关。《素问·痿论篇》云"肺热叶焦，发为痿躄（bì）"，是痿之病机在肺；《金匮要略》还提出肺痿一病，是痿之病位在肺。《灵枢·五阅五使》云"肺病者，喘息鼻张"，《素问·痹论篇》又云"心痹者……暴上气而喘"，是喘之病在心肺。而呕本胃气上逆，责在中焦，然其病势向上，且《素问·脉解篇》亦云"太阴……食则呕"，可见痿证、喘证以及呕吐，多与上焦之气相关。

"诸热瞀瘛，皆属于火。"瞀，昏闷；瘛，抽掣。原文是说，许多发热而见神志昏闷，四肢抽搐的病症，都与火相关。温病学家所云"温病，热炽如火，神昏瞀瘛，抽搐不止，治以羚角钩藤汤"，即是属火的热瞀瘛证。又高士宗将本条改为"诸热瞀瘛，皆属于心"，仍然是指火热伤心神而致昏瞀，火热伤血脉而为瘛疭（zòng）。

"诸禁鼓栗，如丧神守，皆属于火。"禁与噤同，口噤咬牙之症；鼓，鼓颔也；栗，战栗也。原文是说，许多口噤不开，鼓颔战栗，如神失守藏而烦乱不安的病症，都与火相关。刘河间《素问玄机原病式》说："战栗动摇，火之象也。"后世所说的火疫证即与本条内容相似。

"诸逆冲上，皆属于火。"逆冲上，即气逆上冲之证，如急性呕吐、呃逆、咳呛、吐血等症。原文是说，许多气逆上冲的病症，都与火相关。以火性上炎，诸如胃火气逆的呕吐，肝火犯肺的咳嗽，胃火与心火炽盛的吐血、衄血等证即与本条相符。

"诸躁狂越，皆属于火。"躁，烦躁不安；狂，神志狂乱；越，动作行为超越常度。原文是说，许多烦躁不安，神志狂乱，甚至行动超越常度的病症，都与火相关。《难经》云："重阳者狂。"刘河间说："热盛于外，则肢体躁扰；热盛于内，则神志躁动。"诸如痰火内扰的狂乱证，肝火亢焚狂躁证以及阳明腑实谵狂证，皆属本条之列。

"诸病胕肿，疼酸惊骇，皆属于火。"胕，通跗，亦通腐；胕肿，指足背肿或痈疡腐肿。原文是说，许多局部红肿或痈疡腐肿，疼痛酸楚，影响神志惊骇不安的病症，都与火相关。比如赤游丹毒，痈疡红肿热痛之类的病症即属本条范畴。

"诸胀腹大，皆属于热。"原文是说，许多胀满腹大的病症，都与热邪相关。高士宗《素问直解》说："诸胀满而腹大，乃足太阴脾经之病，热湿相蒸，脾土受病，故皆属于热。"《金匮要略》所述"腹满不减，减不足言，当须下之，宜大承气汤"，即是其例。

"诸病有声，鼓之如鼓，皆属于热。"有声，当指腹胀肠鸣之症；鼓之如鼓，谓叩之如叩鼓。原文是说，许多患腹胀肠鸣，叩之如同叩鼓而有声的病症，都与热相关。盖腹胀而叩之如鼓者，是气滞之征，朱丹溪云"气有余，便是火"，故气滞腹胀病症，有许多与热相关。

"诸转反戾，水液浑浊，皆属于热。"转，转筋；反，背反张；戾，身屈曲也。张景岳谓"诸转反戾，转筋拘挛也"。原文是说，许多转筋，甚至角弓反张，身体屈曲的病症，并兼小便浑浊的，都与热相关。转筋、背反张及身屈曲，系抽搐强直之痉病，痉病有属风、属火、属湿、属热之别，本条的"水液浑浊"则是属热的辨证依据。

"诸呕吐酸，暴注下迫，皆属于热。"暴注，指急暴泄泻；下迫，指里急后重。原文是说，许多呕吐酸水，急暴泄泻，里急后重的病症，都与热相关。《内经知要》"呕逆者，火炎之象，呕酸者，肝木之实"；《类经》"相火乘金，大肠受之，则为暴注而下"，即指本条而言。

"诸痉项强，皆属于湿。"痉，痉病。马王堆医书《五十二病方》谓："痉，身伸而不能屈……筋挛难以伸。"《金匮要略》谓："病身热足寒，颈项强急，恶寒，时头热，面赤目赤，独头动摇，卒口噤，背反张者，痉病也。"《温病条辨》说得很明白："痉者，强直之谓，后人所谓角弓反张，古人所谓痉也。"原文是说，许多痉病及颈项强直的病症，都与湿邪相关。薛生白《湿热篇》所载"湿热证，发痉"；"湿热证，三四日即口噤，四肢牵引拘急，甚则角弓反张，此湿热侵入经络脉隧中，宜鲜地龙、秦艽、威灵仙、滑石、苍耳子、丝瓜络、海风藤、酒炒黄连等味"，便是临床实例。

"诸暴强直，皆属于风。"原文是说，许多急暴的抽搐强直病症，都与风相关。凡突然发作的抽搐强直，当有内风、外风之别，内风为肝风所致；外风为风邪侵袭经脉，或由皮肤创伤，感受风毒之邪，如破伤风之类。

"诸病水液，澄沏清冷，皆属于寒。"原文是说，许多排泄水液清稀、淡薄、寒冷的病症，都与寒邪相关。张景岳云："水液者，上下所出皆是也。水体清，其气寒，故凡或吐或利，水谷不化而澄沏清冷者，皆得寒水之化。如秋冬寒冷，水必澄清也。"本条的水液澄沏清冷属寒，与前述之水液浑浊属热，是临床辨别寒热的一条重要标志，极有实践价值。

上述五脏病机 5 条，上下病机 2 条，六气病机 12 条。但在六气病机中，言火、热、风、寒、湿，而未言燥气，金元刘河间有见于此，便在其《素问玄机原病式》中补充1条："诸涩枯涸，干劲皴（cūn）揭，皆属于燥。"意谓许多涩滞而干枯，无水液润泽而不柔和及皮肤皴裂的病症，都与燥邪相关。它体现了"燥胜则干"的特点。

《内经》病机十九条，都是通过主症去寻求五脏、六气的发病机制，这是中医学病机理论的特点。但是由于疾病的病因病症多端，病变错综复杂，仅仅十九条不可能把一切疾病的病机包揽无遗。《内经》的本义也决不是用十九条去囊括一切疾病的病机。其目的只是通过十九条的举例，提示分析病机的方法，指出审察病机的纲领。它在于：

第一，确定病变的脏腑所在部位。如"诸风掉眩，皆属于肝"等属五脏的五条，"诸痿喘呕，皆属于上"等属上下的两条，是提示对脏腑、上下进行定位的方法，这是《内经》辨析病机的基本法则，也是后世脏腑辨证的理论导源。

第二，辨别病证的寒热风火属性。原文中的六气病机12条提示，辨别病邪性质，是审察病机切不可少的一个方面。尤其是对于外感病证，分辨其病邪性质当是审察病机的关键。

第三，必须在许多相同的病症表现中，探求其不同的病机。诸如原文中所举"诸热瞀瘛""诸转反戾""诸暴强直""诸痉项强"等条，同样具有筋脉挛急、抽搐、强直的病症，可是其病机却有属火、属热、属风、属湿之别，这说明许多相同的病症却具有不同的病机。中医治病之所以有"同病异治"的情况，这是最主要的原因之一。

第四，注意从不同的病症表现中，推求其相同的病机。如原文中列举"诸胀腹大""诸病有声""诸转反戾""诸呕吐酸，暴注下迫"等属热的4条，其腹胀、肠鸣、转筋、呕吐、泄泻等症状各不相同，而其病机性质却相同，所举属火的5条亦是如此。它说明审察病机要注意异中求同，因此临床治病往往有"异病同治"的情况，此亦是主要依据之一。

2. 阴阳寒热病机

阴阳盛衰，是在疾病过程中出现的阴阳偏胜偏衰的病理变化。寒热进退，也就是阴阳偏胜偏衰的体现。《灵枢·刺节真邪》说："阳胜者则为热，阴胜者则为寒。"由于阴阳又是相互制约的，所以热可因于阳胜，亦可由于阴虚；寒可因于阴胜，亦可由于阳虚。《素问·调经论篇》指出："阳虚则外寒，阴虚则内热，阳盛则外热，阴盛则内寒。"所谓"阳虚则外寒"，《内经》本文是指寒邪侵犯人体，阳遏卫阳，产生外寒表证；后世推而论之，则谓人体阳气不足，卫阳虚弱，体表失去温煦，出现畏寒肢冷等虚寒证候。"阴虚则内热"，其本义是指劳倦太过，损伤脾气，致使清阳不升，浊阴不降，谷气留而不行，郁久化热。李东垣所说的"气虚发热"，即属此类。后世推而广之，则泛指肺、胃、肝、肾等内脏之阴虚而不能制阳，水不济火，出现午后潮热、盗汗、口燥咽干、舌红苔少、脉细数的虚热证候。"阳盛则外热"，其本义仅指上焦不通，腠理闭塞，卫气郁遏而致的发热；后世推论则认为是泛指阳亢热盛证，包括一切实热证候。"阴盛则内寒"，本指寒气积于胸中，损伤阳气出现的内寒证；后世则泛指一切脏腑之阴寒内盛证。对于经文的意义，虽然古今认识不尽相同，但它以阴阳为纲领来分析内外、寒热、虚实病机的方法，却给后世以极大的启发，并为中医学的八纲辨证形成了模式，奠定了基础。

3. 邪正虚实病机

疾病的发展变化过程，始终贯穿着邪正双方的斗争。邪正斗争的盛衰反映在病理上，主要是虚实的变化。《素问·通评虚实论篇》说："邪气盛则实，精气夺则虚。"凡邪气盛的便是实证，包括邪气亢盛，正气未衰，邪正相搏，表现出亢奋有余或壅滞不通的病证。《素问·玉机真藏论篇》所述"脉盛、皮热、腹胀、前后不通、闷瞀"的五实证，即是其例。凡正气衰的便是虚证，主要指人体正气虚衰，邪气不盛，表现出虚弱不足为特点的证候。比如《素问·玉机真藏论篇》所说的"脉细、皮寒、气少、泄利前后、饮食不入"的五虚证，即是五脏精气虚衰的病证。余如《灵枢·海论》所述四海有余、不足的病变："气海有余，则气满胸中，悗息面赤；气海不足，则气少不足以言。血海有余，则常想其身大，怫然不知其所病；血海不足，亦常想其身小，狭然不知其所病。水谷之海有余，则腹满；水谷之海不足，则饥不受谷食。髓海有余，则轻劲多力，自过其度；髓海不足，则脑转耳鸣，胫酸眩冒，目无所见，懈怠安卧。"以及《素问·藏气法时论篇》所述五脏虚实的病理变化等，都阐明了邪正虚实病机。这些论述，对于临床虚实辨证，均有一定的实际指导作用。

4. 气血营卫病机

《素问·调经论篇》说："人之所有者，血与气耳。"血气通过经脉，营养人体，沟通人体内外阴阳，从而使阴阳趋于协调平衡。因此，血气的调和与否，直接关系到人体阴阳是否平衡。血气是维持人体生命的基本物质，两者贵在调和，如果血气不调和，则阴阳失调，百病由生。所以《素问·调经论篇》明确指出："血气不和，百病乃变化而生。"人体的血气有喜温暖而恶寒冷的特点，寒冷可使血气凝涩而流行不畅；温暖可使滞涩的血气消散流行。即《素问·调经论篇》所说："血气者，喜温而恶寒，寒则泣不能流，温则消而去之。"在病理上，"寒则气收"，寒邪所伤则可导致血气凝滞，或为拘急、疼痛之病，或为癥积、痞块之证，此即"寒则泣不能流"之义。在治疗上，由于血气"喜温而恶寒"，因此去瘀破积多用温散、温通之法，如张仲景《金匮要略》提出用桂枝茯苓丸治疗妇女癥病；用温经汤治疗妇人半产后瘀血在少腹不去，皆寓"温则消而去之"之义。

营气与卫气，一阴一阳。营气营养脏腑，行于经脉之中；卫气温煦肌表，行于经脉之外，二者贵在调和。如果营卫失调，则可产生许多病变。《素问·逆调论篇》作了举例："营气虚则不仁，卫气虚则不用，营卫俱虚则不仁且不用。"营气虚则肌肤失去营养，可产生麻木不仁。卫气虚则肢体失去温煦，可导致四肢不能运动。如果营气与卫气俱虚，既不能营养肌肤，又不能温煦肢体，便可以出现肌肤麻木不仁兼肢体不能运动的病证。《素问·痹论篇》亦作了举例："营卫之气亦令人痹乎？……逆其气则病，从其气则愈，不与风寒湿气合，故不为痹。"它指出，风寒湿邪伤人致痹的根本机制在于营卫之气失调。《灵枢·营卫生会》还提出了营卫失调直接影响精神、影响睡眠的机制："壮者之气血盛，其肌肉滑，气道通，营卫之行，不失其常，故昼精而夜瞑。老者之气血衰，其肌肉枯，气道涩，五藏之气相搏，其营气衰少而卫气内伐，故昼不精，夜不瞑。"少壮之人的气血充盛，营卫的运行正常，因此白天精神清爽而晚上睡眠安宁。老弱之人的气血虚衰，营气不足卫气亦不足，营卫失调，因此白天精神不清爽而晚上睡眠不安宁。

五、疾病传变

任何疾病都是可以传变的，《素问·生气通天论篇》云："病久则传化。"而疾病的传变决定于人体正气的强弱。一般而言，有表病传里、里病传表、腑病传脏、脏病传腑的表里传变；有热邪相移、寒邪相移、虚病转实、实病转虚的寒热虚实的转移。

1. 表里脏腑传变

《灵枢·百病始生》云："虚邪之中人也，始于皮肤，皮肤缓则腠理开，开则邪从毛发入，入则抵深，深则毛发立，毛发立则淅然，故皮肤痛；留而不去，则传舍于络脉，在络之时，痛于肌肉；其痛之时息，大经乃代；留而不去，传舍于经，在经之时，洒淅喜惊；留而不去，传舍于输，在输之时，六经不通四肢，则肢节痛，腰脊乃强；留而不去，传舍于伏冲之脉，在伏冲之时，体重身痛；留而不去，传舍于肠胃，在肠胃之时，贲响腹胀，多寒则肠鸣飧泄，食不化，多热则溏出糜；留而不去，传舍于肠胃之外，募原之间，留着于脉，稽留而不去，息而成积。"这一段原文说明感受外邪多从皮毛而入，逐渐传至孙络、络脉、大经、输脉、伏冲之脉，最后传入肠胃内脏，病久不愈还可以形成癥积。这是表病渐次入里的传变。《素问·痹论篇》又云："五藏皆有合，病久而不去者，内舍于其合也。故骨痹不已，复感于邪，内舍于肾；筋痹不已，复感于邪，内舍于肝；脉痹不已，复感于邪，内舍于心；肌痹不已，复感于邪，内舍于脾；皮痹不已，复感于邪，内舍于肺。"这又说明外在的形体组织有病可以直接传入其内在所合的脏腑，这是表病直接入脏的传变。此外《素问·咳论篇》所述"五藏之久咳，乃移于六腑。脾咳不已，则胃受之……肝咳不已，则胆受之……肺咳不已，则大肠受之……心咳不已，则小肠受之……肾咳不已，则膀胱受之……久咳不已，则三焦受之"，又是指的脏病可以传腑，里病可以传表的脏腑表里相传。

2. 寒热虚实转移

《素问·气厥论篇》云："五藏六府寒热相移者何？……肾移寒于肝（应作脾），痈肿少气；脾移寒于肝，痈肿筋挛；肝移寒于心，狂膈中；心移寒于肺，肺消，肺消者，饮一溲二，死不治；肺移寒于肾，为涌水，涌水者，按腹不坚，水气客于大肠，疾行则鸣濯濯，如囊裹浆，水之病也。脾移热于肝，则为惊衄；肝移热于心，则死；心移热于肺，传为膈消；肺移热于肾，传为柔痉；肾移热于脾，传为虚，肠澼死，不可治；胞移热于膀胱，则癃溺血；膀胱移热于小肠，膈肠不便，上为口糜；小肠移热于大肠，为虙（fú）瘕，为沉；大肠移热于胃，善食而瘦入（应作人），谓之食亦；胃移热于胆，亦曰食亦；胆移热于脑，则辛頞（è）鼻渊，鼻渊者，浊涕下不止也，传为衄蔑（miè）瞑目。"这一段原文直接说明五脏六腑的寒证热证可以相互转移。而且"肾移热于脾，传为虚"；大肠移热于胃，胃移热于胆，都可以出现善食而瘦、倦怠乏力的"食㑊（yì）"证，说明虚实也可以相互转移。

第六章　病证学说

　　病证包括疾病与证候两个方面。《内经》论述病证的内容很丰富，近代名医秦伯未《内经类证》将《内经》中的病证归纳为：中风病、伤寒病、温热病、暑病、湿病、霍乱病、痉病、疟疾、寒热病、气病、血证、虚弱证、咳嗽病、喘病、失眠证、汗证、癫狂痫病、消渴病、噎膈病、呕吐哕病、痢疾病、泄泻病、胀满病、水肿病、积聚病、黄疸病、厥逆病、痿病、痹病、头痛证、心痛证、胁痛证、腰痛证、肩背痛证、腹痛证、疝气病、前阴病、遗精病、小便病、虫病、五官病、口腔病、外疡病、妇科病等44类，其中共有311种病候。《内经》对于这些复杂的病证，又进行了外感内伤、五脏六腑、经脉部位的辨证分类。其中有许多论述病证的专篇，如"热论""咳论""痹论""痿论""风论""疟论""厥论""奇病论""胀论""水胀""杂病""痈疽"等，都比较详细地阐述了疾病的病因病机、辨证分类、症状特点及其治疗大法。其所述内容，虽与后世所论病证不尽一致，然其病机分析，分类原则以及因证施治的方法，都充分体现了辨证论治的基本思想。它为后世病证学说的发展奠定了理论基础，并且几千年来始终对临床具有重要指导意义。

一、风病、伤寒、温热病的证候及特点

1. 风病

　　《素问·风论篇》云："风者，百病之长也。至其变化，乃为他病也，无常方，然致有风气也。"它指出，风邪为百病之长，是外感病邪的先导。风邪具有"善行而数变"的特点，所谓"无常方"，即无常规。风邪客于人体，无处不及，或在皮肤，或在经脉，或在脏腑。风邪为病，变化多端。

　　五脏风　《素问·风论篇》云："风中五脏六腑之俞，亦为脏腑之风……肺风之状，多汗恶风，色皏（pián）然白，时咳短气，昼日则差，暮则甚，诊在眉上，其色白。心风之状，多汗恶风，焦绝（指口舌极焦燥），善怒嚇，赤色，病甚则言不可快，诊在口，其色赤。肝风之状，多汗恶风，善悲，色微苍，嗌（咽）干，善怒，时憎女子，诊在目下，其色青。脾风之状，多汗恶风，身体怠惰，四肢不

欲动，色薄微黄，不嗜食，诊在鼻上，其色黄。肾风之状，多汗恶风，面庞然浮肿、脊痛，不能正立，其色炲（tái），隐曲不利，诊在肌上，其色黑。"五脏风病各有不同的症状表现，如肺风咳嗽短气，心风舌焦语言不利，肝风善怒，脾风四肢倦怠，肾风面部浮肿等。然不论其何脏风病，均有"多汗恶风"之症，这是风病突出的症状特点。

脑风　《素问·风论篇》云："风气循风府而上，则为脑风。"风邪侵入风府穴，循督脉而上入于脑，出现头巅疼痛之疾，便是脑风。此外尚有一种"首风"，由于沐浴汗出，风邪乘虚侵入头部、皮毛，《素问·风论篇》所谓"新沐中风，则为首风"。症见头面多汗恶风，头痛不能外出，证与脑风相类。

内风　《素问·风论篇》云："入房汗出中风，则为内风。"入房则内耗其精，汗出则外泄其气，气精两虚，风邪乘虚而入，是为内风。此"内风"是由精气内虚，风邪外入所致，它与后世所说的"肝风内动"完全有别。

漏风与泄风　《素问·风论篇》云："饮酒中风，则为漏风。"因饮酒之后而被风邪乘虚入中者，名曰漏风，亦称酒风，表现"多汗，喘息，恶风，口干善渴，不能劳事"。《素问·风论篇》又云："外在腠理，则为泄风。"因风邪侵犯腠理，使毛孔疏张，肌表不固，乃至"多汗，汗出泄衣上，口中干，上渍，其风不能劳事，身体尽痛则（而）寒"。漏风与泄风症状基本相似，病因稍有差异。

偏风与风痱　偏风又名偏枯，即半身不遂。张景岳谓："偏枯者，半身不遂，风之类也。"偏风或由风邪侵入人体之一侧，致使营卫虚衰，肢体失养所致，《灵枢·刺节真邪》所谓："虚邪偏客于身半，其入深，内居营卫。营卫稍衰则真气去，邪气独留，发为偏枯。"或为风中五脏六腑之俞穴，阻塞经脉气血所致，《素问·风论篇》所谓"风中五藏六府之俞，亦为藏府之风，各入其门户，所中则为偏风"。风痱是指中风入深而致肢体不能随意运动，并兼神志不清的病证。《灵枢·热病》所谓"痱之为病也，身无痛者，四肢不收，智乱不甚……甚则不能言，不可治也"。偏枯与风痱，均有肢体不能随意运动之症，然偏枯是半身不遂，其神志清楚，病邪较浅，风痱则是四肢不收，其神志欠清，甚则语言不利，病邪较深。《楼氏纲目》云："其偏枯，身偏痛，而言不变，志不乱者，邪在分腠之间，即仲景、东垣所谓邪中腑是也。痱病无痛，手足不收，而言喑志乱者，邪入于里，即仲景、东垣所谓邪中脏是也。"

劳风　《素问·评热病论篇》云："劳风法在肺下……使人强上冥视，唾出若涕，恶风而振寒……咳出青黄涕，其状如脓，大如弹丸，从口中若鼻中出，不出则伤肺，伤肺则死也。"劳风是因劳而虚，因虚受风，风邪犯肺化热引起的恶风振寒、咳吐脓痰而兼喘促的病证。巢元方《诸病源候论》则将此列为"风热候"。

疠风　疠风亦称大风，即麻风病。《素问·风论篇》云："疠者，有营气热胕（腐），其气不清，故使鼻柱坏而色败，皮肤疡溃。风寒客于脉而不去，名曰疠风。"《素问·长刺节论篇》又云:"病大风,骨节重,须眉堕,名曰大风。"疠风是由风邪客于皮肤肌肉,内侵血脉之中,郁而化热,使血败肉腐,皮肤溃疡,鼻柱败坏的病证。高士宗《素问直解》谓:"大风,疠风也。风邪客于脉而不去,皮肤疡溃,名曰疠风。故病大风,内则骨节重,外则须眉堕,名曰大风。"

2. 伤寒

伤寒的含义有二:其一,《素问·热论篇》谓"今夫热病者,皆伤寒之类也",明确指出"伤寒"为外感热病之总称,此即后世所称之"广义伤寒"。《难经·五十八难》亦云:"伤寒有五:有中风,有伤寒,有湿温,有热病,有温病。"何以把外感热病总称伤寒?后世医家曾作过论证,如《备急千金要方·卷九》说:"其伤于四时之气,皆能为病,而以伤寒为毒者,以其最为杀厉之气也。"《伤寒大白·陈序》又说:"然六气皆足以伤人,而寒之入人为最毒,人之受之者为最酷。"这种认识,是从寒邪毒厉的特性而言。又陈修园《医学三字经》说:"太阳主一身之表,司寒水之经,凡病自外来者,皆谓伤寒,非寒热之变也。"这种认识,又是从外感病位而言。其二,《素问·热论篇》云"人之伤于寒也,则为病热",《素问·水热穴论篇》又云"人伤于寒而传为热",其所谓"伤于寒",是指人被寒邪所伤,此即外感寒邪之"伤寒",后世称之为"狭义伤寒"。仲景《伤寒论》所云"太阳病,或已发热,或未发热,必恶寒,体痛呕逆,脉阴阳俱紧者,名为伤寒",即狭义伤寒之谓。

《内经》论伤寒病证,以《素问·热论篇》为专篇,讨论了六经分证、两感于寒证及热遗、食复等。此外,《内经》还提出了中寒、寒栗等证。

六经分证 《素问·热论篇》云:"伤寒一日,巨阳受之,故头项痛,腰脊强。二日阳明受之,阳明主肉,其脉侠鼻络于目,故身热目痛而鼻干,不得卧也。三日少阳受之,少阳主胆(原本作'主骨'),其脉循胁络于耳,故胸胁痛而耳聋。四日太阴受之,太阴脉布胃中络于嗌,故腹满而嗌干。五日少阴受之,少阴脉贯肾络于肺,系舌本,故口燥舌干而渴。六日厥阴受之,厥阴脉循阴器而络于肝,故烦满而囊缩。"《素问·热论篇》所述六经病证,都是指的伤于寒邪发病,然其证候又是以热证、实证为主,而且主要是经脉病证。诸如太阳之"头项痛,腰脊强";阳明之"目痛而鼻干";少阳之"胸胁痛而耳聋";太阴之"嗌干";少阴之"舌干";厥阴之"囊缩",皆明显体现了经脉辨证的特点。张仲景的《伤寒论》则以此为基础,并作了进一步的完善和发展。他将《素问·热论篇》所指六经的热证、实证,推衍为三阳经属表证、热证、实证;三阴经为里证、虚证、寒证。并将《素问·热论篇》所指的经脉病证推衍为六经所属脏腑的脏腑、经脉病证。

两感于寒证 所谓"两感于寒",指阴阳表里两经同时感受寒邪。《素问·热论篇》云:"两感于寒者,病一日则巨阳与少阴俱病,则头痛口干而烦满。二日则阳明与太阴俱病,则腹满、身热、不欲食、谵言。三日则少阳与厥阴俱病,则耳聋囊缩而厥。水浆不入，不知人，六日死。"两感于寒属危重病证，以其表里俱病，邪盛正衰。故高士宗说："其两感于寒而病者，阳脉受寒，阴脉亦受寒，阴阳俱受，腑脏俱伤。故必不免于死。"如果出现神志昏迷，饮食不入，则可预知死期。如高士宗所说："三阳以胃气为本，三阴以神气为先，水浆不入，胃气绝矣；不知人，神气亡矣。"（均见《素问直解》）

热遗、食复　　热遗，指余热不清病证。食复，谓因食而导致热病复发。《素问·热论篇》云："热病已愈，时有所遗者，何也？……若此者，皆病已衰，而热有所藏，因其谷气相薄，两热相合，故有所遗也。"外感热病热邪未尽之时勉强进食，则余热之邪与强食谷气之热相合，出现余热不清的情况。杨上善《黄帝内经太素》注："遗，余也，大气虽去，犹有残热在脏腑之内外，因多食，以谷气热与故热相薄，重发热病，名曰余热病也。"不仅如此，而且外感热病热邪未尽时不可食肉，以"肥者令人内热"，食肉则可导致热病复发。故《素问·热论篇》明确指出："病热少愈，食肉则复，多食则遗，此其禁也。"这是外感热病在饮食护理中的一条重要理论。

中寒　　《素问·调经论篇》云："厥气上逆，寒气积于胸中而不泻，不泻则温气去，寒独留，则血凝泣，凝则脉不通，其脉盛大以涩，故中寒。"中寒是指寒邪积于胸腹而出现的寒证。由于阴寒之气厥逆，或感受外寒，或饮食寒凉，导致阳衰阴盛，寒气独留于中，成为中寒证。

寒栗　　《素问·调经论篇》云："寒气在外，则上焦不通，则寒气独留于外，故寒栗。"《灵枢·口问》又云："寒气客于皮肤，阴气盛，阳气虚，故为振寒寒栗。"寒栗为外感寒邪常见症状之一，马莳《素问注证发微》说："寒气独留于外，故寒而且栗也，此外感之证也。"由于寒为阴邪，寒盛则伤阳，张景岳所谓"寒气在外，阻遏阳道，故上焦不通，卫气不温于表，而寒气独留，乃为寒栗"。

3. 温热病

《内经》认为，温病的发生主要有两条途径：一是由于内伤于精，正气不足，复感温热之邪而发病，《素问·金匮真言论篇》说："夫精者，身之本也，故藏于精者，春不病温。"一是由于冬伤寒邪，潜伏体内，至春复感春温之气而发病，《素问·生气通天论篇》云："冬伤于寒，春必病温。"温病系感受温热之邪为病，故与季节气候密切相关。《素问·热论篇》作了举例说明："先夏至日者为病温，后夏至日者为病暑。"是说夏至之前发生的外感热病称温病，夏至之后发生的外感热病为暑病，这种以季节气候为依据的分类方法，成为后世温病分类的理论根据。

温热病的预后转机，主要取决于正邪斗争的盛衰。《素问·评热病论篇》举"阴阳交"为例："有病温者，汗出辄复热，而脉躁疾，不为汗衰，狂言不能食，病名为何？岐伯曰：病名阴阳交，交者死也。帝曰：愿阐其说。岐伯曰：人所以汗出者，皆生于谷，谷生于精，今邪气交争于骨肉而得汗者，是邪却而精胜也，精胜则当能食而不复热。复热者邪气也,汗者精气也,今汗出而辄复热者,是邪胜也;不能食者,精无俾(bǐ)也;病而留者,其寿可立而倾也。且夫《素问·热论篇》曰:汗出而脉尚躁盛者死。今脉不与汗相应,此不胜其病也,其死明矣。狂言者是失志,失志者死。今见三死,不见一生,虽愈必死也。"所谓"阴阳交",是指温热病过程中,阳热之邪入于阴分,交结不解的一种危重证候。温热病汗出之后又立即发热,标志着邪热亢盛,正不胜邪。在此基础上再出现脉躁疾(邪盛精衰)、不能食(精气得不到补益,胃气衰败)、狂言(神志散失)等,此即所谓三死候。三死候的提出,表明了古人判断温热病预后好坏的基本观点:一以正邪斗争胜衰为依据,正胜邪怯则病退,邪胜正衰则病危。二以胃气、神气的存亡为依据,"有胃气则生,无胃气则死""得神者生,失神者死"。三以汗后变化为依据,热病汗后脉静身凉者吉,脉躁身热者凶。这些观点,已广为后世理解和运用。

温热之邪入经络,可以循经入脏,导致五脏热病。《素问·刺热篇》云:"肝热病者,小便先黄,腹痛多卧,身热。""心热病者,先不乐,数日乃热。""脾热病者,先头重颊痛,烦心颜青,欲呕身热。""肺热病者,先淅然厥,起毫毛,恶风寒,舌上黄,身热。""肾热病者,先腰痛胻(héng)酸,苦渴数饮,身热。"《素问·刺热篇》将五脏热病划分为"先病""热争""气逆"三个不同的阶段,表明了热邪的由浅入深,由轻至重的发展过程。

二、咳、喘、消瘅、痹证、痿证、厥证、痛证、胀病、积聚、癫狂病的病因病机及辨证

1. 咳嗽

咳嗽发自肺,《素问·宣明五气篇》说:"肺为咳。"但咳嗽并不限于肺,而与五脏六腑相关,《素问·咳论篇》所谓"五藏六府皆令人咳,非独肺也",它从整体观念出发,揭示了咳嗽一症与五脏六腑之间的病理关系。《素问·咳论篇》尤其指出"此皆聚于胃,关于肺",咳嗽虽与五脏六腑相关,然其重点部位在于肺和胃。所以后世陈修园《医学三字经》明确提出"气上呛,咳嗽生,肺最重,胃非轻"。

咳嗽的病因复杂,而《内经》尤重外因,如"燥气流行……甚则喘咳逆气""炎暑流行……少气咳喘""秋伤于湿,上逆而咳";尤有外伤寒邪,内伤寒饮,"外内合邪,因而咳之,则为肺咳"者。在诸多病因之中,又以外寒内饮、寒邪客肺为重点,《灵枢·邪气藏府病形》谓"形寒寒饮则伤肺",《难经》亦谓"形寒饮冷则伤肺"。张仲景治咳嗽重用小青龙汤、厚朴麻黄汤之类,既针对外寒内饮,又立足于肺和胃。从临床实践中贯穿了《内经》的理论思想。

咳嗽的辨证,《素问·咳论篇》提出按五脏六腑的不同部位进行辨证,指出了各自不同的兼症特点:"肺咳之状,咳而喘息有音,甚则唾血。心咳之状,咳则心

痛，喉中介介如梗状，甚则咽肿喉痹。肝咳之状，咳则两胁下痛……脾咳之状，咳则右胁下痛，阴阴引肩背……肾咳之状，咳则腰背相引而痛，甚则咳涎。""胃咳之状，咳而呕。胆咳之状，咳呕胆汁。大肠咳状，咳而遗屎。小肠咳状，咳而矢气。膀胱咳状，咳而遗尿。三焦咳状，咳而腹满，不欲食饮"等，这些兼症特点，是临床辨治五脏六腑咳的重要依据。

2. 喘证

《内经》"喘"字，约有二义，一指喘促病证，常称"喘息""喘逆""喘喝""喘鸣""喘呼"，或称"息贲""上气"。莫枚士《研经言》释喘："古之所谓喘，即今之所谓气促。《说文》'喘，疾息也'。……疾息正今之气促。"二指脉喘，谓脉搏跳动急迫，如《素问·平人气象论篇》"胃之大络，名曰虚里……盛喘数绝者，则病在中""寸口脉沉而喘，曰寒热""病心脉来，喘喘连属，其中微曲，曰心病""平肾脉来，喘喘累累如钩，按之而坚，曰肾平"；《素问·五藏生成篇》"赤脉之至也，喘而坚……白脉之至也，喘而浮……喘而虚，名曰肺痹"；《素问·三部九候论篇》"九候之脉……盛躁喘数者为阳"；《素问·大奇论篇》"脉至如喘，名曰暴厥"；《灵枢·热病》"热病七日八日，脉口动喘而短"；等等，凡此脉喘，悉与喘病之喘迥异。

喘证的病位主要在于肺，其次在于肾，其次在于肝、心、胃及大肠诸脏腑。《素问·标本病传论篇》云"肺病喘咳"；《素问·藏气法时论篇》云"肺病者，喘咳逆气"；《灵枢·五阅五使》云"肺病者，喘息鼻张"；《灵枢·五邪》云"邪在肺，则病……上气喘"。《素问·至真要大论篇》还明确指出："诸气膹郁，皆属于肺。"凡此皆言喘病在肺。又《素问·藏气法时论篇》云"肾病者……喘咳身重"；《灵枢·经脉》"肾足少阴之脉……是动则病……喝喝而喘"。此言喘病在肾。此外，《素问·脉要精微论篇》云"肝脉搏坚而长……令人喘逆"，言喘病在肝。《素问·痹论篇》云"心痹者，脉不通……暴上气而喘"，言喘病属心。《素问·厥论篇》"阳明厥逆，喘咳身热"，《灵枢·四时气》"气上冲胸，喘不能久立，邪在大肠"，是言喘属胃与大肠。概诸所述，喘病属肺亦属肾，并与诸脏腑相关。《难经·四难》曾谓"呼出心与肺，吸入肾与肝"，便是《内经》理论思想的体现。

致喘的病因颇多，《内经》认为有外感六淫所伤致喘，如《素问·生气通天论篇》"因于暑，汗，烦则喘喝"；《素问·五常政大论篇》"岁火太过，炎暑流行……少气喘咳"，此乃火热之气所伤致喘。《素问·气交变大论篇》"岁金太过，燥气流行……甚则喘咳逆气"，此燥气所伤致喘。《素问·气交变大论篇》"岁水太过，寒气流行……喘咳"，此寒气所伤致喘。《素问·至真要大论篇》"太阴之复，湿变乃举……喘咳有声""太阴司天，呼吸气喘"，此湿气所伤致喘。《素问·通评虚实论篇》"乳子中风热，喘鸣肩息"，此风气所伤致喘。又有饮食劳倦及情志所伤致喘，如《素问·生气通天论篇》"味过于甘，心气喘满"；《素问·举痛论篇》

"劳则喘息汗出，外内皆越"；《素问·经脉别论篇》"有所惊恐，喘出于肺"；《素问·痿论篇》"有所失亡，所求不得，则发肺鸣"；等等。又有因气滞血瘀及水气泛溢致喘，如《素问·调经论篇》"气有余则喘咳上气"；《素问·脉要精微论篇》"血在胁下，令人喘逆"；《素问·平人气象论篇》"颈脉动，喘疾咳，曰水"；《素问·逆调论篇》"卧则喘者，是水气之客也"；等等。又有因脏腑虚实、阴阳失调致喘，如《灵枢·天年》"五藏皆不坚……喘息暴疾"；《素问·奇病论篇》"身热如炭，颈膺如格，人迎躁盛，喘息气逆……其盛在胃，颇在肺"；《素问·阴阳应象大论篇》"阳胜则身热……喘粗为之俯仰"；《素问·阴阳别论篇》"阴争于内，阳扰于外……使人喘鸣"；等等。此外还有因针刺误伤致喘，如《素问·刺禁论篇》"刺缺盆中内陷，气泄，令人喘咳逆""刺膺中陷中肺，为喘逆仰息"。综上所见，喘的病因多端。后世严用和作了较为全面的概括："将理失宜，六淫所伤，七情所感，或因坠堕惊恐，渡水跌仆，饮食过伤，动作用力，遂使脏气不和，营卫失其常度，不能随阴阳出入以成息，促迫于肺，不得宣通而为喘也。"（《济生方·咳喘痰饮门》）

喘的辨证是以虚实为纲，实喘多而虚喘少。实喘包括七种主要证候：一为肺热喘，《素问·刺热篇》云："肺热病者……身热，热争则喘咳。"二为肺寒喘，《灵枢·五邪》说："邪在肺，则病皮肤痛，寒热，上气喘。"三为肺胀喘，《灵枢·经脉》云："肺手太阴之脉……是动则病肺胀满，膨膨而喘咳。"四为心痹喘，《素问·痹论篇》云："心痹者，脉不通……暴上气而喘。"五为阳明腑实气逆喘，《素问·阳明脉解篇》云："阳明厥则喘而惋。"《素问·厥论篇》云："阳明厥逆，喘咳身热。"六为水气喘，《素问·水热穴论篇》云："水病下为胕肿大腹，上为喘呼……故肺为喘呼，肾为水肿……水气之所留也。"《素问·示从容论》又云："喘咳者，有水气并于阳明也。"七为血瘀喘，《素问·脉要精微论篇》云："当病坠若搏，因血在胁下，令人喘逆。"凡诸实喘，皆具有喘呼气粗，胸满气胀，甚则喘息鼻张等特点，诸如"喘粗为之俯仰""实则喘喝，胸盈仰息""腹大满膨而喘咳"等等。虚喘则包括三种主要证候：一曰肺虚喘，《素问·玉机真藏论篇》云："秋脉者肺也……不及则令人喘，呼吸少气。"《素问·藏气法时论篇》又云："肺病者，虚则少气不能报息。"二曰肾虚喘，《素问·藏气法时论篇》云："肾病者……喘咳身重，寝汗出。"三曰五脏气败喘，《素问·玉机真藏论篇》云："大骨枯槁，大肉陷下，胸中气满，喘息不便，其气动形……真藏脉见，乃预之期日。"凡此虚喘，皆以"少气""短气"为特点。

3. 消瘅

消，谓津液消耗；形体消瘦。瘅，指内热。消瘅，即消渴病。《灵枢·五变篇》说："五藏皆柔弱者，善病消瘅。此人……刚则多怒，怒则气上逆，胸中蓄积，血气逆留，宽皮充肌，血脉不行，转而为热，热则消肌肤，故为消瘅。"《内经》论消瘅，最主要有：

脾瘅　即脾热病，实为脾之湿热病。《素问·奇病论篇》云："有病口甘者……名曰脾瘅。……此肥美之所发也，此人必数食甘美而多肥也，肥者令人内热，甘者令人中满，故其气上溢，转为消渴；治之以兰，除陈气也。"脾瘅的病因病机在于恣食肥甘厚味，肥甘生内热，热气伤脾，脾不能为胃行其津液，乃至湿热之气上泛而成。其实这也是导致消渴病的主要病因病机之一。脾瘅的症状特点首先是口中泛甘味；其发展则可转化为消渴病。由于脾瘅是脾之湿热病，因此《内经》提出治用兰草（佩兰）消除其陈腐浊气。

三消　消渴病统而言之称消瘅，分而言之为三消。三消者，上消中消下消也。上消病在心肺，《素问·气厥论篇》云："心移热于肺，传为鬲消。"鬲消即上消。中消病在脾胃，《灵枢·师传》云："胃中热则消谷，令人悬心善饥。"胃中热即中消。下消病在肝肾，《灵枢·邪气藏府病形》云："肝脉微小为消瘅；肾脉微小为消瘅。"此指肝肾亏损之下消。根据《内经》的论述，后世认为，消渴病是以多食、多饮、多尿，形体消瘦为主症的一类疾病。其中上消以多饮而口渴不止为特点，主要是肺热津伤；中消以多食而善饥为特点，多属胃中燥热；下消以小便频数量多为特点，多系肝肾阴精亏乏，津液耗损。此外，《素问·气厥论篇》还提出了"心移寒于肺，为肺消，饮一溲（sōu）二"的消渴病，张景岳认为此系元阳大衰，金寒水冷，阳不化气，水精不布所致。《金匮要略》又提出"男子消渴，小便反多，以饮一斗，小便一斗，肾气丸主之"的阴阳两虚消渴证，它提示了消渴病变的复杂性。

但总而言之，消渴病的基本病理是燥热内盛，阴虚津亏。因此《素问·腹中论篇》指出"热中消中，不可服高粱（膏粱）、芳草、石药"，以此作为消渴病的饮食和药物禁忌。

4. 痹证

痹者，闭也。痹证是指由风寒湿邪侵袭机体，致使营卫失调，气血经络滞涩不通，发生肢体疼痛、麻木不仁，以及脏腑功能障碍的一类病证。高士宗所谓"痹，闭也，血气凝涩不行也"。痹证的病因有两条途径，《素问·痹论篇》云"风寒湿三气杂至合而为痹也"，这是外因。"阴气者……躁则消亡；饮食自倍，肠胃乃伤"。情志或饮食不节，损伤脏腑是内因。痹证的病机主要在于营卫失调，《素问·痹论篇》指出："营卫之气亦令人痹乎？……逆其气则病，从其气则愈，不与风寒湿气合，故不为痹。"

《内经》提出的痹证很多，归其大类，主要包括两种：

第一种，以肌肉筋骨疼痛麻木为主的痹证。其中以病邪性质而分，有风、寒、湿、热痹，《素问·痹论篇》云："风气胜者为行痹，寒气胜者为痛痹，湿气胜者为着痹。""阳气多，阴气少，病气胜，阳遭阴，故为痹热。"行痹以风邪为主，是以肢体疼痛游走无定为特点。痛痹以寒邪为主，是以肢体疼痛剧烈为特点。着痹以湿邪为主，是以肢体酸痛重着，肌肤麻木不仁为特点。其中"痹热"一说，提示了热痹形成的机制在于"阳遭阴"，即阳热伤阴。痹证虽多由风寒湿三气杂至所起，然因邪气各有偏胜，体质各有差异，故有邪从热化而为热痹者，临床并不少见；更有感受湿热之邪而成湿热痹者，临床更为多见。再以肢体部位而分，有五体痹，《素问·痹论篇》云："痹在于骨则重，在于脉则血凝而不流，在于筋则屈不伸，在于肉则不仁，在于皮则寒。"骨痹以身体沉重为特点，《素问·长刺节论篇》亦云："病在骨，骨重不能举，骨髓酸痛，寒气至，名曰骨痹。"脉痹以血脉凝涩不通为特点。筋痹以筋膜拘挛、骨节疼痛为特点，《素问·长刺节论篇》亦云："病在筋，筋挛节痛，不可以行，名曰筋痹。"肌痹以肌肤麻木酸痛为特点，《素问·长刺节论篇》又载："病在肌肤，肌肤尽痛，名曰肌痹。"皮痹以皮肤寒冷或麻木、隐疹为特点，《素问·长刺节论篇》云："虚邪搏于皮肤之间，留而不去则痹，卫气不行，则为不仁。"《素问·四时刺逆从论篇》又云："病皮痹，隐疹。"再以全身游走性痹痛而分，又有周痹和众痹。《灵枢·周痹》说："周痹者，在于血脉之中，随脉以上，随脉以下，不能左右，各当其所。"周痹是由风寒湿邪侵入血脉之中，随着血脉上下流走，但不左右转移，多在一侧上下游走疼痛。《灵枢·周痹》又说："其痛之移也，间不及下针，其搐痛之时，不及定治，而痛已止矣……此众痹也。……此各在其处，更发更止，更居更起，以右应左，以左应右，非能周也，更发更休也。"众痹表现全身游走性的肌肉、关节疼痛，或上或下、或左或右，互相转移，发作迅速，其发作部位颇为广泛，故称众痹。

第二种，以脏腑病变为主的痹证。《素问·痹论篇》说："肺痹者，烦满喘而呕。心痹者，脉不通，烦则心下鼓，暴上气而喘，嗌干善噫，厥气上则恐。肝痹者，夜卧则惊，多饮数小便，上为引如怀。肾痹者，善胀，尻以代踵，脊以代头。脾痹者，四支懈惰，发咳呕汁，上为大塞。肠痹者，数饮而出不得，中气喘争，时发飧（sūn）泄。胞痹者，少腹膀胱按之内痛，若沃以汤，涩于小便，上为清涕。"肺痹，表现为咳嗽、烦闷、气喘。心痹，表现为血脉不通畅，心烦、心下悸动且突然发作气逆而喘，咽干、嗳气。肝痹，表现为夜卧发惊，口渴多饮而小便频数，腹胀满。肾痹，表现为腹胀，足痿无力，头倾不举。脾痹，表现为四肢倦怠，咳逆呕吐，胸脘痞满。肠痹，表现为腹中气胀，饮多尿少而常发泄泻。膀胱痹，表现为少腹痛，小便短涩，或鼻流清涕。

上述两种痹证，一在形体，一在内脏，形体痹表现以肢体麻木、关节疼痛为主症；脏腑痹则以脏腑功能障碍为主要病变，二者相互影响而病症迥异。

5. 痿证

凡四肢痿弱无力、不能运动，甚至四肢痿废、肌肉萎缩的一类病证，称为痿证，《内经》统称"痿躄"。据《素问·痿论篇》所述，痿的病因病机可以归纳为三个方面：一为五脏气热。其或因外受湿热，如"有渐于湿，以水为事，若有所留，居处相湿""逢大热而渴，渴则阳气内伐，热舍于肾"；或因情志所伤，如"有所失亡，所求不得""悲哀太甚""思想无穷，所愿不得，意淫于外"，以及"始富后贫"引起的忧愁悲虑；或因劳欲所伤，如"入房太甚，宗筋弛纵""远行劳倦"等，各种原因导致五脏气热，耗伤精血津液，使筋脉失养，形成痿证。二为肺热叶焦。《素问·痿论篇》强调"五藏因肺热叶焦，发为痿躄"，意谓五脏均可由肺热叶焦而发生诸多痿证。因为"肺者藏之长也"，功主治节，司营卫的运行，津液的布化，而且"肺朝百脉"，全身的气血津液均需依靠肺气的布散而内溉脏腑，外濡体表。如果肺热叶焦则必然影响气血津液的布散，并进而影响五脏功能，以致发生痿证，可见"肺热叶焦"是致痿的一条主要的病机。三为阳明气虚。《素问·痿论篇》指出："阳明者，五藏六府之海也，主润宗筋，宗筋主束骨而利机关也……阴阳总宗筋之会，会于气街，而阳明为之长，皆属于带脉而络于督脉，故阳明虚则宗筋纵，带脉不引，故足痿不用也。"阳明胃经为五脏六腑之海，气血生化之源，主润养宗筋，滋养经脉。如果阳明虚，则气血之生化乏源，脏腑经脉失养，宗筋弛纵而发为痿证，因此阳明经的气血亏虚，也是致痿的重要病机之一。

痿的辨证，《内经》首辨五痿：一曰痿躄（bì），痿躄乃四肢萎废不用的通称，然主要指肺热叶焦所起，故兼"皮毛虚弱急薄"，即皮毛干枯之症。二曰筋痿，主要由肝气热所起，故兼见口苦、"筋急而挛"、"宗筋弛纵"（宗筋指前阴）、"白淫"（男子遗精、滑精、白浊，女子带下）等症。三曰脉痿，主要为心气热所致，故兼见"数溲血"（频频尿血）、"枢折挈（qiè）"（关节如折不能提举）等症。四曰肉痿，主要由湿热伤脾所起，故兼见"肌肉不仁"之症。五曰骨痿，主要为肾气热所致，故兼见"骨枯髓虚，腰脊不举"之症。

此外，《素问·痿论篇》提出了一个"论言治痿者，独取阳明何也"的问题。历代有许多医家把"独取阳明"视为治痿的独一之法，如王肯堂说："治痿不独取阳明而何哉？"张志聪又说："诸痿独取于阳明。"陈士铎还说："痿证……自宜专治阳明胃火。"这个问题对后世影响颇大，有必要提出讨论，以弄清它的原义。（本书《内经原文选讲》部分《痿论》有按语论述，可参。）

6. 厥证

《内经》有关"厥"的论述甚多，不仅《素问·厥论篇》《素问·气厥论篇》和《灵枢·厥病》是论厥的专篇，而且在其他篇章之中亦多有论及，其名目繁多。究其含义，主要有四个方面：

其一，指气逆的病机。《素问·方盛衰论篇》云"是以气多少，逆皆为厥"，所以王冰说："厥，谓气逆也。"《素问·气厥论篇》讨论了脏腑气逆；《灵枢·厥病》又讨论了经络气逆。此外，如《素问·阴阳应象大论篇》"厥气上行，满脉去形"；《素问·调经论篇》"厥气上逆，寒气积于胸中"；《灵枢·经脉》"厥气上逆则霍乱"等论述，都说明"厥"指气逆之病机。正因为如此，《内经》中常以"厥逆"并称，如《素问·举痛论篇》："寒气客于五藏，厥逆上泄。"《素问·疟论篇》："厥逆上冲，中气实而不泄。"《素问·奇病论篇》："脑逆故令头痛，齿亦痛，病名曰厥逆。"《素问·腹中论篇》："有病膺肿颈痛胸满腹胀……名厥逆。"《素问·厥论篇》有六经之"厥逆"。《灵枢·四时气》："气盛则厥逆，上冲肠胃。"《灵枢·口问》："寒气客于胃，厥逆从上下散。"《灵枢·癫狂》"厥逆为病也，足暴清，胸若将裂，肠若将以刀切之……厥逆腹胀满"等。其或为脏腑气逆，或为经气上逆，皆指气逆的病机而言。

其二，指昏仆的病证。《素问·厥论篇》云："厥……令人暴不知人。"张景岳说："厥者，逆也；气逆则乱，故忽为眩仆脱绝，是名为厥。甚则猝倒暴厥，忽不知人；轻则渐醒，重则即死，是为危候。"《内经》中诸如大厥、暴厥、尸厥、薄厥、煎厥、痫厥等，皆指昏厥的病证。大厥，是由气血并逆于上所出现的突然昏倒，不省人事的病证。《素问·调经论篇》云："血之与气，并走于上，则为大厥，厥则暴死。气复反则生，不反则死。"暴厥，即猝暴之昏厥。其脉来滑急，多由痰火上壅所致。《素问·大奇论篇》云："脉至如喘，名曰暴厥。暴厥者，不知与人言。"《素问·通评虚实论篇》又云："暴厥而聋，偏闭塞不通，内气暴薄也。"尸厥，言突然昏仆，其状若尸，多由经络之气闭结不通所致。《素问·缪刺论篇》云："邪客于手足少阴、太阴、足阳明之络……五络俱竭（竭同遏），令人身脉皆动，而形无知也，其状若尸，或曰尸厥。"又有因五疫伤人，使神气失守而病尸厥者，如《素问·本病论篇》云："神游失守其位，即有五尸鬼干人，令人暴亡也，谓之曰尸厥。"薄厥，是因大怒气逆所致的昏厥。《素问·生气通天论篇》云："大怒则形气绝而血菀于上，使人薄厥。"《素问·举痛论篇》又云"怒则气逆，甚则呕血"，进一步说明了薄厥的病候。煎厥，是阳气亢张煎熬阴精而致的气逆昏厥。《素问·生气通天论篇》云："阳气者，烦劳则张，精绝，辟积于夏，使人煎厥，目盲不可以视，耳闭不可以听，溃溃乎若坏都，汨汨乎不可止。"《素问·脉解篇》又说："肝气当治而未得，故善怒，善怒者，名曰煎厥。"吴崑认为此乃"怒志煎熬厥逆也"。痫厥，亦是突然昏仆的病证，乃水气乘心所致。《素问·大奇论篇》说："二阴急为痫厥。"张志聪释曰："痫厥者，昏迷倾仆，卒不知人，此水气乘心。"《素问·脉要精微论篇》又说："厥成为癫疾。"吴崑注曰："巅，癫同……气逆上而不已，则上实而下虚，故令忽然癫仆，今时所谓五癫是也。"上述昏厥的病证，其病机都在于气机逆乱。所以《灵枢·五乱》说："乱于头，则为厥逆，头重眩仆。"

其三，指四肢厥冷的病证。凡阴阳之气逆乱所引起的四肢逆冷病症，皆称为"厥"。《灵枢·五乱》说："乱于臂胫，则为四厥。"所以张仲景在《伤寒论》中说道："阴阳气不相顺接，便为厥。厥者手足逆冷者是也。"《灵枢·逆顺肥瘦》亦云："厥则寒矣。"《内经》中诸如寒厥、清厥、逆厥、维厥、沉厥等，皆指此言。

寒厥，指下部阳气虚衰所出现的手足寒冷病证，即《素问·厥论篇》所说："阳气衰于下，则为寒厥……手足为之寒也。"清厥，清，同清（qìng），《广雅·释诂》："清，寒也。"顾名思义，即指寒冷之厥证。《素问·藏气法时论篇》云："肾病者……清厥。"《素问·气交变大论篇》又云："岁水不及……足痿清厥，脚下痛，甚则胕肿。"逆厥，即四逆而厥。《灵枢·九针十二原》说："五藏之气已绝于外……是谓逆厥。"张景岳注曰："脏气已绝于外，阳虚也……故致四逆而厥。"维厥与沉厥，其义相近，《灵枢·邪气藏府病形》说："心脉……微涩为血溢，维厥。"又说："肾脉……微急为沉厥。"张景岳释曰："维厥，四肢厥逆也。"杨上善又释曰："肾冷发沉厥之病，足脚沉重逆冷不收。"可见维厥为四肢厥冷之证；沉厥为足部沉重厥冷之证。

其四，指手足发热的病证。手足发热，《素问·厥论篇》称为"热厥"；《灵枢·经脉》又称为"阳厥"，二者病状相似而病机有别。《素问·厥论篇》说："阴气衰于下，则为热厥。……肾气有衰，阳气独胜，故手足为之热也。"热厥，是由肾阴亏虚，阳气偏亢所致的手足发热病证。而《灵枢·经脉》又说："胆足少阳之脉……是动则病口苦，善太息，心胁痛不能转侧，甚则面微有尘，体无膏泽，足外反热，是为阳厥。"张志聪认为："足外反热者，火逆于下也。"可见，阳厥是由胆火内盛而火逆于下所致的足部发热病证。无论《内经》所论之热厥、阳厥，都与后世所指热郁于内而外现手足厥冷，"热深厥亦深"的热厥迥然不同，应当加以区别。

7. 痛证

《内经》以痛证为阴证，《灵枢·终始》云："病痛者阴也。痛而以手按之不得者阴也。"张景岳《类经》释之曰："凡病痛者，多由寒邪滞逆于经，及深居筋骨之间，凝聚不散，故病痛者为阴也。按之不得者……是为阴邪。"综观《内经》所论痛证甚多，主要有头痛、胁痛、腹痛、腰痛、肩背痛、心胸痛等病证。痛证的病因病机复杂，或因寒，或因热，或因虚，或因瘀，而《内经》的着重点则如《素问·举痛论篇》所述："经脉流行不止，环周不休，寒气入经而稽迟，泣而不行，客于脉外则血少，客于脉中则气不通，故卒然而痛。"这表明，寒邪乃是诸痛证的主要病因；而经脉气血滞涩不通则是导致痛证的主要机制。所以后世医家多谓"痛则不通"，或谓"不通则痛"。

头痛　①真头痛。《灵枢·厥病》云："真头痛，头痛甚，脑尽痛，手足寒至节，死不治。"《难经·六十难》对此作了补充："手三阳之脉受风寒，伏留而不去者，则名厥头痛；入连在脑者，名真头痛。"说明真头痛是由外感寒邪直犯脑部所致的危急病证。②六经头痛。《内经》提出了六经气厥头痛的辨治方法，并提及六经头痛中的某些证候特点，为后世辨治六经头痛开创了先河。如《灵枢·厥病》云"厥头痛，项先痛，腰脊为应，先取天柱，后取足太阳"，此系太阳经头痛。

《灵枢·寒热病》"阳迎（明）头痛，胸满不得息，取之人迎"，此为阳明经头痛。《灵枢·厥病》"厥头痛，头痛甚，耳前后脉涌有热，泻出其血，后取足少阳"，此乃少阳经头痛。余如《灵枢·厥病》所云"厥头痛，意善忘，按之不得，取头面左右动脉，后取足太阴"，乃指太阴头痛；"厥头痛，贞贞头重而痛，写头上五行，行五，先取手少阴，后取足少阴"，乃指少阴头痛；"厥头痛，头脉痛，心悲善泣，视头动脉反盛者，刺尽去血，后调足厥阴"，又是指的厥阴头痛。

胁痛 胁部为肝胆经脉之所过，故胁痛多由肝胆病及其经脉气逆所致。《灵枢·邪客》云"肝有邪，则气留于两胁"，所以《素问·藏气法时论篇》说："肝病者，两胁下痛引少腹。"《灵枢·五邪》又说："邪在肝，则两胁中痛，寒中，恶血在内。"由于肝脉布胁肋，肝主疏泄，若疏泄失职，气机郁滞，则见两胁痛；又肝主藏血，若气滞而致血瘀，亦见两胁痛。此外，《素问·缪刺论篇》指出："邪客于足少阳之络，令人胁痛"；《素问·厥论篇》又指出："少阳之厥则……胁痛。"说明邪客胆足少阳之络脉，经气不利，可致胁痛；而少阳之气厥逆，致胆火上逆，亦可致胁痛。

腹痛 《内经》对腹痛的病因病机论述颇多，其中主要为寒，其次为热、气、虫等方面。因寒腹痛者，如《素问·举痛论篇》"寒气客于肠胃，厥逆上出，故痛而呕""寒气客于小肠，小肠不得成聚，故后泄腹痛"；《灵枢·五邪》"邪在脾胃……阳气不足，阴气有余，则寒中肠鸣腹痛"。因热腹痛者，如《素问·举痛论篇》"热气留于小肠，肠中痛，瘅热焦渴则坚干不得出，故痛而闭不通矣"。因气腹痛者，如《灵枢·邪气脏腑病形》云："小肠病者，小腹痛，腰脊控睾而痛，时窘之后。"后世谓此为小肠气痛。因虫腹痛者，如《灵枢·厥病》"肠中有虫瘕及蛟蛔（huí）……心肠痛，忱（náo）作痛，肿聚，往来上下行，痛有休止，腹热，喜渴，涎出者，是蛟蛔也"。

腰痛 《内经》强调："腰者，肾之府。"腰痛的病因病机，或因风寒湿邪侵袭腰部，阻滞经脉气血的运行所致，如《素问·六元正纪大论篇》云："感于寒则病人关节禁固，腰脽（脊）痛。"或因肾精亏虚，腰脊失养所致，如《灵枢·五癃津液别》谓"阴阳不和……髓液皆减而下，下过度则虚，虚则腰背痛而胫酸"。

腰痛的辨证：一辨肾虚腰痛，《素问·脉要精微论篇》云："腰者肾之府，转摇不能，肾将惫矣。"二辨六经腰痛，《素问·刺腰痛篇》云："足太阳脉令人腰痛，引项脊尻背如重状。""阳明令人腰痛，不可以顾，顾如有见者，善悲。""少阳令人腰痛，如以针刺其皮中，循循然不可以俛（fǔ）仰，不可以顾。"《素问·缪刺论篇》又云："邪客于足太阴之络，令人腰痛，引少腹控眇（miǎo）（眇，指肋骨下之空软处），不可以仰息。"《素问·刺腰痛篇》还指出："足少阴令人腰痛，痛引脊内廉。""厥阴之脉令人腰痛，腰中如张弓弩弦。"

肩背痛 肩背痛有属经脉病证，有属脏腑病证。属经脉病证者，以肩背为手足太阳经脉所过之地，若太阳经感受外邪，则经脉阻滞而为肩背痛。《灵枢·经脉》云："膀胱足太阳之脉……是主筋所生病者……项背腰尻腘踹脚皆痛。"肩背又是五脏六腑背俞穴的所在之处，若外邪中于背俞，亦可致肩背痛。《素问·举痛论篇》云："寒气客于背俞之脉则脉泣，脉泣则血虚，血虚则痛。"属脏腑病证者，以"背者胸中之府"，背部，是胸中心肺之气通贯之地，所以心肺有病可致肩背痛。《素问·藏气法时论篇》云："肺病者，喘咳逆气，肩背痛。"

心胸痛　《内经》对心胸诸痛大约分为四种：①真心痛。《灵枢·厥病》说："真心痛，手足青至节，心痛甚，旦发夕死，夕发旦死。"真心痛乃寒邪乘袭心脏，导致血脉痹阻所形成，以心痛剧烈而兼手足青紫、四肢厥冷为特征。②厥心痛。凡五脏气逆，上干于心所致的心痛证，称为厥心痛。《灵枢·厥病》云："厥心痛，色苍苍如死状，终日不得太息，肝心痛也。""厥心痛，与背相控，善瘛，如从后触其心，伛偻者，肾心痛也。""厥心痛，卧若徒居，心痛间，动作痛益甚，色不变，肺心痛也。""厥心痛，痛如以锥针刺其心，心痛甚者，脾心痛也。""厥心痛，腹胀胸满，心尤痛甚，胃心痛也。"③胸中痛。《素问·藏气法时论篇》"心病者，胸中痛"，是谓邪气犯心，导致心病，则发胸中痛。《素问·气交变大论篇》"岁火不及，寒乃大行……民病胸中痛"，是谓阴寒太盛，伤人心阳，则致胸中痛。《素问·脉解篇》"水者，阴气也。阴气在中，故胸痛少气也"，是谓水气上犯，使胸阳不得宣通，乃至胸痛。④胃脘痛。《内经》指出，有肝气犯胃所致的胃痛，如《素问·六元正纪大论篇》云："木郁之发……民病胃脘当心而痛。"有胃病所致的胃脘痛，《灵枢·邪气藏府病形》说："胃病者，腹䐜胀，胃脘当心而痛。"有胆热犯胃所致的胃痛，如《素问·至真要大论篇》云："少阳之胜，热客于胃，烦心心痛，目赤，欲呕，呕酸善饥。"还有寒气所致的胃脘痛，如《素问·五常政大论篇》云："大寒且至……心下痞痛。"

8. 胀病

《内经》论胀，主要有三：一曰气胀。《灵枢·胀论》指出"气之令人胀也"，是由"厥气在下，营卫留止，寒气逆上，真邪相攻，两气相搏，故合为胀也"。其发病部位，"在于脏腑之外，排脏腑而郭胸胁，胀皮肤"。气胀一般分为五脏胀病和六腑胀病，《灵枢·胀论》云："夫心胀者，烦心短气，卧不安。肺胀者，气满而喘咳。肝胀者，胁下满而痛引小腹。脾胀者，善哕，四肢烦悗（mèn），体重不能胜衣，卧不安。肾胀者，腹满引背央央然，腰髀痛。六府胀，胃胀者，腹满，胃脘痛，鼻闻焦臭，妨于食，大便难。大肠胀者，肠鸣而痛濯濯，冬日重感于寒，则飧泄不化。小肠胀者，少腹䐜胀，引腰而痛。膀胱胀者，少腹满而气癃。三焦胀者，气满于皮肤中，轻轻然而不坚。胆胀者，胁下痛胀，口中苦，善太息。"此外，还有"寒气客于皮肤之间，鏧（kōng）鏧然不坚"的"肤胀"。二曰水胀。由水湿停聚所起，《灵枢·水胀》云："水始起也，目窠上微肿，如新卧起之状，其颈脉动，时咳，阴股间寒，足胫肿，腹乃大……以手按其腹，随手而起，如裹水之状，此其候也。"这里必须指出，水胀与气胀，据经文所述，一属水肿，一属气胀。然形成肿胀的机制不外气机郁滞与水液停聚两个方面。中医理论认为"气行则水行，气滞则水停"，临床上气滞与水聚往往互为因果，不可能截然分割。水肿以水液泛溢为主，气胀以气机滞塞为主，但并非谓水胀者无气滞，气胀者无水聚，二者只不过有先后主次之别。临证必须结合实际，辨证分析，不可拘执而论。三曰鼓胀，多系水停血聚，肝郁脾伤，土虚木乘之疾，《灵枢·水胀》谓其"腹胀身皆大……色苍黄，腹筋起"。这些论述，是中医学认识胀病的理论基础。

9. 积聚

凡胸腹腔内的积块病证，通称积聚。形成积聚的原因，不外寒凝、气滞、血瘀、饮停，《灵枢·百病始生》说："积之始生，得寒乃生，厥乃成积也。"又说："肠外有寒、汁沫与血相抟，则并合凝聚不得散，而积成矣。"

《内经》提出的积聚病证主要有三类：

一类，肠覃与石瘕。《灵枢·水胀》指出："肠覃……寒气客肠外，与卫气相搏……癖而内着，恶气乃起，息肉乃生。其始生也，大如鸡卵，稍以益大，至其成，如怀子之状，久者离岁，按之则坚，推之则移。"肠覃病在肠外，故女子患此则"月事以时下"。又"石瘕生于胞中（胞，指子宫），寒气客于子门，子门闭塞，气不得通。恶血当泻不泻，衃以留止，日以益大，状如怀子"，石瘕病在胞中，故女子"月事不以时下"。

二类，筋瘤、肠瘤、昔瘤、骨瘤与肉瘤。据《灵枢·刺节真邪》所述，邪气久居于筋而不去，气血郁结，则发筋瘤。邪气与正气相搏，津液久留，凝聚在肠胃，则发肠瘤。瘤肿形成较慢，数岁乃成，以手按之柔软，名曰昔瘤。邪气深入于骨，骨气与邪气相互搏聚，日渐长大，则为骨瘤。邪气中于肉，久留不去，有热则化为脓，无热则为肉瘤。

三类，伏梁、息贲、肥气、痞气与奔豚。伏梁，一指心之积，积块在心下，能升能降，可以活动，兼见唾血，《灵枢·邪气藏府病形》说："心脉……微缓为伏梁，在心下，上下行，时唾血。"一指下腹部的脓血积块病证，《素问·腹中论篇》谓"少腹盛，上下左右皆有根……裹大脓血，居肠胃之外"。息贲，乃邪气闭肺而为肺之积，《灵枢·邪气藏府病形》说："肺脉……滑甚为息贲上气。"《素问·奇病论篇》又说："病胁下满，气逆，二三岁不已。"肥气，乃寒邪在肝而为肝之积，《灵枢·邪气藏府病形》云："肝脉……微急为肥气，在胁下，若覆杯。"痞气，乃邪气壅脾而为脾之积，《灵枢·邪气藏府病形》说："痞气，腹裹大脓血，在肠胃之外。"奔豚，乃寒气入肾而为肾之积，《灵枢·邪气藏府病形》云："肾脉……微急为沉厥奔豚，足不收，不得前后。"对于《内经》提出的五积，《难经·五十六难》作了进一步阐述："肝之积名曰肥气，在左胁下，如覆杯，有头足。久不愈，令人发咳逆，痎（tán）疟。""心之积名曰伏梁，起脐上，大如臂，上至心下。久不愈，令人病烦心。""脾之积名曰痞气，在胃脘，覆大如盘。久不愈，令人四肢不收，发黄疸，饮食不为肌肤。""肺之积名曰息贲，在右胁下，覆大如杯。久不已，令人洒淅寒热，喘咳，发肺痈。""肾之积名曰奔豚，发于少腹，上至心下，若豚状，或上或下无时。久不已，令人喘逆，骨痿少气。"《难经》所述，进一步肯定并丰富了《内经》的理论。

10. 癫、狂、痫

癫、狂、痫三证当有所别。

癫，《内经》称"癫疾"，或作"巅疾"，亦作"颠疾"。以癫证言，其义有二：一指猝然昏倒，四肢抽搐，口吐白沫，反复发作的癫痫病。如《灵枢·癫狂》云："癫疾始作而引口啼呼喘悸""癫疾始作先反僵""脉癫疾者，暴仆……呕多沃沫。"《素问·长刺节论篇》云："病初发岁一发，不治月一发，不治月四五发，名曰癫病。"张景岳《景岳全书》曾说："癫即痫也，观《内经》所言癫证甚详而痫则无辨，即此可知。"二指精神错乱的癫狂病，如《素问·厥论篇》云："癫疾欲走呼。"《素问·阴阳类论篇》"骂詈（lì）妄行，巅疾为狂"。《素问·脉解篇》"甚则狂癫疾"。王肯堂《证治准绳》曾说："癫者或狂或愚，或歌或笑，或悲或泣，如醉如狂，言语有头无尾，秽洁不知，积年累月不愈。"

狂，即狂证。《内经》或称"狂越""狂妄""狂癫""发狂"。狂证以神志狂乱，动作狂越为特点，《灵枢·刺节真邪》说："狂而妄见、妄闻、妄言。"《灵枢·癫狂》说："狂始发，少卧不饥，自高贤也，自辩智也，自尊贵也，善骂詈，日夜不休。"刘河间《素问玄机原病式》释之曰："狂者，狂乱而无正定也；越者，乖越礼法而失常也。"

痫，指突然仆倒，不省人事，口吐白沫，四肢抽搐，移时苏醒，一如常人，如此反复发作的痫病，后世亦称"癫痫"，《内经》则常以"癫疾"混称。以痫见称者，仅见"痫惊""痫瘛""痫眩""痫厥"等名。

癫、狂、痫的病因，综析《内经》所述，主要为四个方面：一是七情所伤，发为癫狂。《灵枢·癫狂》说："狂始生……得之忧饥。""狂言……妄行不休者，得之大恐。""狂者……得之有所大喜。"《灵枢·本神》说："喜乐无极则伤魄，魄伤则狂。""悲哀动中则伤魂，魂伤则狂妄不精。"人的情志由五脏所主，若过忧、大恐、大喜、大悲等伤害五脏神志，引起神志错乱，则发为癫狂。所以王冰注《素问·腹中论篇》云："多喜曰癫，多怒曰狂。"二是阳盛气逆，发为躁狂。《素问·生气通天论篇》说："阴不胜其阳……并乃狂。"《素问·宣明五气篇》说："邪入于阳则狂。"《素问·至真要大论篇》说："诸躁狂越，皆属于火。"《素问·通评虚实论篇》说："癫疾厥狂，久逆之所生也。"阳热炽盛则气逆，扰动神明则发狂。所以《难经·二十难》说："重阳者狂。"张景岳亦云："凡狂病多因于火。"（《景岳全书》）三是阳虚气弱，发为惊狂。《灵枢·癫狂》说："狂……少气之所生也。"《灵枢·通天》又说："阳重脱者易狂。"阳虚气弱则神无所主，虚而惊狂。四是胎气受惊，发为癫痫。《素问·奇病论篇》云："人生而有病癫疾者……此得之在母腹中时，其母有所大惊，气上而不下，精气并居，故令子发为癫疾。"这里的"癫疾"，即指癫痫。原文指出，癫痫的发生乃因人在胎中，其母受惊，惊则气逆乱，气逆则伤胎，致使胎儿病癫痫。这说明癫痫病的发生既具有先天影响，又与"惊则气乱"直接相关。叶天士《临证指南医案·癫痫》说得很清楚："痫病或由惊恐，或由饮食不节，或由母腹中受惊，以致内脏不平，经久失调，一触痰积，厥气内风，卒焉暴逆，莫能禁止，待其气反然后已。"

癫、狂、痫的辨证，《内经》以三点最为突出：

第一，阳盛癫狂。此证具有神志狂乱及火盛躁亢的双重特点。《灵枢·癫狂》描述其症为"自悲、喜忘、苦怒、善恐""少卧不饥、自高贤、自辨智、自尊贵""多食、善见鬼神"，此一派神志错乱之象与后世所说的癫病症状相同。又有"善骂詈、日夜不休""狂言、惊、善笑、好歌乐、妄行不休"，还有《素问·阳明脉解篇》描述的"病甚则弃衣而走，登高而歌，或至不食数日，逾垣上屋，所上之处，皆非其素所能也"，此一派狂躁妄越之象与后世所说的狂病症状相同。《素问·病能论篇》指出用生铁落饮治疗，后世王隐君创礞石滚痰丸治疗痰火躁狂，程钟龄创生铁落饮治疗痰火癫狂，其渊源即本于此。

第二，阳虚惊狂。《灵枢·通天》所谓"阳重脱者易狂"，乃是虚阳浮越，阳气外脱，发生惊狂。其证当具有烦躁不安，惊骇狂扰，面色潮红等特点。仲景《伤寒论》所载"伤寒脉浮，医以火迫劫之，亡阳，必惊狂，卧起不安者，桂枝去芍药加蜀漆牡蛎龙骨救逆汤主之"，即是本证的临证实例。

第三，气逆癫痫。癫痫为发作性疾病，《素问·长刺节论篇》所述"病初发岁一发，不治月一发，不治月四五发"，说明此病随着病程的推延，发作次数会增多，病情将逐步加重。其所发症状，《灵枢·癫狂》作了描述，如"癫疾始生，先不乐，头重痛，视举目赤""汗出，烦扰""引口啼呼喘悸""反僵，脊痛""呕多沃沫""暴仆""身倦挛急"等。后世何梦瑶在《医碥》中作了系统解说："痫者发则昏不知人，卒倒无知，口噤牙紧，将醒时吐痰涎，甚则手足抽搐，口眼相引，目睛上视，口作六畜之声，醒后起居饮食皆若平人，心地明白，亦有久而神呆者，然终不似癫狂者常时迷惑也。"此外，《灵枢·癫狂》曾提出"骨癫疾""筋癫疾""脉癫疾"，它分别提示癫痫发病的病位各有偏重。骨癫疾，指病在肾与骨；筋癫疾，指病在肝与筋；脉癫疾，指病在心与脉。后世《济生方》因而提出了五痫（马痫、羊痫、鸡痫、猪痫、牛痫）而应五脏。

三、痈疽病的病因病机及辨证

痈疽病泛指一切疮疡证。多发于皮肤、肌肉，甚则深入骨髓者，称为外痈；

也有生于内脏者，称为内痈。痈疽的形成，主要由于感受风寒之邪，侵入营血，郁而化热，热腐肌肉而为肿为脓。《灵枢·痈疽》说："夫血脉营卫，周流不休……寒邪客于经络之中则血泣，血泣则不通，不通则卫气归之，不得复反，故痈肿。寒气化为热，热胜则腐肉，肉腐则为脓。"《素问·生气通天论篇》又说："营气不从，逆于肉理，乃生痈肿。"也有因于喜怒不节，饮食失宜，导致阴阳失调，气滞血瘀而为痈为脓。《灵枢·玉版》说："病之生时，有喜怒不测，饮食不节，阴气不足，阳气有余，营气不行，乃发为痈疽。阴阳不通，两热相搏，乃化为脓。"

痈疽的辨证，主要在于分阴阳。阳证为痈，其病位较浅，表现为局部红肿高大，焮热疼痛，皮薄而光亮。阴证为疽，其病位较深，表现为局部红肿不甚，皮色晦暗不泽而坚厚，脓毒内陷，可致筋萎髓枯，甚则深入而致五脏气血枯竭。《灵枢·痈疽》云："大热不止，热胜则肉腐，肉腐则为脓。然不能陷骨髓，不为焦枯，五脏不为伤，故命曰痈。……热气淳盛，下陷肌肤，筋髓枯，内连五脏，血气竭，当其痈下，筋骨良肉皆无余，故命曰疽。疽者，上之皮夭以坚，上如牛领之皮。痈者，其皮上薄以泽，此其候也。"《内经》这一辨证法则，对后世临床极有指导价值。《医宗金鉴·外科心法要诀》就是以此作为痈疽的辨证纲领："发于筋骨间者，名疽，属阴；发于肉脉之间者，名痈，属阳。……凡痈疽阳盛者，初起焮（xīn）肿，色赤疼痛，则易溃易敛，顺而易治，以其为阳证也。阴盛者，初起色黯不红，塌陷不肿，木硬不疼，则难溃难敛，逆而难治，以其为阴证也。"

《内经》所论痈疽的种类颇多，一般根据其发病的部位及其不同的形状而命名。主要有以下若干种：

猛疽　痈疡发在咽喉者为猛疽。《灵枢·痈疽》说："痈发于嗌中，名曰猛疽。猛疽不治，化为脓，脓不泻，塞咽，半日死。其化为脓者，泻则合豕膏，冷食，三日而已。"

夭疽　痈疡发于颈部者为夭疽。《灵枢·痈疽》说："发于颈，名曰夭疽，其痈大以赤黑，不急治，则热气下入渊腋，前伤任脉，内熏肝肺，熏肝肺十余日而死矣。"

疵（cī）痈　痈肿发于肩臂部者为疵痈。《灵枢·痈疽》说："发于肩及臑，名曰疵痈，其状赤黑，急治之，此令人汗出至足，不害五脏，痈发四五日，逞焫（rè）之。"

米疽　痈肿发于腋下者为米疽。《灵枢·痈疽》说："发于腋下赤坚者，名曰米疽，治之以砭石，欲细而长，疎（shū）砭之，涂以豕膏，六日已，勿裹之。"

井疽　痈疽发于胸部者为井疽。《灵枢·痈疽》说："发于胸，名曰井疽。其状如大豆，三四日起，不早治，下入腹，不治，七日死矣。"

甘疽　痈疡发于胸乳之上者为甘疽。《灵枢·痈疽》说："发于膺，名曰甘疽。

色青，其状如谷实瓜蒌，常苦寒热，急治之，去其寒热。十岁死，死后出脓。"

股胫疽　疽深发于股骨、胫骨部者为股胫疽。《灵枢·痈疽》说："发于股胫，名曰股胫疽，其状不甚变，而痈脓搏骨，不急治，三十日死矣。"

锐疽　疽发于尾骶骨部者为锐疽。《灵枢·痈疽》说："发于尻，名曰锐疽，其状赤坚大，急治之，不治三十日死矣。"

厉痈　痈肿发于足傍足阳明之脉者为厉痈。《灵枢·痈疽》说："发于足傍，名曰厉痈。其状不大，初如小指发，急治之，去其黑者；不消辄益，不治，百日死。"

脱痈　疽发于足趾者为脱痈，后世称为脱疽。《灵枢·痈疽》说："发于足趾，名脱痈。其状赤黑，死不治；不赤黑，不死。不衰，急斩之，不则死矣。"

胃脘痈　痈生于胃脘者为胃脘痈。《素问·病能论篇》说："人病胃脘痈者，诊当何如？……诊此者当候胃脉，其脉当沉细，沉细者气逆，逆者人迎甚盛，甚盛则热。人迎者，胃脉也，逆而盛，则热聚于胃口而不行，故胃脘为痈也。"

肠痈　痈生于肠者为肠痈。《素问·厥论篇》云："少阳厥逆，机关不利，机关不利者，腰不可以行，项不可以顾，发肠痈不可治，惊者死。"

以上所举仅是以"痈""疽"二字命名的诸种痈疽，此外尚有不以"痈""疽"二字命名的痈疡病证如：脑烁、败疵、赤施、兔啮、走缓、四淫，以及疔疮、痤痱（fèi）、瘰疬、痔疮等。《内经》不仅提出了诸多的痈疽病证，而且还总结了痈疽的五条逆证，即《灵枢·玉版》所说："其白眼青，黑眼小，是一逆也；纳药而呕者，是二逆也；腹痛渴甚，是三逆也；肩项中不便，是四逆也；音嘶色脱，是五逆也。"《内经》所提出的有关痈疽病证的理论，为后世的中医外科学奠定了基础，并且几千年以来始终对临床具有指导作用。

第七章　诊法学说

诊法，即诊断疾病的方法。《内经》论诊法，是以整体恒动观为指导，以脏象经络为基础，"从外知内""以表知里""以常测变"，全面诊察，综合分析，进而测知疾病的阴阳表里，寒热虚实，然后作出正确的诊断。

《内经》所述诊法内容，归纳起来，主要有察色望形，听声嗅气，询情问病，切脉按肤等"望、闻、问、切"四个方面，后世称之为"四诊"。《灵枢·邪气藏府病形》说："见其色，知其病，命曰明；按其脉，知其病，命曰神；问其病，知其处，命曰工。"在四诊合参中，《内经》尤其重视切脉和望色，《素问·五藏生成篇》说："能合脉色，可以万全。"

《内经》认为，诊断疾病必须注意各方面的因素，诸如四时气候、地理环境、生活习惯、性情好恶、体质、年龄、性别、职业，以及疾病的起始经过和患者的体征表现等。《素问·疏五过论篇》说："圣人之治病也，必知天地阴阳，四时经纪，五藏六府，雌雄表里，刺灸砭（biān）石，毒药所主，从容人事，以明经道，贵贱贫富，各异品理，问年少长，勇怯之理，审于分部，知病本始，八正九候，诊必副矣。"这些论述，不仅提出了诊法的原则，而且突出了整体观思想在诊断学方面的重要意义。

一、诊法纲要

1. 察色按脉，先别阴阳

《素问·阴阳应象大论篇》云："善诊者，察色按脉，先别阴阳。审清浊而知部分；视喘息、听音声而知所苦；观权衡规矩而知病所主；按尺寸、观浮沉滑涩而知病所生。以治无过，以诊则不失矣。"原文明确指出，诊断疾病的关键，在于辨别病证的阴阳属性。"先别阴阳"，不仅是察色按脉的纲领，而且是各种诊法的纲领。以望色言，则色清而鲜明者为阳，色浊而晦暗者属阴。以按脉言，则脉象浮、数、滑、大、实者属阳，沉、迟、涩、小、虚者属阴。以听声言，则声音洪亮急促者属阳，低微断续者属阴。以辨病言，则凡表证、热证、实证者皆属阳，里证、寒证、虚证者皆属阴。只有辨明阴阳，才能抓住疾病的本质，也才能对疾病作出正确的诊断。所以张景岳在《景岳全书》中明确提出："凡诊病施治，必须先审阴阳，乃为医道之纲领。阴阳无谬，治焉有差，医道虽繁，而可以一言蔽之者，曰阴阳而已。故证有阴阳，脉有阴阳，药有阴阳。以证而言，则表为阳，里为阴；热为阳，寒为阴；上为阳，下为阴；气为阳，血为阴；动为阳，静为阴；多言者为阳，无声者为阴；喜明者为阳，欲暗者为阴；阳微者不能呼，阴微者不能吸；阳病者不能俯，阴病者不能仰。以脉而言，则浮、大、滑、数之类皆阳也，沉、微、细、涩之类皆阴也。……此皆医中之大法。至于阴中复有阳，阳中复有阴，疑似之间，须辨的确，此而不识，极易差讹，是又最为紧要。"张氏所言，既切合《内经》旨意，又符合临床实际。

2. 四诊合参，全面诊察

《素问·脉要精微论篇》云："切脉动静，而视精明，察五色，观五藏有余不足，六府强弱，形之盛衰，以此参伍，决死生之分。"本条原文指出，诊断疾病，既要切脉搏的动态，又要察眼目的神气，还要观面部色泽的变化。概而言之，唯有四诊合参，全面诊察，综合分析，才能了解五脏的虚实，六腑的强弱，形体的盛衰。必须"以此参伍"，才能对疾病作出正确的诊断。《灵枢·邪气藏府病形》又云："色脉形肉，不得相失也。故知一则为工，知二则为神，知三则神且明矣。"它指出望色、切脉与诊察形体、尺肤应当相参合，这样才能算是一位技术全面的医生。《素问·五藏别论篇》还强调："凡治病，必察其下，适其脉，观其志意，与其病也。""必察其下"，是指必察其上下，即诊察周身上下。"适其脉"，是指适其脉候，即测候脉搏。"观其志意"，即观察病人的精神状态，了解病人的情绪变化。"与其病"，是"与其病态"，即详细了解疾病的症状表现。这就更加明确了全面诊察的思想。根据《内经》的这些论述，《难经》把它正式概括为望、闻、问、切的四诊方法，即"六十一难"所云："经言望而知之谓之神，闻而知之谓之圣，问而知之谓之工，切脉而知之谓之巧。何谓也？然：望而知之者，望见其五色，以知其病。闻而知之者，闻其五音，以别其病。问而知之者，问其所欲五味，以知其病所起所在也。切脉而知之者，诊其寸口，视其虚实，以知其病，病在何脏腑也。"

二、切脉大法

"脉者，血之府也""微妙在脉，不可不察"。切脉是《内经》诊法中最主要的内容之一，其所论切脉之大法，约有 7 点。

1. 切脉的部位

《内经》所论诊脉的部位颇多，其中主要有两大部位：一为三部九候诊脉，即《素问·三部九候论篇》说："上部天，两额之动脉；上部地，两颊之动脉；上部人，耳前之动脉。中部天，手太阴也；中部地，手阳明也；中部人，手少阴也。

下部天，足厥阴也；下部地，足少阴也；下部人，足太阴也。故下部之天以候肝，地以候肾，人以候脾胃之气。中部之候……天以候肺，地以候胸中之气，人以候心。上部……天以候头角之气，地以候口齿之气，人以候耳目之气。"这里所说的三部九候实即全身诊脉法，它把整个人体的诊脉部位分为头部、手部、足部，在每一部中又以天、地、人三处候察脉搏，故称之为三部九候。这是在《内经》时代的常用诊脉法。

二为寸口诊脉，寸口又称气口，《素问·经脉别论篇》云："气口成寸，以决死生。"《素问·五藏别论篇》提出："气口何以独为五藏主？岐伯曰：胃者，水谷之海，六府之大源也。五味入口藏于胃，以养五藏气，气口亦太阴也。是以五藏六府之气味，皆出于胃，变见（同现）于气口。"这里讨论了诊脉独取寸口的原理，综析其义有二：第一，气口属肺，为手太阴之脉。《灵枢·经脉》指出："手太阴之脉入寸口，上鱼际。"查寸口部位正在手太阴肺经的经渠穴和太渊穴之间，前面是肺经的"经穴"，后面是肺经的"输穴"，乃经气流注旺盛的显著部位。由于"肺朝百脉"，人体诸经脉之气血都要朝会于肺，所以脏腑经脉的气血盛衰变化，都可以通过经脉的作用，反映到气口。故《难经·一难》指出："寸口者，脉之大会，手太阴之动脉也。……五脏六腑之所终始，故法取于寸口也。"第二，气口属脾，为胃气之所归。由于人体血脉之气禀源于胃中的水谷精气，而脾胃为后天之本，气血生化之源。水谷经胃中消化，其精气则由脾气上输于肺，又由肺气布散周身，如《灵枢·营卫生会》所说："人受气于谷，谷入于胃，以传与肺，五藏六府，皆以受气。"因此，气口虽属手太阴肺经所主，然其脉气却是源于足太阴脾经所转输的胃中水谷精气。可见胃气的强弱，气血的盛衰，都可以通过肺经反映到气口。《素问·玉机真藏论篇》说："五藏者，皆禀气于胃，胃者五藏之本也。藏气者，不能自至于手太阴，必因于胃气，乃至于手太阴也。"《素问·五藏别论篇》所谓"气口亦太阴也"，正是在于说明气口既属手太阴肺经所主，又属足太阴脾气之所归。如张景岳《类经》所说："盖气口属肺，手太阴也；布行胃气，则在于脾，足太阴也。……然则胃气必归于脾，脾气必归于肺，而后行于脏腑营卫，所以气口虽为手太阴，而实即足太阴之所归，故曰'气口亦太阴也'。"寸口诊脉自《内经》提出之后，又经《难经》进一步论证，并付诸实践确定诊脉独取寸口，自此便成为中医几千年以来的诊脉大法。

2. 诊脉的要求

《内经》强调，诊脉时，医生和病人都必须保持安静。对病人言，即《素问·脉要精微论篇》所示："诊法常以平旦，阴气未动，阳气未散，饮食未进，经脉未盛，络脉调匀，气血未乱，故乃可诊有过之脉。"为什么提出诊脉当在平旦？因为清早起床，人体阴阳之气未曾扰动，此时未进饮食，则经络之气调匀，气血亦未扰乱，在这样的环境下就可以诊察出有病的脉象。其实诊脉并不拘限于清晨，这里的"常以平旦",意在要求病人保持平静状态。对医生言,即《脉要精微论》所示"是故持脉有道,虚静为保",诊脉有一定的法规,应当以清虚宁静为最重要。医生诊脉,必须保持清静,要聚精会神,这是起码的要求,也是应有的态度。后世医家对此极为重视,如张仲景《伤寒论·序》曾提出批评:"观今之医……按寸不及尺,握手不及足;人迎趺阳,三部不参;动数发息,不满五十。短期未知决诊,九候曾无仿佛……夫欲视死别生,实为难矣!"孙思邈在《备急千金要方》中也指出:"凡大医治病,必当安神定志。""寸口关尺,有浮沉弦紧之乱;俞穴流注,有高下浅深之差;……唯用心精微者,始可与言于兹矣。"

3. 测脉的至数

古人诊脉,是用平息调脉的方法,即以正常人的呼吸去测量病人的脉搏至数。《素问·平人气象论篇》指出:"人一呼脉再动,一吸脉亦再动,呼吸定息。脉五动,闰以太息,命曰平人。平人者,不病也。常以不病调病人,医不病,故为病人平息以调之为法。"一般而言,一呼一吸脉来四动,或深呼吸时一息脉五动,均是正常脉象。如果少于此数或多于此数者,即是病脉,甚至是死脉。《素问·平人气象论篇》云:"人一呼脉一动,一吸脉一动,曰少气。人一呼脉三动,一吸脉三动而躁,尺热曰病温。……人一呼脉四动以上曰死,脉绝不至曰死,乍疏乍数曰死。"《难经·十四难》对此作了进一步阐述:"脉有损至……一呼再至曰平,三至曰离经,四至曰夺精,五至曰死,六至曰命绝,此至之脉也。……一呼一至曰离经,再呼一至曰夺精,三呼一至曰死,四呼一至曰命绝,此损之脉也。"《内经》提出的平息调脉法,已是中医几千年以来临床所习用的诊脉方法。

4. 察脉的胃气

脉以胃气为本,《素问·平人气象论篇》云:"平人之常气禀于胃,胃者平人之常气也。人无胃气曰逆,逆者死。……人以水谷为本,脉以胃气为本。"原文明确指出,正常人的正常脉气是禀承于胃气,所以有胃气,就是平人脉息的正常之气。那么什么脉象是有胃气?《素问·玉机真藏论篇》谓:"脉弱以滑,是有胃气。""脉弱",这里指脉象柔和;"滑",这里指流畅;脉象柔和而流畅,便是有胃气之象。《灵枢·终始》又谓"谷气来也徐而和",有胃气的脉象应是从容和缓之象。张景岳《类经》作了概括:"脉弱以滑……谷气来也徐而和,是皆胃气之谓。大都脉来时宜无太过无不及,自有一种雍容和缓之状者,便是胃气之脉。"为了说明脉以胃气为本,《素问·平人气象论篇》还专门描述了四时五脏有胃气的正常脉象,即"春胃微弦曰平""夏胃微钩曰平""秋胃微毛曰平""冬胃微石曰平""长夏胃微软弱曰平",这是四时有胃气的正常脉象。"平心脉来,累累如连珠,如循琅玕,曰心平,夏以胃气为本;……平肺脉来,厌厌聂聂,如落榆荚,曰肺平,秋以胃气为本;……平肝脉来,软弱招招,如揭长竿末梢,曰肝平,春以胃气为本;……平脾脉来,和柔相离,如鸡践地,曰脾平,长夏以胃气为本;……平肾脉来，喘喘累累如钩，按之而坚，曰肾平，冬以胃气为本"，这是五脏合五时的有胃气的正常脉象。对于四时五脏脉察胃气的理论，后世医家作了进一步肯定，如《玉函经·生死歌诀》谓："春弦、夏洪、秋毛、冬石，此乃四时之正脉。然亦须诊得有胃气，乃为和平无病之人。……故四时皆以胃气为本。"《医宗必读·新著四言脉诀》又谓："胃气脉者，缓而和匀，不浮不沉，不大不小，不疾不徐，意思欣欣，悠悠扬扬，难以名状者也。不拘四季，一切百病，皆以胃脉为本。"

脉象胃气的有无，决定着疾病的预后好坏。《素问·平人气象论篇》说："人绝水谷则死，脉无胃气亦死。所谓无胃气者，但得真藏脉，不得胃气也。"所谓"真藏脉"，是指脉无胃气而五脏真气败露的脉象。换言之，即脉象失去了从容、柔和、流畅之态，而五脏本脉的脉形毕露。对此，《素问·平人气象论篇》指出两点：其一，"肝不弦，肾不石"，谓春天不见微弦之象，冬天不见微石之象。推而言之，夏天不见微钩之象，长夏不见微微柔软之象，秋天不见微毛之象，都是无胃气的脉象。其二，"春……但弦无胃曰死，夏……但钩无胃曰死，长夏……但代无胃曰死，秋……但毛无胃曰死，冬……但石无胃曰死"。其"但弦、但钩、但代、但毛、但石"，均无胃气，表现了五脏本脏脉形的败露之象。《素问·玉机真藏论篇》对"真藏脉"脉象作了最具体的描述："真肝脉至，中外急，如循刀刃责责然，如按琴瑟弦。真心脉至，坚而搏，如循薏苡子累累然。真肺脉至，大而虚，如以毛羽中人肤。真肾脉至，搏而绝，如指弹石辟辟然。真脾脉至，弱而乍数乍疏。"

5. 脉象的主病

诊察脉搏测候病证，是诊脉的基本目的，也是《内经》切脉的大法之一。《素问·脉要精微论篇》云："长则气治，短则气病，数则烦心，大则病进，上盛则气高，下盛则气胀，代则气衰，细则气少，涩则心痛。"它指出，长脉表示正气充足，短脉表示正气不足，数脉表示心中烦热，大脉表示邪盛病进，寸部脉盛表示气逆于上，尺部脉盛表示气胀于下，代脉主元气衰，细脉主气血少，涩脉主气滞血少而病心痛。《素问·平人气象论篇》又云："欲知寸口太过与不及，寸口之脉中手短者，曰头痛；寸口脉中手长者，曰足胫痛；寸口脉中手促上击者，曰肩背痛。寸口脉沉而坚者，曰病在中；寸口脉浮而盛者，曰病在外。……脉盛滑坚者，曰病在外；脉小实而坚者，病在内。脉小弱以涩，谓之久病；脉滑浮而疾者，谓之新病。脉急者，曰疝瘕少腹痛。脉滑曰风，脉涩曰痹。缓而滑曰热中，盛而紧曰胀。"这些论述，既从脉象辨别表里虚实，又从脉象测候所现病症，它不仅提示了察脉测病证的思想方法，并且为后世脉学的发展及其运用奠定了基础。如《难经·六难》就提出："脉有阴盛阳虚，阳盛阴虚，何谓也？……浮之损小，沉之实大，故曰阴盛阳虚。沉之损小，浮之实大，故曰阳盛阴虚。是阴阳虚实之意也。"《难经·九难》又提出："数者腑也，迟者脏也。数则为热，迟则为寒。诸阳为热，诸阴为寒。故以别知脏腑之病也。"

6. 脉合四时阴阳

人体脉象与自然界四时的阴阳变化是相应的，《素问·脉要精微论篇》指出："四变之动，脉与之上下，以春应中规，夏应中矩，秋应中衡，冬应中权。"如果"春夏而脉沉涩，秋冬而脉浮大，名曰逆四时"，凡是"脉从四时，谓之可治""脉逆四时，为不可治"。《素问·玉机真藏论篇》说："春脉者肝也……其气来软弱轻虚以滑，端直以长，故曰弦，反此者病。""夏脉者心也……其气来盛去衰，故曰钩，反此者病。""秋脉者肺也……其气来轻虚以浮，来急去散，故曰浮，反此者病。""冬脉者肾也……其气来沉以搏，故曰营，反此者病。"总之，在一年四季之中，脉象宜顺从四时阴阳变化，"脉得四时之顺，曰病无他"，预后良好；如果"脉反四时……曰难已"，则预后不良。

7. 脉合病证阴阳

脉象有阴阳之分，病证有阴阳之别。《内经》认为，脉象的阴阳与病证的阴阳相合与否，是判断疾病的顺逆，推测疾病预后好坏的一条重要依据。王冰说："脉病相应谓之从，脉病相反谓之逆。"即谓阳证见阳脉，或阴证见阴脉，脉与证的阴阳相符者为从，反之者则为逆。《素问·方盛衰论篇》指出："形气有余，脉气不足，死；脉气有余，形气不足，生。"《素问·平人气象论篇》所举"风热而脉静，泄而脱血脉实，病在中脉虚，病在外脉涩坚者，皆难治"；以及《灵枢·玉版》篇所举"腹胀、身热、脉小，是一逆也；腹鸣而满，四肢清，泄，其脉小，是二逆也；衄而不止，脉大，是三逆也；咳且溲血脱形，其脉小劲，是四逆也；咳，脱形身热，脉小以疾，是谓五逆也"。此皆说明脉象与病证之间的阴阳相逆，它体现了《内经》脉证阴阳辨逆从的思想。

三、望诊要点

《内经》诊法之中，注重望诊，而望诊之中，尤重望色察神。《灵枢·邪气藏府病形》说："见其色，知其病，命曰明。"《灵枢·五色》提出望色的纲领是："察其浮沉，以知浅深；察其泽夭，以观成败；察其散抟，以知远近；视色上下，以知病处；积神于心，以知往今。"综析望诊之大要，其中突出的有 3 点。

1. 察部位，辨脏腑

《灵枢·五色》说"五色各有藏部"，如"庭者，首面也"，前额之上为天庭，天庭应头面。"阙上者，咽喉也"，眉心之上应咽喉。"阙中者，肺也"，眉心应肺。"下极者，心也"，两目之间应心。"直下者，肝也"，鼻柱部位应肝。"肝左者，胆也"，鼻柱左颊应胆。"下者，脾也"，鼻准部应脾。"方上者，胃也"，鼻准两旁的鼻翼应胃。"中央者，大肠也"，鼻两旁、颧部下方应大肠。"挟大肠者，肾也"，大肠部位之外的两颊应肾。由于头面上的各个部位均内应于五脏六腑，所以，从各个不同部位的色泽变化，就可以测知不同脏腑的病变情况。《灵枢·五阅五使》说："肺病者，喘息鼻张；肝病者，眦青；脾病者，唇黄；心病者，舌卷短，颧赤；肾病者，颧与颜黑。"肺司呼吸，鼻为肺之外窍，因此肺有病可表现呼吸喘促而鼻翼翕动。目为肝之窍，肝合青色，因此肝风病可见内外眼角色青。脾开窍于口，其荣在唇，脾合黄色，因此脾湿病可见口唇发黄。舌为心之窍，心合赤色，因此心火亢盛，阳气外越，可见舌卷短缩，两颧发赤。肾合黑色，两颊应肾，因此肾病可见颏部及两颊部发黑。

2. 察神色，观成败

《素问·脉要精微论篇》云："精明五色者，气之华也。"精明，指目的神气精光。精明见于目，五色见于面，目的神气精光和面部的五色明润是五脏精气的外在荣华。所以审察两目与面色的有神无神，即可测知五脏精气的盛衰。望目的神气，主要在于辨其有神无神，若两目反应灵敏，瞳神灵活，精彩内含，炯炯有光，为有神的表现；若两目反应迟钝，目光暗淡，瞳子呆滞，昏不识人，为无神的表现。《素问·脉要精微论篇》云："夫精明者，所以视万物，别白黑，审短长。以长为短，以白为黑，如是则精衰矣。"望色亦在于察神，凡色之有神，则五色明润光泽，含蓄不露；色之无神，则五色晦暗枯槁，暴露不藏。因此五色的明润与枯暗，含蓄与浮露，是望色察神的关键。喻嘉言说："色者，神之旗也。神旺则色旺，神衰则色衰，神藏则色藏，神露则色露。"《素问·脉要精微论篇》所举"赤欲如帛裹朱，不欲如赭；白欲如鹅羽，不欲如盐；青欲如苍璧之泽，不欲如蓝；黄欲如罗裹雄黄，不欲如黄土；黑欲如重漆色，不欲如地苍"，提示了望色察神的关键所在。

此外，《灵枢·五色》指出："青黑为痛，黄赤为热，白为寒，是谓五官。"五官，即五色所主。原文论述了五色所主的一般病证，是临床不可忽视的望色要点之一。

3. 察形态，测病变

人的体质强弱，体型肥瘦，形体动态，都与内在的脏腑精气相应。凡内在脏腑的病变，必然在外部形态上有所反应和表现。《素问·经脉别论篇》指出："诊病之道，观人勇怯、骨肉、皮肤，能知其情，以为诊法也。"《素问·脉要精微论篇》所说的"头者，精明之府，头倾视深，精神将夺矣。背者，胸中之府，背曲肩随，府将坏矣。腰者，肾之府，转摇不能，肾将惫矣。膝者，筋之府，屈伸不能，行则偻附，筋将惫矣。骨者，髓之府，不能久立，行则振掉，骨将惫矣"，就是望形态，测病变的重要方法之一。它指出，头是精气和神明会聚的地方，如果见到头低垂而不能举，目深陷而无光，那是精气和神明将要衰败了。背部是胸中心肺之气的外应部位，如果见到背弯曲而肩下垂，那是胸中脏气将要衰败了。腰是两肾的所居之处，如果见到腰部不能转侧动摇，是肾气将要衰惫了。膝是筋会聚的地方，如果膝部不能屈伸，行路时要曲身附物，那是筋将要衰惫了。骨是髓会聚的地方，如果人体不能久立，行动时震颤摇摆，那是骨将要衰惫了。《素问·玉机真藏论篇》还指出："大骨枯槁，大肉陷下，胸中气满，腹内痛，心中不便，肩项身热，破䐃脱肉，目眶陷，真藏见，目不见人，立死。"这又是通过望诊形态以判断生死的重要方法之一。

四、闻诊、问诊

闻诊与问诊，亦是《内经》诊法中不可忽视的两大内容。

1. 听声音，嗅气味

《素问·脉要精微论篇》云："中盛藏满……声如从室中言，是中气之湿也；言而微，终日乃复言者，此夺气也；衣被不敛，言语善恶不避亲疏者，此神明之乱也；仓廪不藏者，是门户不要也；水泉不止者，是膀胱不藏也。"它指出，病人腹中气盛胀满，说话的声音重浊不扬，这是中焦被湿气阻遏了。说话声音低微，气不接续，喃喃自语，这是中气虚脱了。衣被不知敛盖，言语不知善恶，行为不避亲疏，这是心神错乱了。脾胃不能藏蓄水谷之气而泄利不禁，这是胃肠道的门户失去约束了。小便失禁，这是膀胱不能闭藏了。文中所举声音低微、断续不接属虚证；声音高亢、狂言乱语属实证；声音重浊不扬属中焦湿遏证。这些论述，都为后世闻诊听声提出了辨证先例。《素问·腹中论篇》云"有病胸胁支满者，妨于食，病至则先闻腥臊臭"，又提出了闻诊嗅气味的辨证先例。

2. 问病情，审病因

《内经》十分重视问诊，《灵枢·师传》强调："入国问俗，入家问讳，上堂问礼，临病人问所便。"如果不注重问诊，便是医生诊治疾病中的一大过失。《素问·徵四失论篇》特别提出告诫："诊病不问其始，忧患饮食之失节，起居之过度，或伤于毒，不先言此，卒持寸口，何病能中？妄言作名，为粗所穷。"通过问诊，可以了解疾病的发生、发展情况，现有的症状，病人的喜恶以及与疾病有关的其他方面的情况。《素问·疏五过论篇》明确指出："凡欲诊病者，必问饮食起居，暴乐暴苦，始乐后苦，皆伤精气，精气竭绝，形体毁沮。暴怒伤阴，暴喜伤阳。……凡诊者，必知终始，有知余绪，切脉问名，当合男女，离绝菀（wǎn）结，忧恐喜怒，五藏空虚，血气离守，工不能知，何术之语。"原文说，诊察病人必须询问病人的饮食居处情况，以及暴乐暴苦等精神刺激情况。因为这些因素都可以损伤人体精气，使精气衰竭，形体败坏。暴怒可以损伤肝阴，暴喜可以损伤心阳。原文又说，凡是诊治疾病，必须问清发病的起因和病程的经过，才能察知疾病的本末。在切脉问病时，应当分别男女性别，了解病人在精神上有无生离死别，情怀郁结，以及忧愁、恐惧、喜怒过度的情况。因为这些因素可以损伤五脏，使五脏空虚，血气离散。作为一名医生，如果不知道这些，还有什么技术可言呢？

《素问·三部九候论篇》也指出："必审问其所始病，与今之所方病，而后各切循其脉，视其经络浮沉，以上下逆从循之。"它仍然强调，必须详细询问病人的起病情况和现有症状，并需分部切脉，观察经络的浮沉。然后才能确定正确的治法。上述可见，《内经》非常重视问诊，问诊乃是了解病情的重要方法之一，它在诊法中占有十分重要的地位。

第八章　治疗学说

治疗学说，首要内容是论临床治疗疾病所遵循的理论法则。治疗法则是通过诊察与辨证来确定的，《素问·移精变气论篇》说："治之要极，无失色脉，用之不惑，治之大则。"

《内经》论治则，是以辨证观和整体观为指导，运用阴阳五行的理论，根据藏象、经络、营卫气血的生理病理，提出了一系列的治疗原则和治疗方法，并提出了制方和用药的基本法则。《内经》特别强调人体内外的整体统一，提出了因时、因地、因人、因病制宜的治疗原则；强调治病求本，审因论治；提出治序标本先后，治分逆从正反；强调协调阴阳，提出"谨察阴阳所在而调之，以平为期"；强调防微杜渐，提出"治未病"。此外，还具体指出了药物治疗、精神治疗以及按摩、导引、药熨、浸浴等多种治疗方法。并且提出了君、臣、佐、使及大、小、缓、急、奇、偶、重（复）的制方原则。同时还创立、记载了13方；又指出了药物的性能和作用，以及毒药的使用原则等。这些丰富的内容，为后世治疗学的发展奠定了基础，并且对临床实践有着重要的指导作用。

一、平调阴阳

人体阴阳必须协调而维持相对的动态平衡，如果阴阳的动态平衡失调就会产生疾病，阴阳失调是疾病发生发展最根本的机制。因此治疗疾病的关键是要恢复机体原有的阴阳平衡状态，即《素问·至真要大论篇》所说："谨察阴阳所在而调之，以平为期。"

1. 阳病治阴，阴病治阳

阴阳失调在病理上若有一面偏胜，则另一面偏衰。比如"阴胜则阳病"，这个"阳病"，实际是阴胜导致的阳衰，此时必须治其阴胜，故谓"阳病治阴"。而"阳胜则阴病"，这个"阴病"，实际上是阳胜导致的阴衰，此时亦必须治其阳胜，故谓"阴病治阳"。推而论之，阴虚所导致的阳偏胜而为阳病，其"阳病"则必须补阴，亦谓之"阳病治阴"。阳虚所导致的阴偏胜而为阴病，其"阴病"则必须补阳，也谓之"阴病治阳"。这就是说，凡阴胜而致阳衰者，应当治其阴胜；阳胜而致阴衰者，应当治其阳胜，这里的"治"乃"泻"之义。凡阴衰而致阳胜者，又当治其阴衰；阳衰而致阴胜者，又当治其阳衰，这里的"治"乃"补"之义。或补、或泻，务在平调阴阳。药物治病是如此，针刺治病亦是如此。《素问·阴阳应象大论篇》所说"善用针者，从阴引阳，从阳引阴"，就是这一原则的体现。

2. 壮水补阴，益火补阳

《素问·至真要大论篇》云："诸寒之而热者取之阴，热之而寒者取之阳，所谓求其属也。"是谓发热的病症用苦寒药治疗却仍然发热的，乃是阴虚发热，应当取治阴分，用滋阴法。恶寒的病症用辛热药治疗却仍然恶寒的，乃是阳虚而寒，应当取治阳分，用补阳法。这是推求疾病本质的治本之法。本条原文提出了虚热、虚寒证的治疗原则，所论虚热证，是指因阴虚不能制阳出现的热象病症，其病本在于阴虚，故治法必须滋补真阴，即所谓"寒之而热者取之阴"，王冰谓此法为"壮水之主以制阳光"。所论虚寒证，是指因阳虚不能制阴出现的寒象病症，其病本在于阳虚，故治法必须温补真阳，即所谓"热之而寒者取之阳"，王冰谓此法为"益火之源以消阴翳"。这种养阴清热和补阳去寒的方法，是从阴虚与阳虚的本质论治，关键在于治病求本，平调阴阳。它与实证治法的"治热以寒""治寒以热"的方法，迥然有别。前者是补虚调阴阳，后者是泻实调阴阳，二者都是临床治疗阴阳寒热虚实病变的最基本的方法。

二、补虚泻实

《素问·通评虚实论篇》云："邪气盛则实，精气夺则虚。"邪气亢盛者为实证，正气不足者为虚证。实证应当去邪，虚证应当补正。《素问·至真要大论篇》指出："盛者泻之，虚者补之。"根据《内经》有关治法的论述，如通气、散火、逐水、开郁，以及治疗上焦邪实的吐法，治疗中焦胀满的消法，用于邪在皮毛的发汗法，用于邪在血脉的通决法，用于邪轻浮的扬散法，用于邪沉重的削减法，用于邪坚积的软坚法，用于肠中有燥屎的攻下法，均属"盛者泻之"的范围。凡各种补益正气的方法，如补气、补血、滋阴、壮阳，以及治疗耗散太过的收敛法，治疗正气虚衰的固脱法，治疗津液亏耗的滋润法，治疗中气下陷的升举法等，均属"虚者补之"的范围。《素问·阴阳应象大论篇》云："故因其轻而扬之；因其重而减之；因其衰而彰之，形不足者，温之以气；精不足者，补之以味。其高者，因而越之；其下者，引而竭之；中满者，泻之于内；其有邪者，渍形以为汗；其在皮者，汗而发之；其慓悍者，按而收之；其实者，散而泻之。……血实宜决之，气虚宜掣引之。"原文仅以表里、上下、轻重、缓急、虚实、血气为对举，论述了虚实补泻的治法。"轻而扬之"，谓病邪轻浅的用宣散法治疗，如风温表证用银翘散、桑菊饮之类。"重而减之"，谓病邪实于里的用逐泻法治疗，如阳明腑实证用承气汤之类。"其高者，因而越之"，谓病邪停积在胸脘上部，用催吐法治疗，如宿食痰饮停积在上脘用瓜蒂散之类。"其下者，引而竭之"，谓病邪停积在脐腹以下，用荡涤疏利法治疗，如膀胱蓄水证用五苓散；蓄血证用桃核承气汤之类。"中满者，泻之于内"，谓腹中坚满的病症，用消泻法治疗，如疟母癥积用鳖甲煎丸之类。"其有邪者，渍形以为汗"，谓肌表有邪气，可用汤药浸泡以发其汗，如风寒痹痛证用加味五积散之类。"其在皮者，汗而发之"，谓邪在皮毛，用发汗法治疗，如寒邪在表用麻黄汤之类。"其慓悍者，按而收之"，谓病邪急暴的证候，用收煞制伏法治疗，如疟疾发作用常山截疟之类。"其实者，散而泻之"，谓表里俱实证，用发散兼攻泻的方法治疗，如表里双解用防风通圣散之类。"血实宜决之"，谓血瘀的病证，用逐瘀放血法治疗，如三棱针放局部瘀血法及瘀血证用抵当汤之类。以上所举皆是泻实之方法。"因其衰而彰之"，则是指正气虚衰证，用补益法治疗。具体言之，则"形不足者，温之以气"，属于形气虚弱的，用温养益气之法，如黄芪建中汤，薯蓣丸之类。"精不足者，补之以味"，属于精血虚衰的，用血肉有情之品滋补，如龟鹿二仙胶、河车大造丸之类。"气虚宜掣引之"，谓气虚病证宜用导引升提之法治疗，如《灵枢·官能》所述之针刺导引："上气不足，推而扬之；下气不足，积而从之。"后世的药物升提导引用补中益气汤之类。以上所举皆补虚之法。实证用泻法，虚证用补法，是虚实治疗大纲。如果违反这一基本治则，或用补法去治疗实证，就会助长邪气，使邪气益甚。或者用泻法去治疗虚证，正气已虚，再伤正气，就会使正气消亡，乃至损伤生命。《素问·五常政大论篇》特别告诫："无盛盛，无虚虚，而遗人夭殃；无致邪，无失正，绝人长命。"就是说，不要用补法治实证，不要用泻法治虚证，以免给人们留下灾殃；不要去助长邪气，不要去损伤正气，以免断送人的生命。

三、明辨标本

《内经》十分重视治病辨标本。《素问·标本病传论篇》强调："知标本者，万举万当；不知标本，是谓妄行。"标与本，乃是相对的概念：以邪正而言，邪气为标，正气为本；以病程而言，后病为标，先病为本；以病因病症而言，症状为标，病因为本；以病变部位而言，体表病为标，内脏病为本。由于病情的变化多端，标本又可以相互转移，因此，治标与治本，必须灵活掌握运用。《素问·标本病传论篇》说："有其在标而求之于标，有其在本而求之于本，有其在本而求之于标，有其在标而求之于本。"综其大要，其中最基本的原则有3点。

1. 治辨标本，关键在于治本

《素问·标本病传论篇》指出："先病而后逆者治其本；先逆而后病者治其本；先寒而后生病者治其本；先病而后生寒者治其本；先热而后生病者治其本；先热而后生中满者治其标；先病而后泄者治其本；先泄而后生他病者治其本，必且调之，乃治其他病。先病而后生中满者治其标，先中满而后烦心者治其本。……小大不利治其标，小大利治其本。"可以看出，大多数疾病皆当从本论治。唯有在标病急迫的情况下，如"中满者""大小便不利者"则治其标。因此后世作出总结："急则治其标，缓则治其本。"

2. 谨察间甚，间者并行，甚者独行

所谓"间甚"，是指在标本同病情况下的间甚。张景岳认为："间者，言病之浅；甚者，言病之重也。病浅者，可以兼治，故曰并行；病甚者，难容杂乱，故曰独行。"间者并行，是指标本两方面病情均较轻，病势较缓，则可以标本兼治。甚者独行，是谓标本双方面有一方病情较重，病势较急，则应专治其病甚、病急的一方面。因此，并行与独行的确定，关键在于"谨察间甚"。高士宗说："如邪正之有余不足，迭胜而相间者，则并行其治。并行者，补泻兼施，寒热互用也。如但邪气有余，但正气不足，而偏甚者，则独行其治。独行者，专补、专泻、专寒、专热也。"

3. 内外相传，先治其本

《素问·至真要大论篇》提出了疾病内外相传的治本原则："从内之外者，调其内；从外之内者，治其外；从内之外而盛于外者，先调其内而后治其外；从外之内而盛于内者，先治其外而后调其内；中外不相及，则治主病。"以内外标本而言，如果内脏有病，而影响体表发病的，则内脏病为先病、原发病，为本；而体表病为后病、继发病，为标，宜先调治为本的内脏病。如果体表有病，而影响内脏发病的，则体表病为先病、原发病，为本；而内脏病为后病、继发病，为标，又宜先治为本的体表病。如果病起于内脏而后发展至体表，并且体表病较重的，比如《伤寒论》所述"下利，腹胀满，身体疼痛者，先温其里，乃攻其表，温里宜四逆汤，攻表宜桂枝汤"。此时尽管表证比较明显，仍然应该先调内脏之本病，后治外表之标病。如果病起于体表而后发展至内脏，而且内脏病较重的，比如《伤寒论》所述"伤寒，大下后，复发汗，心下痞，恶寒者，表未解也，不可攻痞，当先解表，表解乃可攻痞。解表宜桂枝汤；攻痞宜大黄黄连泻心汤"。此时尽管里证比较明显，仍然应当先治先病之表，后调后病之里。如果只是单纯的内脏病或单纯的体表病，内外没有互相传变影响，即所谓"中外不相及"，则应当针对主症进行治疗。由此可见，治标治本，务在审因求本。

四、正治反治

《素问·至真要大论篇》云："微者逆之，甚者从之""逆者正治，从者反治。"所谓"微者逆之"，是指病势轻微、症状单纯、反映真象的疾病，应当逆其病症而治。换言之，在疾病的症状与病机一致的情况下，则逆其病症而治。这种逆病症而治的方法，是正常的治法，普遍情况下的治法，即所谓"逆者正治"。诸如"寒者热之"（寒证用热药治疗），"热者寒之"（热证用寒药治疗），"坚者削之"

（坚积的病证用消削法治疗），"客者除之"（外邪侵袭的病证用驱邪解表法治疗），"劳者温之"（气虚劳伤的病证用温补法治疗），"结者散之"（痰气结聚的病证用疏散法治疗），"留者攻之"（实邪羁留的病证用攻逐法治疗），"燥者濡之"（津血干燥的病证用滋养法治疗），"急者缓之"（拘急挛痛的病证用和缓法治疗），"损者益之"（虚损的病证用补益法治疗）。毫无疑问，"逆者正治"是针对疾病的本质进行治疗的方法。

所谓"甚者从之"，是指病势严重、症状复杂、反映假象的疾病，应当顺从其病症而治。换言之，在疾病的症状与病机相反，也就是疾病出现假象的情况下，应当顺从其假象病症而治。这种顺从假象病症而治的方法，是反常的治法，特殊情况下的治法，即所谓"从者反治"。它包括四种情况，即《素问·至真要大论篇》所说："反治何谓？……热因热用，寒因寒用，塞因塞用，通因通用。"所谓"热因热用"，前一个"热"字指温热的药物，后一个"热"字指发热的病症，"因"，循也，顺着之意。是说温热的药物顺着发热的病症使用，这个发热是假热，实即以温热药物治疗真寒假热证。比如《伤寒论》"少阴病，下利清谷，内寒外热，手足厥逆，脉微欲绝，身反不恶寒，其人面色赤……通脉四逆汤主之"，便是热因热用。喻嘉言治徐××，"伤寒六七日，身热目赤，索水到前，复置不饮，异常大躁，将门牖洞启，身卧地上，辗转不快，更求入井，一医急以大承气与服。诊其脉，洪大无伦，重按无力。曰：阳欲暴脱，外显假热，内有真寒。以干姜、附子各五钱、人参三钱、甘草二钱，二剂而愈"（《续名医类案》），亦是热因热用。所谓"寒因寒用"，指寒凉的药物顺着恶寒的病症使用，这个恶寒是假寒，实即以寒凉药物治疗真热假寒证。比如《伤寒论》"伤寒脉滑而厥者，里有热，白虎汤主之"，是寒因寒用。又如李士材治"韩××，伤寒九日以来，口不能言，目不能视，体不能动，四肢俱冷，咸谓阴证。诊之六脉皆无，以手按腹，两手护之，皱眉作楚，按其趺阳，大而有力。以大承气汤下出燥屎六七枚，其病始愈"（《续名医类案》）。所谓"塞因塞用"，前一个"塞"字，指壅塞、壅补的药物，后一个"塞"字，指壅塞的症状，是谓壅补的药物顺着壅塞的病症使用，这个壅塞是假象，实即以壅补药治疗真虚假实证。《伤寒论》用理中汤治疗太阴虚寒腹满；《金匮要略》用肾气丸治疗妇人转胞不得尿；《管见良方》用四物汤加味治疗老人风秘及产后便秘不通；《医宗金鉴》用人参养荣汤治疗女子血枯经闭。凡此之类，皆可谓塞因塞用。所谓"通因通用"，前一个"通"字，指通利、通泻的药物，后一个"通"字，指通利的症状，是谓通利的药物顺着通利的病症使用，这个通利是假象，实即以通利药去治疗真实假虚证。《伤寒论》用大承气汤之急下，治"少阴病自利稀水，色纯青，心下必痛，口干燥者"；用小承气汤治疗"下利谵语者"；《医学心悟》用一味五灵脂治疗瘀血崩漏者；皆谓之通因通用。喻嘉言治朱××，"夏月患痢疾，昼夜达百次，不能起床，以粗纸铺于褥上，频频易置，但饮水而不进食，肛门如火烙，扬手掷足，躁扰无奈，脉弦紧劲急，于是以大黄四两，黄连、甘草各二两，频煎随服"，亦是通因通用。由上所见，"从者反治"，表面上是顺从疾病的假象而治，其实它仍然是针对疾病的本质进行治疗的。《素问·至真要大论篇》作了结论："必伏其所主，而先其所因。其始则同，其终则异，可使破积，可使溃坚，可使气和，可使必已。"不论正治与反治，其关键都在于：一定要制伏疾病的本质，而又要首先寻求疾病的原因。只有治病求本，审证求因，才是一定不移的法则。尽管反治法在开始使用时，其药性与病症似乎相同，但察其本质，终究其药性与病性是相反的，因此反治法仍可用以破除积滞，消散坚结，调和气血，使疾病痊愈。

五、三因制宜

三因制宜，是指顺应天时气候、地理环境、体质特点而采取恰当的治法，即因时、因地、因人而施治。它体现了《内经》用整体观指导辨证论治的基本思想。

1. 因时施治

这是指根据年、季、月、日，乃至昼夜、时辰的变易而采取相应的治疗方法。《素问·六元正纪大论篇》所述"用寒远寒，用凉远凉，用温远温，用热远热……所谓时也"，即是因时用药的范例。同时，《内经》十分重视因时针刺，《素问·诊要经终论篇》所述"春刺散俞，夏刺络俞，秋刺皮肤，冬刺俞窍"，即是因时针刺的范例。后世的"子午流注"按时取穴针刺法，就是在《内经》因时针刺的理论指导下产生和发展起来的。

2. 因地施治

这是指根据地理环境及其气候条件、生活习惯的差异而采取不同的治疗方法。比如我国西北部地势偏高，气候寒凉，温度和湿度较低，我国东南部地势偏低，气候温热，温度和湿度较高。由于地理环境不同，气候冷热有别，人的体质及发病情况亦因之而异。因此《素问·异法方宜论篇》提出了东、南、西、北、中等五方异治。《素问·五常政大论篇》提出"西北之气散而寒之，东南之气收而温之，所谓同病异治也"。

3. 因人施治

这是指根据人的性别男女、年龄大小、形体肥瘦、体质强弱、精神勇怯，以及生活环境、情志状态等各个方面的不同情况进行不同的施治。《灵枢·卫气失常》指出："必先别其三形，血之多少，气之清浊，而后调之，治无失常经。"徐灵胎说："天下有同此一病，而治此则效，治彼则不效，且不唯无效，而反有大害者，何也？则以病同而人异也。"说明了因人施治的重要性。

六、治未病

《素问·四气调神大论篇》云："圣人不治已病治未病，不治已乱治未乱……

夫病已成而后药之，乱已成而后治之，譬犹渴而穿井，斗而铸锥，不亦晚乎!"原文是说：圣人不是等到疾病已经发生了再去治疗，而是在未病之先加以预防；不是等到祸乱已经发生了再去平治，而是在未乱之先加以治理。如果等到疾病已经发生了然后才去治疗，等到祸乱已经形成了然后才去治理，那就好比口渴了才去挖水井，战斗发生了才去铸造兵器，不是已经晚了吗？本文提出了"治未病"的理论，体现了中医学预防为主的思想。

《内经》论述"治未病"的内容颇多，综其大要有4点。

1. 未病先防

《素问·四气调神大论篇》"不治已病治未病，不治已乱治未乱"，突出地表明了未病先防的思想。朱丹溪说："与其救疗于有疾之后，不若摄养于无疾之先。……是故已病而后治，所以为医家之法；未病而先治，所以明摄生之理。夫如是则思患而预防之者，何患之有哉？此圣人不治已病治未病之意也。"（《丹溪心法》）

2. 治病萌芽

《素问·刺热篇》说："病虽未发，见赤色者刺之，名曰治未病。"就是说，疾病初发，苗头初露，就要给予治疗。《素问·阴阳应象大论篇》指出："故善治者治皮毛，其次治肌肤，其次治筋脉，其次治六府，其次治五藏。治五藏者，半死半生也。"《素问·八正神明论篇》更指出："上工救其萌芽……下工救其已成，救其已败。"所以张景岳释曰："祸始于微，危因于易。能预此者，谓之治未病。"

3. 待衰而刺

《灵枢·逆顺》说："方其盛也，勿敢毁伤；刺其已衰，事必大昌。故曰：上工治未病，不治已病，此之谓也。"它是说，在针刺治病时，对于病势猖盛的病症，要避其猖獗之势，选择适当时机。如《素问·疟论篇》所举："夫疟者之寒，汤火不能温也；及其热，冰水不能寒也。……当此之时，良工不能止，必待其自衰乃刺之，其故何也？……经言无刺熇熇之热，无刺浑浑之脉，无刺漉漉之汗，故为其病逆未可治也。"

4. 既病防变

既病之后，防止疾病的传变，亦谓之"治未病"。《素问·玉机真藏论篇》指出："五藏有病，则各传其所胜。"《难经》根据这一规律，提出"见肝之病，则知肝当传之与脾，故先实其脾气，无令得受肝之邪，故曰治未病焉"。《金匮要略》作了进一步论证："上工治未病何也？师曰：夫治未病者，见肝之病，知肝传脾，当先实脾。"叶天士谓此为"务在先安未受邪之地"。

七、五脏用药

一切药物都有各自的气味特点、阴阳属性，因而各具不同的治疗作用。《素问·至真要大论篇》所谓"气味有厚薄，性用有躁静，治保有多少，力化有浅深"。所谓"气"，是指药物的寒、热、温、凉性质，称为"四气"。所谓"味"，指酸、苦、甘、辛、咸五味，虽然尚有一种淡味，仍然概称"五味"。药物的气味有厚薄的不同，其性能与功用有缓急之殊，或偏于祛邪气以治病，或偏于保真气以调养，药力所能达到的部位，亦有浅深之异。

1. 五味的所入所用

《素问·宣明五气篇》说："五味所入，酸入肝，辛入肺，苦入心，咸入肾，甘入脾，是谓五入。"《灵枢·九针论》又补充"淡入胃"。由于五脏合五体，故《灵枢·九针论》又提出五味走五体的理论："酸走筋，辛走气，苦走血，咸走骨，甘走肉，是谓五走也。"五味的作用亦各有所长，味辛者长于宣散，味酸者长于收敛，味甘者长于缓急，味苦者长于坚阴，味咸者长于软坚，即《素问·藏气法时论篇》所说："辛散、酸收、甘缓、苦坚、咸软……辛酸甘苦咸，各有所利。"

2. 五脏的苦欲补泻

《素问·藏气法时论篇》用五脏苦欲理论，阐明五脏补泻的治法，指出药物有五味，五脏有苦欲，因随脏气喜恶的不同而产生不同的补泻作用。"肝苦急，急食甘以缓之。……心苦缓，急食酸以收之。……脾苦湿，急食苦以燥之。……肺苦气上逆，急食苦以泄。……肾苦燥，急食辛以润之。""肝欲散，急食辛以散之，用辛补之，酸写之。……心欲软，急食咸以软之，用咸补之，甘写之。……脾欲缓，急食甘以缓之，用苦写之，甘补之。……肺欲收，急食酸以收之，用酸补之，辛写之。……肾欲坚，急食苦以坚之，用苦补之，咸写之。"从五脏的特性而言，肝性苦躁急，应该服用甘味药以缓和它。心性苦于气缓散，应该服用酸味药以收敛它。脾性苦于湿，应该服用苦味药以燥其湿。肺性苦于气上逆，应该服用苦味药以降泄其气。肾性苦于干燥，应该服用辛润药以润养它。从五脏的病理特点而言，肝病需要疏散（泄）条达，应该用辛味药去疏散，辛味顺其疏泄之性便是补，若用甘味收其疏泄之气便成了泻。心病需要软缓，应该用咸味药去软缓，故用咸味则为补心，用甘味则为泻心。脾病需要缓和，应该用甘味药去缓和，故用甘味药则为补脾，用苦味药则为泻脾。肺病需要收敛，应该用酸味药去收敛，故用酸味药则为补肺，用辛味药则为泻肺。肾病需要坚固，应该用苦味药去坚肾，故用苦味药则为补肾，而用咸味药则为泻肾。应当明确，本段原文所述药物五味对于五脏的补泻作用，是依据脏气的性能特点所决定的，即顺其脏性者为补，逆其脏性者为泻。如丹波元简所释："此节专就五脏之本性而言补泻，不拘五行相克之常理也。"比如同一酸味的药物，既能敛肺，又能泻肝。敛肺以其能下气，泻肝以其能抑亢。同一苦味的药物，既能泄肺以降肺气上逆，又能泻脾以燥脾湿壅遏，还能坚肾以清相火而固肾精。由此可见，药物的补泻作用，必须结合脏气的喜恶，病变的性质，药物的气味，正确地区别使用。以肝脏为例，"肝苦急，急食甘以缓之""肝欲散，急食辛以散之，用辛补之，酸泻之"；而张仲景《金匮要略》又谓

"夫肝之病，补用酸"。那么甘味、辛味、酸味对肝脏的补泻作用究竟应如何理解呢？盖因肝脏体阴而用阳，肝藏血，其体属阴，而血之化源在于中焦脾胃，用甘味补中，实亦可培肝血生化之源。且肝气易急迫，用甘味则可缓其急迫。如内补当归汤中用饴糖、甘草、大枣，滋化源也；芍药甘草汤中酸甘并用，缓急迫也。又肝主疏泄，其气喜条达而恶抑郁，而辛散行气，可使肝气畅达而助其疏泄之性，故谓"用辛补之"。而就其疏泄之特性言，则酸味与之相悖，故谓"酸泻之"。如逍遥散中用柴胡、薄荷，助肝气疏泄也。柴胡疏肝汤中用柴胡、香附、川芎等，亦助肝气疏泄也。此外，肝之性刚而易亢，"肝为将军之官"，其气善怒，当需柔肝之品以柔肝阴。酸味既可柔补肝阴，又可收敛亢气，故仲景又提出"肝之病，补用酸"。如酸枣仁汤之酸枣仁；芍药汤中之芍药，皆酸以柔肝而补肝也。可见其"酸补肝"与《内经》之"酸泻肝"，均是从肝的不同特性、不同角度认识的，二说既不可混同一律，又不可视为矛盾。五味的补泻作用于肝脏如此，于他脏亦可类推之。故《金匮要略》谓："五脏病各有所得者愈。"李中梓曾作了明确论述："夫五脏之苦欲补泻，乃用药第一义也。……夫五脏者，违其性则苦，遂其性则欲。本脏所恶，即名为泻；本脏所喜，即名为补。苦欲既明，而五味更当详审。"（《医宗必读》）

八、精神治疗

《内经》十分重视人体"形与神俱"。形与神，情志与内脏、情志与精神之间在生理、病理上是相互联系和相互影响的。在一定条件下，情志因素能改变生理活动，因此情志过度是导致疾病的重要原因之一。而另一方面则利用情志因素对内脏功能及气机的影响作用，以达到调理气机，扶正去邪，治疗疾病的目的。这便是《内经》精神治疗的基本原理。

1. 祝由治病

《素问·移精变气论篇》云："古之治病，惟其移精变气，可祝由而已。"祝，同咒，祝告也；由，生病原由也。"祝由"，系祝说发病的原因，转移患者的精神，以达到调整气机、治疗疾病的目的。王冰谓其"移精变气，无假毒药，祝说病由，不劳针石而已"。《灵枢·贼风》说得更清楚："其祝而已者，其故何也？……先巫者，因知百病之胜，先知其病之所从生者，可祝而已也。"就是说，祝由治病有两条原则：一要了解发病的原因，主要是精神情志方面的原因，即所谓"先知其病之所从生者"。二要掌握制胜的规律，如张景岳所说："凡百病五行之道，必有所以胜之者，然必先知其病所从生之由，而后以胜法治之，则可移精变气，祛其邪矣。"（《类经》）这便是中医学最原始的精神疗法。

2. 以情制情

许多因精神情志因素所致的病变，亦可运用情志去胜制它，以达到治病的目的。《素问·阴阳应象大论篇》指出："怒伤肝，悲胜怒""喜伤心，恐胜喜""思伤脾，怒胜思""忧伤肺，喜胜忧""恐伤肾，思胜恐"。盖人有五志七情，分属五脏，而五脏及情志间存在着五行制胜的原理。如怒为肝志，属木；悲为肺志，属金；悲胜怒即为金克木之义。喜为心志，属火；恐为肾志，属水；恐胜喜即为水制火之义。思为脾志，属土；怒为肝志，属木；怒胜思即为木克土之义。忧为肺志，属金；喜为心志，属火；喜胜忧即为火胜金之义。恐为肾志，属水；思为脾志，属土；思胜恐即为土制水之义。然这种五行相制胜的原理只是说理的依据，其实以情制情的治疗运用绝不是如此机械的。它的根本作用在于以情志制约情志，以情志调整气机。王冰在《素问·五运行大论篇》中作了注释："悲发则怒止，胜之信也。"此言悲胜怒。"恐至则喜乐皆泯，胜喜之理，目击道存"，此言恐胜喜；"怒则不思，忿而忘祸，则胜可知矣。思甚不解，以怒制之，调胜之道也"，此言怒胜思；"神悦则喜，故喜胜忧"，此言喜胜忧；"思见祸机，故无忧恐"，此言思胜恐。王氏是从情志的实际变化作用认识以情制情的原理。后世余瀛鳌在"情志疾患的五志相胜治法"一文中说得很清楚："从《素问·阴阳应象大论篇》……的理论来看，是以五行生克作为立论基础的，但也不能拘执此说，如……忧胜喜、悲胜喜、喜胜怒、恐胜忧等，若单以五行相克的理论是难以解释的。五志相胜实际上是一种调整整体气机的疗法，人们只要掌握情志对于气机运行的影响，即可采用此法，似不必拘泥于相生相克之说。"再观《灵枢·师传》所云："人之情，莫不恶死而乐生。告之以其败，语之以其善，导之以其所便，开之以其所苦，虽有无道之人，恶有不听者乎！"它表明，说理、劝告、开导、心理暗示、精神转移，都是精神治疗的基本方法。《内经》则把这些方法贯穿于五情相胜的法则之中。张子和在《儒门事亲》中作了阐述："悲可以制怒，以怆恻苦楚之言感之。喜可以制悲，以谑浪亵狎之言娱之。恐可以制喜，以恐惧死亡之言怖之。怒可以制思，以污辱欺罔之言触之。思可以制恐，以虑彼忘此之言夺之。"古人也曾认识到"合欢蠲忿，萱草忘忧"（《养生论》），然若仅靠无情之草木，毕竟难根治"心病"，所以后世医家对《内经》以情制情的法则十分重视，且在实际应用中获验甚多。

这里笔者举一实例：余在 1970 年曾治某工程师之疾，其人因胃痛去某医院诊治，门诊部一医生在其病历上竟写着"肝 Ca 待查"的意见，某一见此意见，立即瘫倒在地，两足痿软无力，不能行走，用车接回单位后，其脘胁疼痛加剧，不进饮食，心悸自汗，不能安眠，四肢颤抖，大小便频数，如此一病不起。余询其素无肝病史，扪其胁腹部并无肿块可征，且见嗳气频作，舌苔薄白，脉象弦细。知非肝癌，乃气滞胃痛而兼"恐癌"之证也。遂以十分肯定的语气告诉病人："此绝非肝癌。"并晓以诊断理由。然后拟柴胡疏肝汤合孔圣枕中丹，并向病人解释两方的功用。服药次日，病人便欲进食，余遂邀病人同桌而食，并谓病人曰："你若真患肝癌，我敢与你同桌而食吗？"彼释然而笑。过五日，其病痊愈。此案虽不是以明显的思去制胜恐，然却利用病人之善思而自释其致恐之由，从而帮助了治疗，可谓以情制情之临证一得。

3. 导引气功

早在春秋战国时期，就有许多关于导引气功的记载。如《老子》："虚其心，实其腹""致虚极，守静笃""专气致柔，能婴儿乎。"《庄子》："吹呴呼吸，吐故纳新，熊经鸟伸，为寿而已。"《吕氏春秋》："流水不腐，户枢不蠹，动也；形气亦然。形不动则精气不流，精不流则气郁。"这些记载，证实了古人很重视导引气功。《内经》论治法，多处提到"导引行气"，如《灵枢·病传》谓"私览于诸方，或有导引行气，乔摩、灸熨、刺焫（ruò）、饮药"。它把导引行气与按摩、艾灸、针刺、汤药诸法相提并论，可见"导引行气"是一种治疗方法。《灵枢·官能》又谓"缓节柔筋而心和调者，可使导引行气"。是说筋骨柔和，性情调顺的则可以施行导引行气。《素问·异法方宜论篇》还指出："中央者，其地平以湿……其民食杂而不劳，故其病多痿厥寒热，其治宜导引按跷（qiāo）。"据本条原文所述，导引与按跷都是用以疏通经脉、运行气血、活动关节、治疗痿厥寒热病证的。何谓导引？《庄子·刻意》注曰："导气令和，引体令柔。"唐氏王冰又谓"导引，谓摇筋骨，动支节"。清代张志聪则谓"导引者，擎手而引欠也"。诸说表明，导引乃是呼吸清气，引导气机，使之和调通畅；运动肢体，摇动筋骨，使之轻柔灵活的一种方法，即后世所称之气功。《素问·上古天真论篇》所说的"恬惔虚无，真气从之""和于术数""呼吸精气，独立守神"，都属于导引的内容。《素问·刺法论篇》所载的"肾有久病者，可以寅时面向南，净神不乱思，闭气不息七遍，以引颈咽气顺之，如咽甚硬物，如此七遍后，饵舌下津令无数"。就是用导引气功治病的具体例子。

导引气功之所以能治病，显然是与人的精神因素相关。它是通过精神作用调整生理功能，"以意领气"，使心情平静，气机调和，从而达到驱邪治病的目的。《庄子·刻意》谓："此皆导引神气，以养形魄。"可见导引气功当属于精神治疗的范畴。后世如华佗所创之"五禽戏"；陶弘景所撰《养生延命录》之"导引按摩"篇，皆是在《内经》理论指导下的运用和发展。

九、一十三方

《内经》中的治病方法，详于针刺而略于方药。但《内经》中记载了十三首方剂，这些方剂，不仅自古至今多为中医临床治病所实用，更重要的是为中医方剂学的发展奠定了基础，为中医治病组方提示了规矩。诚如《论衡》所云："医之治病也，方施而药行。"

1. 汤液醪醴

《素问·汤液醪醴篇》载："黄帝问曰：为五谷汤液及醪醴奈何？岐伯对曰：必以稻米，炊之稻薪，稻米者完，稻薪者坚。……此得天地之和，高下之宜，故能至完；伐取得时，故能至坚也。"

汤液与醪醴，都以稻米为原料，经过酿制而成。其酿成的清液，即为汤液；酿成的浊液，即为醪醴，既是滋补剂，又是治疗剂。现代所用的酒剂，以及方药中所用粳米、秫米、苡米煮汁以治病，当是从《内经》汤液醪醴发展而来。

2. 生铁洛饮

《素问·病能论篇》载："帝曰：有病怒狂者……治之奈何？岐伯曰：……使之服以生铁洛为饮。夫生铁洛者，下气疾也。"

生铁洛现名生铁落，即生铁在炉冶间锤落之铁屑。下气疾，是指下癫狂、惊痫、躁扰等气机逆乱之疾。因为生铁落气重性寒，能坠热降逆，平肝气，镇心神，故可治癫狂之疾。后世《张氏医通》用生铁落饮平肝热以治眼目突然失明；《医学心悟》用生铁落饮平肝阳、镇心神以治癫狂，皆本《内经》生铁洛饮发展而来。

3. 左角发酒

《素问·缪刺论篇》载："邪客于手足少阴、太阴，足阳明之络。此五络皆会于耳中，上络左角，五络俱竭，令人身脉皆动，而形无知也，其状若尸，或曰尸厥……剃其左角之发，方一寸，燔治，饮以美酒一杯，不能饮者灌之，立已。"

经文指出，若邪气侵犯五络，五络闭塞不通，突然神志昏迷，不省人事，其状若尸，但其全身血脉皆在搏动。此时可剃其左角之发，约一方寸，烧制为末，以美酒一杯冲服，或灌服之，可愈。

4. 泽泻饮

《素问·病能论篇》载："有病身热解堕，汗出如浴，恶风少气，此为何病？岐伯曰：病名曰酒风。……以泽泻、术各十分，麋衔五分，合以三指撮为后饭。"

酒风，在《素问·风论篇》又称"漏风"。其症身热、倦怠、大汗如浴、恶风、气短。此由嗜酒伤脾，致湿热郁蒸而成此疾。用泽泻、白术、麋衔（即鹿衔）三药碾末，饭前空腹服用。

5. 鸡矢醴

《素问·腹中论篇》载："黄帝问曰：有病心腹满，旦食则不能暮食，此为何病？岐伯对曰：名为鼓胀。帝曰：治之奈何？岐伯曰：治之以鸡矢醴，一剂知，二剂已。"

张景岳指出："鸡矢……攻伐实邪之剂也。若脾胃虚寒发胀及气虚中满等证，最所忌也，误服则死。"然鸡屎毕竟为秽浊之物，尽管后世提出了特殊制作方法，但也极少使用，今人则根本不用。

6. 乌贼骨藘茹丸

《素问·腹中论篇》载："帝曰：有病胸胁支满者，妨于食，病至则先闻腥臊臭，出清液，先唾血，四肢清，目眩，时时前后血，病名为何：何以得之？岐伯曰：病名血枯，此得之年少时，有所大脱血，若醉入房中，气竭伤肝，故月事衰少不来也。帝曰：治之奈何？复以何术？岐伯曰：以四乌贼骨，一藘茹，二物并合之，丸如雀卵，大如小豆，以五丸为后饭，饮以鲍鱼汁，利肠中及伤肝也。"

血枯，即精血枯竭而月经闭止的病证。而乌贼骨藘茹丸中之乌贼骨，气味咸温下行，主治女子赤白带下及血枯经闭。藘茹，即茜草，气味甘寒，能止血治崩，且和血通经。雀卵，即麻雀卵，气味甘温，补益精血，并治男子阳痿。鲍鱼，气味亦辛温，能通血脉，补精血。故本方具有养精补血、和血通经的功用。

7. 兰草汤

《素问·奇病论篇》载："有病口甘者，病名为何？何以得之？岐伯曰：此五气之溢也，名曰脾瘅……治之以兰，除陈气也。"

脾瘅，即脾胃湿热证。其主要表现是口中泛甜味，舌苔必然黄白而腻。兰草，即佩兰，气味辛平芳香，能入脾化湿浊，清暑辟秽。

8. 豕膏

《灵枢·痈疽》载："痈发于嗌中，名曰猛疽，猛疽不治，化为脓，脓不泻，塞嗌，半日死。其化为脓者，泻则合豕膏，冷食，三日而已。……发于腋下赤坚者，名曰米疽，治之以砭石……涂以豕膏，六日已，勿裹之。"

豕膏，即猪脂，气味甘微寒，《本草纲目》载："豕膏利血脉，散风热，润肺。入膏药，主诸疮。"

9. 菱翘饮

《灵枢·痈疽》载："发于胁，名曰败疵，败疵者，女子之病也。灸之，其病大痈脓。治之，其中乃有生肉，大如赤小豆。到菱翘草根各一升，以水一斗六升煮之，竭为取三升，则强饮，厚衣，坐于釜上，令汗出至足，已。"

菱，菱角；翘，连翘。菱角根能清热发汗，连翘根能凉血解毒。《本草纲目》云："连翘苦平无毒，主治寒热、鼠瘘、瘰疬、痈肿、恶疮、瘿瘤、结热蛊毒。"

10. 半夏秫米汤

《灵枢·邪客》载："今厥气客于五藏六府，则卫气独卫其外，行于阳不得入于阴，行于阳则阳气盛……不得入于阴，阴虚，故目不瞑。……饮以半夏汤一剂，阴阳已通，其卧立至。……其汤方，以流水千里以外者八升，扬之万遍，取其清五升，煮之，炊以苇薪，火沸，置秫米一升，治半夏五合，徐炊，令竭为一升半，去其滓，饮汁一小杯，日三稍益，以知为度。故其病属新发者，覆杯则卧，汗出则已矣，久者三饮而已也。"

半夏与秫米，主要是调和阴阳的作用。半夏味辛，能降厥逆之气而和阳明胃气；秫米甘寒，能和调阴阳。用流水千里而扬之万遍者，《金匮要略》称此为"甘澜水"，取其流畅清澈之用也，此方用之，确有效验。

11. 马膏膏法

《灵枢·经筋》载："足阳明之筋……其病足中指支胫转筋，脚跳坚，伏兔转筋，髀前踵，癫疝，腹筋急，引缺盆及颊，卒口僻；急者，目不合；热则筋纵，目不开。……治之以马膏，膏其急者，以白酒和桂，以涂其缓者，以桑钩钩之；即以生桑炭，置之坎中，高下以坐等，以膏熨急颊，且饮美酒，噉美炙肉，不饮酒者，自强也，为之三拊而已。"

阳明之筋受病，或转筋，或急引，或㖞僻，或目不合、目不开，都是外邪入侵，使经筋收引或缓纵所致。用马膏热熨，配以桑炭火烤，桑钩牵引，并食肉饮酒，法在行血舒筋，以正其㖞僻也。

12. 寒痹熨法

《灵枢·寿夭刚柔》载："寒痹之为病也，留而不去，时痛而痹不仁……用淳酒二十斤，蜀椒一升，干姜一斤，桂心一斤。凡四种皆㕮咀，渍酒中，用棉絮一斤，细白布四丈，并内酒中，置酒马矢煴中，盖封涂勿使泄，五日五夜，出布棉絮，曝干之，干复渍，以尽其汁，每渍必晬其日，乃出干，干，并用滓与棉絮，複布为複巾，长六七尺，为六七巾，则用之生桑炭炙巾，以熨寒痹。所刺之处，令热入至于病所。寒，复炙巾以熨之，三十遍而止。汗出以巾拭身，亦三十遍而止。起步内中，无见风。每刺必熨，如此，病已矣。"

此方虽然制作颇繁，但其驱寒通痹之作用必然，为后世开创了热熨诸法的先河。

13. 小金丹

《素问·刺法论篇》载："小金丹方，辰砂二两，水磨雄黄一两，叶子雌黄一两，紫金半两，同入合中，外固了，地一尺；筑地实，不用炉，不须药制，用火二十斤煅之也。七日终，候冷，七日取，次日出合子，埋药地中；七日取出，顺日研之三日，炼白沙蜜为丸，如梧桐子大，每日望东吸日华气一口，冰水下一丸，和气咽之；服十粒；无疫干也。"

本方是辟瘟防疫之方，它突出体现了古人治未病的思想。

第九章　针刺学说

　　针刺是《内经》用以治病的主要手段和方法。《内经》论针刺学说，是以藏象、经络理论为依据，以天人相应的整体观为指导，它总结了我国古代针灸学的理论知识和实践经验。其中不仅提出了人体的腧穴部位及其主治范围，而且指出针刺治病的关键在于守神、候气。所谓"凡刺之真，必先治神"（《素问·宝命全形论篇》）。"用针之类，在于调气"（《灵枢·刺节真邪》）。《内经》还先后提出了数十种针刺方法，并且对针具的使用，针刺的部位，取穴的原则，灸疗的方法，以及针刺深度、针刺禁忌、针刺与四时的关系等问题作了全面的阐述。这些内容，都是中医针灸学的理论渊源，它对于我国乃至世界针灸学的开创和发展都起到了重大的作用。

一、治神调气

　　《素问·宝命全形论篇》指出："故针有悬布天下者……一曰治神""凡刺之真，必先治神。"治神乃是针刺的首要法则。何谓治神？张景岳释曰："医必以神，乃见其形；病必以神，血气乃行，故针以治神为首务。"可见治神包括两方面的含义：一是医生自身必须治神，在针刺时一定要集中精神，专注意念。吴崑所谓"专一精神，心无他务，所谓神无营于众物也"。《素问·宝命全形论篇》作了描述："深浅在志，远近若一，如临深渊，手如握虎，神无营于众物。"凡针刺无论深浅，取穴无论远近，刺时都必须精神专一，好像面临着万丈深渊，必须小心谨慎，握针犹如握住猛虎，必须全神贯注，不要为其他事物所分心。概括言之，针刺操作时，医生必须端正态度，安定心神，即《灵枢·邪客》所说："持针之道，欲端以正，安以静。"二是必须守病人之神，针刺时要掌握病人的神气，调摄病人的神气。《灵枢·九针十二原》开宗明义："小针之要，易陈而难入，粗守形，上守神，神乎神，客在门。未睹其疾，恶知其原？"就是说，针刺治病的要点，说起来比较容易，但却很难达到精妙的程度，粗劣的医生只能拘守形迹，不知变化，高明的医生则能掌握病人神气的盛衰，采用补泻调神的方法。因为血气循行于经脉，出入有一定的门户，邪气从门户侵入人体，粗劣的医生不能详细审察病情，怎么能够知道病变的根源呢？《灵枢·本神》进一步指出："凡刺之法，先必本于神。"运用一切针刺方法，首先必须以病人的神气盛衰为依据。因为神是人体生命功能活动的反应，它以五脏精气作为物质基础，是脏腑气血盛衰的外在表现。任何治疗方法，都必须通过病人自身的神气才能发挥作用，取得效果。临床上，通过察神，就可以推断出病人的正气盛衰，病情轻重，治法宜忌，预后吉凶，从而采取正确的治疗方法。《灵枢·本神》说得很清楚："是故五藏主藏精者也，不可伤，伤则失守而阴虚，阴虚则无气，无气则死矣。是故用针者，察观病人之态，以知精神魂魄之存亡、得失之意，五者以伤，针不可以治之也。"人的五脏都是储藏精气的，不能受伤，若五脏受伤则精气失去守藏以致阴精亏虚，阴精亏虚则不能化生神气，神气丧失则生命休矣。因此用针刺治病，首先必须观察病人的神态，由此测知其精神魂魄的存亡得失与否。如果五脏的精神已经损伤，说明病情危重，就不能妄用针刺了。可见针刺须守病人之神，这一点在临床上是极其重要的。

调气，即调和气机。针刺治病，是以调和气机为目的。《灵枢·刺节真邪》说："用针之类，在于调气。"《灵枢·终始》说："凡刺之道，气调而止。"针刺之所以能治病，在于它可以通畅经脉，调和气血，使经脉气血能够按其正常的规律升降出入，从而使人体恢复健康。如《灵枢·九针十二原》所说："以微针通其经脉，调其血气，营其顺逆出入之会。"那么针刺怎样才能取效，达到调气的目的？《灵枢·终始》作了肯定的答复："气至而有效。"气至，临床上称为"得气"，即用针在适当的经脉和俞穴上如法施术，使经脉之气发生感应，才能取效。针刺的气至与否，乃是取效的关键。《灵枢·九针十二原》指出："刺之而气不至，无问其数；刺之而气至，乃去之，勿复针。针各有所宜，各不同形，各任其所为。刺之要，气至而有效，效之信，若风之吹云，明乎若见苍天。刺之道毕矣。"意思是说，针刺时要等候经气到来，如果气未至，就要耐心等待，不应当拘泥于手法的次数。若针下已经得气，就可以出针，不要再继续用针。各种针具各有不同的适用证，其形状不一，可根据病情选用。针刺的关键在于得气，得气才能取效。疗势显著的，好像风吹云散，重见晴天，这就是针刺治病的道理。由此可见，针刺的目的在于调气，要达到调气的目的，首先必须得气。由得气而后调气，这一点在临床上无疑也是非常重要的。张景岳对此作了具体描述，可供临床参考："所谓候气者，必使患者精神已潮，而后可入针；针既入矣，又必使患者精神宁定，而后可行气。若气不潮针，则轻滑不知疼痛，如插豆腐，未可刺也。必候神气既至，针下紧涩，便可依法施用。入针后轻浮虚滑迟慢，如闲居静室、寂然无闻者，乃气之未到；入针后沉重涩滞紧实，如鱼吞钓，或沉或浮而动者，乃气之已来。虚则推内进搓以补其气，实则循扪弹怒以引其气。气未至则以手循摄，以爪切掐，以针摇动，进拈搓弹，其气必至。气既至，必审寒热而施治。刺热须其寒者，必留针候其阴气隆至也；刺寒须其热者，必留针候其阳气隆至也，然后可以出针。

然气至速者，效亦速而病易痊；气至迟者，效亦迟而病难愈。"（《类经·针刺类》）

二、取穴原则

人体十四经脉上，共有俞穴 365 个。《灵枢·九针十二原》称其为："节之交，三百六十五会。……所言节者，神气之所游行出入也。"节之交，即人体经气流行交会的地方，共有 365 个，此即 365 穴。这些俞穴，乃是经脉血气游行出入的地方，所以它是针灸施治的主要部位。临床治疗，应当根据不同的疾病，选取不同的穴位，《内经》提出了几点主要的取穴原则。

1. 循经取穴

根据疾病的所属经脉，以选取该经的俞穴刺治，称为循经取穴。《灵枢·官能》指出"先得其道，稀而疏之"，谓针刺取穴，首先要知道经络通行的道路，而且取穴宜少宜精。循经取穴的关键在于两点：一要首先了解疾病与脏腑经脉的所属关系，二要首先掌握经络的循行道路。《素问·痹论篇》说得很清楚："五藏有俞，六府有合，循脉之分，各有所发，各随其过，则病瘳（chōu）也。"它指出，五脏六腑各有俞穴、合穴，而经脉又各有不同的循行部位，经脉之气亦各有始发和经过之处，因此针刺时可随病之所在部位而选择该经之俞穴以治之。《内经》中对循经取穴作了大量记载，如《灵枢·厥病》载："厥心痛，与背相控，善瘛，如从后触其心，伛偻者，肾心痛也，先取京骨、昆仑，发狂不已，取然谷。厥心痛，腹胀胸满，心尤痛甚，胃心痛也，取之大都、太白。……厥心痛，色苍苍如死状，终日不得太息，肝心痛也，取之行间、太冲。厥心痛，卧若徒居，心痛间，动作痛益甚，色不变，肺心痛也，取之鱼际、太渊。"原文中所指肾心痛取京骨、昆仑，系与肾相表里的足太阳膀胱经经穴；取然谷系足少阴肾本经经穴。胃心痛取大都、太白，系与胃相表里的足太阴脾经经穴。肝心痛取行间、太冲，系足厥阴肝经本经经穴。肺心痛取鱼际、太渊，系手太阴肺经本经经穴。《灵枢·寒热病》又载："病始手臂者，先取手阳明、太阴而汗出；病始头首者，先取项太阳而汗出；病始足胫者，先取足阳明而汗出。"手臂为手阳明与手太阴经脉所过，头为足太阳经脉所过，足胫为足阳明经脉所过，故病各取其所属经脉之穴而治之。此皆循经取穴之法。

2. 局部取穴

在疾病的所在部位或疾病的邻近部位取穴针刺，称为局部取穴。多用于治疗体表部位明显和较局限的病症。局部取穴在《内经》中应用较广，如《灵枢·经筋》所载之痹证，虽有四季之分，但在治疗时都是以针刺病变局部的腧穴为主，所谓"燔针劫刺，以知为数，以痛为输"。《灵枢·周痹》也载："众痹……各在其处，更发更止，更居更起，以右应左，以左应右……刺此者，痛虽已止，必刺其处，勿令复起。"其中的"以痛为输"和"必刺其处"都指明是取病变局部的腧穴。又比如《灵枢·厥病》还记载："有所击堕，恶血在于内，若肉伤，痛未已，可则刺，不可远取也。……耳聋无闻，取耳中。耳鸣，取耳前动脉。"文中的"可则刺，不可远取"，是说可在受伤的局部针刺，不可取用远距离的输穴。"取耳中"，是指取听宫穴。"取耳前动脉"，是指取耳门穴。这种取穴法已被后世医家所采用。此外，《灵枢·卫气失常》对邻近取穴法作了明确记载："（气）积于上，写人迎、天突、喉中；积于下者，写三里与气街；上下皆满者，上下取之，与季胁之下一寸。"就是说，气蓄积在上部胸中的，取上部的人迎穴、天突穴、廉泉穴；气蓄积在下部腹中的，取下部的足三里穴、气冲穴；气在上下胸腹部皆蓄积的，则取上下两部穴位，并取季胁之下一寸处的章门穴。局部取穴除包括上述两种方法之外，临床上还有在病痛表现的部位上直接针刺而不限穴位的方法，《灵枢·经筋》称之为"以痛为俞"，后世称此种穴位为"阿是穴"。

3. 随证取穴

辨清疾病的部位、性质，根据不同的病证选取不同的穴位，是为随证取穴，亦即辨证取穴。《内经》强调，治疗疾病，首先要明确疾病发生的具体部位。病有在经、在络、在气、在血、在脏、在腑、在皮、在肉、在筋、在脉、在骨的差异，针刺取穴，各宜随证选择。《灵枢·终始》所谓："在骨守骨，在筋守筋。"病在骨者当治骨，病在筋者应治筋。《内经》指出："络脉治皮肤，分腠治肌肉，气口治筋脉，经输治骨髓"（《灵枢·寒热病》）；"荥（yíng）输治外经，合治内腑"（《灵枢·邪气藏府病形》）。可见刺络脉可治皮肤间病，刺分腠可治肌肉间病，刺气口（肺之经脉）可治筋脉间病，刺经输可治骨髓间病。荥穴、腧穴适于治疗体表和所属经脉的病证，合穴适于治疗体内六腑的疾病。这种取穴法则对于治疗全身性的疾病，如发热、汗证、失眠、多梦、虚脱等，较为适用。《难经·四十五难》也提出了"府会太仓，脏会季肋，筋会阳陵，髓会绝骨，血会膈俞，骨会大杼，脉会太渊，气会膻中"。这些腧穴都与某一方面的病症有密切关系，临床上可以随证选取。如属气病的胸闷、气促可取膻中，血虚及久病血证可取膈俞，筋病可取阳陵泉等。后世治外感发热取大椎、合谷、曲池，治昏迷取人中、内关、素髎；治阴虚发热盗汗取阴郄（xī）、复溜，都属于随证取穴的范畴。

4. 因时取穴

根据春、夏、秋、冬不同的季节气候，选取不同的穴位与不同的刺法，是为因时取穴，《内经》称为"四时刺"。《素问·四时刺逆从论篇》说："是故春气在经脉，夏气在孙络，长夏气在肌肉，秋气在皮肤，冬气在骨髓中。……春者，天气始开，地气始泄，冻解冰释，水行经通，故人气在脉。夏者，经满气溢，入孙络受血，皮肤充实。长夏者，经络皆盛，内溢肌中。秋者，天气始收，腠理闭塞，皮肤引急。冬者盖藏，血气在中，内着骨髓，通于五藏。是故邪气者，常随四时之气血而入客也，至其变化不可为度，然必从其经气，辟除其邪。"原文指出，人与天地相应，与四时相序，春天风木之气在经脉，夏天君火之气在孙络，长夏湿土之气在肌肉，秋天燥金之气在皮肤，冬天寒水之气在骨髓中。春季，天之阳气开始生发，地之阴气开始泄露，气候温和，冻解冰化，水流行而河道通，与此相应，人身之气亦在经脉。夏季，经脉满，气充盛，孙络得到血的滋养，皮肤也就充实了。长夏，经脉与络脉中的血气都很旺盛，能够充分地润泽肌肉。秋天，天气开始收敛，人身的腠理开始闭塞，皮肤也随之收缩。冬季主闭藏，人身的气血收藏在内，附着于骨髓，贯通于五脏。所以邪气常常随着四时气血的不同情况而入侵人体，产生疾病。至于它的变化则不可预测，但在治疗方面，则必须根据四时经气的变化，作出适当调治，才能祛除病邪。由于人体与时令息息相关，所以针刺取穴，既要根据病情，又要结合时令，如《素问·诊要经终论篇》所说："春夏秋冬，各有所刺。"《灵枢·本输》对四时取穴针刺作了具体记载："春取络脉诸荥，大经分肉之间，甚则深取之，间者浅取之；夏取诸俞，孙络、肌肉皮肤之上；秋取诸合，余如春法；冬取诸井、诸俞之分，欲深而留之。此四时之序，气之所处，病之所舍，藏之所宜。"意谓春天有病，宜取肌表的络脉，及十二经的荥穴和大经分肉之间，病较重的当深刺，病较轻的当浅刺。夏天有病，针刺时宜取十二经的腧穴及细小的络脉，并刺肌肉、皮肤浅表部位。秋天针刺，宜取十二经的合穴，其他部位应和春天相同。冬天针刺，宜取十二经的井穴，及各经的腧穴，并宜深刺留针。这就是根据四时气候的顺序，血气运行的浅深，病邪停留的部位，以及时令、经络、皮肉与五脏的相应关系所决定的四时刺法。《内经》不仅提出了四时取穴的原则，而且还提出按照不同的"干支日"，按照昼夜的不同时辰取穴针刺。这些理论原则已为后世所继承、运用，比如所谓"子午流注"针刺取穴法，就是在这一理论指导下产生和发展起来的。

三、针刺大法

《内经》所论针刺大法内容甚多，择其要者，以《灵枢·官针》所论针刺诸法及《灵枢·九针十二原》所论虚实补泻为最突出。

1.《官针》诸法

《灵枢·官针》云："用针之服，必有法则。"它具体提出了"九刺""十二节刺"和"五刺"。

九刺，即九种不同的针刺方法，应用于九种不同的病变。"一曰输刺，输刺者，刺诸经荥俞脏腧也"。输刺是刺四肢部的荥穴、俞穴以及背部的五脏腧穴，用治脏腑疾病。"二曰远道刺，远道刺者，病在上，取之下，刺府腧也"。远道刺是上病下取，如胃病取足三里，胆病取阳陵泉，用治六腑疾病。"三曰经刺，经刺者，刺大经之结络经分也"。经刺是刺经络间结聚不通之部，用治经络气血瘀滞不通的病证。"四曰络刺，络刺者，刺小络之血脉也"。络刺是刺皮下浅小络脉，使之出血，用以泻其邪气。"五曰分刺，分刺者，刺分肉之间也"。分刺是刺肌肉的间隙，用治邪在肌肉的疾病。"六曰大泻刺，大泻刺者，刺大脓以铍针也"。大泻刺是用铍针切开脓肿排脓放血的方法，用治脓肿病证。"七曰毛刺，毛刺者，刺浮痹皮肤也"。毛刺是浮浅的刺法，用治皮肤表层的痹证。"八曰巨刺，巨刺者，左取右，右取左"。巨刺即是交叉刺，左病刺右，右病刺左。此即《素问·阴阳应象大论篇》"从阴引阳，从阳引阴，以右治左，以左治右"之意。又《素问·缪刺论篇》所云缪刺亦是"以左取右，以右取左"，盖缪刺是专刺大络，巨刺是专刺大经，二者稍有所别。"九曰焠刺，焠刺者，刺燔针则取痹也"。焠刺是用火针刺浅表，用治寒痹证。

十二节刺，即十二种针刺法，应用于十二经的不同疾病。"一曰偶刺，偶刺者，以手直心若背，直痛所，一刺前，一刺后，以治心痹，刺此者，傍针之也"。偶刺是阴阳对偶针刺法，即在胸前、背后各刺一针，用治心痹痛。针刺时针尖必须向两旁斜刺，以免损伤内脏。"二曰报刺，报刺者，刺痛无常处也。上下行者，直内无拔针，以左手随病所按之，乃出针，复刺之也"。报刺是直刺痛处，并稍事留针、按压，用治疼痛游走不定的病证。"三曰恢刺，恢刺者，直刺傍之，举之前后，恢筋急，以治筋痹也"。恢刺是刺筋脉拘急之旁，或前或后地提插捻转，以舒其气而缓其筋，用治筋痹病。"四曰齐刺，齐刺者，直入一，傍入二，以治寒气小深者，或曰三刺，三刺者，治痹气小深者也"。齐刺是在病所正中直刺一针，再于左右两旁又各刺一针，三针齐刺，又名"三刺"，用治局部痹痛、邪气较深的病证。"五曰扬刺，扬刺者，正内一，傍内四而浮之，以治寒气之博大者也"。扬刺是在穴位正中刺一针，四旁周围浅刺四针，用治寒气羁留面积较大的疾病。"六曰直针刺，直针刺者，引皮乃刺之，以治寒气之浅者也"。直针刺是在针刺时将穴位上的皮肤提起，然后将针沿皮肤刺入，用治寒气较浅的痹证。"七曰输刺，输刺者，直入直出，稀发针而深之，以治气盛而热者也"。输刺是指进针出针皆直入直出，取穴宜少，刺入宜较深，用治气盛有热的病证。"八曰短刺，短刺者，刺骨痹，稍摇而深之，致针骨所，以上下摩骨也"。短刺是指慢慢进针，稍稍摇针，再行深入，使针尖直达近骨处，上下提插如摩擦骨部一样，所谓"短"，乃接近之意也。用治骨痹病。"九曰浮刺，浮刺者，傍入而浮之，以治肌急而寒者也"。浮刺是斜针浅刺的一种方法，用治肌肉挛急、寒冷的病证。"十曰阴刺，阴刺者，左右率刺之，以治寒厥，中寒厥，足踝后少阴也"。阴刺是左右穴位并刺法，主要是刺足少阴经的原穴太溪，左右皆刺，用治寒厥病。"十一曰傍针刺，傍针刺者，直刺傍刺各一，以治留痹久居者也"。傍针刺是先在发病经脉穴位刺入一针，再从旁边络穴刺一针，正傍配合而刺，用治日久不愈的痹证。"十二曰赞刺，赞刺者，直入直出，数发针而浅之出血，是谓治痈肿也"。赞刺是指刺入浅而出针快，并连续浅刺使之出血，用治痈肿疾病。

五刺，是从五脏所合五体的原理而分成五种刺法，又称"五脏刺"，应用于五脏的病变。"一曰半刺，半刺者，浅内而疾发针，无针伤肉，如拔毛状，以取皮气，此肺之应也"。半刺是指浅刺皮肤而出针快，犹如拔毫毛一样，用以宣散表皮部的邪气。肺主皮毛，这是和肺相应的刺法。"二曰豹文刺，豹文刺者，左右前后针之，中脉为故，以取经络之血者，此心之应也"。豹文刺是在病变部位的左右前后针刺络脉放血，要求出血点多，形如豹纹，用治瘀血肿痛病证。心主血脉，这是与心相应的刺法。"三曰关刺，关刺者，直刺左右尽筋上，以取筋痹，慎无出血，此肝之应也"。关刺是刺左右四肢的关节部分，筋的尽端处，刺时应避免出血，用治筋痹病。肝主筋，这是与肝相应的刺法。"四曰合谷刺，合谷刺者，左右鸡足，针于分肉之间，以取肌痹，此脾之应也"。合谷刺是将针刺入分肉之间，然后提针至浅层，再向左右各斜刺一针，形如鸡爪分叉，"肉之大会为谷"，刺分肉以治肌痹病。脾主肌肉，这是与脾相应的刺法。"五曰输刺，输刺者，直入直出，深内之至骨，以取骨痹，此肾之应也。"输刺是指针刺直入直出，达得一定的深度，乃至骨的附近，用治骨痹证。肾主骨，这是与肾相应的刺法。

2. 针刺补泻

补虚泻实是针刺治病的基本大法。《灵枢·九针十二原》说："凡用针者，虚则实之，满则泄之，宛陈则除之，邪胜则虚之。"《灵枢·经脉》也说："盛则泻之，虚则补之，热则疾之，寒则留之，陷下则灸之，不盛不虚，以经取之。"原文指出，凡邪气盛实者，当用泻法，正气不足者，当用补法；属热证者用疾刺法；属寒证者用留针法；阳气不足，脉虚陷不起者用灸法；属于不实不虚的病，就取治本经。《内经》记载的针刺补泻法，主要有4种。

呼吸补泻　就是根据病人的呼吸而进针、退针或捻转以进行补泻。《素问·离合真邪论篇》云："吸则内针，无令气忤；静以久留，无令邪布；吸则转针，以得气为故；候呼引针，呼尽乃去，大气皆出，故命曰泻。……呼尽内针，静以久留，以气至为故；……其气以至，适而自护，候吸引针，气不得出，各在其处，推合其门，令神气存，大气留止，故命曰补。"简言之，在病人吸气时进针，又在病人吸气时捻针，然后等病人呼气时出针，为泻法。在病人呼气时进针，得气之后好好守护，再等病人吸气时拔针，出针之后，再揉按穴位，闭合针孔，为补法。张景岳《类经》对此方法作了明确解释："虚则补之，气至则实；实则泻之，气去则虚。故用补用泻，必于呼吸之际，随气下针，则其要也。……凡用补者，令病人咳嗽一声，随嗽下针，气出针入。初刺入皮，天之分也；少停进针，次至肉中，人之分也；又停进针，至于筋骨之间，地之分也。然深浅随宜，各有所用。针入之后，将针摇动搓弹，谓之催气。觉针下沉紧，倒针朝病，向内搓转，用法补之。或针下气热，是气至足矣，令病者吸气一口，退针至人之分，候吸出针，急以指按其穴，此补法也。凡用泻者，令其吸气，随吸入针，针与气俱纳。初至天分，少停进针，直至于地，亦深浅随宜而用。却细细摇动，进退搓捻其针如手颤之状，以催其气。约行五六次，觉针下气紧，即倒针迎气，向外搓转以用泻法。停之良久，退至人分，随嗽出针，不闭其穴，此为泻法。故曰欲补先呼后吸，欲泻先吸后呼，即此法也。"

迎随补泻　是针刺入皮肤后调整针尖方向以进行补泻的方法。凡针尖指向经脉起始的方向（迎经气之来者）为泻法，针尖顺向经脉所去的方向（随经气之去者）为补法。《内经》中有多处提到迎随补泻针刺法，如《灵枢·小针解》说："迎而夺之者，泻也；追而济之者，补也。"明确指出迎经气之方来以泻其邪，是泻法；顺随经气之方去以补其虚，是补法。《灵枢·卫气行》也说："刺实者，刺其来也，刺虚者，刺其去也。"《灵枢·终始》亦云："泻者迎之，补者随之，知迎知随，气可令和。"张景岳释曰："所谓迎随者，如手之三阴，从脏走手；手之三阳，从手走头；足之三阳，从头走足；足之三阴，从足走腹。逆其气为迎为泻，顺其气为随为补也。"

开合补泻　是以出针后是否按压针孔而分补泻。凡出针后速按针孔，为补法；出针时摇大针孔不加按压，为泻法。《素问·针解篇》说："邪胜则虚之者，出针勿按。徐而疾则实者，徐出针而疾按之，疾而徐则虚者，疾出针而徐按之。"意谓针刺邪盛患者，出针后不要按闭针孔，使邪气得以外泄。所谓"徐而疾则实"，是说慢慢地出针，出针后迅速按闭针孔，这样正气就不致外泄。所谓"疾而徐则虚"，是说迅速地出针，出针后不按闭针孔，就可使邪气得以外散。《素问·刺志论篇》也说："入实者，右手开针孔也。入虚者，左手闭针孔也。"明确指出，出针时开大针孔、不闭针孔为泻。出针后按闭针孔为补。开合补泻是临床常用的针刺法，张景岳说："以右手持针，摇大其道，是右手开针孔也。出针之后，以左手推合其门，是左手闭针孔也。开则邪气去，故实者可泻，闭则神气存，故虚者可补也。"

疾徐补泻　是以进针和出针的速度分别进行补泻的方法。徐徐进针，疾速出针者为补；疾速进针，徐缓出针者为泻。《灵枢·小针解》说："徐而疾则实者，言徐内而疾出也；疾而徐则虚者，言疾内而徐出也。"《灵枢·官能》说得更具体："泻必用员，切而转之，其气乃行，疾入徐出，邪气乃出，伸而迎之，摇大其穴，气出乃疾。补必用方，外引其皮，令当其门，左引其枢，右推其肤，微旋而徐推之……欲微以留，气下而疾出之，推其皮，盖其外门，真气乃存。"它指出，用泻法时，须用圆活流利的手法，按其俞穴，捻转进针，才能使经气通行。进针宜快，出针宜缓，才能引邪气外出。在进针时，当用迎而夺之的手法，并摇大针孔，就可使邪气迅速外泄。用补法时，须用端正的手法，要循经在皮肤上准确取穴，左手按准穴位，右手推针进入皮肤，轻微捻转，缓缓进针，待气至以后，要少许留针，至脉气流通就迅速出针，随即按压穴位，掩盖其针孔，则使真气内存。

此外，《内经》尚有"虚不当刺"之说，张景岳根据《内经》的有关记载，在《类经·针刺类》中提出了"针有泻而无补"的见解，录之以供参考："凡用针者，虚则实之，满则泄之，故曰虚实之要，九针最妙，补泻之时，以针为之。又曰虚则实之者，气口虚而当补之也。满则泄之者，气口盛而当写之也。此用针之大法，似乎诸虚可补矣；何上文（指《灵枢·根结》原文）云形气不足，病气不足，此阴阳气俱不足也，不可刺之？《宝命全形论》曰：人有虚实，五虚勿近，五实勿远。《五阅五使篇》曰：血气有余，肌肉坚致，故可苦以针。《奇病论》曰：所谓无损不足者，身羸瘦无用镵（chán）石也。《本神篇》曰：是故用针者，察观病人之态，以知精神魂魄之存亡得失之意，五者以伤，针不可以治之也。《小针解》曰：取五脉者死，言病在中，气不足，但用针尽大泻其诸阴之脉也。《脉度篇》曰：盛者泻之，虚者饮药以补之。《邪气藏府病形篇》曰：诸小者阴阳形气俱不足，勿取以针而调以甘药也。诸如此者，又皆言虚不宜针也。及详考本经诸篇，凡所言应刺之疾，必皆邪留经络，或气逆藏府，大抵皆治实证，此针之利于泻，不利于补也明矣；然则诸言不足者补之，又何为其然也？盖人身血气之往来，经络之流贯，或补阴可以配阳，或固此可以攻彼，不过欲和其阴阳，调其血气，使无偏胜，欲得其平，是即所谓补泻也。设有不明本末，未解补虚之意，而凡营卫之亏损，形容之羸瘦，一切精虚气竭等证，概欲用针调补，反伤真元，未有不立败者也。故曰针有泻而无补，于此诸篇之论可知矣。凡用针者，不可不明此针家大义。"

四、刺禁要点

《内经》提出了若干针刺禁忌，为后世临床所遵循，约其要点，大略有三：

1. 禁刺内脏及诸要害部位

《素问·诊要经终论篇》云："凡刺胸腹者，必避五藏。中心者环死，中脾者五日死，中肾者七日死，中肺者五日死，中膈者皆为伤中，其病虽愈，不过一岁必死。……刺胸腹者，必以布憿（jiǎo）着之，乃从单布上刺，刺之不愈，复刺。"这里明确指出在胸腹部位施行针刺，必须注意避免刺伤内脏。并且提出用布条缠缚针刺处，然后从单布上进针，目的在于防止刺深而中伤内脏。《素问·刺禁论篇》进一步指出："藏有要害，不可不察。……刺中心，一日死，其动为噫。刺中肝，五日死，其动为语。刺中肾，六日死，其动为嚏。刺中肺，三日死，其动为咳。刺中脾，十日死，其动为吞。刺中胆，一日半死，其动为呕。"上述误刺致死诸条，无非是告诫医者，针刺时切不可误伤内脏。《素问·刺禁论篇》还指出："刺跗上，中大脉，血出不止死。刺面，中溜脉，不幸为盲。刺头，中脑户，入脑立死。刺舌下，中脉太过，血出不止为瘖。刺足下布络，中脉，血不出为肿。刺郄中大脉，令人仆，脱色。刺气街，中脉，血不出为肿鼠仆。刺脊间，中髓，为伛。刺乳上，中乳房，为肿，根蚀。刺缺盆中内陷，气泄，令人喘咳逆。刺手鱼腹内陷，为肿。……刺阴股，中大脉，血出不止死。刺客主人内陷中脉，为内漏、为聋。刺膝髌，出液，为跛。刺臂太阴脉，出血多，立死。刺足少阴脉，重虚出血，为舌难以言。刺膺中陷，中肺，为喘逆仰息。刺肘中内陷，气归之，为不屈伸。刺阴股下三寸内陷，令人遗溺（尿）。刺腋下胁间内陷，令人咳。刺少腹，中膀胱溺出，令人少腹满。刺腨肠内陷，为肿。刺匡上陷骨中脉，为漏为盲。刺关节中液出，不得屈伸。"上述诸条指出了若干要害部位，是针刺时所必须注意的。其中"刺跗上，中大脉"，指针刺足背误伤大血管。"刺面，中溜脉"，指针刺面部误伤与目相流通的血脉。"刺头，中脑户"，指针刺头部的脑户穴，误入脑髓。"刺舌下，中脉太过"，指针刺舌下廉泉误刺太深。"刺足下布络，中脉"，指针刺误伤足下散布的络脉。"刺郄中大脉"，指针刺委中，误伤大脉。"刺气街中脉"，指针刺气街穴，误伤血脉。"刺脊间中髓"，指针刺脊部，误伤脊髓。"刺乳上，中乳房"，指针刺乳中穴，伤及乳房。"刺缺盆中内陷"，指针刺锁骨上窝缺盆中央太深。"刺手鱼腹内陷"，指针刺手上鱼际穴太深。"刺阴股，中大脉"，指针刺大腿内侧的穴位，误伤大脉。"刺客主人内陷中脉"，指针刺客主人穴，误伤了络脉。"刺髌膝，出液"，指针刺膝髌部太深，流出了液体。"刺臂太阴脉"，指针刺手太阴经，误伤血脉。"刺足少阴脉，重虚出血"，指针刺足少阴经脉，误刺出血，使肾气更虚。"刺膺中陷，中肺"，指针刺胸膺部太深，伤及肺脏。"刺肘中内陷"，指针刺尺泽、曲泽穴太深。"刺阴股下三寸内陷"，指针刺足厥阴之五里穴，刺深内陷。"刺腋下胁间内陷"，指针刺腋下胁肋之间太深。"刺少腹，中膀胱"，指针刺少腹部太深，穿破膀胱。"刺匡上陷骨中脉"，指针刺目眶骨上而伤及脉络。"刺关节中液出"，指针刺关节太深，使液体外流。这些都是古人的实践经验总结，临床不可忽视。

2. 禁刺五夺、五逆及热病九危候

五夺是指在精血津液严重损伤时，不可用针刺泻法，以免造成虚者更虚。《灵枢·五禁》说："何谓五夺？岐伯曰：形肉已夺，是一夺也；大夺血之后，是二夺也；大汗出之后，是三夺也；大泄之后，是四夺也，新产及大血之后，是五夺也。此皆不可泻。"

五逆，是指脉证相反，病情危重，亦当禁刺或慎刺。《灵枢·五禁》说，"何谓五逆？岐伯曰：热病脉静，汗已出，脉盛躁，是一逆也；病泄，脉洪大，是二逆也；着痹不移，䐃（jùn）肉破，身热，脉偏绝，是三逆也；淫而夺形身热，色夭然白，及后下血衃（pēi），血衃笃重，是谓四逆也；寒热夺形，脉坚搏，是谓五逆也。"张景岳释之曰："热病脉静，阳证得阴脉也。汗已出，脉躁盛，真阴败竭也。病泄脉宜静，而反洪大者，孤阳邪胜也。着痹破䐃身热而脉偏绝者，元有所脱也。淫而夺形身热下血衃者，精血去而亡阴发热也。寒热夺形而脉坚搏者，脾阴大伤而真脏见也。凡此五逆者，皆阴虚之病。故《灵枢·本神》曰：阴虚则无气，无气则死矣。是皆不可刺者也。"

热病九危候，是指热病中有九种危重病候不能施行针刺，这九种证候都是邪盛精衰的死证。即《灵枢·热病》所说"热病不可刺者有九：一曰汗不出，大颧发赤，哕者死"，这是虚阳上越而胃气衰败之证。"二曰泄而腹满甚者死"，这是脾气败之证。"三曰目不明，热不已者死"，这是脏腑精气败竭之证。"四曰老人婴儿，热而腹满者死"，这是正气虚衰脾气败竭之证。"五曰汗不出，呕下血者死"，此乃阴血耗伤太甚之证。"六曰舌本烂，热不已者死"，此乃三阴俱伤之重证。"七曰咳而衄，汗不出，出不至足者死"，此乃邪热伤肺而真阴亏竭之证。"八曰髓热者死"，此乃肾气败竭之证。"九曰热而痉者死，腰折瘛疭，齿噤齘也"，此乃热极生风之证。

3. 禁刺饥饱劳怒者

凡大饥、大饱、大怒、大劳以及大渴、大惊之人皆不可施行针刺。《素问·刺禁论篇》指出："无刺大醉，令人气乱。无刺大怒，令人气逆。无刺大劳人，无刺新饱人，无刺大饥人，无刺大渴人，无刺大惊人。"《灵枢·终始》提出了十二禁："凡刺之禁，新内勿刺，新刺勿内；已醉勿刺，已刺勿醉；新怒勿刺，已刺勿怒；新劳勿刺，已刺勿劳；已饱勿刺，已刺勿饱；已饥勿刺，已刺勿饥；已渴勿刺，已刺勿渴；大惊大恐，必定其气乃刺之；乘车来者，卧而休之，如食顷，乃刺之；出行来者，坐而休之，如行十里顷，乃刺之。凡此十二禁者，其脉乱气散，逆其营卫，经气不次，因而刺之，则阳病入于阴，阴病出为阳，则邪气复生。粗工勿察，是谓伐身。"其意谓行房事不久，不可针刺；针刺不久，不可行房事。已经酒醉的，不可针刺；针刺之后亦不可醉酒。大怒之后不可针刺；针刺之后亦不可大怒。刚劳动之后不可针刺，针刺之后亦不可过劳。饱食之后不可即行针刺，针刺之后亦不可过饱。饥饿之后不可针刺，针刺之后亦不可饥饿。大渴之后不可针刺，针刺之后亦不可大渴。过度惊恐之人精神耗散，当使其精神安定，然后才可针刺。乘车来的病人，应让其卧床休息一顿饭的时间才可针刺。远道步行来的病人，让其坐着休息相当于走十里路的时间才可针刺。以上十二种针刺禁忌，都是指的当人脉气紊乱，营卫逆乱，经脉不顺畅时，不可施行针刺。若此时进行针刺，就会导致人体阴阳错乱，而使邪气嚣张。粗劣的医生不懂这些禁忌，妄行针刺，可以说是在伤害人身。

第十章　养生学说

养生，又称"摄生"，是指运用各种方法，保养生命，增强体质，预防疾病，以达到延年益寿的目的。

《内经》的养生理论，是在人与自然统一的整体观思想指导下，根据自然气候的变化，人体的生理活动以及疾病的发生、变化规律所提出来的。其要旨大约有三：第一，顺应天时，即顺应自然界的气候变化。所谓"顺四时而适寒暑"（《灵枢·本神》）；"服天气而通神明"（《素问·生气通天论篇》）；"春夏养阳，秋冬养阴，以从其根"（《素问·四气调神大论篇》）。第二，形神统一，即调摄精神与保养形体，使人的精神与形体相统一。因为形为神之宅，神乃形之主。无神则形不可活，无形则神无所依，二者相辅相成，不可分离。形神统一，是生命活动的根本保证。所以《素问·上古天真论篇》提出，要使"形体不敝，精神不散""形与神俱，而尽终其天年"。第三，保全精气，即保全肾精的充足，保全五脏精气的充沛。《素问·金匮真言论篇》谓"精者，身之本也"。《管子·心术下》又谓"气者，身之充也"。精与气，是人身生命的根本。《内经》一方面很重视肾之精气在人体生长、发育、衰老过程中的根本作用，《素问·上古天真论篇》所谓"肾者主水，受五藏六府之精而藏之，故五藏盛乃能写"。《素问·六节藏象论篇》又谓"肾者主蛰，封藏之本，精之处也"。后世因之提出"肾者，精神之舍，性命之根"（《中藏经》）；"先天之本在肾"（《医宗必读》）。另一方面，《内经》又很重视五脏精气对人的生命活动的直接影响，《灵枢·本藏》所谓"五藏者，所以藏精神血气魂魄者也"。《灵枢·天年》又谓："五藏坚固，血脉和调，肌肉解利，皮肤致密，津液布扬，各如其常，故能长久。"只有在五脏精气充足的情况下，生机才能健旺，生命才能长久。上述三点，可谓《内经》养生学的基本法则。

《内经》所述养生的方法很多，《素问·上古天真论篇》指出："法于阴阳，和于术数，食饮有节，起居有常，不妄作劳，故能形与神俱而尽终其天年，度百岁乃去。"所谓"法于阴阳"，即以自然界的阴阳变化为法则，适应自然气候，顺从四时阴阳升降浮沉的节律。"和于术数"，是指适当地运用各种养生的方法，诸如按跷、导引、拳术等。这些方法，可以健强筋骨，专注意念，达到保精益气，祛病健身的作用。"食饮有节",是谓饮食有节制,不过饥过饱,不偏嗜五味,不过食肥甘厚味。"起居有常",是谓生活作息有常规,既不贪逸,又不妄作劳,重视调节起居作息。《灵枢·本神》说得很清楚:"智者之养生也,必顺四时而适寒暑,和喜怒而安居处,节阴阳而调刚柔。"这里的"顺四时",即顺应四时的阴阳变化规律;"适寒暑",即适应气候的寒暑往来;"和喜怒",即调和精神情志;"安居处",谓安定生活起居;"节阴阳",谓节制男女房事;"调刚柔",谓调节劳逸动静。这些都是养生防病,以确保健康长寿的重要方法。归类言之,则可以分为四个主要方面。

一、恬惔虚无,精神内守

《素问·上古天真论篇》云:"恬惔虚无,真气从之,精神内守,病安从来。是以志闲而少欲,心安而不惧,形劳而不倦,气从以顺,各从其欲,皆得所愿,故美其食,任其服,乐其俗,高下不相慕,其民故曰朴。是以嗜欲不能劳其目,淫邪不能惑其心,愚智贤不肖,不惧于物,故合于道。"本段经文的中心议题是"恬惔虚无",恬惔,安静之意;虚无,不存杂念。简言之,恬惔虚无,是指思想清静,没有杂念。只有做到这一点,才能保持精气和神气的内守,保持健康无病。《素问·阴阳应象大论篇》并且再次强调:"是以圣人为无为之事,乐恬惔之态,从欲快志于虚无之守。"如果不能做到恬惔虚无,而是"嗜欲无穷,忧患不止",那就会导致"精坏神去",动摇生命的根基。《灵枢·本神》还指出:"心,怵惕思虑则伤神;脾,愁忧而不解则伤意;肝,悲哀动中则伤魂;肺,喜乐无极则伤魄;肾,盛怒而不止则伤志。"《素问·疏五过论篇》又提到"暴乐暴苦,始乐后苦,皆伤精气"。诸说表明,保持恬惔虚无的思想境界,达到精神内守,是养生防病的重要思想方法之一。这一思想方法在嵇康的《养生论》中得到了充分肯定。他说:"善养生者……清虚静泰,少私寡欲。知名位之伤德,故忽而不营,非欲而强禁也;识厚味之害性,故弃而弗顾,非贪而后抑也。外物以累心不存,神气以醇白独著。旷然无忧患,寂然无思虑。又守之以一,养之以和。和理日济,同乎大顺。然后蒸以灵芝,润以醴(lǐ)泉,晞以朝阳,绥以五弦。无为自得,体妙心玄。忘欢而后乐足,遗生而后身存。若此以往,庶可与羡门比寿,王乔争年。何为其无有哉!"宋代李昉在《太平御览·养生》中还提出"若能摄生者,当先除六害。……一曰薄名利,二曰禁声色,三曰廉货财,四曰损滋味,五曰屏虚妄,六曰除沮妒",如此则是"恬惔自守"。

应当指出,"恬惔虚无",本系老庄哲学思想。《道德经》第二章"是以圣人处无为之事",第三十一章"恬惔为上"。《庄子·刻意》:"虚无恬惔,乃合天德。故曰悲乐者,德之邪;喜怒者,道之过;好恶者,德之失;故心不忧乐,德之至也。"再观《内经》"美其食,任其服,乐其俗,高下不相慕,其民故曰朴"等语,又与《道德经》八十章中"甘其食、美其服、安其居、乐其俗",以及五十七章"我无欲而民自朴"等语相似。由此可见,"恬憺虚无"的养生理论,受到道家思想的一定影响。对此我们应取一分为二的态度,提倡保持思想清静,摒除杂念,这是养生的积极方面。《灵枢·上膈》也指出:"恬憺无为,乃能行气。"但如果只单纯强调无思无虑,如老子所说的"虚其心,实其腹"(《道德经》第三章),那便成了"饱食终日,无所用心",那种消极无为的思想显然是不可取的。

二、春夏养阳,秋冬养阴

《素问·四气调神大论篇》云:"夫四时阴阳者,万物之根本也,所以圣人春夏养阳,秋冬养阴,以从其根,故与万物沉浮于生长之门。逆其根则伐其本,坏其真矣。"它是说,春夏秋冬四时的阴阳变化,是万物生长收藏变化的根本。之所以圣人在春夏季节保养阳气,秋冬季节保养阴气,是因为要顺应四时阴阳变化这个根本。所以圣人能够同自然界的万物一样,在生长的道路之中升降运动。如果违逆了四时阴阳变化的根本规律,就会伤伐生命的根本,损害人体的真气。

"春夏养阳,秋冬养阴",提出了顺应自然界阴阳变化的养生法则,它是对春养生气,夏养长气,秋养收气,冬养藏气的高度概括。一年四季之中,春夏为阳,主生主长;秋冬为阴,主收主藏。春夏养阳,实指养生养长;秋冬养阴,即指养收养藏。

春夏如何养阳,秋冬如何养阴?《素问·四气调神大论篇》作了具体描述:"春三月,此谓发陈,天地俱生,万物以荣。夜卧早起,广步于庭,被(披)发缓形,以使志生。生而勿杀,予而勿夺,赏而勿罚,此春气之应,养生之道也。"春天3个月,是万物推陈出新的季节,自然界的生气都在发动,万物因之而欣欣向荣。此时人们应当入夜即卧,早睡早起,到庭院中缓缓散步,披开头发,舒缓形体,以便使精神意志舒畅活泼。并要保持万物的生机,不要动杀伐;要多施与,不要行剥夺;要多奖赏,不要用惩罚。这是顺应春季的时令,保养生发之气的方法。"夏三月,此谓蕃秀,天地气交,万物华实。夜卧早起,无厌于日,使志无怒,使华英成(盛)秀,使气得泄,若所爱在外,此夏气之应,养长之道也。"夏天3个月,是万物茂盛秀美的季节,此时天地的阴阳之气相交,植物都开花结果。这时人们应该晚些睡觉,早些起床,不要厌恶夏日昼长,要使情志舒畅而不发怒,使精神饱满而容色秀丽。使人体的阳气能够向外宣通,好像有热爱之情表现在外部一样。这是顺应夏天的气象,保养长养之气的方法。"秋三月,此谓容平,天气以急(极),地气以明(萌),早卧早起,与鸡俱兴,使志安宁,以缓秋刑,收敛神气,使秋气平,无外其志,使肺气清,此秋气之应,养收之道也。"秋天3个月,是万物形态成熟平定的季节,此时自然界阳气已达到极度,阴气开始萌动。这时人们应当早睡早起,同鸡一样,天刚亮就起床。要使神志安定宁静,以便使秋天的肃杀之气得到缓和。要收敛神气，使之与秋收的气象相适应；不要使神态外驰，要使肺气保持清肃。这是顺应秋天的气象，调养秋收之气的方法。"冬三月，此谓闭藏，水冰地坼，无扰乎阳。早卧晚起，必待日光；使志若伏若匿，若有私意，若已有得；去寒就温，无泄皮肤，使气亟夺，此冬气之应，养藏之道也"。冬天3个月，是万物潜藏的季节，此时水结冰，地冻裂，阳气固密，不宜烦扰。这时人们应当早睡晚起，一定要等待日光的照耀。要使人的意志如伏似藏，像有私意一样而不外露，像已有所得一样，使神气内藏。并应御避寒冷，就取温暖，不要使皮肤腠理开泄而过度出汗，以免使阳气夺失。这是顺应冬季的气象，调养闭藏之气的方法。

三、虚邪贼风，避之有时

虚邪，泛指外来邪气，《素问·八正神明论篇》云："虚邪者，八正之虚邪气也。"具体是指一年八节（春分、秋分、夏至、冬至、立春、立夏、立秋、立冬）之中的外来邪气。虚邪又称虚风，或称贼风，其"虚"字是与"实"字相对命名的。《灵枢·九宫八风》云："风从其所居之乡来，为实风，主生，长养万物。从其冲后来，为虚风，伤人者也，主杀主害者。"是说风随八节居八方，从所居之乡来的，是正常的风，称为实风，有长养万物的功用。简言之，凡顺遂时令方位的风，如春天的东风，其气温暖；夏天的南风，其气暑热；秋天的西风，其气凉爽；冬天的北风，其气寒冷，皆可谓之"实风"。反之，若风从与时令相反的方位而来，即所谓"冲后来者"，便是"虚风"，容易伤人致病，杀害生物。例如农历夏五月，风从北方来；冬十一月风从南方来，春二月风从西方来，秋八月风从东方来，凡此皆称"虚风"。虚风即是贼风，《灵枢·贼风》说："贼风邪气之伤人也，令人病焉。"可见虚邪贼风，是泛指外来的贼风邪气。如高士宗《素问直解》所释："凡四时不正之气，皆谓之虚邪贼风。"

在不同的季节，要注意预防不同的贼风，这就是《素问·上古天真论篇》"虚邪贼风，避之有时"的本意所在。《内经》十分重视这一点，《灵枢·九宫八风》作了专门论述："谨候虚风而避之，故圣人日避虚邪之道，如避矢石然。……风从南方来，名曰大弱风，其伤人也，内舍于心，外在于脉，气主热。风从西南方来，名曰谋风，其伤人也，内舍于脾，外在于肌，其气主为弱。风从西方来，名曰刚风，其伤人也，内舍于肺，外在于皮肤，其气主为燥。风从西北方来，名曰折风，其伤人也，内舍于小肠，外在于手太阳脉，脉绝则溢，脉闭则结不通，善暴死。风从北方来，名曰大刚风，其伤人也，内舍于肾，外在于骨与肩背之膂筋，其气主为寒也。风从东北方来，名曰凶风，其伤人也，内舍于大肠，外在于两胁腋骨下及肢节。风从东方来，名曰婴儿风，其伤人也，内舍于肝，外在于筋纽，其气主身湿。风从东南方来，名曰弱风，其伤人也，内舍于胃，外在肌肉，其气主体重。此八风皆从其虚之乡来，乃能病人。"经文指出，预防虚邪贼风，要像躲避箭石一样。虚风有八节：①大弱风，从南方来，伤人则病在心与血脉，其气多热性病。②谋风，从西南方来，伤人则病在脾与肌肉，其气主倦弱之病。③刚风，从西方来，伤人则病在肺与皮肤，其气主燥病。④折风，从西北方来，伤人则病在小肠及手太阳经脉，可使脉气闭塞，结聚不通，以致暴死。⑤大刚风，从北方来，伤人则病在肾与骨，并肩背深部，其气主寒性病。⑥凶风，从东北方来，伤人则病在大肠及两胁下与四肢关节部。⑦婴儿风，从东方来，伤人则病在肝与筋，其气主湿病。⑧弱风，从东南方来，伤人则病在胃与肌肉，其气主身体沉重。以上这八风都是指的从当令季节相反的方位而来的风，即所谓"虚邪贼风"。《灵枢·刺节真邪》又说："邪气者，虚风之贼伤人也，其中人也深，不能自去。"《灵枢·岁露》）并且指出："贼风邪气之中人也，不得以时。然必因其开也，其入深，其内极病，其病人也卒暴；因其闭也，其入浅以留，其病也徐以迟。"所以说，要注意随着不同的时令，预防八节虚风的侵袭，这是养生防病的重要法则之一。

《内经》认为疾病的发生，总的说来不外乎两大方面，一是外感，一是内伤。外感以六淫为主，内伤以七情为主，所以《内经》提出相应的养生要求：一要预防外邪侵袭，即所谓"虚邪贼风，避之有时"；二要避免精神刺激，即所谓"恬惔虚无，真气从之"，张景岳称前者为"治外之道"，后者是"治内之道"。它体现了《内经》内外结合的预防观。

四、食饮有节，起居有常

食饮有节，是指摄取饮食物应有节制、有规律。它包括食量有节制，肥甘有节制，冷热有节制，五味有节制等许多方面。以食量言，食不可过饥，亦不可过饱，若过饥，"半日则气衰，一日则气少"《灵枢·五味》）；更甚者，"平人不食饮七日而死……水谷精气津液皆绝"《灵枢·平人绝谷论》）。若过饱，"饮食自倍，肠胃乃伤"《素问·痹论篇》）。后世对此作了阐发，《老老恒宫》引《洞微经》云："太饥伤脾，太饱伤气。盖脾借于谷，饥则脾无以运则脾虚；气转于脾，饱则脾过于实而滞气。"说明食量必须有节，不宜过饥过饱。以肥甘言，《内经》一贯主张节食肥甘厚味，认为肥甘厚味是养生防病之忌。如"肥者令人内热，甘者令人中满，故其气上溢……转为消渴"《素问·奇病论篇》）；"高粱之变，足生大丁"《素问·生气通天论篇》）。后世亦很重视这一点，《寿世保元·饮食》说得明白："恣口腹之欲，极滋味之类，穷饮食之乐，虽肌体充腴，容颜悦泽，而酷烈之气，内蚀脏府，精神虚矣。"以冷热言，要求饮食的冷热有节，不可过度。《灵枢·师传》指出"食饮者，热无灼灼，寒无沧沧。寒温中适，故气将持，乃不致邪僻也"。《金匮要略》也提出"服食节其冷热……不遗形体有衰"。孙思邈提出一个标准，

"热无灼唇，冷无冰齿"。可见饮食的冷热有节是养生学中不可忽视的一个方面。以五味言，《内经》强调五味不可偏嗜，《素问·至真要大论篇》说："五味入胃，各归所喜，故酸先入肝，苦先入心，甘先入脾，辛先入肺，咸先入肾。久而增气，物化之常也；气增而久，夭之由也。"它指出，食物的五味，各自虽能针对某一脏为主而增补其气，但若五味偏嗜，"增气"过久，则又可使该脏脏气偏亢，从而导致五脏之气的失调，影响健康，发生疾病。因此，《内经》主张调和五味，《素问·藏气法时论篇》云："五谷为养，五果为助，五畜为益，五菜为充，气味合而服之，以补精益气。"

起居有常，是谓生活起居有常规，劳逸要适度。《内经》把"起居有常，不妄作劳"作为"尽终其天年"的前提之一，要求人们要"法则天地，象似日月"，使自己的生活作息保持与自然界阴阳变化相一致的规律。尤其要注意劳逸适度，强调"生病起于过用"，无论是体劳过度、房劳过度，贪逸过度都可以损伤身体，产生疾病。《素问·宣明五气篇》所说的"五劳所伤"（见第五章中）就是最明显的例子。《素问·上古天真论篇》有段很好的告诫之辞："以酒为浆，以妄为常，醉以入房，以欲竭其精，以耗散其真，不知持满，不时御神，务快其心，逆于生乐，起居无节，故半百而衰也。"它说，现在有些人把酒当作饮料，滥饮无度；把妄乱的行为当作正常的生活；甚至醉酒之后即行房事，因恣意纵欲而使精气衰竭，因嗜好无度而使真气散失。不知道保持精气的充满，不善于调摄人体的精神。只贪求一时的心中欢快，而违背人生的正常乐趣，生活起居没有规律，所以只到半百的年龄而人体就衰老了。它说明人的寿命的长短确与养生有着十分重要的关系。

第十一章　运气学说

运气，即五运六气。五运，指自然界木、火、土、金、水五行之气的运动；六气，指自然界风、寒、暑、湿、燥、火六种气候的变化。运气学说是以阴阳五行的理论为核心，以天人相应的整体观为思想基础，以天干、地支的符号作为运算工具。它是我国古代研究自然气候变化规律，以及气候变化对于人类和生物产生影响的一门学问，是我国古代天文气象学说的一部分。

古代的学者，通过对自然变化现象长期的周密观察，逐步总结出五运六气这样一套认识自然变化的运算规律。《素问·五运行大论篇》指出："候之所始，道之所生。"候，是现象；道，即规律，运气学说的理论是源于实践认识和总结。古人把自然气候现象和生物生命现象相统一，把自然气候变化和人体发病规律相联系，从宇宙间的节律上来探讨气候变化对于人体健康与疾病发生的关系及其影响。这种气候变化与人体生理、病理相关的理论，体现了祖国医学的整体观思想，这正是《内经》运气学说理论的基本指导思想。

一、干支甲子

干支甲子的符号，乃是五运六气的推演工具。

干：个也，甲、乙、丙、丁、戊、己、庚、辛、壬、癸十个数目字，称为十干。古人用之以计算天日的号数，日为阳，故称十干为十天干。

支：分也，子、丑、寅、卯、辰、巳、午、未、申、酉、戌、亥十二个数目字，称为十二支，古人用之以计月成岁，月为阴，故称十二支为十二地支。

干支相合，谓之甲子。《素问·六微旨大论篇》说："天气始于甲，地气始于子，子甲相合，命曰岁立。"十天干统运，运从甲始；十二地支主气，气从子始。天干以纪运，地支以推气，甲子相合以计年，计年的干支甲子便是推演运气变化的依据。十天干轮周六次，十二地支轮周五次，恰为六十年，运气的变化，就是以六十年为一周进行演算的（表1）。

表1　六十年甲子表

甲子	乙丑	丙寅	丁卯	戊辰	己巳	庚午	辛未	壬申	癸酉
甲戌	乙亥	丙子	丁丑	戊寅	己卯	庚辰	辛巳	壬午	癸未
甲申	乙酉	丙戌	丁亥	戊子	己丑	庚寅	辛卯	壬辰	癸巳
甲午	乙未	丙申	丁酉	戊戌	己亥	庚子	辛丑	壬寅	癸卯
甲辰	乙巳	丙午	丁未	戊申	己酉	庚戌	辛亥	壬子	癸丑
甲寅	乙卯	丙辰	丁巳	戊午	己未	庚申	辛酉	壬戌	癸亥

1. 天干地支的阴阳分属

干与支合起来则天干为阳，地支为阴。干与支分开则天干中有阴阳，地支中亦有阴阳。按照奇数（单数）为阳，偶数（双数）为阴的法则，天干中之甲、丙、戊、庚、壬为阳干，乙、丁、己、辛、癸为阴干。地支中之子、寅、辰、午、申、戌为阳支，丑、卯、巳、未、酉、亥为阴支。

2. 天干地支的五行分属

天干的分属：甲乙为木属东方，主春；丙丁为火属南方，主夏；戊己为土属中央，主长夏；庚辛为金属西方，主秋；壬癸为水属北方，主冬。地支的分属：寅卯为木属东方，主春；巳午为火属南方，主夏；申酉为金属西方，主秋；亥子为水属北方，主冬；辰戌丑未属土，旺于四季之末，位属中央。

天干地支各有其阴阳所属，又各有其五行所属，这表明阴阳中有五行，如阳中有木火土金水，阴中亦有木火土金水；五行中有阴阳，如木中有阴木阳木，火中有阴火阳火。五行中有阴阳则能运，阴阳中有五行则能化，自然界阴阳五行的不断运动，不断演化，使万物生长收藏，生化不息。所以《素问·天元纪大论篇》说："五运阴阳者，天地之道也。"

二、运气推演

运气的推演包括五运、六气、运气结合等三个方面的内容。

1. 五运

五，五行；运，运动。木火土金水五行之气在天地阴阳之中运动，是为五运。推演五运，又分为大运、主运、客运等三个方面以说明每年及每年中各季节气候变化的正常和异常情况。

（1）大运：是统主一年之运，又称岁运，亦称中运。大运用以说明全年的基本气象变化，它是五运的基础。《素问·天元纪大论篇》云："甲己之岁，土运统之；乙庚之岁，金运统之，丙辛之岁，水运统之；丁壬之岁，木运统之；戊癸之岁，火运统之。"所谓统，统主一年之运也。就是说，逢甲年己年，则土运统主一年；逢乙年庚年，则金运统主一年，其余仿此类推。由于甲、丙、戊、庚、壬为阳年，乙、丁、己、辛、癸为阴年。所以甲己主土运，则甲为阳土，主运太过；己为阴土，主运不及，乙庚主金运，则庚主金运太过，乙主金运不及；丙辛主水运，则丙主水运太过，辛主水运不及；丁壬主木运，则壬主木运太过，丁主木运不及；戊癸主火运，则戊主火运太过，癸主火运不及。

十天干化五运的理论依据是"五气经天"，《素问·五运行大论篇》说："丹天之气，经于牛女戊分（奎壁）；黅（jīn）天之气，经于心尾己分（角轸）；苍天之气，经于危室柳鬼；素天之气，经于亢氐昂毕；玄天之气，经于张翼娄胃。"五气，指五色之气，各有固定的方位，如丹天之气，位合戊癸，故戊癸化火，黅天之气，位合甲己，故甲己化土；苍天之气，位合丁壬，故丁壬化木；素天之气，位乙庚，故乙庚化金；玄天之气，位合丙辛，故丙辛化水，说明五行化运是从五天之气观察得来的。

大运值年与气候有密切关系，凡土运值年则湿气较重，金运值年则燥气较重，水运值年则寒气较重，木运值年则风气较重，火运值年则热气较重。《类经图翼·五行统论》说："其为六气：则木之化风，火之化暑与热，土之化湿，金之化燥，水之化寒。……其为功用：则水主润，火主熯（hàn），木主敷，金主敛，土主溽（rù）。……其为赋性：则水性寒，火性热，木性温，金性清，土性蒸。"

（2）主运：是一年五季（春、夏、秋、冬与长夏）的常令，指出一年五季气候变化的常规。主运五步，固定不移，有固定的五季顺序和固定的交接日期：

初运：木，从大寒日起，多风；

二运：火，从春分后十三日起，多热；

三运：土，从芒种后十日起，多湿；

四运：金，从处暑后七日起，多燥；

五运：水，从立冬后四日起，多寒。

主运分主五时，居恒不变。主运五步又有太过不及的变化，需要用五音建运的方法，按太少相生的规律，对一年五季的主运进行五步推移。但这种推移仅仅推求主运各步的太过不及情况，别无其他目的意义，这里从略。

（3）客运：是指一年五季中气候的异常变化，它与主运相对，分主五步，说明一年五运中同中有异的气候现象。客运的推演，是以本年的大运作为客运的第一步，然后顺五行相生的规律，逐步依次下推。如逢甲年，其大运是土运，则本年客运第一步便是土运；土生金，二运是金运；金生水，三运是水运；水生木，四运是木运；木生火，五运是火运。其他年份依此类推。

总之，大运、主运、客运，都利用天干五行进行推算，三者都是用以说明自然界的气候变化。其中大运是推算六十年的气象变化，以及一年之中气候变化太过不及的基本情况；主运是推算一年中五个季节气候的正常变化，客运则是推算六十年中每年五个季节气候的异常变化。

2. 六气

六气是风寒暑湿燥火的统称，是在天的阴阳之气。《素问·天元纪大论篇》云："寒暑燥湿风火，天之阴阳也，三阴三阳上奉之。"六气是天气的阴阳变化，地气的三阴三阳向上承奉它。如厥阴属木，木为风，是三阴中的一阴，天之风气所化，故在地为厥阴，在天为风，即风在厥阴之上。少阴属君火，火能化热，是三阴中的二阴，天之热气所化，故在地为少阴，在天为热，即热在少阴之上。太阴属湿土，是三阴中的三阴，天之湿气所化，故在地为太阴，在天为湿，即湿在太阴之上。少阳属相火，是三阳中的一阳，天之火气所化，故在地为少阳，在天为相火，即火在少阳之上。阳明属燥金，是三阳中的二阳，天之燥气所化，在地为阳明，在天为燥，即燥在阳明之上。太阳属寒水，是三阳中的三阳，天之寒气所化，在地为太阳，在天为寒，即寒在太阳之上。风热火湿燥寒为三阴三阳气化之本，本在于上；三阴三阳为标，标在于下。《素问·天元纪大论篇》说："厥阴之上，风气主之；少阴之上，热气主之；太阴之上，湿气主之；少阳之上，相火主之；阳明之上，燥气主之；太阳之上，寒气主之；所谓本也，是谓六元。"六气应时而至者便是阴阳变化之正气，非时而至者即是邪气。

推演六气，分为主气、客气，并以客主加临的情况，推测气候的异常变化及其对人体的影响。

（1）主气：是主时之气。它按照一年二十四节气的位次，始于春木，终于冬水，顺五行相生之序，固定不变，用以说明一年气候的正常规律。

主气分为六步，每步各主四个节气，计六十日另八十七刻半。

大寒、立春、雨水、惊蛰，为初之气，厥阴风木主令，温暖多风；

春分、清明、谷雨、立夏，为二之气，少阴君火主令，气候转热；

小满、芒种、夏至、小暑，为三之气，少阳相火主令，主火热；

大暑、立秋、处暑、白露，为四之气，太阴湿土主令，主雨湿；

秋分、寒露、霜降、立冬，为五之气，阳明燥金主令，主凉燥；

小雪、大雪、冬至、小寒，为终之气，太阳寒水主令，主冰寒。

（2）客气：是指时令气候的异常变化，它与主气同样在一年中分为六步，但它却随着纪年地支的不同而各年有异，其六步的次序不同于主气的风木→君火→相火→湿土→燥金→寒水等五行相生之序，而是按照一阴、二阴、三阴、一阳、二阳、三阳的顺序推移，即：一阴厥阴风木，二阴少阴君火，三阴太阴湿土，一阳少阳相火，二阳阳明燥金，三阳太阳寒水。客气的推演分为三步，即司天之气、在泉之气、四步间气。

司天之气：即岁支之气所表现的天气变化，各年均以岁支之气为司天之气。《素问·五运行大论篇》说："子午之上，少阴主之；丑未之上，太阴主之；寅申之上，少阳主之；卯酉之上，阳明主之；辰戌之上，太阳主之；巳亥之上，厥阴主之。"这称为十二地支化六气。即年支逢子午，子午相对，是少阴君火司天；年支逢丑未，丑未相对，是太阴湿土司天；年支逢寅申，寅申相对，是少阳相火司天；年支逢卯酉，卯酉相对，是阳明燥金司天；年支逢辰戌，辰戌相对，是太阳寒水司天。年支逢巳亥，巳亥相对，是厥阴风木司天。

在泉之气：是与司天相对之气，它随着各年支司天之气的变化而变化，它是以一阴配一阳，二阴配二阳，三阴配三阳，阴与阳，互为司天，互为在泉。如果该年属一阴司天则一阳在泉，属一阳司天则一阴在泉，《素问·五运行大论篇》说："厥阴在上则少阳在下……少阴在上则阳明在下……太阴在上则太阳在下……少阳在上则厥阴在下……阳明在上则少阴在下……太阳在上则太阴在下。"上，指司天之气；下，指在泉之气。

司天与在泉，合主一年之客气变化。《素问·六元正纪大论篇》说："岁半之前，天气主之；岁半之后，地气主之。"就是说，司天之气主司上半年的客气变化，在泉之气主司下半年的客气变化。具体言之，岁半之前从大寒至小暑，是上半年的司天之气所主。岁半之后从大暑至小寒，是下半年的在泉之气所主。《素问·至真要大论篇》说："初气终三气，天气主之；四气尽终气，地气主之。"意即从初气到三气，司天之气主；从四气到终气，在泉之气主。司天在泉之气的客气变化，如《素问·至真要大论篇》所述："厥阴司天，其化以风；少阴司天，其化以热；太阴司天，其化以湿；少阳司天，其化以火；阳明司天，其化以燥；太阳司天，其化以寒。地化奈何？……司天同候，间气皆然。"

间气：客气六步除司天和在泉外，其余四气统称谓"间气"。《素问·至真要大论篇》说："间气何谓？岐伯曰：司左右者，是谓间气也。帝曰：何以异之？岐伯曰：主岁者纪岁，间气者纪步也。"说明司天、在泉的左右，都叫间气，而司天与在泉是主治一年之气，间气则是只纪客气各步的。

每年客气的运转，是从在泉之气的左间气开始，顺一二三阴、一二三阳之序而为六步。假定寅申年，是为少阳相火（一阳）司天，则厥阴风木（一阴）在泉，一阴生二阴，二阴便是本年在泉之气的左间气，本年客气的第一步即从二阴始。于是形成六步：二阴→三阴→一阳→二阳→三阳→一阴。其结果总以司天之气为三之气，在泉之气为终之气（图1）。

（3）客主加临：每年轮转的客气，加在固定的主气之上，便是客主加临。客气在上，主气在下，客主两气相加，主要是为了便于观察主气的常序和分析客气的变化。《素问·五运行大论篇》所谓"上下相遘（gòu），寒暑相临"是也。

客主加临对气候正常与否及其对人体发病的影响，是根据客主之间相得不相得、顺和逆的关系来表明的。《素问·五运行大论篇》说："气相得则和，不相得则病。"相得与顺逆，依据三种情况确定：一是客主之气彼此为相生关系的为相

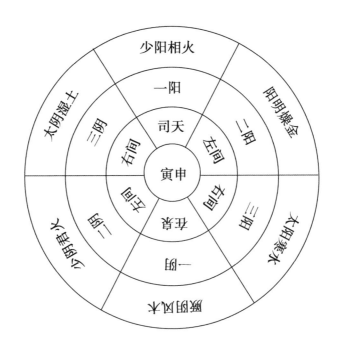

图1 司天、在泉、间气图

得，相得则气候和平，人不受病。二是客主之气彼此为相克关系的为不相得，不相得则气候反常而人易受病。由于相克之中又有主胜客和客胜主的不同，因而又有逆和从的不同情况。《素问·至真要大论篇》说"主胜逆，客胜从"，即主气克制客气者为逆，客气克制主气者为顺。逆则气候异常变化较大，人体发病重而急；从（顺）则气候异常变化不大，人体发病轻而缓。三是客主之气相同的为相得，以其同气相求，然须防其亢烈。但是值少阴君火与少阳相火同步时，则君火在上（客气），相火在下（主气）者为从，若逢相火在上（客气），君火在下（主气）者则为逆。《素问·六微旨大论篇》所谓"君位臣则顺，臣位君则逆，逆则其病近，其害速；顺则其病远，其害微"。

3. 运气结合

天干统运，地支主气，干支纪年，便意味着运与气的相互结合。运气结合，主要看三个方面的变化情况。

（1）太过与不及：在十天干中，凡甲、丙、戊、庚、壬均为阳干，主运太过；乙、丁、己、辛、癸均为阴干，主运不及。太过与不及之运各有不同的变化，《素问·五运行大论篇》云："气有余则制己所胜而侮所不胜；其不及则己所不胜侮而乘之，己所胜轻而侮之。"一般而言，运太过则本运之气盛，而反侮其所胜之气；运不及则本运之气衰，而其所不胜之气妄行。如《素问·气交变大论篇》所述："岁木太过，风气流行，脾土受邪；岁木不及，燥乃大行。""岁火太过，炎暑流行，金肺受邪；岁火不及，寒乃大行。""岁土太过，雨湿流行，肾水受邪；岁土不及，风乃大行。""岁金太过，燥气流行，肝木受邪；岁金不及，炎火乃行。"岁水太过，寒气流行，邪害心火，岁水不及，湿乃大行。"

（2）平气：如果运太过而被抑，或运不及而得助，则一转而为平气。平气之年，气候平和。《素问·五常政大论篇》说："平气何如而名？……木曰敷和，火曰升明，土曰备化，金曰审平，水曰静顺。"木曰敷和，指木之平气有散布温和的作用，使万物得以生长发育。火曰升明，指火之平气主上升光明，使万物得以繁华外露。土曰备化，谓土之平气有化育万物的作用。金曰审平，谓金之平气有平定的作用，使万物生长趋于平静稳定。水曰静顺，谓水之平气沉静柔顺，使万物清静而柔顺。

具体言之，如果运属太过，却受到本年司天之气的克制，便变太过而为平气。比如戊辰年，戊为火运太过，辰为太阳寒水司天，司天之水气克制太过之火运，于是成为平气。如果运属不及，却与本年岁支的五行属性同气，则变不及而为平气。比如癸巳年，癸主火运不及，巳主南方属火，癸火得巳火资助，于是成为平气。

（3）运气同化：运与气，在六十年一周中，还有二十多年的同化关系，称为运气同化。其中有"天符""岁会""同天符""同岁会""太乙天符"五种情况。

天符：凡岁运同司天之气相符的，称之为"天符"年。《素问·六微旨大论篇》说："土运之岁，上见太阴；火运之岁，上见少阳、少阴；金运之岁，上见阳明；木运之岁，上见厥阴；水运之岁，上见太阳。"在一周甲子六十年中，有"天符"十二年：己丑、己未年，大运土，逢太阴湿土司天。乙卯、乙酉年，大运金，逢阳明燥金司天。丙辰、丙戌年，大运水，逢太阳寒水司天。丁巳、丁亥年，大运木，逢厥阴风木司天。戊子、戊午年，大运火，逢少阴君火司天。戊寅、戊申年，大运火，逢少阳相火司天。

岁会：凡岁运与岁支的五行属性相同，称之为"岁会"年。《素问·六微旨大论篇》说："木运临卯，火运临午，土运临四季，金运临酉，水运临子，所谓岁会，气之平也。"在一周六十年中，有八年逢"岁会"。甲辰、甲戌、己丑、己未年，甲己均属土运，而辰戌丑未在五行属土，是为"岁会"。乙酉年，乙为金运，酉属金；丁卯年，丁为木运，卯属木；戊午年，戊为火运，午属火；丙子年，丙为水运，子属水，皆属"岁会"。

同天符：凡逢阳年，太过的岁运之气与本年在泉之气的属性相同者，称为"同天符"。在一周六十年中，有六年逢"同天符"：甲辰、甲戌年，大运土，逢太阴湿土在泉；壬寅、壬申年，大运木，逢厥阴风木在泉；庚子、庚午年，大运金，逢阳明燥金在泉。凡此皆属"同天符"。

同岁会：凡逢阴年，不及的岁运之气与本年在泉之气的属性相同者，称为

"同岁会"。在一周六十年中，有六年属"同岁会"：辛丑、辛未年，辛为水运，又逢太阳寒水在泉；癸卯、癸酉、癸巳、癸亥年，癸为火运，逢卯酉乃是少阴君火在泉；逢巳亥乃是少阳相火在泉。凡此皆属"同岁会"。

太乙天符：既逢"天符"，又为"岁会"，则称之为"太乙天符"年。《素问·六微旨大论篇》说："天符岁会何如？岐伯曰：太乙天符之会也。"太乙天符年乃是大运与本年司天之气及岁支属性三者相会合的年份。一周六十年中，有四年属"太乙天符"年：戊午、乙酉、己丑、己未，此四年既属"天符"年，又为"岁会"年，《素问·天元纪大论篇》称此为"三合而治"。

运气同化共为三十年（其中因有重复六年已减去），这三十年中，各有不同的变化作用。《素问·六微旨大论篇》说："天符为执法，岁会为行令，太乙天符为贵人。帝曰：邪之中也奈何？岐伯曰：中执法者，其病速而危；中行令者，其病徐而持；中贵人者，其病暴而死。"原文是说，天符如同执法，岁会如同行令，太乙天符如同贵人。三者于感邪发病的情况是：感受"执法"之邪的，发病急而比较危险（同天符与此相同）；感受"行令"之邪的，发病缓慢而邪正相持（同岁会与此相同）；感受"贵人"之邪的，发病急骤并容易死亡。

三、运气测病

医学上应用五运六气，主要用来推测各年的气候变化及其疾病发生与流行的情况。气候变化有常有变，疾病发生亦有一般规律和特殊变异。

1. 一年的运气常规对发病的影响

凡运气中的主运、主气，是各年气候变化的一般规律。虽运分五步而气分六步，而气候变化常规则基本按主运五步转移，于发病情况亦大体相同。《素问·金匮真言论篇》云："东风生于春，病在肝，俞在颈项。南风生于夏，病在心，俞在胸胁。西风生于秋，病在肺，俞在肩背。北风生于冬，病在肾，俞在腰股。中央为土，病在脾，俞在脊。故春气者，病在头。夏气者，病在脏。秋气者，病在肩背。冬气者，病在四支。故春善病鼽衄，仲夏善病胸胁，长夏善病洞泄寒中，秋善病风疟，冬善病痹厥。"一年之中，初运木运，从每年大寒节至春分节前，是气候由寒转温的季节，为风气主令。此时阳气升发，人体肝气与之相应，于杂病则易见与肝相关的病证，于外感病则多见风温。二运火运，从每年清明节至芒种节前，是气候由温转热的季节，为火气主令。此时阳气盛长，人体心气与之相应，于杂病则易见与心相关的病证，于外感病则多为温热疫病。三运土运，从每年夏至节至处暑节前，是暑湿交蒸的季节，为湿气主令。此时湿气较重，人体脾气与之相应，于杂病则易见与脾相关的病证，于外感病则多为湿温或暑温。四运金运，从每年白露节至立冬节前，是气候凉爽而干燥的季节，为燥气主令。此时阳气内敛，人体肺气与之相应，于杂病则易见与肺相关的病证，于外感病则多秋燥。五运水运，从每年立冬节至大寒节，是气候寒冷的季节，为寒气主令。此时阳气闭藏，人体肾气与之相应，于杂病则易见与肾相关的病证，于外感病则多见风寒表证。

2. 岁运的太过不及对发病的影响

《素问·气交变大论篇》云："岁木太过，风气流行，脾土受邪。民病飧泄、食减，体重、烦冤，肠鸣，腹支满。……甚则忽忽善怒，眩冒巅疾。……岁火太过，炎暑流行，肺金受邪。民病疟，少气咳喘，血溢血泄注下，喘燥耳聋，中热肩背热。……甚则胸中痛，胁支满，胁痛，膺背肩胛间痛，两臂内痛，身热肤痛而为浸淫。……岁土太过，雨湿流行，肾水受邪。民病腹痛，清厥，意不乐，体重烦冤。……甚则肌肉萎，足痿不收，行善瘈，脚下痛，饮发中满，食减，四肢不举。……岁金太过，燥气流行，肝木受邪。民病两胁下少腹痛，耳赤痛眦疡，耳无所闻，肃杀而甚，则体重烦冤，胸痛引背，两胁满且痛引少腹。……甚则喘咳逆气，肩背痛，尻阴股膝髀腨胻足皆病。……岁水太过，寒气流行，邪害心火。民病身热烦心躁悸，阴厥上下中寒，谵妄心痛。……甚则腹大胫肿，喘咳，寝汗出憎风。"这是论五运太过主病。凡木运太过之年，风木偏盛则克侮脾土，使脾失健运而发飧泄，食欲减退，身体困倦，烦闷抑郁，肠鸣，腹胀满等症。若肝木之气过旺则出现精神失常而多怒、眩晕、头痛等症。凡火运太过之年，火热偏盛则克伤肺金，人们易患疟病，呼吸不利，咳嗽，喘促，衄血，便血，咽干，耳聋，胸中及肩背发热等病症。若火气太甚则胸中痛，胁部胀满疼痛，膺背肩胛间及两臂内侧疼痛，身热肤痛而发浸淫疮。凡土运太过之年，土湿偏胜则克侮肾水，肾受邪则易患腹痛，四肢厥冷，精神不振，身体沉重，心中烦闷等病症。若土湿太盛则发肌肉萎缩，足痿不能行，甚至脚痛抽搐，以及水饮内发，腹中胀满，食欲减退，四肢痿弱不用等症。凡金运太过之年，燥金偏胜则肝木受克，人们易患两胁下及少腹痛、目赤、目眦疮疡、耳聋等症。若燥气太甚则发喘促咳嗽呼吸不利，肩背及肢体疼痛等症。凡水运太过之年，寒水之气偏胜则克制心火，人们易患身热、烦躁、心悸，寒气厥逆，一身上下内外皆寒，以及谵语心痛等症。若寒气过甚则发腹胀大、足胫肿、喘促咳嗽、盗汗、恶风等症。

《素问·气交变大论篇》谓五运不及的发病："岁木不及，燥乃大行……民病中清，胠胁痛，少腹痛，肠鸣溏泄。……岁火不及，寒乃大行……民病胸中痛，胁支满，两胁痛，膺背肩胛间及两臂内痛，郁冒蒙昧，心痛暴喑，胸腹大，胁下与腰背相引而痛，甚则屈不能伸，髋髀如别。……岁土不及，风乃大行……民病飧泄霍乱，体重腹痛，筋骨繇复，肌肉𥆧酸，善怒。……岁金不及，炎火乃行……民病肩背瞀重，鼽嚏，血便注下。……岁水不及，湿乃大行……民病腹满身重，濡泄，寒疡流水，腰股痛发，腘腨股膝不便，烦冤，足痿清厥，脚下痛，甚则跗肿。"凡木运不及之年，燥金之气反而大行，人们易患腹中清冷，胠胁与少腹疼痛及肠鸣溏泄等症。凡火运不及之年，水寒之气反而大行，人们易患胸中痛，胁下胀满，两胁痛，膺、背、肩胛间及两臂内侧疼痛，抑郁眩冒，头目不清，心痛，突然失音，胸腹胀满，两胁下及腰背部牵引疼痛，甚则身体踡屈不能伸，髋髀部如折断一样。凡土运不及之年，风木之气反而大行，人们易患飧泄霍乱，身体沉重，腹部疼痛，筋骨反复震动，肌肉跳动酸痛，多怒等症。凡金运不及之年，炎火之气反而大行，人们易患肩背沉重，鼽衄喷嚏，大便下血等症。凡水运不及之年，土湿之气反而大行，人们易患腹部胀满，身体沉重，泄泻，阴性疮疡流水，腰股疼痛发作，腘腨股膝等处活动不便，心中烦闷，两足痿软厥冷，脚下痛，甚至足背浮肿等症。

3. 司天与在泉之气对发病的影响

凡司天之气主司上半年，在泉之气主司下半年。司天、在泉之气主病，是谓客气淫胜发病。

子午之年：少阴君火司天，则火灼肺金，多见肺经病变。阳明燥金在泉，燥气太过，则金能克木，故肝病居多。《素问·至真要大论篇》云："少阴司天，热淫所胜……民病胸中烦热，嗌干，右胠满，皮肤痛，寒热咳喘……病本于肺。""阳明在泉，燥淫所胜……民病喜呕，呕有苦，善太息，心胁痛不能反侧，甚则嗌干面尘，身无膏泽，足外反热。"

丑未之年：太阴湿土司天，则土胜克水而多见肾经病变。太阳寒水在泉，水寒太过，则克制心火，故心病居多。《素问·至真要大论篇》云："太阴司天，湿淫所胜……胕肿骨痛阴痹。阴痹者，按之不得，腰脊头项痛，时眩，大便难，阴气不用（阴痿），饥不欲食，咳唾则有血，心如悬，病本于肾。""太阳在泉，寒淫所胜……民病少腹控睾，引腰脊，上冲心痛，血见，嗌痛颔肿。"

寅申之年：少阳相火司天，火气偏胜，炎暑过甚，克灼肺金，多见火灼肺伤的病变。厥阴风木在泉，风气淫胜，克伐脾土，故又脾病居多。《素问·至真要大论篇》云："少阳司天，火淫所胜，则温气流行。……民病头痛，发热恶寒而疟，热上皮肤痛，色变黄赤，传而为水，身面浮肿，腹满仰息，泄注赤白，疮疡，咳唾血，烦心胸中热，甚则鼽衄，病本于肺。""厥阴在泉，风淫所胜……民病洒洒振寒，善伸数欠，心痛支满，两胁里急，饮食不下，鬲咽不通，食则呕，腹胀善噫，得后与气则快然如衰，身体皆重。"

卯酉之年：阳明燥金司天，燥气淫胜，木受其克，故多肝胆病变。少阴君火在泉，热气偏胜，则又逆乘肺金而多肺经病变。《素问·至真要大论篇》云："阳明司天，燥淫所胜……民病左胠胁痛，寒清于中，感而疟……心胁暴痛，不可反侧，嗌干面尘，腰痛，丈夫㿉（tuí）疝，妇人少腹痛，目眛眦疡，疮痤痈……病本于肝。""少阴在泉，热淫所胜……民病腹中常鸣，气上冲胸，喘不能久立，寒热皮肤痛，目瞑齿痛颇，恶寒发热如疟，少腹中痛，腹大。"

辰戌之年：太阳寒水司天，寒气淫胜，则克制心火，故心经病变居多。太阴湿土在泉，土胜湿淫则肾水受病，故又多见肾经病变。《素问·至真要大论篇》云："太阳司天，寒淫所胜……血变于中，发为痈疡，民病厥心痛，呕血血泄鼽衄，善悲，时眩仆……心澹澹大动，胸胁胃脘不安，面赤目黄，善噫嗌干，甚则色炲，渴而欲饮，病本于心。""太阴在泉，湿淫所胜……民病饮积心痛，耳聋浑浑焞焞，嗌肿喉痹，阴病血见，少腹痛肿，不得小便，病冲头痛，目似脱，项似拔，腰似折，髀不可以回，腘如结，腨如别。"

巳亥之年：厥阴风木司天，风气淫胜，伤伐脾土，则脾胃病变居多。而少阳相火在泉，火热淫胜则灼伤肺金，故又多见肺伤之病。《素问·至真要大论篇》云："厥阴司天，风淫所胜……民病胃脘当心而痛，上支两胁，膈咽不通，饮食不下，舌本强，食则呕，冷泄腹胀，溏泄瘕水闭，病本于脾。""少阳在泉，火淫所胜……民病注泄赤白，少腹痛，溺赤，甚则血便。"

应当指出，运气学说源于古人的认识总结，它无疑受到历史条件、科学水平的种种局限。仅凭直觉的观察，要得出自然界复杂的气候变化的客观规律，显然是有一定困难的。何况天地广阔，南北差异，古往今来，变化万千。《内经》也曾一再指出，运气的推演及其发病情况必须与地理环境及实际气候变化相结合，进行综合分析。如《素问·六元正纪大论篇》说："四时之气，至有早晏，高下左右，其候何如？曰：行有顺逆，至有迟速。至高之地，冬气常在；至下之地，春气常在，必谨察之。"《素问·五常政大论篇》又说："地有高下，气有温凉，高者气寒，下者气热。"可见运气的推演，并不能一概作为气候变化与发病情况的依据。简言之，不可以将普天之下的变化一概而论之。《素问·至真要大论篇》指出"时有常位，而气无必也"。宋代著名科学家沈括在《梦溪笔谈》中说过："医家有五运六气之术，大则候天地之变，寒暑风雨，水旱螟蝗，率皆有法；小则人之众疾，亦随气运盛衰。今人不知所用，而胶于定法，故其术皆不验。假令厥阴用事，其气多风，民病湿泄，岂溥天之下皆多风，溥天之民皆病湿泄邪？至于一邑之间，而旸雨有不同者，此气运安在？欲无不谬不可得也。大凡物理有常有变，运气所主常也，异夫所主者皆变也。常则如本气，变则无所不至……随其所变，疾疠应之，皆视当时当处之候……推此而求，自臻至理。"沈氏这一段精辟的论述，既符合《内经》的思想，又符合客观实际。

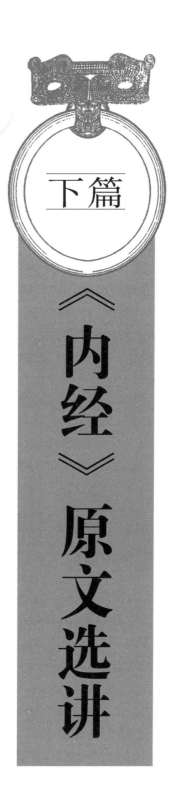

下篇

《内经》原文选讲

《素问》原文选讲

上古天真论篇第一

　　上古，指远古。《易·系辞》："上古穴居而野处""上古结绳而治"。天真，本指质朴无邪的天性。《三国志·胡昭传》："天真高洁。"注曰："天真犹天性也。"又指先天真元之气。《庄子·渔父》："真者所受于天也。"本篇主要论述上古之人保养天真，养生益寿，故以"上古天真论"名篇。

【原文】

　　昔在黄帝①，生而神灵②，弱而能言③，幼而徇齐④，长而敦敏⑤，成而登天⑥。迺问于天师⑦曰：余闻上古之人，春秋皆度百岁⑧，而动作不衰；今时之人，年半百而动作皆衰者，时世异耶？人将失之耶⑨？

【注释】

　　①黄帝：皇甫谧《帝王世纪·第一》："黄帝，有熊氏，少典之子，姬姓也……居轩辕之丘，故因以名号。"

　　②神灵：张景岳《类经》注："神灵，聪明之至也。"

　　③弱而能言：弱，幼小，《史记·索隐》："弱，谓幼弱时也。"能言，即善言。

　　④幼而徇齐：《礼记·曲礼》："十年曰幼。"徇齐，疾速之意，这里指思维敏捷，《史记·五帝纪》："幼而徇齐。"裴骃注："徇，齐也；齐，速也。"

　　⑤敦敏：敦，忠厚诚实；敏，聪明通达。高士宗《素问直解》注："敦，诚信也；敏，通达也。"

　　⑥成而登天：成，指成年。登天，谓登天子位。

　　⑦迺问于天师：迺，古"乃"字。天师，黄帝对岐伯的尊称。

　　⑧春秋皆度百岁：春秋，指年龄。度，越过之意，《玉篇》："度，过也。"谓年龄超过了百岁。

　　⑨人将失之耶：胡澍《素问校义》按："当作'将人失之耶'。"将，犹"抑"也，"还是"的意思。失，过失，这里指违背养生之道。

【语译】

本段经文首先提出上古之人与今时之人在寿命和体质上的差异是什么原因。

从前的轩辕黄帝，生来就很聪明，从小就会说话，幼年就思维敏捷，长大之后，诚实而通达，及至成年，便登上了天子位。黄帝向岐伯问道：我听说上古时代的人，年龄大都超过了100岁，而他们的起居动作仍然不显得衰老。可是现在这个时代的人，年龄才50岁，他们的起居动作就显得衰老了，这是由于时代环境的差异，还是人们违背了养生之道的缘故呢？

【原文】

岐伯①对曰：上古之人，其知道②者，法于阴阳③，和于术数④，食饮有节，起居有常⑤，不妄作劳⑥，故能形与神俱⑦，而尽终其天年⑧，度百岁乃去。今时之人不然也，以酒为浆⑨，以妄为常⑩，醉以入房⑪，以欲竭其精，以耗散其真⑫，不知持满，不时御神⑬，务快其心，逆于生乐，起居无节，故半百而衰也。

【注释】

①岐伯：传说中黄帝的大臣。《汉书·艺文志》记载："太古有岐伯、俞拊，中古有扁鹊、秦和，盖论病以及国，原诊以知政。"

②知道：道，法则。王冰《黄帝内经素问注》："谓知修养之道。"

③法于阴阳：法，取法，效法；阴阳，指自然界的阴阳变化规律。

④和于术数：和，调和，适当运用；术数，指各种养生方法。张景岳："术数，修身养性之法。"

⑤食饮有节，起居有常："新校正"作"饮食有常节，起居有常度"。是谓饮食有节制，作息有常规。

⑥不妄作劳：妄，乱也。作劳，即劳作。

⑦形与神俱：形，形体。神，精神。俱，全也，偕也，有共存、协调之意。姚止庵《素问经注节解》："形者神所依，神者形所根。"形与神俱，即形体与精神共同健全，相互协调。

⑧天年：天赋的寿命。

⑨以酒为浆：浆，泛指饮料。把酒当作一般饮料，喻其嗜酒无度。

⑩以妄为常：把妄乱的行为当作正常的生活。

⑪醉以入房："以"同"已"，谓酒醉之后行房事。

⑫耗散其真：真，真气。耗，当作"好"（见《甲乙经》），嗜好意。

⑬不时御神：时，善也；御，用也。胡澍："不时御神，谓不善御神也。"

【语译】

本段经文直接回答了上古之人与今时之人其寿命与体质差异的关键在于是否懂得养生之道。

岐伯回答说：上古时代，那些懂得养生之道的人，能够效法于自然界的阴阳变化规律，调和运用各种养生的方法，饮食有节度，起居有常规，不妄事劳作，所以能够使形体与精神共同健旺、协调，于是可以完全达到天赋的寿命，度过百岁才离开人世。现在的人就不是这样了，把酒当成水浆滥饮无度，把不正常的行为当作正常的生活，酒醉之后还肆行房事，因纵情色欲使人体精气衰竭，因嗜好过度使人体真气散失，不知道保持精气的充满，不善于调摄人体的精神，只贪求一时的心中欢快，而违背了人生的正常乐趣，生活起居没有规律，所以只到五十岁左右，人体就衰老了。

【原文】

夫上古圣人之教下也，皆谓之①虚邪贼风②，避之有时，恬憺虚无③，真气从之④，精神内守⑤，病安从来。是以志闲而少欲，心安而不惧，形劳而不倦，气从以顺，各从其欲，皆得所愿，故美其食，任其服，乐其俗⑥，高下不相慕，其民故曰朴⑦。是以嗜欲不能劳其目，淫邪不能惑其心，愚智贤不肖⑧，不惧于物⑨，故合于道。所以能年皆度百岁而动作不衰者，以其德全不危⑩也。

【注释】

①上古圣人之教下也，皆谓之："新校正"引全元起注本："上古圣人之教也，下皆为之。"谓上古圣人的教诲，人们都遵照执行。圣人，指品德和学问具有很高修养的人，这里是指通晓养生之道的人。

②虚邪贼风：虚邪，指一年八节（春分、秋分、夏至、冬至、立春、立夏、立秋、立冬）之中的外来邪气。《素问·八正神明论篇》："虚邪者，八正之虚邪气也。"贼风，亦称"贼风邪气"。《类经》二十七卷注："凡四时乖戾不正之气，是为贼风邪气。非如……八正虚邪之有常候，此则发无定期。"虚邪贼风，泛指外来的贼风邪气，故高士宗说："凡四时不正之气，皆谓之虚邪贼风。"

③恬憺虚无：恬憺，安静之意。虚无，无杂念。恬憺虚无，指思想清静，没有杂念。

④真气从之：真气，即指正气。《灵枢·刺节真邪》说："真气者，所受于天，与谷气并而充身者也。"从之，顺从人体。

⑤精神内守：精气神气守持于内。

⑥美其食，任其服，乐其俗：美、任、乐，三字为意动词，即以其食为美，以其服为任（任，《说文》："符也。"合意之义），以其俗为乐。

⑦朴：质朴、淳朴。

⑧不肖：与"贤"相对，即不贤，指无才能的人。

⑨不惧于物：不为外界事物所惊扰。

⑩德全不危：德，道德；指养生修性之道。全，完备。意谓养生修性之道完

备，不受衰老之危害。马莳《素问注证发微》："盖修道者有得于心，则德全矣。危者，即动作之衰也。"

【语译】

本段经文论养生的法则。

上古时代懂得养生之道的人，在教导人们的时候，总是说，对于四时不正的贼风邪气，要适时的回避；同时保持思想清静，没有杂念，使人体真气和顺，精气和神气守持于内，疾病从何而来呢？所以，人们要做到志意安闲而少有欲念，心境安定而无所忧扰，形体劳动而不过分疲倦，正气从而调顺，各人都能顺从所欲，满足愿望，吃食物觉得甘美，穿衣服觉得舒服，从习俗觉得快乐，对于地位的高低不去羡慕，这种人称之为纯朴。因此，任何嗜好贪欲，不能扰乱他们的视听，任何淫乱邪说不能惑乱他们的心志，无论愚笨的或聪明的人，贤能的或不贤能的人，都不为外界的事物所惊扰，这就符合于养生之道。他们之所以能够使年龄都度过一百岁，而起居动作仍然不显得衰老，这是由于他们全面掌握了养生之道，才不至于受衰老和疾病的危害。

【按语】

"虚邪贼风"，虚邪，指外来之虚风邪气。《灵枢·九宫八风》称之为"虚风"，谓："风从其所居之乡来为实风，主生，长养万物；从其冲后来为虚风，伤人者也，主杀、主害者。谨候虚风而避之，故圣人日避虚邪之道，如避矢石然。"《灵枢·刺节真邪》又云："邪气者，虚风之贼伤人也。"由此可见，虚风，即邪风，又称虚邪。虚邪伤人或有定时，如《灵枢·九宫八风》篇用九宫测八风，以"四立"（立春、立夏、立秋、立冬）、"二分"（春分、秋分）、"二至"（夏至、冬至）八个节气循序交替的日期，推知来自八方气候的变化。《素问·八正神明论篇》所谓："虚邪者，八正之虚邪气也。"八正，即指此八个节气而言也。虚邪伤人亦或无有定时，如《灵枢·岁露》云："贼风邪气，因得以入乎？将必须八正虚邪，乃能伤人乎？少师答曰：不然，贼风邪气之中人也，不得以时。"张景岳释曰："凡四时乖戾不正之气，是为贼风邪气。非如太乙所居，八正虚邪之有常候。此则发无定期，亦无定位，故曰不得以时也。"无论虚邪贼风之伤人有无定时，统皆谓其"避之有时"，当随着不同的时令变化而预防之。

【原文】

帝曰：人年老而无子者，材力①尽邪？将天数②然也？岐伯曰：女子七岁③，肾气盛，齿更发长④。二七而天癸至⑤，任脉通，太冲脉盛，月事以时下，故有子。三七，肾气平均⑥，故真牙⑦生而长极。四七，筋骨坚，发长极，身体盛壮。五七，阳明脉衰，面始焦，发始堕⑧。六七，三阳脉衰于上⑨，面皆焦，发始白。七七，任脉虚，太冲脉衰少，天癸竭，地道不通⑩，故形坏⑪而无子也。丈夫八岁，肾气实，发长齿更。二八，肾气盛，天癸至，精气溢写⑫，阴阳和⑬，故能有子。三八，肾气平均，筋骨劲强，故真牙生而长极。四八，筋骨隆盛，肌肉满壮。五八，肾气衰，发堕齿槁。六八，阳气衰竭于上⑭，面焦，发鬓颁白⑮。七八，肝气衰，筋不能动。八八，天癸竭，精少，肾藏衰，形体皆极⑯，则齿发去。肾者主水⑰，受五藏六府之精而藏之，故五藏盛乃能写⑱。今五脏皆衰，筋骨解堕⑲，天癸尽矣，故发鬓白，身体重，行步不正，而无子耳。

帝曰：有其年已老而有子者何也？岐伯曰：此其天寿过度，气脉常通，而肾气有余也。此虽有子，男子不过尽八八，女子不过尽七七，而天地⑳之精气皆竭矣。

帝曰：夫道者，年皆百数，能有子乎？岐伯曰：夫道者，能却老而全形㉑，身年虽寿㉒，能生子也。

【注释】

①材力：张景岳注："精力也。"

②天数：即自然所赋之寿数。张景岳："天赋之限数。"

③七岁：是古人根据男女两性发育过程的差异总结出来的大致数字。

④齿更发长：齿，乳齿；长，王冰注："外茂也。"谓乳齿更换，头发生长茂盛。

⑤天癸至：天癸由肾气所化生，是促进生殖功能作用的一种物质。至，充盛之意。

⑥平均：张景岳："充满之谓。"

⑦真牙：即第三磨牙，俗称智齿。

⑧阳明脉衰，面始焦，发始堕：焦，通憔，憔悴也。堕，脱落也。高士宗注："阳明之脉行于面，衰则面始焦。阳明多血多气，衰则血气不充溢于毛窍，故发始堕。"

⑨三阳脉衰于上：高士宗："三阳，太阳、阳明、少阳也。三阳之脉，皆起于面，故脉衰于上。"

⑩地道不通：指月经绝止。王冰："经水绝止，是为地道不通。"

⑪形坏：形体衰老。

⑫精气溢写：写，同泻。这里指生殖之精盈满而外泻。

⑬阴阳和：指男女两性和合。王冰："男女有阴阳之质不同……二者通和，故能有子。"又日本人喜多村直宽《素问劄记》云："阴阳和，盖谓男子二八而阴阳气血调和耳。"其说可参。

⑭阳气衰竭于上：阳气，指三阳经脉之气。衰竭于上，《甲乙经》无"竭"

字，以六八阳气衰而未竭，故当无此"竭"字。

⑮颁白：颁，同斑；颁白，即黑白相杂，俗谓花白。

⑯形体皆极：极，虚衰之意。

⑰肾者主水：张志聪《素问集注》："肾者主水，言肾脏之主藏精水也。"

⑱五藏盛乃能写：藏，同脏。五脏的精气充盛，肾精才能输泻。

⑲解堕：同懈堕，松懈无力之意。

⑳天地：这里指男女。

㉑却老而全形：防止衰老而保全形体。

㉒身年虽寿：年事虽然很高。

【语译】

本段经文论人的生长壮老及生殖能力的一般规律以及个体差异。

黄帝问：人到了老年，就不能生育子女，是由于人体的精力衰竭了，还是因为自然的规律所限定呢？岐伯回答说：按一般生理过程讲，女子到了七岁，肾气开始充盛，乳齿更换，头发开始盛长。二七一十四岁，天癸，这种促进生殖功能的物质充盛，任脉与太冲脉开始旺盛，月经按时而行，所以有生育子女的能力。三七二十一岁，肾气充满，所以智齿生长而发育成熟。四七二十八岁，筋骨强健有力，毛发的生长达到最茂盛阶段，这是身体最强壮的时期。五七三十五岁，阳明经的气血开始衰弱，面部开始憔悴，头发也开始脱落。六七四十二岁，三阳经脉都开始衰弱，由于三阳经脉都行于头面，《灵枢·逆顺肥瘦》说"手之三阳从手走头，足之三阳从头走足"，所以整个面部都憔悴，头发开始变白。七七四十九岁，任脉气血亏虚，太冲脉气血衰少，天癸枯竭，月经随之绝止，所以形体衰老，便不能生育子女了。男子到了八岁，肾气开始充实，头发盛长，乳齿更换。二八一十六岁，肾气旺盛，天癸充盛，精气满溢而能泻，若男女两性交合，便能生育子女。《易经·系辞》所谓："男女媾精，万物化生。"三八二十四岁，肾气充满，筋骨强健，真牙生长，身体发育成熟。四八三十二岁，筋骨粗壮，肌肉丰满。五八四十岁，肾气开始衰退，头发开始脱落，牙齿也开始枯槁。六八四十八岁，三阳经脉之气衰弱，表现面部憔悴，头发及两鬓开始花白。七八五十六岁，肝气衰弱，筋膜失养，则筋不能发挥正常的功能活动。八八六十四岁，天癸枯竭，精气衰少，肾脏的功能衰退，身体各部分也都衰退了，于是牙齿和头发也就会脱落。肾脏主藏精水，它接受人体各个脏腑的精气而储藏之，所以，五脏的精气充盛，肾所藏的精才充盛，肾脏的精充盛才能得以排泄。现在人已年老，五脏的精气都已经虚衰，人体筋骨懈堕无力，天癸也枯竭了，所以发鬓斑白，身体沉重，行步不平稳，也就没有生育子女的能力了。

黄帝又问：有的人年纪已经老了，可是仍然能够生育子女，又是什么道理呢？岐伯说：这是因为他天赋的精力超过了一般人的常度，气血经脉仍然充盛畅通，肾气旺盛有余的缘故。不过，这种人虽然还能生育子女，但这只是超常的特殊情况。就一般规律而论，男子不超过六十四岁，女子不超过四十九岁，男女的天癸到这个年龄都已经衰竭了。

黄帝问：掌握了养生之道的人，年龄都可以达到一百岁，还能生育子女吗？岐伯回答：掌握了养生之道的人，能够防止衰老而保全形体，虽然年龄达到了一百岁，还是能够生育子女的。

【按语】

"女子五七阳明脉衰""丈夫五八肾气衰"，指出了男女始衰的差异。张景岳《类经》认为："女为阴体，不足于阳，故其衰也，自阳明始；男为阳体，不足于阴，故其衰也，自肾始。"张志聪《素问集注》又释："气为阳，血脉为阴，故女子先衰于脉，而男子先衰于气也。"因为阳明主胃，为后天之本，气血生化之源，女子常不足于血，故其衰从阳明脉始；而肾主藏精，为先天之本，男子又多耗于肾气，故其衰从肾始。

关于"肾者主水"，《内经》中所指含义有二：①肾主津液。《素问·逆调论篇》云："肾者水藏，主津液。"谓肾主人体水液的代谢。《素问·水热穴论篇》又云："肾何以主水？……肾者，至阴也；至阴者，盛水也。"谓肾称为至阴之脏，至阴属水，所以肾是主水液的脏器。②肾主藏精。《灵枢·本神》云："肾藏精。"《素问·六节藏象论篇》云："肾者主蛰，封藏之本。"本节经文所言"肾者主水，受五藏六府之精而藏之"即是此义。故张志聪释本条："肾者主水，言肾脏之主藏精水也。"经文又指出："受五藏六府之精而藏之，五藏盛乃能写。"五藏盛，指五脏之精气盛；写，指肾精溢泻。张景岳释曰："五藏盛则肾乃能写。"五脏之精气充盛，在男子则肾精充足而能溢泻；五脏之精气充盛，在女子又焉能不肾精充足而经血满溢，"月事以时下"，此同一理也。这里体现了一个理论，肾所藏的先天生殖之精，必须依靠后天五脏六腑之精的培补。它说明，先天启后天，后天养先天，这是必然的原理。

【原文】

黄帝曰：余闻上古有真人①者，提挈天地，把握阴阳②，呼吸精气③，独立守神④，肌肉若一⑤。故能寿敝天地⑥，无有终时，此其道生。

中古之时，有至人⑦者，淳德全道⑧，和于阴阳，调于四时⑨，去世离俗⑩，积精全神⑪，游行天地之间⑫，视听八达⑬之外。此盖益其寿命而强者也，亦归于真人。

其次，有圣人者，处天地之和，从八风之理⑭。适嗜欲于世俗之间，无恚嗔⑮之心，行不欲离于世，举不欲观于俗⑯。外不劳形于事，内无思想之患，以恬愉⑰为务，以自得为功。形体不敝⑱，精神不散，亦可以百数。

其次,有贤人者,法则天地⑲,象似日月⑳,辩列星辰㉑,逆从阴阳㉒,分别四时,将从上古,合同于道㉓,亦可使益寿而有极时。

【注释】

①真人:王冰注:"谓成道之人也。"

②提挈天地,把握阴阳:提挈,即提举,与"把握"为互词,引申为"掌握"。李中梓《内经知要》注:"提挈,把握也。"全句是说,掌握天地阴阳的变化规律。

③呼吸精气:精气,即清气。《春秋繁露·通国身》:"气之清者为精。"呼吸精气,是气功中的吐纳方法。

④独立守神:属气功中的调神之法。张景岳:"有道独存,故能独立;神不外弛,故曰守神。"

⑤肌肉若一:肌肉,指形体。若一,即如一,是谓身体各部分协调如一。张景岳:"守神于中,形全于外……故云肌肉若一。"

⑥寿敝天地:敝,尽也;见《汉书·枚乘传》注。寿敝天地,即寿尽天地,与下文"无有终时"义相贯通。

⑦至人:指修养高深,与真人相似的人。《庄子·天下》:"不离于真,谓之至人。"

⑧淳德全道:张景岳注:"淳,厚也;至极之人,其德厚,其道全也。"

⑨和于阴阳,调于四时:张景岳注:"和,合也,合阴阳之变化。调,顺也,顺时令之往来。"

⑩去世离俗:此系道家语;王冰注:"心远世纷,身离俗染。"谓避开世俗习气的干扰。

⑪积精全神:蓄积精气,保全神气。

⑫游行天地之间:张景岳注:"神游宇宙。"喻心旷神怡,意念通达自然。

⑬八达:王冰注:"远际八荒之外。"张景岳《类经》原文作"八远",注文作"八荒",可见八达即八荒。荒者,荒远之地。《汉书·项籍传》:"有并吞八荒之心。"颜师古注:"八荒,八方荒忽极远之地也。"

⑭从八风之理:顺从八风的规律。八风,指东、南、西、北、东南、西南、东北、西北八方之风。

⑮恚嗔:《说文》:"恚,怒也";"嗔,盛气也。"恚嗔,即恼怒,忿恨之意。

⑯举不欲观于俗:观,炫耀、显示之义。意谓举动不欲炫耀于世俗。

⑰恬愉:系道家语。《庄子外篇·在宥》:"不恬不愉,非道也。"恬愉,清静愉悦之意。

⑱形体不敝:张景岳:"敝,坏也。"意为形体不衰老。

⑲法则天地：《素问·八正神明论篇》作"法天则地"，是说以天地阴阳变化规律为法则。

⑳象似日月：意谓仿效日月的运行。

㉑辩列星辰：辩，通辨；列，位次也。谓分辨星辰的位置。

㉒逆从阴阳：逆从，偏义复词；谓顺从阴阳的变化。

㉓将从上古，合同于道：将，《广雅·释诂》："欲也。"是说要追随上古真人而合于养生之道。

【语译】

本段经文论上古养生家不同的养生境界及其效果。

黄帝说：我听说上古时代有一种称为真人的人，能够掌握天地阴阳变化的规律，懂得呼吸精气，内守精神，保持形体各部的协调统一，所以真人的寿命特别长久，能尽其天年而无终了，这是因为他掌握了养生之道所产生的结果。

中古时代有一种称为至人的人，具有淳厚的道德，全面地掌握了养生之道，能够和合于阴阳的规律，顺应四时的变化。他们能够避开风俗习气的干扰，积蓄精气，保全神气；心旷神怡，意念在天地自然之中；耳聪目明，视听远及八方之外。这就是至人延长寿命，使身体强健的养生方法，他们也能够获得与真人相同的效果。

其次有称为圣人的人，能够安处于天地间的和气之中，顺从八风变化的规律。他们的嗜好和欲望全都适应于社会世俗，没有恼怒忿恨的情绪，行为不想背离于世俗，举动也不想显耀于世俗。外不使形体过度劳累于事，内没有思想负担的忧愁，以安静愉快为要务，以悠然自得为满足。于是形体不衰老，精神不耗散，寿命也可以达到一百岁。

其次有称为贤人的人，能够以天地阴阳的变化规律为法则，仿效日月的升降运动，辨别星辰的转移位置，顺从阴阳的消长变化，适应四时的气候变迁。贤人追随上古真人的行动，同样符合于养生之道，这样也可以使寿命延长，而有享尽天年的时候。

【按语】

本段所举真人、至人、圣人、贤人四种养生家，只是《内经》作者思想中的典型，并非指某个具体的人。日本茂卿氏认为："黄帝以下是他书之文，与上文意义大不相蒙，盖圣人、至人、真人，是庄列一家议理。"虽则如此，然观文中所述养生方法之顺应自然，调摄精神等，与本篇的基本精神则是一致的。

【简析】

本篇首冠"上古天真"，次言人体"肾气"，围绕着"天真""肾气"这个中心议题，阐述了养生的意义和养生的法则，着重阐明了4个理论观点。

1. 养生防病的思想方法

经文指出"形与神俱，而尽终其天年"，养生延年，必须保持形体与精神的协调统一，既要养形，又要养神。

（1）"虚邪贼风，避之有时"。《素问直解》云："凡四时不正之气，皆谓之虚邪贼风。"御避虚邪贼风，就是预防外邪侵袭人体。四时不正之风，属于虚邪贼风，如春季刮西风，夏季刮北风，秋季刮东风，冬季刮南风，此《灵枢·九宫八风篇》称之为"从其冲后来者为虚风，伤人者也，主杀主害者"。四时不正之气候变化亦为虚邪贼风，如突发台风、寒潮、暴热、酷暑等，《素问·四气调神大论篇》所谓："贼风数至，暴雨数起，天地四时不相保。"凡此，皆当注意"避之"。这种外避邪气的养生法则，张景岳称之为"治外之道"。

（2）"恬憺虚无，精神内守"。保持思想清静，没有杂念，才能精神内守。经文所谓"嗜欲不能劳其目，淫邪不能惑其心""志闲而少欲，心安而不惧"，这些都意在"恬憺虚无"。反之，则精神不能内守，如《素问·汤液醪醴论篇》云："嗜欲无穷，而忧患不止，精气弛坏……故神去之。"《灵枢·本神》云："怵惕思虑者则伤神。……悲哀动中者，竭绝而失生。喜乐者，神惮散而不藏，愁忧者，气闭塞而不行。盛怒者，迷惑而不治。恐惧者，神荡惮而不收。"可见，内养精神是养生的又一重要法则，张景岳称之为"治内之道"。

2. 肾气对人体生长、发育及生殖能力的作用

本篇经文通过对男女生长壮老过程以及生殖能力的论述，着重阐明了肾气与生命活动及生殖能力的关系，从而突出了肾气在这两个方面的重要作用。

（1）肾气对生殖能力的作用。人之所以有生育能力，在于"天癸至"，而天癸至，又在于肾气盛。经文指出："女子七岁，肾气盛……二七而天癸至……月事以时下，故有子。""丈夫八岁，肾气实……二八，肾气盛，天癸至，精气溢写，阴阳和，故能有子。"反之，生育能力的丧失，又在于"天癸竭"，而天癸竭，又因于肾气衰。经文指出："女子七七……天癸竭，地道不通，故形坏而无子也。""男子八八，天癸竭，精少，肾藏衰，形体皆极。"一般规律是如此，特殊情况仍是如此，"有其年已老而有子者何也？……此其天寿过度，气脉常通，而肾气有余也。"凡此说明，人的生殖能力，主要取决于肾气的盛衰。

（2）肾气对生长发育的作用。生长壮老，是生命发展的自然规律。人体在这个发展过程中，无论是发育、壮盛或衰老，都与肾气的盛衰有着直接的关系。如发育期：女子七岁至二七，男子八岁至二八，主要在于"肾气盛"。其表现则为"齿更发长""天癸至""月事以时下""精气溢写"。壮盛期：女子三七至四七，男子三八至四八，主要在于"肾气平均"。其表现为"真牙生而长极""筋骨劲强""身体盛壮"。衰老期：女子五七至七七，男子五八至八八，主要在于"肾气衰"，其中女子虽云"阳明脉衰"，然终则为"天癸竭"，肾气衰。衰老期的表现是"面焦""发白""发堕齿槁""精少""地道不通"。凡此说明，人体的发育、壮盛及衰老，亦主要取决于肾气的盛衰。故姚止庵《素问经注节解》说："人之盛衰皆本原

于肾。"

阐明肾气对于人体生长发育和生殖能力方面的重要作用，不仅提示了保养肾脏精气的重要性。并且对后世医家认识人的生理、病理，指导诊断和治疗，产生了深远的影响。如李中梓《医宗必读》提出："先天之本在肾……肾为脏腑之本，十二脉之根，呼吸之本，三焦之源，而人资之以为始者也。故曰先天之本在肾。"许多医家在临床中，对于少儿发育迟缓及未老而先衰的病证，多责于肾，如《医宗金鉴》治疗小儿五软、五迟病证，均为先天禀赋不足证，分别用补肾地黄丸和加味地黄丸主治。对于男子阳痿、精冷而不育和女子滑胎、不孕等病证，亦多责之于肾，如张景岳创赞育丹、左归饮、右归丸，皆是治肾。其他如赵养葵治病力主补肾；薛立斋提出补真阴真阳以滋化源；冯兆张认为治病求本，要本于肾阴肾阳。凡此等等无非注重肾气，其理论渊源盖出于本篇。

3. 肾气与五脏精气的关系

经文指出："肾者主水，受五藏六府之精而藏之，故五藏盛乃能写。"肾藏先天之精，必赖五脏之精以充养，五脏之精就是来源于脾胃的水谷之精，后世称其为后天水谷之精。就是说肾脏精气固然本源于先天，但必须依靠后天水谷之精的不断充养，也就是接受五脏精气的充养。五脏的精气盛，肾藏的精气也就充盛；若五脏的精气衰，肾藏的精气亦必衰。而另一方面，肾的先天精气主生殖能力，主促进人的生长发育，肾的精气盛衰，又必然影响五脏六腑的功能活动。这说明"肾……受五藏六府之精而藏之"的理论，正体现了肾藏先天之精与五脏所藏后天之精有着相互为用、相互依存、不可分割的关系。先天之精是发源，后天之精是补养，必须先天促后天，后天养先天。经文进一步指出"今五藏皆衰，筋骨懈堕，天癸尽矣……而无子耳"，正说明人的生长、发育、壮盛、衰老，固然取决于肾气的作用，但同时还取决于五脏精气的盛衰。

4. 冲任二脉与女子生理的关系

"女子二七天癸至，任脉通，太冲脉盛，月事以时下，故有子。""七七任脉虚，太冲脉衰少，天癸竭，地道不通，故形坏而无子也。"经文说明，冲、任二脉的充盛畅通，乃是女子月经按时而下的基本前提。反之，冲、任二脉的虚衰，也必然导致月经绝止。同时，冲任二脉的充盛与虚衰，也直接影响到女子的生殖能力。这一理论，对后世妇科临床有着重要的指导意义，如张仲景《金匮要略》云："妇人有漏下者，有半产后因续下血都不绝者，有妊娠下血者，假令妊娠腹中痛，为胞阻，胶艾汤主之。"胶艾汤所治，其法主养血固冲任，《诸病源候论》谓："漏胞者，谓妊娠数月，而经水时下，此由冲脉任脉虚。"又陈自明在《妇人良方》中说："然冲为血海，任主胞胎，二脉流通则气血渐盈，应时而下。"证之临床，女子在经、带、胎、产方面的病证，每与冲、任二脉的损伤有关，所以后世把"固冲任"作为治疗妇科病的一条重要法则。

四气调神大论篇第二

四气，指春、夏、秋、冬四时的气象。调神，谓调养人的精神。四气调神，即顺应四时气象变化，调养人的精神。马莳说："篇内以春夏秋冬四时异气，当有善养生长收藏之道，及圣人春夏养阳，秋冬养阴，皆调神之要道也，故名篇。"

【原文】

春三月，此谓发陈①。天地俱生，万物以荣，夜卧②早起，广步于庭③，被发缓形④，以使志生。生而勿杀，予而勿夺，赏而勿罚⑤，此春气之应，养生之道⑥也；逆之则伤肝，夏为寒变⑦，奉长者少⑧。

【注释】

①发陈：张景岳："发，启也；陈，故也。……启故从新，故曰发陈。"

②夜卧：杨上善《太素》注："至夜即卧。"

③广步于庭：广步，即缓慢散步。张志聪："广，宽也。"庭，庭院，《玉篇》："庭，堂阶前也。"

④被发缓行：被，通披。即披散头发，舒缓形体。

⑤生而勿杀，予而勿夺，赏而勿罚：生、予、赏，皆指顺应春天生发之气；杀、夺、罚，皆指违逆春天生发之气。马莳注："其待物也，当生则生之而勿之杀，当与则与之而勿之夺，当赏则赏之而勿之罚，凡若此者，盖以春时主生，皆以应春气而尽养生之道也。"

⑥养生之道：保养生发之气的法则。

⑦寒变：指寒性病变。

⑧奉长者少：《淮南子·说林训》高注："奉，助也。"姚止庵说："奉者，自下而上，从此达彼之辞。天地之气，生发于春，长养于夏，收敛于秋，归藏于冬，缺一不可，倒置不可。冬之藏，秋所奉也；秋之收，夏所奉也；夏之长，春所奉也；春之生，冬所奉也。苟不能应春，而反逆其生发之气，至夏自违融合之气。是所奉者少也。"

【语译】

本段经文论春三月养神的方法。

春天 3 个月，是自然界推陈出新的季节，天地间生气发动，因而万物欣欣向荣。为适应这种气象，人们应当早卧早起，在庭院中缓缓散步，披散头发，舒缓形体，以便使人的精神志意顺着春天的生发之气而舒畅活泼。只应顺其生发，而不应折杀；只应给予生发，而不应劫夺；只应赏心悦目，而不应摧残惩罚。这便是顺应春天的气象，调养生发之气的方法。如果违背了春生之气，就会损伤肝气，到了夏天，还会变生寒病，供奉给夏季盛长的力量也就不足了。

【原文】

夏三月，此谓蕃秀①，天地气交②，万物华实③，夜卧早起④，无厌于日⑤，使志无怒，使华英成秀⑥，使气得泄，若所爱在外，此夏气之应，养长之道⑦也。逆之则伤心，秋为痎疟⑧，奉收者少，冬至重病⑨。

【注释】

①蕃秀：王冰："蕃，茂也，盛也；秀，华也，美也。"

②天地气交：即天地阴阳之气相交。张景岳："岁气阴阳盛衰，其交在夏，故曰天地气交。"

③华实：华，花也；实，果也。犹言开花结果。

④夜卧早起：《太素》作"晚卧早起"，与春三月之"夜卧早起"有别。

⑤无厌于日：张琦《素问释义》注："厌，倦也。无厌于日，谓夏日昼长，人所易厌；然夏主长气，人气不宜惰也。"

⑥华英成秀：华英，指人的容色神气。《洪范五行传》："华者犹荣华、容色之象也。"张景岳："华英，言神气也。"成秀，《释名》："成，盛也。"秀，秀丽。犹言精神饱满，容色秀丽。

⑦养长之道：保养夏长之气的法则。

⑧痎疟：疟疾的统称。

⑨冬至重病：丹波元简《素问识》："据前后文例，四字恐剩文。"宜删。

【语译】

本段经文论夏三月养神的方法。

夏天 3 个月，是自然界繁茂秀美的季节，天地阴阳之气相交，万物都开花结果。为适应这种气象，人们应当晚卧早起，不要厌恶白日昼长，应使神志舒畅而无郁怒，应使精神焕发而容色秀美，使人体阳气宣通开发，好似热爱之情显现在外。这便是顺应夏天的气象，调养盛长之气的方法。如果违逆了夏长之气，就会损伤心气，到了秋天，还会发生疟疾，供奉秋季收敛的力量也就不足了。

【原文】

秋三月，此谓容平①，天气以急，地气以明②。早卧早起，与鸡俱兴，使志安宁，以缓秋刑③，收敛神气，使秋气平；无外其志，使肺气清，此秋气之应，养收之道也。逆之则伤肺，冬为飧泄④，奉藏者少。

【注释】

①容平：容，容状；平，平定。王冰注："万物夏长，华实已成，容状至秋平而定也。"

②天气以急，地气以明：天气指阳气，地气指阴气。以，通已。急，窘急，有"极"字之意。明，通萌。秋季阳气已达到极点，阴气已开始萌动。《素问·脉要精微论篇》所谓"夏至四十五日，阴气微上，阳气微下"，其义相通。

③以缓秋刑：以缓和秋令肃杀之气。

④飧泄：水谷夹杂的泄泻。《玉篇》："飧，水和饭也。"飧又作湌（cān），《列子·说符》注："湌，水浇饭也。"丹波元简说："盖水谷杂下，犹水和饭，故云飧泄也。"

【语译】

本段经文论秋三月养神的方法。

秋天3个月，是自然界万物成熟的季节，阳气因秋天的到来而窘急，阴气已开始萌动。为适应这种气象，人们应当早卧早起，像鸡一样，天明而起，天黑即睡。应使人的神志安逸宁静，以缓和秋天肃杀之气的影响；应收敛人的神气，使之与秋收之气相适应；不使神志外驰，应使肺气保持清肃。这便是顺应秋天的气象，调养秋收之气的方法。如果违逆了秋收之气，就会损伤肺气，到了冬天，还会发生泄泻，供奉给冬季闭藏的力量也就不足了。

【原文】

冬三月，此谓闭藏①，水冰地坼②，无扰乎阳。早卧晚起，必待日光，使志若伏若匿，若有私意，若已有得；去寒就温，无泄皮肤，使气亟夺③，此冬气之应，养藏之道也。逆之则伤肾，春为痿厥④，奉生者少。

【注释】

①闭藏：马莳注："阳气已伏，万物潜藏，故气象谓之闭藏也。"

②坼（chè）：《说文》："裂也。"

③无泄皮肤，使气亟夺：气，阳气。亟，王冰："数也。"夺，脱也。意谓不要使皮肤开泄出汗，而使阳气频频脱失。

④痿厥：厥，通蹶，《说文》："蹶，僵也。"有痿弱、萎缩之义。《灵枢·杂病》说："痿厥为四末束悗。"杨上善注："痿厥，不能行也。"又说："四肢不用，名曰痿厥。"痿厥，即是指四肢痿弱不用。

【语译】

本段经文论冬三月养神的方法。

冬天 3 个月，是自然万物潜伏闭藏的季节，水结冰，地冻裂。为适应这种气象，人们不应扰动阳气，应当早卧晚起，一定要按日出和日入而起居。应使神志如伏似藏，好像有所私情，又好像已有所得。而且还应当御避严寒，保持温暖，但不要使皮肤开泄出汗，而致阳气脱失。这便是顺应冬天的气象，调养冬藏之气的方法。如果违逆了冬藏之气，就会损伤肾气，到了春天，还会发生痿病，供奉给春季生发的力量也就不足了。

【原文】

天气清净光明者也，藏德不止①，故不下②也。天明③则日月不明，邪害空窍④，阳气者闭塞，地气者冒明⑤，云雾不精⑥，则上应白露⑦不下，交通不表⑧，万物命故不施⑨，不施则名木⑩多死。恶气不发⑪，风雨不节，白露不下，则菀藁⑫不荣。贼风数至，暴雨数起，天地四时不相保，与道相失，则未央绝灭⑬。唯圣人从之，故身无奇病⑭，万物不失，生气不竭⑮。

【注释】

①藏德不止：德，《韵会》："四时旺气也。"《礼记·月令》："春曰盛德在木，夏曰盛德在火，秋曰盛德在金，冬曰盛德在水。"《灵枢·本神》云："天之在我者德也。"藏德不止，意指天气健运不息。

②不下：郭霭春《素问校注语译》云："下有'去'义。"不下，即不泯灭之意。

③天明：明，通萌；天明，即天萌。《贾子大政下》："萌之为言也，盲也。"昏暗无所见之意。

④空窍：即孔窍。这里的空窍，泛指天地之空间。

⑤阳气者闭塞，地气者冒明：谓天地闭塞不通，地气昏蒙不明。高士宗说："邪害天之空窍，则所谓阳气者，闭塞于上，而不下降矣。邪害地之空窍，则所谓地气者，昏冒其明，而不上承矣。"

⑥云雾不精：精，通晴；《史记·天官书》："天精而景星见。"注："精即晴。"云雾不精，谓云雾弥漫，天气不晴。

⑦白露：《太素》作"甘露"，泛指正常的雨露。

⑧交通不表：交通，指天地之气的升降交通；不表，即不显露，不正常之意。

⑨不施：施（yì），延续之意。《诗·大雅》："施于孙子。"注："延及子孙也。"《左传·郑伯克段于鄢》："颍考叔，纯孝也，爱其母，施及庄公。"李斯《谏逐客书》："功施到今。"施，皆延续之义。不施，即不能延续。

⑩名木：指名果珍木。王冰注："名，谓名果珍木。"

⑪恶气不发：恶气，恶浊之气。不发，即不发散。张景岳注："恶气不发，浊气不散也。"

⑫菀藁：杨上善注：菀藁当为宛槁。宛，瘘死；槁，枯也。陈根旧枝死不荣茂。

⑬未央绝灭：央，尽也；见《楚辞·离骚》"时亦犹其未央"注。未央，即未尽其寿。绝灭，即死亡。

⑭奇病：胡澍注："奇当为'苛'，字形相似而误。苛，亦病也。"奇病，即疾病之谓。

⑮生气不竭：生机不会衰竭。

【语译】

本段经文论自然气候的变化对生物和人类的影响。

天气是清净光明的，它健运不息，所以长存不去。如果天气阴霾晦暗，使日月失去光辉，邪气就会淫乱于天地之间，天气闭塞不通，地气昏蒙不明，云雾弥漫，天气不晴朗，地气不能上应天气，则甘露不降。天地之气上下交通的升降失常，万物的生命就不能延续，名贵的果树、珍贵的花木亦多死亡。天地间的恶浊之气不散，风雨没有节度，正常的雨露不能下降，就会使万物枯槁不荣。若贼风频频而起，暴雨连连而作，致使自然界的四时气候变化不能保持正常，与阴阳规律相违背，就会使万物不能活到应有的寿命而夭折。只有圣人能够顺应自然变化规律，所以身体健康，不生疾病。要是万物都能不失调养之道，那它的生气就不会衰竭。

【原文】

逆春气则少阳①不生，肝气内变②；逆夏气则太阳不长，心气内洞③；逆秋气则太阴不收④，肺气焦满⑤；逆冬气则少阴不藏⑥，肾气独沉⑦。夫四时阴阳者，万物之根本也⑧。所以圣人春夏养阳，秋冬养阴，以从其根⑨，故与万物沉浮于生长之门⑩。逆其根则伐其本⑪，坏其真⑫矣。故阴阳四时者，万物之终始也，死生之本也，逆之则灾害生，从之则苛疾⑬不起，是谓得道。道者，圣人行之，愚者佩⑭之。从阴阳则生，逆之则死；从之则治，逆之则乱。反顺为逆，是谓内格⑮。

【注释】

①少阳：《汉书·律历志》："太阴者北方，于时为冬；太阳者南方，于时为夏；少阴者西方，于时为秋；少阳者东方，于时为春。"这里的少阳、太阳、少阴、太阴，是指四时阴阳消长的不同情况，亦指与四时相应的肝、心、肺、肾四脏。

②肝气内变：肝气内郁而生病变。

③心气内洞：内洞，即内虚。吴崑："心气内虚，而无火之症生矣。"

④太阴不收：当是"少阴不收"。丹波元简注："此以时令而言之，乃太阴少阴，疑是互误。"

⑤焦满：焦，肺热叶焦。满，同懑，烦闷。

⑥少阴不藏：应作"太阴不藏"。

⑦独沉：《太素》《甲乙经》作"浊沉"。胡澍注："独与浊，古字通。"张景岳说："沉者，沉于下；肾气不蓄，则注泄沉寒等病生矣。"

⑧四时阴阳者，万物之根本也：春夏秋冬四时阴阳的变化，是万物生长收藏的根本。张志聪说："四时阴阳之气，生长收藏，化育万物，故为万物之根本。"

⑨春夏养阳，秋冬养阴，以从其根：春夏季节养阳气，秋冬季节养阴气，以顺应四时阴阳变化之根本。

⑩沉浮于生长之门：沉浮，指升降运动。门，指道路。朱济公注："阴阳出入，故谓之门。"本句是说，在生长的道路中升降运动。

⑪伐其本：伤伐生命的根本。

⑫坏其真：损坏人体的真气。

⑬苛疾：苛，通疴，病也。苛疾，指疾病。又王冰注："苛者，重也。"可参。

⑭佩：《释名》："倍也。"《说文》："倍，反也。"是佩通倍，即违背、违反之意。

⑮内格：王冰注："格，拒也；谓内性格拒于天道也。"张景岳说："若反顺为逆，则阴阳内外，皆相格拒。内格者，逆天也。"

【语译】

本段经文强调顺应四时阴阳的重要性。

春天称为少阳，如果违逆了春生之气，少阳之气就不能生发，从而使肝气内郁发生病变。夏天称为太阳，如果违逆了夏长之气，太阳之气就不能盛长，从而使心气内虚。秋天称为少阴，如果违逆了秋收之气，少阴之气就不能收敛，从而使肺气燥闷。冬天称为太阴，如果违逆了冬藏之气，太阴之气就不能闭藏，从而使肾气衰弱。春夏秋冬四时的阴阳变化，是万物生长收藏的根本。之所以圣人在春夏季节调养阳气，秋冬季节调养阴气，是因为要顺应四时阴阳变化这一根本规律。所以圣人能够同自然万物一样，在生命的道路中运动不息。如果违逆四时阴阳变化的根本规律，就会伤伐生命的根本，损坏人体的真气。阴阳四时的变化，是万物生成的原始，存亡的根本。违逆它，就会产生灾害；顺应它，就不会发生疾病，这才称得上掌握了养生法则。这种养生之道，圣人能够奉行，而愚人却违背它。要知道，顺应阴阳变化规律，就能正常生存；违背阴阳变化规律，就会导致衰亡。顺应它就能保持安定，违逆它就会发生乖乱。如果当顺不顺，反而违逆，那便是人与自然相格拒。

【按语】

原文"逆秋气则太阴不收"与"逆冬气则少阴不藏"两句，如果从五藏配四时的规律看，肺主秋，属太阴；肾主冬，属少阴，似无所疑。但本段经文是以四时太少阴阳变化而立论，春夏秋冬，其气分为温、热、凉、寒，《灵枢·刺节真邪》谓："阴阳者，寒暑也。"《素问·至真要大论篇》云："阳之动，始于温，盛于暑；阴之动，始于清，盛于寒。"由于四时寒热有始和盛的程度区分，故四时阴阳便有太少之分，少者，始也；太者，盛也。于是，春天温热之始，称为少阳；夏天温热之盛，称为太阳；秋天凉寒之始，称为少阴；冬天凉寒之盛，称为太阴。《春秋繁露》曾云："春者，少阳之选也；夏者，太阳之选也；秋者，少阴之选也；冬者，太阴之选也。"此太少阴阳并非以脏腑经络论三阴三阳之属，而是以阴阳寒热的多少而论太少阴阳之称。《素问·天元纪大论篇》所谓："阴阳之气，各有多少，故曰三阴三阳也。"胡天雄先生《素问补识》引《汉书·律历志》云："太阴者，北方，北，伏也，阴气伏于下，于时为冬。""太阳者，南方，南，任也，阳气任养物，于时为夏。""少阴者，西方，西，迁也，阴气迁落物，于时为秋。""少阳者，东方，东，动也，阳气动物，于时为春。"胡氏谓此："是对《内经》太少阴阳的最好说明。"故此两条原文当以"逆秋气则少阴不收""逆冬气则太阴不藏"为是。

关于"春夏养阳，秋冬养阴"，综诸家注述有5个观点。①王冰以食养而言："春食凉，夏食寒，以养其阳；秋食温，冬食热，以养于阴。"②孙思邈从五脏而论："春夏养阳，秋冬养阴，以顺其根本矣。肝心为阳，脾肺肾为阴，逆其根则伐其本。"③张景岳以阴阳互根立论："夫阴根于阳，阳根于阴，阴以阳生，阳以阴长。所以圣人春夏则养阳，以为秋冬之地；秋冬则养阴，以为春夏之地，皆所以从其根也。"④张志聪以阴阳虚实为论："春夏之时，阳盛于外而虚于内；秋冬之时，阴盛于外而虚于内，故圣人春夏养阳，秋冬养阴，以从其根而培养也。"⑤马莳、高士宗均从生长收藏而言。马莳云："圣人于春夏而有养生养长之道者，养阳气也；秋冬而有养收养藏之道者，养阴气也。"高士宗云："所以圣人春夏养阳，使少阳之气生，太阳之气长，秋冬养阴，使太阴之气收，少阴之气藏。"纵观原文，"春夏养阳，秋冬养阴"是在论述春养生气，夏养长气，秋养收气，冬养藏气的前提下提出来的；春夏为阳，主生主长；秋冬为阴，主收主藏。因此春夏养阳，实指养生养长；秋冬养阴，即指养收养藏。

【原文】

是故圣人不治已病治未病，不治已乱治未乱，此之谓也。夫病已成而后药之①，乱已成而后治之，譬犹渴而穿井②，斗而铸锥③，不亦晚乎！

【注释】

①药之：药，名词用作动词，治疗之义。

②穿井：即凿井。

③锥：《太素》作"兵"，即兵器。

【语译】

本段经文论治未病。

所以说圣人不是等到疾病发生之后才去治疗，而是在未病之先加以防治；不是等到祸乱发生之后才去治理，而是在未乱之先加以治理，说的就是这个道理。如果疾病已经发生了才去治疗，祸乱已经形成了才去治理，那就好比口渴了才去掘水井，临战时才去铸造兵器，岂不是已经晚了吗？

【简析】

本篇经文以"四时阴阳者，万物之根本也"为理论核心，从正反两方面论述了四时阴阳变化对于生物和人类的影响。并突出了两个理论观点：

1. 顺应四时阴阳，调养精神

一年四季，春主生、夏主长、秋主收、冬主藏，人们必须适应自然界的这种阴阳变化规律，安排起居，调摄精神，春夏养生养长，秋冬养收养藏，即经文所说"春夏养阳，秋冬养阴"。在《素问·上古天真论篇》中亦曾指出："和于阴阳，调于四时。"这种顺应四时的养生法则，体现了天人相应的整体观思想。在这一思想指导下，本篇经文具体论述了如何顺应四时去养生调神。

春三月，自然界生机勃发，人们应当顺应自然界阳气升发，万物俱生的特点，注意生活起居，"夜卧（早卧）早起，广步于庭，被（披）发缓形"。注意调摄精神，"以使志生，生而勿杀，予而勿夺，赏而勿罚"。要心情舒畅，精神愉快，不要扼杀生机，郁遏阳气，这是顺应春天的"养生之道"。

夏三月，自然界万物盛长，人们应当顺应自然界阳气隆盛，万物盛长的特点，注意生活起居，"夜卧（晚卧）早起，无厌于日"，姚止庵《素问经注节解》释曰："夏宜宣畅，不可多睡。"注意调摄精神，"使志无怒，使华英成秀，使气得泄，若所爱在外"。要保持心志平和，无郁无怒，使人的神气同万物一样，充满生机，喜气洋溢。这是顺应夏天的"养长之道"。

秋三月，是自然界万物成熟的季节，人们应当顺应自然界阳气渐收，阴气渐长，万物收敛，植物凋谢的特点，注意生活起居，"早卧早起，与鸡俱兴"。注意调摄精神，"使志安宁，以缓秋刑，收敛神气，使秋气平；无外其志，使肺气清"。要使志意安宁，神气收敛，不要妄扰精神，这是顺应秋天的"养收之道"。

冬三月，是自然万物闭藏的季节，人们应当顺应自然界阳气闭藏，阴寒之气旺盛，万物潜藏的特点，注意生活起居，"早卧晚起，必待日光"，注意调摄精神，"使志若伏若匿，若有私意，若已有得；去寒就温，无泄皮肤"。要使精神志意藏而不露，要注意防寒，避免阳气外泄，这是顺应冬天的"养藏之道"。

归结言之，春夏属阳，主生主长，人们应当顺应生长之气而调养精神；秋冬属阴，主收主藏，人们应当顺应收藏之气而调养精神。

2. 注意气候变化，以治未病

自然气候的急剧变化，四时阴阳的秩序混乱，对于生物和人类都将带来严重的危害和影响。经文所说："云雾不精，则上应白露不下，交通不表，万物命故不施，不施则名木多死；恶气不发，风雨不节，白露不下，则菀藁不荣；贼风数至，暴雨数起，天地四时不相保，与道相失，则未央绝灭。"意在告诉人们，要注意自然气候的异常变化，加以预防之。并明确提出"不治已病治未病"这一预防医学的思想观点。

关于"治未病"，本篇着重突出未病先防，即所谓："圣人不治已病治未病，不治已乱治未乱，此之谓也。夫病已成而后药之，乱已成而后治之，譬犹渴而穿井，斗而铸锥，不亦晚乎！"然综观《内经》，不仅本篇明确提出"治未病"，并在其他篇章亦有论述，这一思想观点对后世影响颇为深远，究其含义，约有未病先防、早期治疗、既病防变和待衰而刺四个方面，在本书上篇《内经》理论精要中已作阐述，可参。

生气通天论篇第三

生气，指人体的阳气，也就是人的生命活动能力。姚止庵："生气者何？生生之气，阳气也。"通，贯通、相应之意。天，自然界。生气通天，是谓人体阳气与自然界息息相关，即人的生命活动与自然界息息相关。吴崑说："人之生气，通于天地，本于阴阳，于此见之也。"本篇原文是以"生气通天"为前提，从人体生理病理等方面阐述了人体的阳气与自然界的阴阳变化相互贯通的理论，故篇名"生气通天论"。

【原文】

黄帝曰：夫自古通天者①，生之本，本于阴阳②。天地之间，六合③之内，其气九州、九窍④、五藏、十二节⑤，皆通乎天气，其生五，其气三⑥，数犯此者，则邪气伤人，此寿命之本也。

【注释】

①自古通天者：意为自古以来，讨论生气通天的人。《素问·病能论篇》云："《上经》者，言气之通天也。"

②生之本，本于阴阳：生命的根本，本源于自然界的阴阳之气。张志聪："天以阴阳五行化化生万物，故生之本，本乎阴阳也。"

③六合：王冰："谓四方上下也。"

④九州、九窍：王冰注："九州，谓冀、衮、青、徐、扬、荆、豫、梁、雍也。"俞樾《内经辩言》又注："九窍二字实为衍文，九州即九窍也……是古谓窍为州。"观《灵枢·邪客》云："地有九州，人有九窍。"《楚辞·九辩叙》云："地有九州，以成万邦；人有九窍，以通精明。"由此可见九窍二字并非衍文。

⑤十二节：指人体十二大关节。高士宗注："十二节，两手、两肘、两臂、两足、两腘、两髀，皆神气之游行出入也。"

⑥其生五，其气三：其生五，指自然界的阴阳五行之气。其气三，指三阴三阳之气。《素问·天元纪大论篇》云："阴阳之气，各有多少，故曰三阴三阳也。"又云："寒暑燥湿风火，天之阴阳也，三阴三阳上奉之；木火土金水，地之阴阳也，生长化收藏下应之。"

【语译】

本段经文首先明确生命之本，本于阴阳。

黄帝说：自古以来，讨论生命与自然的人，认为生命的根本，来源于自然界的阴阳之气。《素问·四气调神大论篇》云："四时阴阳者，万物之根本也"。在天地宇宙之间，四方上下之内，凡地之九州，人之九窍，五脏以及十二关节，都与自然界的阴阳之气息息相通。自然界的阴阳之气，化生地之五行；而地之五行又上应天之三阴三阳。《素问·天元纪大论篇》云："寒暑燥湿风火，天之阴阳也，三阴三阳上奉之；木火土金水，地之阴阳也，生长化收藏下应之。"如果人们频频违反这种阴阳五行的变化规律，邪气就会伤害人体。所以说，阴阳之气，是人生寿命的根本。

【原文】

苍天之气①，清净则志意治②，顺之则阳气固，虽有贼邪③，弗能害也。此因时之序④。故圣人传精神⑤，服天气⑥，而通神明⑦。失之，则内闭九窍，外壅肌肉，卫气散解⑧，此谓自伤，气之削⑨也。

【注释】

①苍天之气：指自然界的阳气。张景岳注："天色深玄，故曰苍天。天气者，阳气也。"

②志意治：志意，指人的精神活动。治，正常之意。

③贼邪：贼风邪气。

④此因时之序：《素问校注语译》谓："此五字是衍文，涉后'弗之能害，此因时之序'致误。盖贼邪弗能害，是由于阳气固护，与因时之序文义无关。"

⑤传精神：俞樾注："传，读为抟，聚也。"尤怡《医学读书记》："抟，当作专，言精神专一。"

⑥服天气：服，顺从之义。即顺从天气。

⑦通神明：神明，指阴阳变化。通达阴阳变化。

⑧卫气散解：卫气耗散解离，即卫气不固。

⑨气之削：削，消削，削弱。阳气被削弱。

【语译】

本段经文着重指出要顺应自然，通达阴阳。

自然界的气象清净，人的精神活动也就正常。顺应自然界的气象，就能使人的阳气固密，即便有贼风邪气，也不能伤害人体。所以圣人能使精神专聚，顺应自然气象，通达阴阳变化。如果违背了阴阳规律，就会内伤脏腑而使九窍闭塞，外伤形体而使肌肉壅滞，卫气耗散。这种情况称为自伤，即自己招致的伤害，阳气就被削弱了。

【原文】

阳气者，若天与日①，失其所②则折寿而不彰③。故天运④当以日光明，是故阳因而上⑤，卫外者也。

因于寒，欲如运枢⑥，起居如惊⑦，神气乃浮⑧；因于暑，汗，烦则喘喝，静则多言⑨，体若燔炭⑩，汗出而散；因于湿，首如裹⑪，湿热不攘⑫，大筋软短，小筋弛长⑬，软短为拘，弛长为痿；因于气⑭，为肿。四维相代⑮，阳气乃竭。

【注释】

①若天与日：《古书虚字集释》："与，犹有也。"《淮南子·人间篇》："夫虞之与虢，若车之有辅。"《韩非子·十过篇》："夫虞之有虢，如车之有辅。"可证。"阳气者，若天与日"，是说人身的阳气，好像自然界有太阳一样。

②失其所：所，处所，引申为常所。意指阳气失去运行常规。

③折寿而不彰：折寿，夭折寿命。不彰，生机不能显明。

④天运：天体的运行，即自然界的运动。

⑤阳因而上：因，循也，依顺之意。上，升发之义。意指人体阳气依顺着自然界的阳气而升发。

⑥欲如运枢：运，运转。枢，《说文》："户枢也。"谓阳气要如户枢一样运转。

⑦起居如惊：《素问校注语译》注："惊，作'警'是；有戒备之意，以寓起居不宁。"

⑧神气乃浮：张志聪注："神气，神藏之阳气也。"神气乃浮，意即阳气失所。

⑨烦则喘喝，静则多言：烦与静相对。烦，躁动之谓；静，沉静之状。喘喝，形容喘促有声，《灵枢·经脉》谓之"喝喝而喘"。多言，指语无伦次，喃喃自语之状。

⑩体若燔炭：《玉篇》："燔，烧也。"形容身体发热如烧炭火一般。

⑪首如裹：首，始也。谓感受湿邪，始则全身肢体关节沉重酸麻，如被物所裹。《素问·阴阳应象大论篇》云："地之湿气，感则害皮肉筋脉。"

⑫湿热不攘：攘，除也。湿热不消除。

⑬大筋软短，小筋弛长：大筋、小筋，系互文，泛指大小诸筋。软短，收缩而短；弛长，松弛而长。

⑭因于气：高士宗注："气，犹风也。《素问·阴阳应象大论篇》云：'阳之气，以天地之疾风名之。'故不言风而言气。"观本段所举"因于寒""因于暑""因于湿""因于气"，乃指四时邪气而言，故此"气"字，当依高注作风气。

⑮四维相代：四维，这里指四时。《素问·至真要大论篇》："寒暑温凉盛衰之用，其在四维。……彼春之暖，为夏之暑；彼秋之忿，为冬之怒。谨按四维，斥候皆归。"朱济公云："四维，四时也。"代，更代、交替之意。四维相代，谓寒暑

湿风四时邪气更替伤人。

【语译】

本段经文论阳气的生理作用及其病理变化。

人身的阳气，好像自然界有太阳一样，如果太阳失常，自然界万物就不能生存，同样，如果人身阳气运行失常，就会夭折寿命而没有生机。自然界的运动，应当凭借太阳的光明，因此人身的阳气便顺着太阳升发的规律而向上向外，起着卫护体表的作用。

由于寒气外袭，人的阳气要像户枢一样运转而抵御寒气，于是出现身体不舒适，起居不安宁，阳气也随之而浮动耗散。由于暑气伤人则多汗，并可以出现两种不同的表现，一种以躁动为特点，并见喘促气粗，喝喝有声，此为热盛阳张；一种以沉静为特点，并影响神明，自言多语，此为暑热伤气；《素问·脉要精微论篇》云："言而微，终日乃复言者，此夺气也。"若身热如炭火，并且汗出，则使阳气耗散。由于湿气外袭，一开始会出现全身酸重困倦，如被物所裹；若湿热不能消除，则进而伤筋，可使大小诸筋或收缩，或松弛，出现拘挛或痿弱病症。由于风气外袭，可以出现水肿。如果寒、暑、湿、风等四时邪气更迭伤人，阳气就会衰竭。

【按语】

关于"体若燔炭，汗出而散"，诸家注释不一：王冰谓"体若燔炭之炎热者，何以救之？必以汗出，乃热气施散"。杨上善作"体若燔炭，汗出如散"。张景岳谓："此言暑之阴者也，故体热若燔炭，必须汗出，邪乃得散。"朱丹溪、吴崑将此二句移于"因于寒"句下。吴崑曰："人之伤于寒也，则为病热，故云体若燔炭。治之之法，在表者宜汗之，汗出则寒可得而散也。"

纵观本段经文，是先述病因之寒、暑、湿、风，后述病机病症。若把"汗出而散"作为治法，显然与前后之文义不合；若以"汗出如散"为症状，又与"因于暑，汗"有重复之嫌。考《素问·举痛论篇》云"汗大泄，故气泄"；《灵枢·营卫生会》又云"毛蒸理泄，卫气走之"，说明汗出过多可使气泄。故本句似应理解为：大热大汗，可以使阳气耗散。这样才与后文"四维相代，阳气乃竭"的结语相一致。

关于"四维相代"，诸家解释颇多。一般多是以"四维"作四肢，认为是指四肢更迭为肿。如张景岳云："四维，四肢也；相代，更迭而病也。"马莳云："水气泛溢于四肢，而为肿胀之疾，其手足先后而肿，此四维之所以相代也。四维者，四肢也。"姚止庵又云："四维者，四肢也……阳气虚，则手足浮肿，或手已而足，或足已而手，是相代也。"此外，或谓筋骨血肉相代，如王冰说："筋骨血肉互相代负，故云四维相代也。"或谓四肢阳气更代，如张志聪说："四肢为诸阳之本，气为邪伤，是以四肢之阳，交相代谢，而阳气乃竭也。"或谓四肢不得行动者，如高士宗注："四维相代者，四肢行动不能，彼此借力而相代也。"近代秦伯未亦云："四肢偏废，上下左右相代，阳气逐渐衰竭。"还有以"四维"作经脉而言者，如陈无咎云："四维者，阳维，阴维，阴跷，阳跷也。"

综观诸释，其所异者，异在对"四维"二字含义的认识。若作四肢更代为肿而论，然据临床所见，手肿而后足肿或足肿而后手肿的交替更迭情况，实属罕见。即使有之，也未必就是阳气衰竭。若以四肢不能行动或四肢偏废而论，而《内经》中却常以"痿躄""痿厥"或"四肢不用"命名，未见以"四维相代"而见称者。或以阳维、阴维、阳跷、阴跷以及四肢之阳交相代谢为释，不仅其义欠明，且无所论据，故难于理解。

细察《内经》原文，"四维"二字，当指四时而言。《素问·至真要大论篇》云："寒暑温凉盛衰之用，其在四维。……春夏秋冬，各差其分，故《大要》曰：彼春之暖，为夏之暑，彼秋之忿，为冬之怒，谨按四维，斥候皆归。"经文中的"四维"显指春夏秋冬四季。故朱济公云："四维，四时也。"据此可知，"四维相代"，是指寒暑湿风四时邪气更迭伤人。如杨上善《太素》所注："四时之气，各自维守，今四气相代，则卫之阳气竭。"本段经文在"因于寒……因于暑……因于湿……因于气……"之后，指出"四维相代，阳气乃竭"，实为本段文义之概括。

【原文】

阳气者，烦劳则张①，精绝，辟积于夏②，使人煎厥③。目盲不可以视，耳闭不可以听，溃溃乎若坏都④，汩汩乎不可止⑤。阳气者，大怒则形气绝⑥，而血苑于上⑦，使人薄厥⑧。有伤于筋，纵，其若不容⑨。汗出偏沮⑩，使人偏枯⑪。汗出见湿，乃生痤痱⑫。高粱之变⑬，足生大丁⑭，受如持虚⑮。劳汗当风，寒薄为皶⑯，郁乃痤。

【注释】

①烦劳则张：烦劳，即过度劳作。张，鸱张、亢盛。王安道《溯洄集》："张，谓亢极也。"

②辟积于夏：辟，通襞，即衣裙褶。辟积，重复之意。辟积于夏，谓烦劳则张的情况重复发生，并持续到炎热的夏天。

③煎厥：阴虚阳亢而致的气逆昏厥证。《素问·脉解篇》又云："善怒者，名曰煎厥。"姚止庵注："《生气通天论》以烦劳过甚为煎厥，此以多怒为煎厥，总而言之，火内动而躁扰者，皆其义也。"

④溃溃乎若坏都：溃溃乎，形容洪水奔流之状。都，郦道元《水经注》："水泽所聚谓之都。"本句是形容病势凶暴，如洪水奔流，如水堤奔溃。

⑤汩汩乎不可止：汩汩，《方言·六》："汩，去貌，疾若流水。"本句是形容病势急骤，如水流之急速而不可遏止。

⑥形气绝：马莳注："形气经络，阻绝不通。"《素问·玉机真藏论篇》云：

"形气相失，谓之难治。"

⑦血苑于上：苑，同郁。张景岳："血逆妄行，苑积于上焦也。"

⑧薄厥：薄，通迫。因大怒迫使气血逆乱所出现的昏厥证。张景岳："相迫曰薄，气逆曰厥，气血俱乱，故为薄厥。"

⑨其若不容：《说文》："容，盛也"，注曰："所以盛受也。"不容，即不受。张志聪："筋伤则弛纵，则四肢若不容我所用也。"

⑩汗出偏沮：沮，湿润之意，《广雅》："润渐濡湿也。"谓汗出偏于半身湿润。

⑪偏枯：又名偏风，即半身不遂之症。

⑫痤疿：张景岳："痤，小疖也；疿，暑疹也。"

⑬高粱之变：高，通膏，膏脂肥肉。粱，通粱，细粮。《太素》作"高粱之变"，泛指肥甘厚味之变化。

⑭足生大丁：胡澍注："足，当作'是'字之误也；是，犹则也。言膏粱之变，则生大丁也。"丁，通疔。

⑮受如持虚：王冰注："如持虚器受此邪毒。"

⑯皶（zhā）：张景岳注："粉刺也。"张志聪注："面部赤瘰也。"盖生于面部者为粉刺，生于鼻部者为酒渣鼻。

【语译】

本段经文列举各种因素可导致阳气失常而引起病变。

人身的阳气，如果在过度烦劳的情况下，就会亢张，导致阴精耗竭。如果这种情况反复发生，则阳气愈张而阴精愈竭。到了夏天，加上暑热煎灼，就可以发生煎厥病。它的主要症状是：两目昏糊不清，两耳闭塞不闻，其病势如水堤之溃决而急暴汹涌，如水流之疾速而不可止遏。人身的阳气，如果大怒则逆乱，导致形气相失，经络气血阻绝不通，血随气升而郁积于上部，则使人发生薄厥病。又有进而伤及筋膜，使筋膜弛纵不收，而不能随意运动，好像不受意志支配一样。如果汗出偏湿于半身，久之可能发生半身不遂的偏枯病。如果在汗出之时，感受湿邪，使阳气内拂，湿与热合，郁于皮肤，可以发生小疖或暑疹。如果滋食高粱厚味，变生内热，可以使人发生疔疮，而且受病极其容易。如果在劳动汗出之时，遇到了风邪，风邪迫于肌肤，可以发生"皶"疾；若郁积化热，还可以变生疮疖。

【按语】

本段中的煎厥、薄厥，同是气逆昏厥的病证。煎厥是由烦劳过度，阳气亢盛，阳热煎熬阴精，使阴精耗伤，阴虚阳亢而病发于夏，以耳鸣耳聋，视物不清，甚则昏仆为主要表现的病证。张景岳《景岳全书》认为："煎厥者，即热厥之类，其因烦劳而病积于夏，亦今日云暑风之属也。"此后世称之为暑厥。又《素问·脉解篇》亦有"煎厥"，其云："所谓少气善怒者，阳气不治，不治则阳气不得出，肝气当治而未得，故善怒，善怒者，名曰煎厥。"彼为肝郁善怒之证，骆龙吉《增补内经拾遗方》注："怒则火起于肝，病名煎熬而厥也。"可见两篇所云之："煎厥"，病名为一而病因有别。

薄厥，为大怒所起，迫致气血上逆而发昏厥，故称"薄厥"，薄者，迫也。与《素问·调经论篇》"血之与气，并走于上，则为大厥"的论述相一致。《素问·举痛论篇》又谓"怒则气逆，甚则呕血"，进一步论证了大怒则气血上逆的病变机制。

【原文】

阳气者，精则养神，柔则养筋①。开合不得②，寒气从之，乃生大偻③；陷脉为瘘④，留连肉腠；俞气化薄⑤，传为善畏，及为惊骇⑥；营气不从，逆于肉理，乃生痈肿；魄汗⑦未尽，形弱而气烁⑧，穴俞以闭，发为风疟⑨。

故风者，百病之始也。清静⑩则肉腠闭拒，虽有大风苛毒⑪，弗之能害。此因时之序也。故病久则传化，上下不并⑫，良医弗为⑬。故阳畜积病死，而阳气当隔⑭，隔者当写，不亟正治，粗乃败之⑮。

【注释】

①精则养神，柔则养筋：作倒装句，意为养神则精，养筋则柔。精，清爽；柔，柔和。又李今庸《读古医书随笔》谓："《白虎通·惰性》说：'精者，静也。'《尔雅·释诂下》说：'柔，安也。'……静、安二字可互训，其义则相通也。从而表明了此文'精则养神'者，乃言'静则养神'也；此文'柔则养筋'者，乃言'静则养筋'也。一句话，安静则阳气养神又养筋也。然其一言'精'，一言'柔'者，是变文耳。"李氏之说可参。

②开合不得：这里指卫气的开合功能失常。王冰注："开，谓皮肤发泄；合，谓玄府闭封。"

③大偻：偻，脊背弯曲。大偻，即形体伛偻，不能直立的病症。

④陷脉为瘘：陷脉，谓寒邪深陷脉中。瘘，瘘管。《医学入门》云："瘘，即漏也；经年成漏者，与痔漏之漏相同。但在颈则曰瘰漏，在痔则曰痔漏。

⑤俞气化薄：俞，通腧；俞气，经腧之气。化，传化；薄，通迫。意谓邪气随经腧之气传化而内迫五脏。

⑥善畏、惊骇：吴崑注："盖脏主藏神，气为邪所薄，故神不安如此，此阳气被伤，不能养神之验。"

⑦魄汗：即自汗。丹波元简注："魄、白，古通。……《战国策》鲍彪注：'白汗，不缘暑而汗也。'"

⑧气烁：阳气被消烁。

⑨风疟：即疟疾。《疟论》云："夫痎疟皆生于风。"

⑩清静：马莳注："阳气清静。"

⑪苛毒：苛，凶暴之意。苛毒，指暴烈的毒邪。

⑫上下不并：并，交并、交通之意。不并，即不相交通。王冰注："上下不通，阴阳否隔。"

⑬弗为：《广雅·释诂》："为，愈也。"弗为，即不能治愈。

⑭阳气当隔：当隔，即挡隔。马莳注："隔者，乖隔不通之谓也。"

⑮粗乃败之：粗，粗工。技术粗浅的医生就会误治。

【语译】

本段经文论阳气的温养功能及其失常的病变。

人身的阳气清静，既能养神，而使精神清爽；又能养筋，而使筋膜柔韧。张景岳说："神之灵通变化，阳气之精明也；筋之运动便利，阳气之柔和也。"如果阳气的开合功能失常，寒气随之侵入，损伤阳气，以致筋失温养，就可以产生身体屈伸不利，行动俯偻的病症。寒气入于经脉，使营气不能顺畅运行，阻逆于肌肉之中，就会发生痈肿；如果寒气陷入血脉之中，血脉凝涩，则由痈肿而变生瘘疮，以致留连在肌肉腠理之间。如果寒气从俞穴传化而内迫五脏，影响神志，还会出现畏惧或惊骇等症状。如果汗出尚未尽止，而形体又虚弱，阳气被消灼，此时风寒外袭，使俞穴闭塞，又可发生风疟。

风邪，是导致许多疾病的始因。但只要阳气清静，使腠理闭密，就有坚强的抗御能力，虽然有大风苛毒的暴烈邪气，也不能伤害人体。这里的关键，就在于顺应四时气序变化的规律。病邪久留不去，就会传变。如果发展为上下之气不相交通，即使是良医，也不能治愈。若阳气蓄积不通，可以致死。而这种阳气隔塞不通的病症，应当用通泻的方法治疗，如果不能迅速正确的治疗，就会被粗浅的医生误治。

【按语】

本段原文中前云："陷脉为瘘，留连肉腠。"后云"营气不从，逆于肉理，乃生痈肿"。瘘者，瘘疮、瘘管，《诸病源候论》云："久疮不瘥曰瘘。"瘘多由于痈肿不愈，久久变化而成。楼英《医学纲目》亦认为"痈肿失治，然后陷脉为瘘，而留连于肉腠焉"，并提出："'营气不从'以下十二字为错简，当在'陷脉为瘘'之前"。此论可从。

【原文】

故阳气者，一日而主外，平旦人气①生，日中而阳气隆，日西而阳气已虚，气门②乃闭。是故暮而收拒③，无扰筋骨，无见雾露，反此三时④，形乃困薄⑤。

【注释】

①人气：即阳气。马莳说："人为阳气之误。"

②气门：又名玄府，即汗孔。王冰注："气门，谓玄府也。"《素问·水热穴论

篇》云："所谓玄府者，汗空也。"

③暮而收拒：谓入暮之后，应当收敛阳气以拒邪气。喻嘉言《医门法律》云："收者，收藏神气于内也；拒者，捍拒邪气于外也。"

④三时：指平旦、日中、日西。

⑤形乃困薄：吴崑注："形乃劳困衰薄矣。"

【语译】

本段经文论人体阳气在一日之中的消长规律。

人身的阳气，在白天的时候，主司于体表，保卫人体的外部；清晨的时候，阳气开始向外升发；中午时分，阳气最为旺盛；太阳偏西的时候，体表的阳气渐渐衰减，人体的汗孔也随之闭合。因此，入暮以后，人们应当注意收敛阳气，以拒邪气，不要扰动筋骨，不要冒受雾露。如果违反了阳气在一日之中的平旦、日中、日西三个时间的消长规律，形体就会困乏而衰薄。

【原文】

岐伯曰：阴者藏精而起亟①也，阳者卫外而为固也。阴不胜其阳，则脉流薄疾②，并乃狂③；阳不胜其阴，则五藏气争④，九窍不通。是以圣人陈阴阳⑤，筋脉和同⑥，骨髓坚固⑦，气血皆从。如是则内外调和，邪不能害，耳目聪明，气立如故⑧。

【注释】

①起亟：亟（qì），频数。汪机："起者，起而应也。外有召，则内数起以应也。"即频频不断地起而相应之意。

②脉流薄疾：张景岳注："薄，气相迫也；疾，急数也。"意谓血脉的流动迫促。

③并乃狂：并，重并。张景岳："并者，阳邪入于阳分，谓重阳也。"阳热重并就会出现狂症。即《难经》所谓"重阳者狂"。

④五藏气争：五脏之气不调和。高士宗："争，彼此不和也。"

⑤陈阴阳：陈，列也（见《吕氏春秋·贵直》高诱注）；引申为平调。陈阴阳，即平调阴阳。

⑥筋脉和同：和同，同义复词；即筋脉舒和。

⑦骨髓坚固：分承句，即骨坚髓固。

⑧气立如故：气立，指气机运动，《素问·五常政大论篇》云："根于外者命曰气立。"气立如故，谓气机运动如常。

【语译】

本段经文论人体阴阳相互为用相互协调的关系。

岐伯说：阴，是指藏蓄在内部的阴精，它频频不断地供应阳气，是阳气的物质基础；阳，是指保卫人体外部的阳气，它固护体表，固密阴精。阴精与阳气，二者相互依存，相互为用。如果阴虚不能制阳，就会使人体血脉的流动急迫快速，若阳热亢盛，还会扰动神志，发生狂证。如果阳虚不能制阴，就会使五脏气机失调，出现九窍不通利的病症。因此通晓养生之道的圣人，善于调和阴阳，从而使筋脉舒和，骨坚髓固，气血都顺畅。这样，人体内外阴阳之气调和，邪气不能侵害人体，于是耳目聪明，气机运行如常。

【原文】

风客淫气①，精乃亡，邪伤肝②也。因而饱食③，筋脉横解④，肠澼为痔⑤；因而大饮，则气逆；因而强力⑥，肾气乃伤，高骨⑦乃坏。

【注释】

①风客淫气：高士宗："言风邪客于人身，而为淫乱之气也。"

②邪伤肝：《素问·阴阳应象大论篇》云"风气通于肝"，故风邪易伤肝。

③因而饱食：此后接连三个"因而"，张景岳认为："此下三节，皆兼上文'风客淫气'而言也。"其说可参。

④筋脉横解：横，不顺也。解，同懈，弛缓也。意谓筋脉逆乱、弛缓。

⑤肠澼为痔：肠澼（pì），即痢疾。痔，痔疮。

⑥强力：指强力入房或强用其力。《灵枢·邪气藏府病形》说："有所用力举重，若入房过度……则伤肾。"

⑦高骨：指腰部脊骨。王冰："高骨，谓腰高之骨也。"

【语译】

本段经文以"风客淫气"为例，论不同的病因皆可损伤阳气和阴精。

风邪侵袭人体，不仅损伤阳气，而且向内深入成为淫乱之气，损伤阴精，使阴精耗伤，进而伤害肝脏。由于"风客淫气"，若再加饱食过度，损伤肠胃，使筋脉横逆而弛缓，可以发生痢疾或痔疾。由于"风客淫气"，又加饮酒过多，就会发生气逆的病变。由于"风客淫气"，又加用力过度，特别是入房过度，肾气就会受到损伤，腰脊骨也会受到损害。

【按语】

"风者，百病之始也"，六淫以风为首，风邪，是外感疾患的先导。而本条所论"风客淫气"，在于说明风邪不仅袭表，而且成为淫乱之气，进而损伤阴精，损伤肝脏。《素问·阴阳应象大论篇》云："在天为风……在藏为肝""风气通于肝"，故风邪最易伤肝。然风邪淫乱不仅可以伤肝，并可以伤及五脏，如《素问·风论篇》就列出了"五藏风之形状……肺风之状……心风之状……肝风之状……脾风之状……肾风之状"等。张仲景《金匮要略》并云："虚劳诸不足，风气百疾，薯蓣丸主之。"足见风邪侵入人体，可以引起多种疾病。

【原文】

凡阴阳之要，阳密乃固①。两者不和，若春无秋，若冬无夏，因而和之，是谓圣度②。故阳强不能密③，阴气乃绝；阴平阳秘④，精神乃治；阴阳离决⑤，精气乃绝。

【注释】

①阳密乃固：密，致密、密闭；固，固守。谓阳气闭密，阴气才能固守。

②圣度：最好的养生法度。又吴崑注："圣人陈阴阳之法度。"亦可。

③阳强不能密：阳气亢张不能固密。张景岳："强，亢也；孤阳独用，不能固密。"

④阴平阳秘：阴气平和，阳气致密；合言之，阴阳平和协调。

⑤阴阳离决：阴阳二气分离决绝。张景岳："决，绝也；有阳无阴则精绝，有阴无阳则气绝，两相离决，非病则亡，正以见阴阳不可偏废也。"

【语译】

本段经文阐明阴阳两者平衡协调的关系。

大凡阴阳两者的关键，在于阳气的致密，阳气致密，阴气才能固守。如果阴阳两者不相协调，就好像自然界四时的变化失常一样，只有春天的生发，而没有秋天的收敛；只有冬天的闭藏，而没有夏天的盛长。因此，使阴阳和调，就是最好的养生法度。若阳气亢张，不能致密，则阴气不能固守，以致亏耗、衰竭。人体的阴气平和，阳气致密，阴阳平和协调，精神才能正常；如果阴阳两者分离决绝，则孤阴不生，独阳不长，人的精气就会随之竭绝。

【按语】

本段原文从生理、病理、防治等方面，论证了阴阳必须平衡协调的观点。生理方面，"阴平阳秘，精神乃治"；而阴平阳秘的关键又在于"阳密乃固"。病理方面，"阳强不能密，阴气乃绝"，甚则"阴阳离决，精气乃绝"。防治方面，"因而和之，是谓圣度"。这些论述，体现了《内经》用阴阳法则认识人体生理、病理及防治学的基本思想。

【原文】

因于露风①，乃生寒热。是以春伤于风。邪气留连②，乃为洞泄③；夏伤于暑，秋为痎疟；秋伤于湿，上逆而咳，发为痿厥。冬伤于寒，春必温病④。四时之气，更伤五藏⑤。

【注释】

①露风：孙鼎宜说：露与冒字通。风，泛指风寒之邪。露风，即冒受风寒。

②邪气留连：邪气停留结聚。以下"夏伤于暑""秋伤于湿""冬伤于寒"之后，均当有此句，系省略。

③洞泄：丹波元简注："水谷不化，如空洞无底，故谓之洞泄。"

④春必温病：一本作"春必病温"。张志聪注："冬伤于寒，邪不即发，寒气伏藏，春时阳气外出，邪随气而化热，发为温病。"

⑤更伤五藏：四时邪气更替地伤害五脏。

【语译】

本段经文论四时邪气伤人，留连发病。

由于感冒风寒之邪，就会发生恶寒发热的病症。如果春天被风邪所伤，邪气留而不去，到夏天可以变发洞泄。如果夏天被暑邪所伤，邪气留连不去，到秋天可以变生疟疾。如果秋天被湿邪所伤，邪气上逆，可以发生咳嗽；若邪气留连不去，还可以变生痿证。如果冬天被寒邪所伤，邪气留连不去，到了次年春天，一定会变发温热病。四时的邪气，并可以交替地伤害人的五脏。

【按语】

本段论述外邪伤人的两种情况：一是立即发病，"因于露风，乃生寒热"，恶寒发热便是风寒表证的特点。《伤寒论》所谓"病有发热恶寒者，发于阳也"。二是邪气留连，然后变化为病，如"春伤于风，邪气留连，乃为洞泄……""冬伤于寒，春必温病"，这种情况，与《灵枢·贼风》所说的"故邪相袭""因加而发"，义相发明。它是后世"伏气学说"的理论导源。

关于"秋伤于湿"，《内经》曾一再提及。《素问·水热穴论篇》云："秋者金始治……阴气初胜，湿气及体。"王安道《医经溯洄集》说："湿乃长夏之令，何于秋言？……然长夏之湿令，每侵过于秋而行，故曰秋伤于湿。"莫枚士《研经言》又说："于秋言湿者，秋承中土之后……即以中土之湿配之。"雷少逸《时病论》指出："盖一岁之六气者，风、君（火）、相（火）、湿、燥、寒也。推四之气，大暑至白露，正值湿土司权，是故谓之"秋伤于湿"。诸家所述，阐明了"秋伤于湿"之义。然喻嘉言又谓"秋伤于燥"，以一年之中以六气主时的规律而论，则湿气主司秋分之前，燥气主司秋分之后。因此秋既可伤于湿，秋亦可伤于燥。

【原文】

阴之所生，本在五味①；阴之五宫②，伤在五味。是故味过于酸，肝气以津，脾气乃绝③；味过于咸，大骨气劳④，短肌，心气抑；味过于甘，心气喘满⑤，色黑，肾气不衡⑥；味过于苦，脾气不濡，胃气乃厚⑦，味过于辛，筋脉沮弛，精神乃央⑧。是故谨和五味，骨正筋柔，气血以流，腠理以密，如是则骨气以精⑨，谨道如法⑩，长有天命⑪。

【注释】

①阴之所生，本在五味：阴，阴精。阴精的产生，本源于饮食五味。

②阴之五宫：指贮藏阴精的五脏。五脏为藏精之所，故称"五宫"。

③肝气以津，脾气乃绝：津，溢也，过盛之意。绝，衰竭之义。张景岳注："酸入肝，过于酸则肝气溢，酸从木化，木实则克土，故脾气乃绝。"

④大骨气劳：张志聪："大骨，腰高之骨，肾之府也。过食咸则伤肾，故骨气劳伤。"

⑤心气喘满：喘，急也。满，闷也。心气急迫、烦闷。

⑥肾气不衡：马莳注："肾气不得其平矣。"

⑦脾气不濡，胃气乃厚：濡，滋润之意。厚，强厚之谓。脾气失去滋润，胃中燥气强厚。高士宗说："脾为湿土，胃为燥土，两土相济。令脾气不濡，则胃气过燥，故胃气乃厚。厚，燥实也。"

⑧筋脉沮弛，精神乃央：张景岳注："沮，坏也；弛，纵也；央，殃同。"《广雅·释诂》："殃，败也。"谓筋脉损坏弛纵，精神于是败伤。

⑨骨气以精：骨气，概指上文之骨、精、气、血。精，精粹、精强之意。谓筋、骨、气、血精壮强盛。

⑩谨道如法：道，法则。谨遵上述法则，并且如法执行。

⑪天命：天赋的寿命。

【语译】

本段经文论谨和五味调阴阳。

人体阴精的产生，本源于饮食五味。而贮藏阴精的五脏，又可以因为饮食五味的太过而受伤。高士宗《素问直解》说："本在五味，伤在五味，如水能浮舟，亦能覆舟也。"所以过食酸味，则肝气偏亢，进而克侮脾土，使脾气衰竭；过食咸味则伤肾损骨，可使骨气劳伤，肌肉萎缩，心气被抑；过食甘味，可使心气急迫烦闷，面色发黑，肾气失去平衡；过食苦味，可使脾气不能濡润，而胃中燥气就会强实；过食辛味，可以使筋脉败坏而松弛，精神也同时受到损伤。因此，谨慎地调和饮食五味，能使骨骼强健，筋脉柔和，气血因之流畅，腠理因之致密。这样，人体的骨、筋、气、血等有形之体与无形之气，都因此而强健。人们能够严格地遵守谨和五味的法则，并如法施行，便可以享有天赋的寿命。

【简析】

本篇内容分为两大部分，前半部分论阳气，后半部分论阴阳。张景岳《类经》对本篇经义作了归纳："本篇之意，在帝则首言阳气，以发通天之大本；在伯则续言阴气，以备阴阳之全义。故在前则言气，气本于天以养阳也；在后则言味，味本于地以养阴也。……然本篇首曰通天，中曰服天气，末曰长有天命。所重在天，则其重在阳气可知矣；故言地者无非天也，言阴者，无非阳也。"

1. 生气通乎天气

经文开首指出："自古通天者，生之本，本于阴阳。"肯定了生命的根本，在于自然界的阴阳之气。《素问·宝命全形论篇》亦云："人以天地之气生，四时之法成""人生有形，不离阴阳"。这是《内经》一贯的思想。所以经文接着指出"其气九州、九窍、五藏、十二节，皆通乎天气"，进一步明确了人的生命活动与自然界息息相通。由于生气通乎天气，人们就必须顺应自然变化的规律，做到"传精神，服天气而通神明"。为了突出这一思想，经文从正反两方面作了强调：

"顺之则阳气固，虽有贼邪，弗能害也""失之则内闭九窍，外壅肌肉，卫气散解，此谓自伤，气之削也"。此与《素问·四气调神大论篇》所论："阴阳四时者，万物之终始也，死生之本也。逆之则灾害生，从之则苛疾不起，是谓得道。"可谓前后呼应。

2. 阳气的生理功能

"阳气者，若天与日，失其所则折寿而不彰"。经文首先把人体的阳气比拟为自然界的太阳，自然界如果没有太阳的照耀，就会失去一切生机；人体如果没有阳气，就会夭折生命。如王冰所释："论人之有阳，若天之有日，天失其所则日不明，人失其所则阳不固，天不明则天境瞑昧，阳不固则人寿夭折。"这说明，阳气维系人的生命活动，阳气就是生气。所以姚止庵《素问经注节解》说："生生之气，阳气也。"

关于阳气的生理功能，本篇经文着重指出了两点：

（1）卫外功能。"是故阳因而上，卫外者也""阳者卫外而为固也"。阳气有卫护体表、抵御外邪的作用。所以马蒔说："阳气者，卫气也。"他认为："天运当有此日为之光明，人当有此阳气为之外卫。是故阳气因而上行于皮肤分肉之间，所以卫外者也。"阳气能够正常的固护体表，则"虽有贼邪，弗能害也""虽有大风苛毒，弗之能害"。若阳气卫外功能失常，则人体易受外邪侵袭而为病。如"开合不得，寒气从之""劳汗当风，寒薄为皶""魄汗未尽……发为痎疟"等等，即是其例。

临床上，凡阳气虚者，卫外不固，屡易外感风寒之邪，轻者为气虚感冒，重者为阳虚感冒。气虚感冒者，或用玉屏风散益气固表，或用参苏饮益气解表。阳虚感冒者，或用桂枝人参新加汤温阳益气解表；或用麻黄细辛附子汤温阳解表，其治法都不外乎补阳气而祛外邪。

（2）温养功能。"阳气者，精则养神，柔则养筋"，阳气清静，既能内养五脏精神，又能外养肢体筋脉。换言之，人体内而神志，外而形体，均赖于阳气的温养以维持正常的生理活动。如果阳气受伤，温养功能失常，不能养筋则筋脉损伤，"乃生大偻"；不能养神则神志不宁，"传为善畏，及为惊骇"。

3. 阳气的消长规律

"阳气者，若天与日"，所以人体阳气的消长规律，是随着自然界阳气的消长规律转移的。就一日而言，"阳气者，一日而主外，平旦人气生，日中而阳气隆，日西而阳气已虚，气门乃闭"。张景岳说："一日而主外，昼则阳气在外也；平旦人气生，以日初升也；日中而阳气隆，以日当午也；日西而阳气虚，以日渐降也。"

由于人体阳气在一日之中是随着自然界阳气的消长而消长，这种规律也必然在病理上出现反应，《灵枢·顺气一日分为四时》指出："百病者，多以旦慧，昼安，夕加，夜甚。何也？……以一日分为四时，朝则为春，日中为夏，日入为秋，夜半为冬。朝则人气始生，病气衰，故旦慧；日中人气长，长则胜邪，故安；夕则人气始衰，邪气始生，故加；夜半人气入藏，邪气独居于身，故甚也。"临床上，凡阳虚体弱患者，确有"旦慧、昼安、夕加、夜甚"的变化反应。

4. 阳气损伤的病变

各种不同的致病因素，在一定条件下，都可以损伤阳气，从而产生许多复杂的病症。本篇经文中作了一些举例：

（1）寒暑湿风伤阳。如"因于寒，欲如运枢，起居如惊，神气乃浮；因于暑，汗，烦则喘喝，静则多言；因于湿，首如裹；因于气，为肿"。寒邪侵袭，人体卫阳之气必然向外抗拒邪气。《伤寒论》云："病有发热恶寒者，发于阳也。"外感寒邪，为什么出现发热恶寒？以寒性收引，阳气被闭则恶寒；而卫阳之气向外抵御寒邪，正邪相争则发热，即所谓"神气乃浮"。暑邪伤人，使阳气蒸发，于是汗大出。所以吴鞠通《温病条辨》载："形似伤寒，但右脉洪大而数……口渴甚，面赤，汗大出者，名曰暑温。"湿邪伤人，阳气被困，或头蒙如裹，或身重如裹。风邪伤人，阳气损伤，可以发生水肿，《素问·平人气象论篇》云："面肿曰风。"《金匮要略》并有风水证："风水其脉自浮，外证骨节疼痛，恶风。"如果四时邪气更迭伤人，还可以导致阳气衰竭。即所谓"四维相代，阳气乃竭"。

（2）情志过激伤阳。"阳气者，大怒则形气绝而血菀于上，使人薄厥。有伤于筋，纵，其若不容"。情志的急剧变化，可以引起许多疾病。本篇仅举大怒而使阳气逆乱，血气上涌，突发昏厥。由于大怒伤肝，而肝主筋，故大怒过度，可以进而伤筋，使筋弛纵而活动不利。张志聪说："筋伤而弛纵，则四肢有若不容我所用也。"

（3）烦劳过度伤阳。"阳气者，烦劳则张，精绝，辟积于夏，使人煎厥"。烦劳过度则阳气亢张，而阴精耗伤，形成阴虚阳亢，若逢夏季阳热亢盛之时，则可发生昏厥。故张景岳谓"煎厥者，即热厥之类"。

（4）饮食不节伤阳。"阴之五宫，伤在五味""因而饱食，筋脉横解""因而大饮则气逆"，以及"高粱之变，足生大丁，受如持虚"，等等，均表明饮食不节，则伤人致病。

5. 阴阳的协调关系

经文指出："阴者藏精而起亟也，阳者卫外而为固也。"高士宗《素问直解》释："阴者藏精而起亟也，精藏于阴而起亟，阴中有阳矣；阳者卫外而为固也，阳卫外为阴中之固，阳中有阴矣。"这表明，阴是阳的物质基础，阳为阴的功能表现。阴为阳之基，阳为阴之用。阴精与阳气，相互为用，互为其根，两者必须平和协调。

在生理上，阴阳平和协调，人体就能保持"筋脉和同，骨髓坚固，气血皆从，内外调和，邪不能害，耳目聪明，气立如故"。即所谓"阴平阳秘，精神乃治"。在病理上，若阴阳失调则必然为病，如"阴不胜其阳，则脉流薄疾，并乃狂；阳不胜其阴，则五藏气争，九窍不通"。更甚者，则"阴阳离决，精气乃绝"。

6. 阴阳和调，以阳气为主导

经文指出："凡阴阳之要，阳密乃固。"是说阴阳两者平和协调的关键，在于阳气的致密，只有阳气致密，阴气才能固守。它突出了阳气在阴阳协调关系中的主导地位和作用。这一观点引起后世医家的高度重视，如张景岳《类经图翼》指出："阴以阳为主。"石寿山《医原》又说："阳以阴为基，阴以阳为统。"张志聪《素问集注》释曰："阴阳之要，阳密乃固……盖阳密则邪不外淫，而精不内亡矣。"据张氏所释"阴阳之要，阳密乃固"的意义，可从两个方面以识之：

（1）阳气致密则阴精固守。反之，若"阳强不能密，（则）阴气乃绝"。临床上凡阳虚出现的遗精、自汗、失血等证，就是阳虚不密导致的阴精失固。如张仲景《金匮要略》载："失精家，少腹弦急，阴头寒，目眩发落……男子失精，女子梦交，桂枝加龙骨牡蛎汤主之。"失精家用桂枝加龙骨牡蛎汤治疗，以方测证，此为阳不能密导致的阴不能固，所以用桂枝汤者，温心阳以固肾精也。又《伤寒论》载："太阳病，发汗，遂漏不止，其人恶风，小便难，四肢微急，难以屈伸者，桂枝加附子汤主之。"汗漏不止用桂枝加附子汤者，以其阳虚漏汗也。再如李东垣《内外伤辨惑论》用当归补血汤治疗失血过多，方中五倍黄芪，一倍当归；《傅青主女科》治女子血崩亡血，用固本止崩汤，方中以参、芪、术、姜为主体，此皆为益气阳以固阴血，寓"阳密乃固"之义。

（2）阳气致密则体表固护。本篇经文已经明确："阳气固，虽有贼邪，弗能害也。""（阳气）清静则肉腠闭拒，虽有大风苛毒，弗之能害。"由于阳气致密，一方面汗津不致外泄，一方面外邪不易侵犯人体。反之，阳气不密，则可出现"腠理开，汗大泄"（《灵枢·决气》）。于是邪气容易乘虚侵袭人体，《灵枢·五变》所谓"肉不坚，腠理疏，则善病风"。

7. 邪气伤人，病分阴阳

经文指出："风客淫气，精乃亡，邪伤肝也。"风邪外客不仅伤阳伤表，而且成为淫乱之气进而耗精伤肝。这说明，邪气伤人，阴阳表里皆可为病，二者可以相互影响。比如"因于露风，乃生寒热"，是外邪伤阳伤表而阳分为病，所以《伤寒论》云："病有发热恶寒者，发于阳也。"而"四时之气，更伤五藏"，则是外邪伤阴伤脏而阴分受病。又"春伤于风，邪气留连，乃为洞泄；夏伤于暑，秋为痎疟；秋伤于湿，上逆而咳，发为痿厥；冬伤于寒，春必温病"，进一步说明邪气伤人可以随阴阳的不同转化而为病。风、暑之邪属阳邪，可以留连转化为阴病；寒、湿之邪属阴邪，可以留连转化为阳病。这种邪气留连转化为病的理论，《灵枢·贼风》称之为"故邪相袭""因加而发"，认为人体受邪之后，邪留体内，久而不发，后因某种因素，或因外在气候的异常变化，或因饮食起居失调，或因情志过度刺激，引起人体阴阳气血紊乱而故邪随之诱发为病。这种故邪因加而发的发病观，成为后世温病学家"伏气学说"的理论导源。比如温热病中的"春温"，吴坤安《伤寒指掌》按："冬受寒邪不即病，至春而伏气发热者，名曰春温。"温热病中的"伏暑"，吴鞠通《温病条辨》云："长夏受暑，过夏而发者，名曰伏暑。"

8. 谨和五味调阴阳

经文指出："谨和五味……长有天命。"必须谨慎地调和饮食五味，才能补精益气，才能"骨正筋柔，气血以流，腠理以密"，才能"骨气以精，长有天命"。所以，"谨和五味"，乃是调和阴阳，内养脏气，外强形体的重要养生法则。《素问·藏气法时论篇》并指出："五谷为养，五果为助，五畜为益，五菜为充，气味合而服之，以补精益气。"

饮食五味是人体精气的来源，所谓"阴之所生，本在五味"。但若五味不和，又可以伤害人体，所谓"阴之五宫，伤在五味"。这是《内经》用一分为二的辩证观思想认识事物的一贯方法。如《金匮要略》所云："风气虽能生万物，亦能害万物；如水能浮舟，亦能覆舟。"关于饮食五味不和伤害人体，伤害五脏的情况，《内经》论述颇多，在本书上篇"《内经》理论精要"中作了简要的归纳，这里不再赘述。

阴阳应象大论篇第五（节选）

阴阳，乃是对立统一的两个方面，《周易·系辞》云："一阴一阳之谓道。"本篇用阴阳五行的理论，取类比象，大而言天地，小而言人身，其内容丰富博大。马莳说："此篇以天地之阴阳，万物之阴阳，合于人身之阴阳，其象相应，故名篇。"

【原文】

黄帝曰：阴阳者，天地之道①也，万物之纲纪②，变化之父母③，生杀之本始④，神明之府⑤也，治病必求于本⑥。

【注释】

①天地之道：天地，即自然界。道，法则，规律。张景岳："道者，阴阳之理也。阴阳者，一分为二也。"阴阳乃是自然界的普遍法则。

②纲纪：即纲领之意。《说文解字注笺》："经传多纲纪并言，总持为纲，分系为纪。如网罟（gǔ），大绳其纲也，网目其纪也。"

③变化之父母：变化，《素问·天元纪大论篇》云："物生谓之化，物极谓之变。"父母，即本原之意。

④生杀之本始：生，发生。杀，消亡。本始，即根本、原始之意。

⑤神明之府：神明，这是指事物的变化运动。张景岳："神，变化不测也；明，三光著象也。"府，聚物之所。阴阳乃是事物变化运动的所在。李中梓说："言变化流行皆从此出也。"

⑥本：指阴阳法则。张志聪："本者，本于阴阳也。"

【语译】

本段经文为阴阳之提纲。

黄帝说：阴阳是天地宇宙间的普遍规律，是一切事物的纲领，是万物变化的起源，是生长消亡的根本，是事物运动变化的规律所在。中医治病，必须推求阴阳这个根本法则。

【按语】

"治病必求于本"，即强调治病必须探求阴阳的根本法则。阴阳不仅是自然界变化的客观规律，而且人体整个生命活动都建立在阴阳对立统一的基础之上。如果阴阳失去相对平衡，就会发生各种病变，阴阳失调是疾病发生发展的内在依据。因此张景岳提出："凡诊病施治，必须先审阴阳，乃为医道之纲领，阴阳无谬，治焉有差。"（《景岳全书》卷一）

【原文】

故积阳为天，积阴为地。阴静阳躁①，阳生阴长，阳杀阴藏②。阳化气，阴成形③。寒极生热，热极生寒④。寒气生浊，热气生清⑤。清气在下，则生飧泄；浊气在上，则生䐜胀⑥。此阴阳反作⑦，病之逆从⑧也。

【注释】

①阴静阳躁：躁，动也。阴性主静，阳性主动。

②阳生阴长，阳杀阴藏：生、长、杀、藏，指一年四时的阴阳变化。孤阴不生，独阳不长，生长与杀藏是阴阳的相互作用。

③阳化气，阴成形：此以形气分阴阳。马莳注："阳化万物之气，而吾人之气由阳化之；阴成万物之形，而吾人之形由阴成之。"

④寒极生热，热极生寒：张景岳："寒极生热，阴变为阳也；热极生寒，阳变为阴也。"说明阴寒阳热在一定条件下可以相互转化。

⑤寒气生浊，热气生清：此以寒热清浊分阴阳。马莳说："寒气主阴。阴主下凝而不散，故浊气生焉；热气主阳，阳主上升而不凝，故清气生焉。"

⑥䐜胀：䐜（chēn），《说文》："起也。"胀起之谓。䐜胀，即胸腹胀满之意。

⑦反作：即反常，指阴阳升降运动反常。

⑧逆从：偏义复词，即逆的意思。吴崑："逆从，不顺也。"

【语译】

本段经文论阴阳的基本分类。

清阳之气聚于上，而成为天；浊阴之气积于下，而成为地。此以天地分阴阳。阴性主静，阳性主动，此以动静分阴阳。阳主生发，阴主成长；阳主肃杀，阴主收藏，此以生长收藏分阴阳，而生长与杀藏是阴阳的相互作用。阳能化生功能，阴能构成形体，此以功能形体分阴阳。寒到极点会生热，热到极点会生寒，寒气产生浊阴，热气产生清阳，此以寒热清浊分阴阳。如果人体的清阳之气在下而不上升，就会发生飧泄病；浊阴之气在上而不下降，就会发生胀满病，这是人体阴阳变化规律发生反常而患病的表现。

【按语】

本文所举"清气在下，则生飧泄；浊气在上，则生䐜胀"，其飧泄与䐜胀，主要是脾胃的病变，以脾胃居中焦，脾主升清，胃主降浊，脾胃是人体气机升降的枢纽。故唐大烈《辨脾胃升降》说："余尝考治脾胃莫详于东垣，求东垣治脾胃之法，莫精于升降。"

【原文】

故清阳为天，浊阴为地。地气上为云，天气下为雨；雨出地气，云出天气^①。故清阳出上窍^②，浊阴出下窍^③；清阳发腠理^④，浊阴走五藏^⑤；清阳实四支^⑥，浊阴归六府^⑦。

【注释】

①雨出地气，云出天气：张志聪注："天由云而后有雨，是雨虽天降，而实本地气所生之云，故雨出地气；由雨之降，而后有云之升，是云虽地升，而实本天气所降之雨，故云出天气。此阴阳交互之道也，而人亦应之。"

②清阳出上窍：指呼吸、发声、听觉、嗅觉、视觉、味觉等功能从鼻、口、耳、目、舌等窍发出。

③浊阴出下窍：指大小便从前后二阴排出。

④清阳发腠理：指卫阳之气发于腠理。《灵枢·本藏》说："卫气者，所以温分肉，充皮肤，肥腠理，司关合者也。"

⑤浊阴走五藏：指精血津液等精微物质内注五脏。张志聪："浊阴之精血，走于五脏，五脏主藏精者也。"

⑥清阳实四支：指人体阳气通达于四肢。《灵枢·终始》："阳受气于四末。"《素问·阳明脉解篇》又云："四支者，诸阳之本也。"

⑦浊阴归六府：指饮食水谷归入六腑。《灵枢·本藏》说："六府者，所以化水谷而行津液者也。"

【语译】

本段经文论阴阳清浊的升降规律。

大自然的清阳之气上升而为天，浊阴之气下凝而为地。地下的浊阴之气蒸发上升而为云，经过天气的作用，又下降而为雨。雨虽自天而降，其实是由地气上升转化而成，因此雨是出于地气。云虽自地而升，其实是天降之雨蒸发而成的，因此云是出于天气。人体的升降变化亦是这样，清阳之气从上窍发出，如呼吸、声音、听觉、嗅觉、视觉、味觉等功能从上窍耳、目、口、鼻、舌发出。浊阴之气从下窍排出，如大小便必从二阴排出。人体的清阳之气外发于腠理，为《灵枢·本藏》所说："卫气者，所以温分肉，充皮肤，肥腠理，司关合者也。"人体的浊阴之气内注于五脏，即《灵枢·本神》所说："血脉营气精……此五藏之所藏也。"人体的清阳之气充实于四肢，故《素问·阳明脉解篇》云："四支者，诸阳之本也。"人体的浊阴之气归入到六腑，如《素问·五藏别论篇》所云："六府者，传化物而不藏。"

【按语】

本条所述自然界云雨的变化，既是阴阳互根的体现，又是阴阳转化的过程，也是阴阳升降的作用。原文以三个清阳和三个浊阴相对比较，意在表明人体阴阳清浊之气的升降规律，其清阳（功能）出上窍，清阳（卫气）发腠理，清阳（阳气）实四支，说明清阳之气向上向外；浊阴（大小便）出下窍，浊阴（精微物质）走五藏，浊阴（饮食）归六腑，说明浊阴之物向下向内。

【原文】

水为阴，火为阳①。阳为气，阴为味②。味归形，形归气③；气归精，精归化④；精食气，形食味⑤；化生精，气生形⑥。味伤形，气伤精⑦，精化为气，气伤于味⑧。阴味出下窍，阳气出上窍⑨。味厚者为阴，薄为阴之阳；气厚者为阳，薄为阳之阴⑩。味厚则泄，薄则通⑪；气薄则发泄，厚则发热⑫。壮火之气衰，少火之气壮⑬；壮火食气，气食少火⑭；壮火散气，少火生气⑮。气味辛甘发散为阳，酸苦涌泄为阴⑯。

【注释】

①水为阴，火为阳：水火代表阴阳的象征。所谓"水火者，阴阳之征兆也"。

②阳为气，阴为味：张景岳："气无形而升，故为阳；味有质而降，故为阴，此以药食气味言也。"

③味归形，形归气：归，馈也（见《国语·晋语五》韦昭注，及《论语·阳货》"归孔子豚"）；气，指人身之气。意谓饮食五味供养人的形体，再由形体产生气化功能。

④气归精，精归化：这里的气，指饮食之气；化，指气化功能。意谓饮食中的气供养人体的精，马蒔说："凡物之气，所以养吾人之精，故气归于精。"再由精转化为气化功能。

⑤精食气，形食味：是对前文"气归精""味归形"的补充说明。张景岳："食，如子食母乳之义。气归精，故精食气；味归形，故形食味。"

⑥化生精，气生形：化，气化；气，亦指气化。是谓气化生精，气化生形。

⑦味伤形，气伤精：味不正又可以伤人之形；气不正又可以伤人之精。马蒔说："凡物之味，固所以养形也；然味或太过，适所以伤此形耳。……凡物之气，固所以养精也；然气或太过，适所以伤此精耳。"

⑧精化为气，气伤于味：人体的精化生气化功能，而人的气化功能又可以被饮食之味所伤。

⑨阴味出下窍，阳气出上窍：张景岳："味为阴故降，气为阳故升。"

⑩味厚者为阴，薄为阴之阳；气厚者为阳，薄为阳之阴：味属阴，然味有厚薄之分，味之厚者为阴中之阴；味之薄者为阴中之阳。气属阳，亦有厚薄之别，气之厚者为阳中之阳；气之薄者为阳中之阴。王冰说："阳为气，气厚者为纯阳；阴为味，味厚者为纯阴。故味薄者为阴中之阳，气薄者为阳中之阴。"

⑪味厚则泄，薄则通：味厚的药物，具有泄下的作用；味薄的药物，具有流

通的作用。马莳说："味之厚者为纯阴……如大黄气大寒，味极厚，为阴中之阴，主于泄泻是也。味之薄者为阴中之阳……如木通泽泻，为阴中之阳，主于流通是也。"

⑫气薄则发泄，厚则发热：马莳注："气之薄者为阳中之阴，所以用之则发其汗于上，如麻黄为气之薄者，阳也升也，故能发表出汗。气之厚者为纯阳，所以用之则发热，不止于发汗也，如用附子则大热之类。"

⑬壮火之气衰，少火之气壮：壮火，亢盛之火；少火，温和之火。之，犹致也。谓亢盛之火可致元气虚衰，温和之火可致元气盛壮。

⑭壮火食气，气食少火：前一个"食"，通蚀，侵蚀，消耗之意。后一个"食"（sì）通饲，饲养之意。壮火食气，谓亢盛之火消蚀人体的元气。气食少火，即少火饲气，谓温和之火饲养人体的元气。

⑮壮火散气，少火生气：亢盛之火耗散人体元气，温和之火生养人体元气。

⑯气味辛甘发散为阳，酸苦涌泄为阴：涌泄，指催吐和通泄。此二句是药物气味作用分阴阳的概括语，当接前文"气薄则发泄，厚则发热"之后，疑错简。

【语译】

本段经文分别论述气味阴阳的作用及壮火、少火的不同作用。

以水火分阴阳，水为阴，火为阳，水火是阴阳的象征。《素问·阴阳应象大论篇》已明确指出："水火者，阴阳之征兆也。"以食物药物之气味分阴阳，气属阳，味属阴。饮食物中的味能够滋养人的形体，而形体又生成人身的功能。饮食物中的气能够滋养人体的精，人体的精又能产生气化功能。人体精的给养在于饮食之气，"精食（饲）气"是对前文"气归精"的补充说明。人体形的给养在于饮食之味，"形食（饲）味"是对前文"味归形"的补充说明。前云精能产生气化功能，而气化功能亦能促进精的生成，即所谓"化生精"。前云形体生成人身的气化功能，而气化功能又能促进形体的生成，即所谓"气生形"。但若饮食之味太过，反可以伤人之形；饮食之气太过，又可以伤人之精。人体的精可以化生气，但是人体的气又可由饮食之味的太过而受伤。

以药物气味的作用而言，味属阴，其性质浊，多下行而走下窍；气属阳，其性轻清，多上行而达上窍。味属阴，而味有厚薄之分，味之厚者为阴中之阴，味之薄者为阴中之阳。气属阳，亦有厚薄之别，气之厚者为阳中之阳，气之薄者为阳中之阴。味厚的药物，具有泄下的作用；味薄的药物，具有流通的作用。气薄的药物，具有向外发泄的作用；气厚的药物，具有发热的作用。

亢盛之火能使元气虚衰，温和之火能使元气盛壮。亢盛之火消蚀人体的元气，而元气的饲养在于温和之火；亢盛之火耗散人体的元气，温和之火生养人体的元气。

气味辛、甘，具有发散作用的药物属阳；气味酸、苦，具有催吐和通泄作用的药物属阴。

【按语】

本段分别论述了气味阴阳的作用。以食物言，则味为阴而养形；气为阳而养精。以药物言，"味厚则泄，薄则通；气薄则发泄，厚则发热"。但就实际情况而论，气与味，并不能截然划分。高士宗说："分而言之，气为阳，味为阴；合而言之，气不离味，味不离气。"

有关"味归形，形归气"一段，历代医家注释不够统一，是所谓疑难之点。文章是以气、味、形、精、气化之类的词语并列，说明食物的气、味对于人体的作用，进而论述人体形、精、气之间的转化关系。所谓"味归形，形归气；气归精，精归化"，虽以饮食的气、味，人体的形、精对举，其实二者联系，即"气味归精形，精形归气化"，是谓饮食之气、味供养人的精、形，再由人的精、形产生气化。用同样的方法理解，"精食气，形食味"，即为"精、形食气、味，"精和形都要依靠饮食气味的供养。"化生精，气生形"，亦即"气化生精、形"，也就是说，不仅精、形产生气化，而且气化促进精、形的生成。它表明，人的形、精与气化功能，乃是相互促进，相互生成的。归结言之，饮食的气味，供养人体，生成形、精，产生气化，同时人的形、精、气三者之间又有着相互生成，相互转化的关系。至于"味伤形，气伤精，精化为气，气伤于味"，和前文相对照，恰是从正、反两个方面论述饮食气味的不同作用。前者谓饮食气味供养形、精、气；后者则指出饮食气味的太过，可以伤形、伤精、伤气。经文不仅贯穿了阴根于阳、阳根于阴的道理，而且表明了《素问·生气通天论篇》所谓"阴之所生，本在五味；阴之五宫，伤在五味"的辩证关系。

本段前云食物作用，后论药物作用，均以阴阳分气味。其实，无论食物或药物，有气亦有味，气和味并不能截然分开，只是有所偏重而已，故应结合实际，不可拘执。

关于"壮火"与"少火"，诸家所注亦有异议。有从生理、病理而言者，如李中梓说："火者阳气也，天非此火，不能发育万物，人非此火，不能生养命根，是以物生必本于阳。但阳和之火则生物，亢烈之火则害物，故火太过则气反衰，火和平则气乃壮。"有从药物作用而言者，如马莳说："气味太厚者，火之壮也，用壮火之品，则吾人之气不能当之而反衰矣，如用乌、附之类，而吾人之气不能胜之，故发热。气味之温者，火之少者，用少火之品，则吾人之气渐尔生旺，血亦壮矣，如用参、归之类，而气血渐旺者是也。"联系本段前后文义，似马注较合，但他仅限于药物作用一点之上。若从生理、病理而论，则意义宽广，如张景岳所说："此虽承气味而言，然造化之理，少则壮，壮则衰，自是如此，不特专言气味者。"

【原文】

阴胜则阳病，阳胜则阴病①。阳胜则热，阴胜则寒。重寒则热，重热则寒②。寒伤形，热伤气③；气伤痛，形伤肿④。故先痛而后肿者，气伤形⑤也；先肿而后痛者，形伤气也。

【注释】

①阴胜则阳病，阳胜则阴病：胜，偏胜；阴寒偏胜则伤阳，阳气受病；阳热偏胜则伤阴，阴气受病。即吴崑所说"水胜则火灭，火胜则水干"之义。

②重寒则热，重热则寒：重，重复、重叠之意。寒之又寒，是为重寒，重寒则寒极，反而表现发热；热之又热，是为重热，重热则热极，反而表现寒冷。姚止庵说："重寒之热非真热，重热之寒非真寒。"

③寒伤形，热伤气：楼英《医学纲目》注："寒之伤人，先着于形，故曰寒伤形……暑之伤人，先着于气，故曰热伤气也。"

④气伤痛，形伤肿：李中梓注："气喜宣通，气伤则壅闭而不通，故痛；形为质象，形伤则稽留而不化，故肿。"

⑤气伤形：指先伤气而后伤形。后文"形伤气"，与此同例。

【语译】

本段经文论阴阳寒热偏胜的病理。

人体的阴阳是相对平衡的，如果阴气偏胜，阴胜则伤阳，使阳气损伤而受病；如果阳气偏胜，阳胜则伤阴，使阴气损伤而受病。阳偏胜则表现为热性病证，阴偏胜则表现为寒性病证。如果寒到极点，反而会表现发热；如果热到极点，反而会出现恶寒。后世称此为真寒假热和真热假寒。寒邪易伤人的形体，热邪易伤人的气分。气分受伤可以出现疼痛，形体受伤可以出现肿胀。所以凡先表现疼痛而后出现肿胀的，是气分先伤而后及于形体；凡先表现肿胀而后出现疼痛的，是形体先伤而后及于气分。

【按语】

"阴胜则阳病，阳胜则阴病"，是以阴阳胜衰论述病理变化。其"阳病""阴病"，是指偏衰的一面；其"阳胜""阴胜"是指偏胜的一面。

"寒伤形，热伤气；气伤痛，形伤肿"，并不是指的必然规律，它只是说明不同的病因可以引起不同的病变。其实，寒邪既可伤形亦可伤气，如《素问·举痛论篇》所谓"寒则气收"。热邪既可伤气亦可伤形，本篇原文所谓"寒暑伤形"。热伤气可以致痛，《素问·举痛论篇》有"热气留于小肠，肠中痛"。而寒邪伤人更可致痛，如《素问·痹论篇》所谓："寒气多，有寒故痛。"寒伤形可以致肿，本篇后文即云："寒胜则浮。"而热邪伤人亦可以致肿，本篇后文即云"热胜则肿"。凡此说明，寒热之邪既能伤形又能伤气，既可致痛亦可致肿。故原文接着便说："先痛而后肿者，气伤形也；先肿而后痛者，形伤气也。"

【原文】

风胜则动①，热胜则肿②，燥胜则干③，寒胜则浮④，湿胜则濡写⑤。天有四时五行，以生长收藏，以生寒暑燥湿风⑥。人有五藏化五气⑦，以生喜怒悲忧恐⑧。故喜怒伤气，寒暑伤形⑨；暴怒伤阴，暴喜伤阳⑩。厥气上行，满脉去形⑪。喜怒不节，寒暑过度，生乃不固。故重阴必阳，重阳必阴⑫。故曰：冬伤于寒，春必温病；春伤于风，夏生飧泄；夏伤于暑，秋必痎疟；秋伤于湿，冬生咳嗽。

【注释】

①风胜则动：动，指肢体动摇震颤。张景岳："风胜者，为振掉摇动之病。"

②热胜则肿：肿，指红肿、痈肿。王冰："热甚则阳气内郁，故红肿暴作，甚则营气逆于肉理，聚而为痈脓之肿。"

③燥胜则干：干，指津液干涸。张景岳："燥胜者，为津液枯涸，内外干涩之病。"

④寒胜则浮：浮，浮肿。张景岳："寒胜者阳气不行，为胀满虚浮之病。"

⑤濡写：《说文》："濡，湿也。"濡写即湿泻。王冰："以湿内盛而泻，故谓之濡泻。"《金匮钩玄》云："凡泻水腹不痛者，是湿也。"

⑥寒暑燥湿风：五时的主气。张景岳："春属木而主生，其化以风；夏属火而主长，其化以暑；长夏属土而主化，其化以湿；秋属金而主收，其化以燥；冬属水而主藏，其化以寒。"

⑦五气：张景岳注："五气者，五脏之气也。"

⑧喜怒悲忧恐：悲，当作"思"。《素问·天元纪大论篇》云："人有五藏化五气，以生喜怒思忧恐。"本篇后文又云："肝……在志为怒""心……在志为喜""脾……在志为思""肺……在志为忧""肾……在志为恐。"

⑨喜怒伤气，寒暑伤形：喜怒，泛指情志不节；伤气，损伤脏气。寒暑，泛指外邪而言；伤形，伤害形体。《灵枢·寿夭刚柔》说："风寒伤形，忧恐忿怒伤气。气伤藏，乃病藏；寒伤形，乃应形。"

⑩暴怒伤阴，暴喜伤阳：张景岳注："气为阳，血为阴。肝藏血，心藏神。暴怒则肝气逆而血乱，故伤阴。暴喜则心气缓而神逸，故伤阳。"

⑪厥气上行，满脉去形：厥气，即逆气。满脉，谓充满于经脉；去形，指神气浮越，去离形体。王冰："逆气上行，满于经络，则神气浮越，去离形骸矣。"

⑫重阴必阳，重阳必阴：重，重叠。在阴寒时令感受阴寒之邪，谓之重阴，重阴必能转化为阳证；在阳热时令感受阳热之邪，是谓重阳，重阳必能转化为阴证。

【语译】

本段经文以阴阳论病因及其病症特点。

风气偏胜，则表现以动为特点的病症，如变化迅速、来去无定、串动游走、眩晕摇摆、震颤抽搐、麻木偏瘫等。热邪偏胜，可以发生痈疡红肿病症。燥气偏胜，则表现以干为特点的病症，如口燥咽干、鼻焦齿燥、皮肤干枯、大便干燥等症。寒气偏胜则伤阳，阳气失运则水气不化，可以出现浮肿，胀满之类的病症。湿气偏胜则伤脾，脾失健运则易发生泄泻病症。

自然界有春、夏、秋、冬四时的交替转移，有木、火、土、金、水五行的运动变化，从而形成春生、夏长、秋收、冬藏的变化规律，产生寒、暑、燥、湿、风等不同的气候特点。人有心、肝、脾、肺、肾五脏，化生五脏之气，产生喜、怒、忧、思、恐等五种不同的情志活动。如果喜怒太过，情志不节，可以伤人的五脏之气；如果寒暑过度，外邪所伤，就会伤人的形体。突然大怒，可以伤阴气；突然大喜，可以伤阳气。如果气逆而上行，使经脉充满，则神气浮越，去离形骸。如果喜怒等情志过激而没有节制，寒暑等气候偏胜而不善于调适，人的生命就不能牢固。在阴寒时令感受阴寒邪气，谓之重阴，重阴可能转化为阳证；在阳热时令感受阳热邪气，谓之重阳，重阳可能转化为阴证，此亦阴阳转化之理。所以说，冬天被寒邪所伤，邪气潜伏，到了春天定会发生温热病；春天被风邪所伤，到了夏天可以发生水谷相杂的泄泻病；夏天被暑邪所伤，到了秋天容易发生疟疾；秋天被湿邪所伤，到了冬天容易发生咳嗽。

【按语】

"风胜则动，热胜则肿，燥胜则干，寒胜则浮，湿胜则濡写"，指出了五种邪气致病的特点，丰富了六气为病的病机学说。如后世将动摇震颤之症视为内风；将精血内夺、津液干涸之证归为内燥；将便溏泄泻之症视为脾湿等，显然是在此理论基础上的认识和发展。

本节原文中"冬伤于寒，春必温病……秋伤于湿，冬生咳嗽"一段，在《素问·生气通天论篇》中有同样记载，它不仅体现了"重阴必阳，重阳必阴"的原理，而且再次表明了"伏气"发病的观点。

【原文】

帝曰：余闻上古圣人，论理人形，列别藏府，端络经脉①，会通六合②，各从其经；气穴③所发，各有处名；溪谷属骨④，皆有所起；分部逆从⑤，各有条理；四时阴阳，尽有经纪⑥。外内之应⑦，皆有表里，其信然乎？

【注释】

①论理人形，列别藏府，端络经脉：论理，即讨论、研究。列别，即区分、辨别。端络，张景岳："端，言经脉之发端；络，言支脉之横络。"全句是说，研究人体的形态，分辨脏腑的功能，审查经脉的头绪。

②会通六合：会通，即融会贯通。六合，指十二经脉中的表里相合，即手太

阴经与手阳明经相合，手少阴经与手太阳经相合，手厥阴经与手少阳经相合，足太阴经与足阳明经相合，足少阴经与足太阳经相合，足厥阴经与足少阳经相合。

③气穴：经气输注于孔穴。

④溪谷属骨：溪谷，指大小分肉交会处。《素问·气穴论篇》云："肉之大会为谷，肉之小会为溪，肉分之间，溪谷之会。"属骨，王冰谓："骨相连属处。"

⑤分部逆从：张志聪注："分部者，皮之分部也。皮部中之浮络，分三阴三阳，有顺有逆，各有条理也。"

⑥经纪：经纬纪纲，即规律之意。

⑦外内之应：张志聪注："人身之藏府形身，与天地之四时阴阳，外内相应。"

【语译】

本段经文明确提出人体各部与自然界阴阳相应。

黄帝问：我听说上古时代的圣人，研究人体的形态，分辨脏腑的性能，审察经脉的头绪，贯通十二经脉的表里相合关系，各顺其经脉的循行路线。经气的输注在孔穴发出，各有部位和名称。大小肌肉交会及其连属的骨节，都有一定的起止点。皮部的浮络，有顺有逆，各有条理。而自然界的四时阴阳，都有一定的规律。自然界的四时阴阳与人体的脏腑身形，外内相应，表里相应，它的确是这样吗？

【原文】

岐伯对曰：东方生风①，风生木，木生酸②，酸生肝③，肝生筋④，筋生心⑤，肝主目⑥。其在天为玄⑦，在人为道，在地为化：化生五味，道生智，玄生神，神在天为风⑧，在地为木，在体为筋，在藏为肝，在色为苍，在音为角⑨，在声为呼⑩，在变动为握⑪，在窍为目，在味为酸，在志为怒。怒伤肝，悲胜怒⑫；风伤筋，燥胜风⑬；酸伤筋，辛胜酸⑭。

【注释】

①东方生风：东方，既言方位，又是春天的代词。张景岳："风者天地之阳气，东者日升之阳方，故阳生于春，春王于东，而东方生风。"以下"南方生热""中央生湿""西方生燥""北方生寒"，例同。

②木生酸：《尚书·洪范》："木曰曲直，曲直作酸。"五行化生五味，则木生酸味。王冰注："凡物之味酸者，皆木气之所生也。"

③酸生肝：生，生养。肝属木，木味酸，故酸入肝而养肝。这是五味生五脏的理论，下文"苦生心""甘生脾"等，例同。

④肝生筋：肝的精气生养筋。《素问·经脉别论篇》云："食气入胃，散精于肝，淫气于筋。"这是五脏生五体的理论，下文"心生血""脾生肉"等，例同。

⑤筋生心：筋，代表肝，即肝生心。张志聪："五脏合五行之气而自相资

195

生也。"

⑥肝主目：《灵枢·脉度》云："肝气通于目，肝和则目能辨五色矣。"

⑦其在天为玄：《素问识》云："据下文例，在天以下二十三字，系于衍文，且与肝脏不相干，宜删之。"《素问校注语译》亦云："柯校其在天为玄至玄生神二十三字，疑衍。"

⑧神在天为风：阴阳五行的变化现象，在天之六气中为风气。后文"其在天为热""其在天为湿""其在天为燥""其在天为寒"，例同。

⑨在音为角：角，五音（角、征、宫、商、羽）之一。王冰："角谓木音，调而直也。"

⑩在声为呼：呼，叫呼声。王冰："呼谓叫呼，亦谓之啸。"

⑪在变动为握：变动，指病变动态。握，张景岳注："握同搐搦，筋之病也。"

⑫怒伤肝，悲胜怒：张景岳注："怒出于肝，过则伤肝。悲忧为肺金之志，故胜肝木之怒。"

⑬风伤筋，燥胜风：风气通于肝，肝主筋，故风邪可以伤筋；而燥属金气，金能克木，故燥能胜风。吴崑云："同气相求，自伤其类。"

⑭酸伤筋，辛胜酸：酸味入肝走筋，过食酸味则伤筋；辛味属金，故辛能胜制酸，此五味之相胜。张景岳："酸走筋，过则伤筋而拘挛。辛为金味，故胜木之酸。"

【语译】

用五行归类事物。本段经文首以木行归类。

岐伯回答：东方合于春，春天温暖生风，由春风化生在地的木。五行化生五味，则木生酸味；酸属木，在人体则肝脏属木，酸味能滋养肝，故曰"酸生肝"。肝的精气滋养筋，《素问·经脉别论篇》云"食气入胃，散精于肝，淫气于筋"，所以说："肝生筋。"肝木生心火，而筋代表肝，故曰"筋生心"。肝开窍于目。阴阳变化在自然界是玄妙的，在人的生命活动亦不外阴阳五行的规律，在大地则表现出生长化收藏的变化。大地化生万物，化生五味；懂得了自然界的变化规律，就能产生智慧；自然界的玄妙在于阴阳五行的变化运动。用五行归类，在天表现为风气，在地的五行为木；在人的五体为筋，在人的五脏为肝；在五色之中为青色，在五音之中为角音，在五声之中为呼叫，在病变动态则表现为搐搦，在五官七窍中则为目；在五味之中为酸味，在五志之中表现为怒。怒为肝之志，怒气太过则伤肝；悲为肺之志，悲伤可以抑制怒。风气通于肝，肝主筋，故风邪可以伤筋；而燥气属金，金克木，故燥能胜风；酸味入肝，过食酸味则伤筋，《灵枢·五味论》云："酸生筋，多食之，令人癃。"而辛味属金，故辛味能胜酸。

【按语】

本段原文中"其在天为玄……玄生神"一段文字，丹波元简《素问识》认为

"系衍文"，郭霭春《素问校注语译》亦按："'在天'二十三字，与上下文义并无联系，且与木无关，柯校以为衍文，是。"但张景岳《类经》认为："此盖通举五行六气之大法，非独指东方为言也。观《天元纪大论》有此数句，亦总贯五行而言，其义可见。"张氏之说颇有道理，姑从之。

【原文】

南方生热^①，热生火，火生苦^②，苦生心，心生血，血生脾^③，心主舌^④。其在天为热，在地为火，在体为脉，在藏为心；在色为赤，在音为征^⑤，在声为笑，在变动为忧^⑥，在窍为舌，在味为苦，在志为喜。喜伤心，恐胜喜^⑦；热伤气，寒胜热^⑧；苦伤气，咸胜苦^⑨。

【注释】

①南方生热：张景岳注："阳极于夏，夏王于南，故南方生热。"

②火生苦：《尚书·洪范》云："火曰炎上，炎上作苦。"王冰注："凡物之味苦者，皆火气所生也。"

③血生脾：血，心的代词。即心火生脾土。

④心主舌：《灵枢·脉度》云："心气通于舌，心和则舌能知五味矣。"

⑤在音为征：征（zhǐ），五音之一。王冰注："征谓火音，和而美也。"

⑥在变动为忧：忧属情志变化，与各条中所言变动之握、咳、哕、栗不能相提并论。考《素问·五常政大论篇》"赫曦之纪……其动炎灼妄扰"，则"忧"宜作"扰"，疑是形近而误。

⑦喜伤心，恐胜喜：张景岳注："喜出于心，过则伤心。恐为肾水之志，故胜心火之喜。恐则不喜是其征也。"

⑧热伤气，寒胜热：吴崑注："壮火食气，故热则气不足。寒为水气，故胜火热。"

⑨苦伤气，咸胜苦：张景岳注："苦从火化，故伤肺气，火克金也。又如阳气性升，苦味性降，气为苦遏，则不能舒伸，故苦伤气。咸为水味，故胜火之苦。"

【语译】

本段经文以火行归类。

南方合于夏，夏季生热，热极则生火。《尚书·洪范》云："火曰炎上，炎上作苦。"故火生苦味。苦味入心生养心，心生血，而心血又生养脾，即心火生脾土。心主舌，《灵枢·脉度》云："心气通于舌。"用五行归类，在天为六气中的热，在地为五行中的火；在人的五体为血脉，在人的五脏为心；在五色为赤色，在五音为征音，在五声为笑声，在病变神态表现为妄乱烦扰，在七窍中为舌；在五味之中为苦味，在五志之中为喜。喜为心之志，过喜则伤心。恐可以胜制喜，寓水克火之义。热能伤气，寒又能制胜热。苦味太过可以伤气，咸味又能制胜苦味。

【原文】

中央生湿①，湿生土，土生甘②，甘生脾，脾生肉，肉生肺③，脾主口④。其在天为湿，在地为土，在体为肉，在藏为脾；在色为黄，在音为宫⑤，在声为歌，在变动为哕⑥，在窍为口，在味为甘，在志为思。思伤脾，怒胜思⑦；湿伤肉，风胜湿⑧；甘伤肉，酸胜甘⑨。

【注释】

①中央生湿：马莳注："中央主长夏，长夏者，六月建未之月也。……阳上薄阴，阴能固之，蒸而为雨，其湿遂生。"

②土生甘：《尚书·洪范》云："土爰稼穑，稼穑作甘。"王冰注："凡物之味甘者，皆土气所生也。"

③肉生肺：肉，脾的代词，即脾土生肺金。

④脾主口：《灵枢·脉度》云："脾气通于口，脾和则口能知五谷矣。"

⑤在音为宫：宫，五音之一。王冰："宫谓土音，大而和也。"

⑥在变动为哕：哕，呃逆。吴崑："脾气作逆，名曰哕。"

⑦思伤脾，怒胜思：张景岳注："脾志为思，过则伤脾。怒为肝木之志，故胜脾土之思。怒而不思，是其征也。"

⑧湿伤肉，风胜湿：王冰注："脾主肉而恶湿，故湿胜则肉伤。风为木气，故胜土湿。"

⑨甘伤肉，酸胜甘：甘味太过可以伤脾伤肉，酸为木之味，故胜土之甘。

【语译】

本段经文以土行归类。

中央合长夏，长夏生湿，湿气滋养土气，《尚书·洪范》云："土爰稼穑，稼穑作甘。"土气化生甘味，甘味入脾生养脾，脾生养肌肉，脾土又能生养肺金；脾主口窍，《灵枢·脉度》云："脾气通于口，脾和则口能知五谷矣。"用五行归类：在天为六气中的湿气，在地为五行中的土行，在人的五体为肌肉，在人的五脏为脾；在五色中为黄色，在五音中为宫音，在五声中为歌声，在病变动态表现为哕逆；在七窍中为口，在五味中为甘味，在五志中为思虑。思为脾之志，思虑过度可以伤脾气；怒为肝之志，怒可以制胜思；湿气通于脾，湿邪可以伤脾伤肉，风气可以制胜湿气；甘味入脾，甘味太过又可以伤脾伤肉，酸味可以制胜甘味。

【原文】

西方生燥①，燥生金，金生辛②，辛生肺，肺生皮毛，皮毛生肾③，肺主鼻④。其在天为燥，在地为金，在体为皮毛，在藏为肺，在色为白，在音为商⑤，在声为哭，在变动为咳，在窍为鼻，在味为辛，在志为忧⑥，忧伤肺，喜胜忧⑦；热伤皮毛，寒胜热⑧；辛伤皮毛，苦胜辛^⑨。

【注释】

①西方生燥：马莳注："西方主秋，秋气急切，故西方生燥金。"

②金生辛：《尚书·洪范》云："金曰从革，从革作辛。"王冰注："凡物之味辛者，皆金气之所生也。"

③皮毛生肾：皮毛，肺的代词。即肺金生肾水。

④肺主鼻：《灵枢·脉度》云："肺气通于鼻，肺和则鼻能知臭香矣。"

⑤在音为商：商，五音之一。王冰："商谓金声，轻而动也。"

⑥在志为忧：姚止庵注："《宣明五气篇》言'精气并于肺则悲'，而此言忧。忧者，愁虑也，情之迫；悲者，哀苦也，情之惨。然悲极则忧，忧极则悲，悲忧同情，故皆为肺志。"

⑦忧伤肺，喜胜忧：张景岳注："忧则气消，故伤肺也。喜为心火之志，能胜肺金之忧。喜则神畅，故胜忧也。"

⑧热伤皮毛，寒胜热：张景岳注："热胜则津液耗而伤皮毛，火克金也。"又《太素》作"燥伤皮毛，热胜燥"可参。

⑨辛伤皮毛，苦胜辛：张景岳注："辛能散气，故伤皮毛。苦为火味，故胜金之辛。"

【语译】

本段经文以金行归类。

西方合于秋，其气主燥，燥气合于金，所以说：燥生金。金生辛味，《尚书·洪范》云："金曰从革，从革作辛。"辛味入肺生养肺，肺气生养皮毛，《素问·经脉别论篇》亦云："肺朝百脉，输精于皮毛。"肺属金，肺金生肾水；肺主鼻窍，《灵枢·脉度》云："肺气通于鼻，肺和则鼻能知香臭矣。"用五行归类：在天为六气中的燥气，在地为五行中的金，在人的五体为皮毛，在五脏为肺；在五色之中为白色，在五音之中为商音，在五声之中为哭声，在病变动态表现为咳嗽；在七窍中合鼻窍，在五味中为辛味，在五志之中为忧悲。忧为肺之志，忧愁悲哀太过可以伤肺气，而喜乐可以胜制忧；火热之气伤肺气，以肺主皮毛，所以说"热伤皮毛"，寒气能制胜热气；辛味太过亦伤肺、伤皮毛，而苦味可以制胜辛味。

【按语】

本段原文中"热伤皮毛，寒胜热"，杨上善《太素》作"燥伤皮毛，热胜燥"，按前文"风伤筋""热伤气""湿伤肉"而类推之，则应为"燥伤皮毛""热胜燥"。然《新校正》注："详此篇所伤之旨，其例有三：东方云风伤筋，酸伤筋；中央云湿伤肉，甘伤肉，是自伤者也。南方云热伤气，苦伤气；北方云寒伤血，咸伤血，是伤己所胜。西方云热伤皮毛，是被胜伤己，辛伤皮毛，是自伤者也。凡此五方所伤，有此三例不同，《太素》则俱云自伤。"盖六气伤人，五味伤人，均不可能以一个模式，一个规律去固定伤人的某脏和某部，而五行之中亦有生克乘侮变化之理，故《新校正》之说甚为有理，应当灵活理解之。

【原文】

北方生寒①，寒生水，水生咸②，咸生肾，肾生骨髓，髓生肝③，肾主耳④。其在天为寒，在地为水，在体为骨，在藏为肾，在色为黑，在音为羽⑤，在声为呻⑥，在变动为栗⑦，在窍为耳，在味为咸，在志为恐。恐伤肾，思胜恐⑧；寒伤血，燥胜寒⑨；咸伤血，甘胜咸⑩。

【注释】

①北方生寒：马莳注："北方主冬，冬时阴气凝冽，故北方生寒。"

②水生咸：《尚书·洪范》云："水曰润下，润下作咸。"王冰注："凡物之味咸者，皆水气所生也。"

③髓生肝：髓，肾的代词。肾水生肝木。

④肾主耳：《灵枢·脉度》云："肾气通于耳，肾和则耳能闻五音矣。"

⑤在音为羽：羽，五音之一。王冰："羽谓水音，沉而深也。"

⑥在声为呻：张景岳注："气郁则呻吟，肾之声也。"

⑦在变动为栗：王冰注："栗谓战栗，甚寒大恐而悉有之。"

⑧恐伤肾，思胜恐：张景岳注："恐则精却，故伤肾。凡猝然恐者多遗尿，甚则阳痿，是其征也。思为脾土之志，故胜肾水之恐。"

⑨寒伤血，燥胜寒：张景岳注："寒则血凝涩，故寒伤血。燥则水涸故胜寒。"又《太素》作"寒伤骨，湿胜寒"，可参。

⑩咸伤血，甘胜咸：《素问·五藏生成篇》云："多食咸，则脉凝涩而变色。"《灵枢·五味》云："咸走血……血与咸相得则凝。"皆为咸伤血。张景岳云："甘为土味，故胜水之咸。"

【语译】

本段经文以水行归类。

北方合于冬，冬令生寒，寒为水之气，寒能生水，水产生咸味，《尚书·洪范》云："水曰润下，润下作咸。"咸味入肾能生养肾气，肾生髓而主骨，肾水又能生养肝木；肾主两耳，《灵枢·脉度》云："肾气通于耳，肾和则耳能闻五音矣。"以五行归类：在天为六气中的寒气，在地为五行中的水，在人的五体为骨，在五脏为肾；在五色之中为黑色，在五音之中为羽音，在五声之中为呻吟，在病变动态表现为战栗；在七窍中为耳，在五味之中为咸味，在五志之中为恐。恐为肾之志，大恐可以伤肾，而思虑可以制胜恐；寒则伤肾，亦能伤血，而燥气可以抑制寒气；咸味太过可以伤血，《素问·五藏生成篇》云："多食咸，则脉凝泣而变色。"而甘味能够胜制咸味。

【原文】

故曰：天地者，万物之上下也；阴阳者，血气之男女也①；左右者，阴阳之道路也②；水火者，阴阳之征兆也③；阴阳者，万物之能始④也。故曰：阴在内，阳之守也；阳在外，阴之使也⑤。

【注释】

①血气之男女也：《经传释词》："之，犹与也。"张志聪注："阴阳之道，其在人则为男为女，在体则为气为血。"

②左右者，阴阳之道路也：左为阳，右为阴，左主升，右主降，左右乃是阴阳升降的道路。

③水火者，阴阳之征兆也：水与火，是阴阳的明显征象。王冰："观水火之气，则阴阳征兆可明矣。"

④能始：能，通胎。孙诒让《札迻（yí）》说："能者，胎之借字。"《尔雅·释诂》："胎，始也。"能始，即元始，本源之意。

⑤阴在内，阳之守也；阳在外，阴之使也：王冰注："阴静，故为阳之镇守；阳动，故为阴之役使。"

【语译】

本段经文用阴阳概括事物。

基于上述，所以说，天覆地载，万物化生于其中，天地为万物的上下。阴阳在人，则分气血与男女，气为阳，血为阴；男为阳，女为阴。以左右升降而分，左为阳，右为阴，左升右降，是阴阳升降的道路，自然界的日月东升西降，是谓左升右降，人体的气机亦是左升右降。水与火，是阴阳的明显征象。概言之，阴阳，是万物生长、变化的原始。所以说：阴在内，而为阳之守；阳在外，而为阴之使。换言之，阴为阳守持于内，阳为阴运使于外。

【原文】

帝曰："法阴阳①奈何？岐伯曰：阳胜则身热，腠理闭，喘粗为之俯仰②，汗不出而热，齿干以烦冤③，腹满死，能冬不能夏④。阴胜则身寒，汗出，身常清⑤，数栗而寒，寒则厥，厥则腹满⑥死，能夏不能冬⑦。此阴阳更胜之变⑧，病之形能⑨也。

【注释】

①法阴阳：张景岳注："法，则也。"意指以阴阳为法则。

②喘粗为之俯仰：呼吸喘促，因之而前俯后仰。张景岳："阳实于胸，则喘粗不得卧。故为俯仰。"

③烦冤：《甲乙经》作"烦闷"；《太素》作"烦悗"；《素问·调经论篇》为"烦惋"。冤、悗、惋、闷，四字古通用。

④能冬不能夏：能，同耐。马莳："冬则寒盛，夏则热盛，今阳盛而诸热皆

盛，所以耐冬不耐夏也。"

⑤清：同清；《正韵》："寒也。"

⑥寒则厥，厥则腹满：厥，四肢厥冷。则，而也。由寒而厥冷，由厥冷而腹满。

⑦能夏不能冬：能，同耐。马莳："夏则热盛，冬则寒盛，今阴胜而诸寒皆盛，所以耐夏不耐冬也。"

⑧阴阳更胜之变：阴阳更迭盛衰之变化。张景岳："更胜，迭为胜负也；即阴胜阳病，阳胜阴病之义。"

⑨形能：即形态。能，通态。胡澍："能，读如态。病之形能也者，病之形态也。"

【语译】

本段经文列举阴阳偏胜的病症。

黄帝问：怎样以阴阳为法则呢？岐伯答：比如阳偏胜，就会表现为身体发热，甚至腠理闭塞，喘促气粗，呼吸困难而前俯后仰。或者汗不出而发热，牙齿干燥而心中烦闷等热甚液竭之证。若更见腹中胀满者，是阳热阻隔，胃气将亡。这种阳偏胜的病人，能够耐受冬天之寒，而不能耐受夏天之热。如果阴偏胜，就会出现身体恶寒，自汗出，全身时常寒冷。甚至频频战栗而寒冷，由寒冷而致四肢厥逆，由厥逆而致腹满，这是阴寒太甚，致使胃气衰亡。这种阴偏胜的病人，能够耐受夏天之热，而不能耐受冬天之寒。以上所述，乃是阴阳相互盛衰的变化所表现的病态举例。

【按语】

本段所述阳胜、阴胜之病症，只是举例而已。其中阳胜诸症体现了阳热伤阴液的特点；阴胜诸症反映了阴寒伤阳气的特征。如以阳胜则汗不出和阴胜则汗自出比较之，阳胜伤津，津液亏乏故汗不出；阴胜伤阳，卫阳不固则汗自出。此与《素问·脉要精微论篇》所述"阳气有余为身热无汗，阴气有余为多汗身寒"者同义。

【原文】

故邪风之至①，疾如风雨，故善治者治皮毛②，其次治肌肤，其次治筋脉，其次治六府，其次治五藏。治五藏者，半死半生也③。故天之邪气，感则害人五藏④；水谷之寒热，感则害于六府⑤；地之湿气，感则害皮肉筋脉⑥。

【注释】

①邪风之至：邪风，泛指外来邪气。至，入侵之意。张景岳："邪风中人。"

②善治者治皮毛：善于治病的人，在邪气侵犯皮毛的时候，就给予治疗。王冰谓"止于萌也"。

③治五藏者，半死半生也：张志聪注："外为阳，内为阴；腑为阳，脏为阴；邪在阳分为易治，邪在阴分为难治。"

④天之邪气，感则害人五藏：王冰注："四时之气，八正之风，皆天邪也。《金匮真言论》曰：'八风发邪，以为经风，触五藏，邪气发病。'故天之邪气，感则害人五藏。"

⑤水谷之寒热，感则害于六府：张志聪注："水谷入胃，寒温不适，饮食不节，而病生于肠胃，故害于六府。"

⑥地之湿气，感则害皮肉筋脉：王冰注："湿气胜，则荣卫之气不行，故感则害于皮肤筋脉。"

【语译】

本段经文论病邪传变由表入里，由阳入阴。

虚邪贼风侵袭人体，急如暴风骤雨。因此，善于治病的医生，在邪气刚犯皮毛的时候，就及时给予治疗；稍次一点的医生，在病邪侵入肌肤时才给予治疗；再次一点的医生，待病邪侵犯到筋脉时才去治疗；更次的医生，待病邪侵入六腑时才治疗；最次的医生，等到病邪深入五脏时才治疗。病邪深入五脏才去治疗的人，已经到了半死半生的地步。《灵枢·本神》云："五藏主藏精者也，不可伤，伤则失守而阴虚，阴虚则无气，无气则死矣。"

风寒暑湿燥火等六淫邪气，感受之后会伤害人的五脏，饮食的寒热之气，感受之后会伤害人的六腑，地下的阴湿之气，感受之后会伤害人的皮肉筋脉。张景岳《类经》释曰："喉主天气而通于脏，故感则害人五脏；……咽主地气而通于腑，故感则害于六腑；人之应土者肉也，湿胜则营卫不行，故感则害于皮肉筋脉。"

【按语】

本段经文从"善治者治皮毛"，其次……其次……其次……到"治五藏者，半死半生也"，明确提出要早期治疗，即《素问·八正神明论篇》所谓"上工救其萌芽……下工救其已成，救其已败"的思想观点。同时更表明了外邪由表入里，由阳入阴的传变规律。

【原文】

故善用针者，从阴引阳，从阳引阴①，以右治左，以左治右②，以我知彼③，以表知里，以观过与不及之理。见微得过④，用之不殆（dài）。

【注释】

①从阴引阳，从阳引阴：引，针引经气。张景岳："从阴引阳者，病在阳而治其阴也；从阳引阴者，病在阴而治其阳也。"如《灵枢·终始》所述："病在上者下取之，病在下者高取之，病在头者取之足，病在足者取之腘。"即是其义。

②以右治左，以左治右：在右侧针刺，治疗左侧的疾病；在左侧针刺，治疗右侧的疾病。此即《素问·缪刺论篇》所说的"左取右，右取左"的左右交叉针刺法。

③以我知彼：此指针刺而言。《素问·宝命全形论篇》云："凡刺之真，必先治神。"故张志聪注："以我之神，知彼之情。"

④见微得过：微，微萌表现。过，病变所在。张志聪："见病之微萌，而得其过之所在。"

【语译】

本段经文论针刺引阴阳。

善于用针刺治病的医生，病在阳者，从阴分针刺以引导之；病在阴者，从阳分针刺以引导之，比如取背部的俞穴，以治五脏之病；取阳经的穴位，以治阴经之病；取上部的穴位，以治下部之病；取下部的穴位，以治上部之病。《灵枢·终始》所谓："病在上者下取之，病在下者高取之，病在头者取之足，病在足者取之腘。"在右侧针刺，治疗左侧的疾病；在左侧针刺，治疗右侧的疾病。此即《素问·缪刺论篇》所说的"左取右，右取左"的左右交叉针刺法。针刺的时候，要以我之神察彼之情；从病人的外部表现测知其内部的变化，从而判断其邪实与正虚的病变机制。观察疾病初起的微萌表现，便能得知疾病的变化所在。这样运用针刺治病，就不至于使病情发展到危险的地步。

【原文】

善诊者①，察色按脉，先别阴阳；审清浊，而知部分②；视喘息，听音声，而知所苦；观权衡规矩③，而知病所主；按尺寸④，观浮沉滑涩，而知病所生，以治无过⑤，以诊则不失矣。

【注释】

①善诊者：善于诊断疾病的医生。张景岳："诊之一字，所该者广，如下文审清浊，知部分，视喘息，听声音，观权衡规矩，总皆诊法，非独指诊脉为言也。"

②审清浊，而知部分：审察面色的清浊，从而推知疾病所属的阴阳部分。吴崑："色清而明，病在阳分；色浊而暗，病在阴分。"

③权衡规矩：王冰注："权谓秤权，衡谓星衡，规谓圆形，矩为方象。"这里形容四时脉象的变化，如《素问·脉要精微论篇》所述："四变之动，脉与之上下，以春应中规，夏为中矩，秋应中衡，冬应中权。"

④按尺寸：尺指尺肤，寸指寸口。丹波元简："谓按尺肤而观滑涩，按寸口而观沉浮也。"

⑤以治无过：过，过失。《甲乙经》作"以治则无过"。

【语译】

本段经文论诊断别阴阳。

善于诊断疾病的医生，不论察色和按脉，都要首先辨别其属阴属阳。审察面色的清浊，以推知疾病所属的阴阳部分，吴崑《素问吴注》谓："色清而明，病在阳分；色浊而暗，病在阴分。"观病人呼吸喘息的动态，听病人发出的声音，以推知疾病的痛苦所在。比如《金匮要略》指出："息摇肩者心中坚，息引胸中上气者咳，息张口短气者肺痿唾沫。""病人语声寂然，喜惊呼者，骨节间病；语声喑喑然不彻者，心膈间病；语声啾啾然细而长者，头中病。"同时，诊察四时脉象的变化，可以推知病由何脏何经所主。按摸尺肤部位的滑涩，审察寸口脉象的浮沉，以推知疾病产生的属阴属阳。用这样的原则指导治疗，就不会出现过错；用这样的方法诊断疾病，就不会发生失误。

【原文】

故曰：病之始起也，可刺而已①；其盛，可待衰而已②；故因其轻而扬之③，因其重而减之④；因其衰而彰之⑤，形不足者，温之以气；精不足者，补之以味⑥，其高者，因而越之⑦；其下者，引而竭之⑧；中满者，写之于内⑨。其有邪者，渍形以为汗⑩；其在皮者，汗而发之⑪，其慓悍者，按而收之⑫；其实者，散而写之⑬。审其阴阳，以别柔刚⑭，阳病治阴，阴病治阳⑮。定其血气，各守其乡⑯，血实宜决之⑰，气虚宜掣引之⑱。

【注释】

①可刺而已：已，止也。愈也。可以用针刺治愈。

②其盛，可待衰而已：病势猖盛，要等待病势稍衰而后针刺。《灵枢·逆顺》指出："无刺熇熇之热，无刺漉漉之汗，无刺浑浑之脉……方其盛也，勿敢毁伤；刺其已衰，事必大昌。"王冰说："病盛取之，毁伤真气。故其盛者，必可待衰。"

③因其轻而扬之：轻，病邪轻浅；扬，轻扬宣散。张景岳："轻者浮于表，故宜扬之；扬者，散也。"

④因其重而减之：重，病邪深重；减，逐渐消减。张景岳："重者实于内，故宜减之；减者，泻也。"

⑤因其衰而彰之：张景岳注："衰者气血虚，故宜彰之。彰者，补之益之而使气血复彰也。"

⑥形不足者，温之以气；精不足者，补之以味：形体不足，用益气之品温养之；精气不足，用厚味之品滋补之。二者皆"衰而彰之"之义。

⑦其高者，因而越之：高者，指病邪在胸脘部位，越之，即吐之，使之吐。吴崑："高，胸之上也；越之，吐之也。"

⑧其下者，引而竭之：其下者，病邪在下焦部位。引，引导邪气外出。竭之，张景岳注："竭，祛除也，谓荡涤之，疏利之。"吴崑注："下，脐之下也。或利其小便，或通其大便，皆引而竭之。"

⑨中满者，写之于内：张景岳注："中满二字，最宜详察，即痞满大实坚之谓，故当写之于内，通利二便是也。"

⑩渍形以为汗：渍，浸也；用汤药浸渍形体使其出汗。即用熏蒸、浸浴之法取汗。

⑪其在皮者，汗而发之：张志聪注："邪在皮毛，取汗而发散之。"

⑫其慓悍者，按而收之：慓悍，指病邪急暴。按，抑制、控制之意。收，收敛、制伏之义。张景岳："凡邪气之急利者，按得其状，则可收而制之矣。"

⑬其实者，散而写之：病邪表里俱实的，用发散而兼攻泻的方法。吴崑注："表实则散，里实则泻。"

⑭柔刚：即阴阳之义，阴曰柔，阳曰刚。张景岳说："形证有柔刚，脉色有柔刚，气味尤有柔刚，柔者属阴，刚者属阳，知柔刚之化者，知阴阳之妙用矣。故必审而别之。"

⑮阳病治阴，阴病治阳：高士宗注："阳盛则阴虚，故阳病当治其阴；阴盛则阳虚，故阴病当治其阳。"

⑯各守其乡：乡，部位。分别掌握疾病的部位。张景岳注："病之或在血分，或在气分，当各察其处而不可乱也。"

⑰血实宜决之：血瘀病证，宜用逐瘀放血的方法。王冰："决，谓决破其血。"

⑱气虚宜掣引之：掣引，即牵引、升提之意。王冰注："掣，读为导，导引即气行调畅。"本句是说，气虚病证，宜用导引、升提的方法治疗。

【语译】

本段经文论治疗审阴阳。

所以说，病在初起的时候，可以用针刺治愈；如果病势猖盛，要待其病势稍微衰减之后针治，方能治愈。《灵枢·逆顺》指出："无刺熇熇之热，无刺漉漉之汗，无刺浑浑之脉……方其盛也，勿敢毁伤；刺其已衰，事必大昌。"进一步说明了这一针刺法则。由于病邪轻浅在表，便用轻清宣散之法治疗，如风温之邪客于表者，用银翘散、桑菊饮之类。由于病邪深重在内，便用削减泻下之法治疗，如积滞在里者，用枳实导滞汤，阳明腑实证用大承气汤之类。由于阴阳气血虚衰的，用补益的方法治疗。属于形气虚衰的，应当温养而用益气之品，如甘温益气的黄芪建中汤、补中益气汤之类；属于阴精不足的，应当滋补而用味厚之品，如养阴填精的龟鹿二仙胶、六味地黄丸之类。若病邪在胸膈上部，可顺其上趋之势而用吐越之法，如《金匮要略》载"宿食在上脘，当吐之，宜瓜蒂散"，即是其例。若病邪在脐腹下部，当引邪下出，或荡涤，或疏利，或通其大便，或利其小便。如《伤寒论》中蓄水证用五苓散，蓄血证用桃核承气汤，即是其例。腹中坚满者，当用消泻之法，如用大陷胸汤治大结胸之"心下痛，按之石鞕"；用鳖甲煎丸治疟母之胁下"结为癥瘕"；用抵挡汤治蓄血之"少腹鞕满"，即是其例。肌肤有邪气，可用汤药浸泡熏洗而发其汗，使邪从汗解。若邪在皮毛，可用发汗法发散邪气，如寒邪客表用麻黄汤发汗解表，即是其例。若病邪急暴、病势急迫者，可用抑制、控制的方法治疗，如惊风抽搐病证用羚角钩藤汤；亡阳惊狂病证用桂枝去芍药加蜀漆龙骨牡蛎救逆汤，即是其例。病邪盛实的病证，邪实在表者，则用发散法治疗；邪实在里者，则用攻泻法治疗；若表里俱实者，则既散又泻，如刘河间的防风通圣散表里双解，张仲景的厚朴七物汤解表攻里，即散而泻之之法。总之，要审察病证的属阴属阳，区别病证的或柔或刚。阳分有病应当治其阴分，阴分有病应当治其阳分，以"阴胜则阳病"，故阳病当治阴；以"阳胜则阴病"，故阴病当治阳。要确定疾病的在气在血，分别掌握疾病的所在部位。对血瘀的病证宜用逐瘀放血之法，如用三棱针针刺放血，用抵挡汤、桃核承气汤、大黄䗪虫丸、血府逐瘀汤去瘀破血等。对气虚的病证用导引升提之法，如针刺导引，《灵枢·官能》所谓："上气不足，推而扬之；下气不足，积而从之。"药物升提，如补中益气汤升补中气；升阳顺气汤升阳益气除湿热等，即是其例。

【按语】

所谓"阳病治阴，阴病治阳"，是从阴阳两者病理上的相互盛衰而言的。比如"阴胜则阳病"，这个"阳病"，实际上是阴胜阳衰，必须治其阴胜。而"阳胜则阴病"，这个"阴病"，实际上是阳胜阴衰，亦必须治其阳胜。推而论之，阴虚导致的阳偏胜而为阳病，其阳病则必须治阴；阳虚导致的阴偏胜而为阴病，其阴病又必须治阳。这就是说，阳衰者要治其阴盛；阳盛者宜治其阴衰。阴衰者应治其阳盛；阴盛者当治其阳衰。所谓"治"，或补、或泻，务在平调阴阳。即《素问·至真要大论篇》所说："谨察阴阳所在而调之，以平为期。"

【简析】

1. 阴阳的概念

《周易·系辞》将阴阳视为宇宙的基本规律，谓"一阴一阳之谓道"。自然界是一个整体，而自然界的各种事物都有相对的两个方面，这两个方面既对立又统一，于是便有运动、变化和发展。这种对立统一的认识论，就是阴阳。即本篇原文开首所说："阴阳者，天地之道也，万物之纲纪，变化之父母，生杀之本始，神明之府也。"阴阳又是古人用以概括事物属性的一种哲学概念，是认识和分析事物的一种法则，《辞海》云："阴阳，是古代哲学的一对范畴。"如以天地分，则"积阳为天，积阴为地""清阳为天，浊阴为地"；以日月分，则"日为阳，月为阴"；以一日而分，昼为阳，夜为阴，《素问·金匮真言论篇》云："平旦至日中，天之阳，阳中之阳也；日中至黄昏，天之阳，阳中之阴也；合夜至鸡鸣，天之阴，阴中之阴也；鸡鸣至平旦，天之阴，阴中之阳也。"以形气而言，则"阳化气，阴成形"；以清浊而别，则"寒气生浊，热气生清"；以动静而列，则"阴静阳躁"；以生长收藏所主，则"阳生阴长，阳杀阴藏"。此外，如"阴阳者，血气之男女也；

左右者，阴阳之道路也；水火者，阴阳之征兆也"。血气分阴阳，男女分阴阳，左右分阴阳，水火象征阴阳。由于阴阳是用以概括一切事物，用以认识自然界万物变化运动的普遍规律和根本法则，所以阴阳法则实际上就是辩证法，如张景岳《类经》所说："阴阳者，一分为二也。"亦如《素问·阴阳离合论篇》所说："阴阳者，数之可十，推之可百，数之可千，推之可万，万之大，不可胜数，然其要一也。"概而言之，《内经》的阴阳学说，其实是中医学的辩证法。如张景岳所说："医道虽繁，可一言以蔽之，曰阴阳而已。"

2. 阴阳法则的具体内容

阴阳的法则是对立统一，在本篇经文中体现了 3 个方面的具体内容。

一是对立互根。以一年四时的变化而言，"阳生阴长，阳杀阴藏"，生长与收藏是对立的；而生长与收藏又是互为其根的，有生长才能有收藏，有收藏才能有生长。以自然界的云雨变化而言，"雨出地气，云出天气"，天气与地气，阴阳相对；而天地云雨的变化又是互为其根的，云升而化为雨，雨降而化为云。以人体而言，"阴在内，阳之守也；阳在外，阴之使也"，阴精与阳气是相对的；阴精与阳气又是互为其根的，阴精守持在内，是为阳气之镇守；阳气运使在外，是为阴精之运使。《素问·生气通天论篇》亦云："阴者藏精而起亟也，阳者卫外而为固也。"

二是消长转化。阴阳二者可以相互消长，相互转化。如"寒极生热，热极生寒"，表明了阴阳在气候方面的寒热转化。"味归形，形归气；气归精，精归化；精食气，形食味；化生精，气生形"，表明了阴阳在人的生理方面形、气、精的转化。"重寒则热，重热则寒""重阴必阳，重阳必阴"，又表明了阴阳在病理方面的转化。

三是升降出入。阳主升，阴主降；阳在外，阴在内。从自然现象的升降而言，"地气上为云，天气下为雨"，云升雨降是天地阴阳的升降现象。以人体生理而言，"清阳出上窍，浊阴出下窍；清阳发腠理，浊阴走五藏；清阳实四支，浊阴归六府"，它表明了人的清阳之气，向上向外，人的浊阴之气向下向内。换言之，即清阳功能向上向外，浊阴物质向下向内。从病理变化而言，"清气在下，则生飧泄；浊气在上，则生䐜胀，此阴阳反作，病之逆从也"，表明了阴阳在病变方面的升降失常。"阴味出下窍，阳气出上窍"，又表明了药食气味作用方面的阴阳升降规律。

阴阳的升降出入规律，对临证实践具有重要的指导意义。比如生理上，人的清阳之气向上向外升发，浊阴之气向下向内沉降；而病理上，清阳之气当升而不升，浊阴之气当降而不降者皆为病态。在治疗上，若清阳之气不升，如中气虚弱，清阳不升，出现精神疲乏，少气懒言，食少便坠者，用补中益气汤；如中气不足，清气不升，出现精神疲乏，头晕耳鸣，眼花者，用益气聪明汤，凡此清阳之气不升之证皆用益气升提之法。若浊阴之气不降，出现呕吐，腹胀，小便闭涩，大便不通等症，凡此浊阴不降之证，皆用逐导通降之法。又药物气味有升有降，气主升，味主降，凡用以发表宣上者，多用气药；凡用以入里行下者，多用味药。后世认识药物气味的升降浮沉，不外乎阴阳升降之理。

3. 五行的概念

五行理论，始于《尚书·洪范》，谓："一曰水，二曰火，三曰木，四曰金，五曰土。水曰润下，火曰炎上，木曰曲直，金曰从革，土爰稼穑。润下作咸，炎上作苦，曲直作酸，从革作辛，稼穑作甘。"可以看出，五行并不是指木火土金水五种物质，而关键是指五种属性的特性象征。《内经》将古代这一哲学的五行学说与中医学的理论相结合，用以归纳人体脏腑组织器官的性质和功能特点，用以联系人与自然的相应关联，并用以说明人的生理、病理的变化关系。《内经》的五行学说，其实是中医学的系统论。

4. 五行学说的基本内容

其一，用五行归类事物，形成人的生理与自然万物相关的五行系统。本篇原文用五段经文分别阐述了这五大系统，如："东方生风，风生木……在天为风，在地为木，在体为筋，在藏为肝，在色为苍，在音为角，在声为呼，在变动为握，在窍为目，在味为酸，在志为怒。""南方生热，热生火……""中央生湿，湿生土……""西方生燥，燥生金……""北方生寒，寒生水……"在五行为木、火、土、金、水；在五方为东、南、中、西、北；在五气为风、热、湿、燥、寒；在人的五体为筋、脉、肉、皮毛、骨；在人的五脏为肝、心、脾、肺、肾；在五色为苍、赤、黄、白、黑；在五音为角、徵、宫、商、羽；在人的五声为呼、笑、歌、哭、呻；在人的病变动态为握、扰、哕、咳、栗；在人体五官为目、舌、口、鼻、耳；在五味为酸、苦、甘、辛、咸；在人的五志为怒、喜、思、忧、恐。

其二，用五行的生克规律认识事物的变化关系。本段原文及《素问·五运行大论篇》作了同样的论述："筋生心……血生脾……肉生肺……皮毛生肾……髓生肝"，筋、血、肉、皮毛、髓，分属于五脏之肝、心、脾、肺、肾；五行之木、火、土、金、水。故"筋生心"即木生火；"血生脾"即火生土；"肉生肺"即土生金；"皮毛生肾"即金生水；"髓生肝"即水生木。原文指出："天有四时五行，以生长收藏。"一年之中的四时五行变化顺序，实际是五行相生规律的顺序。张景岳《类经》释曰："天一生水，水生木，木生火，火生土，土生金，金生水，循环无端。"此为五行的相生规律。经文又指出："悲胜怒……辛胜酸""恐胜喜……咸胜苦""怒胜思……酸胜甘""喜胜忧……苦胜辛""思胜恐……甘胜咸"，此以五行相克规律认识五志、五味的变化关系。《素问·金匮真言论篇》又云"春胜长夏，长夏胜冬，冬胜夏，夏胜秋，秋胜春"，亦是木克土，土克水，水克火，火克金，金克木之义。《素问·宝命全形论篇》并指出："木得金而伐，火得水而灭，土得木而达，金得火而缺，水得土而绝，万物尽然，不可胜竭。"此为五行的相克规律。

五行相生，就有事物的发生和发展；五行相克，就能维持正常协调的变化关系。五行之间的相生与相克是既相反又相成。如张景岳《类经》所说："造化之机，不可无生，亦不可无制，无生则发育无由，无制则亢而为害，必须生中有制，制中有生，才能运行不息，相反相成。"

5. 阴阳法则的应用

本篇经文不仅用阴阳以应象，并且以"法阴阳"为纲，广泛提出了阴阳法则在各个方面的应用。

（1）病态病变分阴阳。经文所举"阳胜则身热、腠理闭，喘粗为之俯仰……阴胜则身寒、汗出、身常清，数慄而寒……"是指阴阳更胜之变，病之形态。它表明了阴阳偏胜偏衰的病变特点，也表明了"阴胜则阳病，阳胜则阴病，阳胜则热，阴胜则寒"的病变机制。

（2）病邪传变分阴阳。病邪伤人本有阴阳之别，经文指出："喜怒伤气，寒暑伤形；暴怒伤阴，暴喜伤阳。"又指出："天之邪气，感则害人五藏；水谷之寒热，感则害于六府；地之湿气，感则害皮肉筋脉。"而病邪伤人之后的传变，亦当分辨阴阳，经文指出："邪风之至，疾如风雨，故善治者治皮毛，其次治肌肤，其次治筋脉，其次治六府，其次治五藏。"这段经文不仅仅指出早期治疗的观点，更重要的是反映了外邪由表传里的一般规律，其实就是一个由阳入阴的规律。《伤寒论》所述太阳病、阳明病、少阳病、太阴病、少阴病、厥阴病等由三阳病传入三阴病的规律，也正是由阳入阴的规律。

（3）察色按脉别阴阳。经文指出："善诊者，察色按脉，先别阴阳。"察色辨阴阳，吴崑《吴注素问》所谓："色清而明，病在阳分；色浊而暗，病在阴分。"按脉别阴阳，吴崑亦云："脉之阴阳，太过为阳，不及为阴也。"后世脉法甚多，总不离乎阴阳，如诊脉部位，则寸为阳，尺为阴；切脉至数，则数为阳，迟为阴；察脉动态，则浮、洪、滑、大者为阳，沉、细、涩、弱者为阴。《素问·脉要精微论篇》明确指出："微妙在脉，不可不察，察之有纪，从阴阳始。"在诊断疾病时，把握住阴阳法则，便会"以治无过，以诊则不失矣"。可见阴阳法则是中医诊断辨证中的总纲。

（4）治疗法则调阴阳。本篇经文开首指出："治病必求于本。"这里所说的本，是本于阴阳法则，而本篇后文又强调"审其阴阳，以别柔刚，阳病治阴，阴病治阳"。经文始终贯穿了治疗疾病必须协调阴阳这一基本法则。

如在针刺方面，经文指出："善用针者，从阴引阳，从阳引阴；以右治左，以左治右。"《灵枢·终始》论述更具体："病在上者下取之，病在下者高取之，病在头者取之足，病在足者取之腘。"《素问·缪刺论篇》并将这种左右交叉针刺法称之为"巨刺"，谓"邪客于经，左盛则右病，右盛则左病，亦有移易者，左痛未已而右脉先病，如此者，必巨刺之"。无论其上病下取，下病上取，或左病右取，右病左取，皆为"从阴引阳，从阳引阴"之法则。张志聪释曰："夫阴阳气血，外内左右，交相贯通，故善用针者，从阴而引阳分之邪，从阳而引阴分之气。"

又如在治法方面：本篇经文在"审其阴阳，以别柔刚，阳病治阴，阴病治阳"的原则前提下，提出了一系列具体治法，归其类别分以下方面：

以表里言："其在皮者，汗而发之；中满者，泻之于内。"

以上下言："其高者，因而越之；其下者，引而竭之。"

以轻重言："因其轻而扬之；因其重而减之。"

以缓急言："因其衰而彰之；其慓悍者，按而收之。"

以虚实言："形不足者，温之以气；精不足者，补之以味。其实者，散而泻之。"

以血气言："血实者决之，气虚宜掣引之。"

这些治法的分类，其实是以阴阳为纲。治疗疾病，必须审察病证的阴阳盛衰，进而协调阴阳。如吴崑所说："刺法有从阴引阳，从阳引阴；汤液有阳胜养阴，阴胜养阳，皆谓之阳病治阴，阴病治阳。"归结言之，即《素问·至真要大论篇》所说："谨察阴阳所在而调之，以平为期。"这是一条最基本的原则。

灵兰秘典论篇第八（节选）

灵，灵台；兰，兰室。灵台兰室相传是黄帝藏书之处。秘典，秘藏之典籍。本篇论述人体十二脏腑的主要功能及其相互间的联系，被视为灵台兰室秘藏的典籍，故以之名篇。

【原文】

黄帝问曰：愿闻十二藏①之相使②，贵贱③何如？岐伯对曰：悉乎哉问也！请遂言之。心者，君主之官也，神明出焉④。肺者，相傅⑤之官，治节⑥出焉。肝者，将军⑦之官，谋虑出焉。胆者，中正⑧之官，决断出焉。膻中⑨者，臣使之官，喜乐出焉。脾胃者，仓廪⑩之官，五味出焉。大肠者，传道⑪之官，变化出焉。小肠者，受盛⑫之官，化物出焉。肾者，作强⑬之官，伎巧⑭出焉。三焦者，决渎之官⑮，水道出焉。膀胱者，州都⑯之官，津液藏焉，气化则能出矣⑰。凡此十二官者，不得相失也。故主明则下安，以此养生则寿，殁世不殆⑱，以为天下则大昌。主不明则十二官危，使道⑲闭塞而不通，形乃大伤，以此养生则殃，以为天下者，其宗⑳大危，戒之戒之。

【注释】

①十二藏：指人体心、肝、脾、肺、肾、心包络、胆、胃、大肠、小肠、膀胱、三焦十二个脏腑。张景岳说："六脏六府，总为十二，分言之，则阳为府，阴为藏；合言之，则皆可称藏。"

②相使：相互役使，即相互作用、相互联系之意。

③贵贱：主从之意。

④神明出焉：神明，指精神意识、思维活动。出焉，出于此。

⑤相傅：系古官名。傅亦相矣，如相国、宰相、太傅，辅佐君主而治国者。姚止庵："肺之为脏，上通呼吸，下复诸脏，亦犹相傅之职。"

⑥治节：治理、调节。张景岳："肺主气，气调则营卫藏府无所不治，故曰治节出焉。"

⑦将军：比喻肝气易亢，其性刚。

⑧中正：姚止庵："胆则总揽众职，而决其是非，断其犹豫，不偏不倚，故官名中正。"

⑨膻中：指心包络，在心的外围。《灵枢·胀论》："膻中者，心主之宫城也。"

⑩仓廪：藏粮之所，《礼记·月令》："谷藏曰仓，米藏曰廪。"

⑪传道：道，同导。即传导糟粕。

⑫受盛：受，接受。盛（chéng），容纳。张景岳："小肠居胃之下，受盛胃中水谷而分清浊。"

⑬作强：意指体力健强。吴崑："作用强力也。"

⑭伎巧：伎，同技，吴崑："伎，多能也；巧，精巧也。"意谓智力发达，精巧多能。

⑮决渎之官：通利水道之官。张景岳："决，通也；渎，水道也。上焦不治则水泛高原；中焦不治则水留中脘；下焦不治则水乱二便。三焦气治，则脉络通而水道利，故曰决渎之官。"

⑯州都：《说文》："水中可居曰州。"《水经·涑水》注："水泽所聚谓之都。"州都，意指水液汇聚之处。

⑰气化则能出矣：张景岳："津液之入者为水，水之化者由气，有化而入，而后有出，是谓气化则能出矣。"

⑱殁世不殆：殁世，终身之意。殆，《说文》："危也。"张志聪："终身而不致危殆。"

⑲使道：十二脏腑相互联系的道路。张景岳："藏府相使之道。"

⑳宗：宗庙，古代政权的象征。

【语译】

本段经文论人身十二脏腑的主要功能职责。

黄帝问道：我希望听你讲讲人身十二脏腑的相互作用，以及它们的主次地位各如何？岐伯回答说：您问得真详尽啊，请听我详尽地讲述。心脏，好比一国之中的君主之官，人的神志意识、思维活动都是由此处发出的。肺脏，好比一国之中的宰相，是辅佐君主的官职，人身气血津液的治节调理作用是由此处发出的。肝脏，好比一国之中的将军之官，人的谋略、思虑是由此处发出的。胆，好比一国之中的中正司法官，人的决断能力是由此处发出的。膻中，即心包络，贴近心君，好比一国之中的臣使之官，心志的喜乐，是由此处发出的。脾与胃，好比一国之中主管粮仓的仓廪之官，饮食五味的精微是由此处发出的。大肠，好比传导官员，食物变化后的糟粕，是由此处排出的。小肠，承受胃中的水谷，称之为受盛之官，分化食物清浊的功能是由此发出的。肾脏，能藏精生髓主骨，是作用强力之官，人的智能技巧是由此处发出的。三焦，是通利水道之官，人体水液输布的道路是由此发出的。膀胱，是水液汇聚的地方，好比州都之官，水液藏于此处，通过它的气化功能作用，便能使水液正常排出。以上十二脏腑，就好比一国之中的十二官，他们相互协作，不能失去相互之间的协调关系。只要君主之官明达，则下属诸官安定，也就是说，君主之官的功能健旺，则脏腑各官的功能正常。依照这样的道理奉养生命，便可以健康长寿，终身不危。依照这个道理去治理天下，就会使国家繁荣昌盛。如果君主之官不健旺，就会使整个脏腑十二官的功能紊乱而发生危险，如果脏腑之间相互联系的道路闭塞而不畅通，形体就会受到严重的损伤。若用这种情况去奉养生命，生命就会遭受祸殃，若按照这样的情况去治理天下，国家的政权就会出现很大的危险，必须慎之又慎啊！

【简析】

本文采用比喻的手法，描述人体十二脏腑的生理功能，其主要观点有三：

1. 十二脏腑的主要功能职责

心主神明，"心者君主之官也，神明出焉"。《灵枢·本神》亦云："心藏脉，脉舍神。"由于心主神明，有着主宰人的生命活动的作用和地位，故称心为君主之官。而病理上，若心神离散，则直接危及人的生命，故《灵枢·邪客》说"心伤则神去，神去则死矣"。

肺主治节，"肺者相傅之官，治节出焉"。《素问·五藏生成篇》云："诸气者，皆属于肺。"《素问·经脉别论篇》又云："肺朝百脉。"肺既主人身之气而司呼吸，朝百脉，功在治节，故称为相傅之官。张景岳《类经》释曰："肺主气，气调则营卫脏腑无所不治，故曰治节出焉。"在病理上，如果肺失治节则气血不畅，营卫失调，呼吸不利，津液不布而诸病生焉。

肝主谋虑，"肝者将军之官，谋虑出焉"。盖肝为刚脏，属风木，其性刚直而易亢，与将军的刚直、威猛相似，故称为将军之官。《灵枢·师传》亦云："肝者，主为将，使之侯外。"谋虑何以出于肝？《灵枢·本神》云："肝藏血，血舍魂。"魂是神明活动之一，人体气机的疏畅，神魂的活动，均与肝脏相关。而病理上，则肝气易亢而善怒，《素问·阴阳应象大论篇》云"怒伤肝"；《灵枢·本神》又云："盛怒者，迷惑而不治。""肝，悲伤动中则伤魂，魂伤则狂妄不精，不精则不正。"故恽铁樵《群经见智录》云："肝主怒，拟其似者，故曰将军，怒则不复有谋虑，是肝之病也。"

脾胃主饮食五味，"脾胃者，仓廪之官，五味出焉"。《灵枢·玉版》又云："人之所受气者，谷也；谷之所注者，胃也；胃者，水谷气血之海也。"《素问·奇病论篇》又云："五味入口藏于胃，脾为之行其精气。"水谷入口藏于胃，胃主受纳水谷，犹如仓廪，胃称仓廪之官，名实相符。而脾主运化水谷，胃中的水谷必须经过脾气的运化、转输，才能成为精微。胃主受纳，脾主运化，二者密不可分，故二者合称为仓廪之官。张景岳《类经》说："五味入胃，由脾布散，故曰五味出焉。"在病理上，如果脾胃功能失职，则水谷精微不能化生，人体气血津液的生化乏源，故《素问·平人气象论篇》云："人以水谷为本，故人绝水谷则死。"

肾主伎巧，"肾者，作强之官，伎巧出焉。"肾主藏精生髓，髓既充于骨，又充于脑，骨髓充则骨骼强健，人体强劲有力；脑髓充则元神充足，精力旺盛，以"脑为元神之府"。《灵枢·本神》云："肾藏精，精舍志。"《灵枢·海论》又云："髓海有余则轻劲多力，自过其度。"在病理上，肾精亏损则骨不能坚、髓不能充。《灵枢·海论》所谓："髓海不足，则脑转耳鸣，胫酸眩冒，目无所见，懈怠安卧。"《素问·脉要精微论篇》又谓："腰者，肾之府，转摇不能，肾将惫矣。"

胆主决断，"胆者中正之官，决断出焉"。何谓中正？王冰《黄帝内经素问注》描述："刚正果决，故官为中正；直而不疑，故决断出焉。"可见中正之名在于标明胆的决断功能。胆主决断在《内经》中有多处提到，《素问·奇病论篇》云："肝者，中之将也，取决于胆。"《素问·六节藏象论篇》又云："十一藏取决于胆。"《灵枢·论勇》并云："勇士者……其胆满以傍。"决断是人之神志思维活动的表现之一，人的神志思维活动以心神为主，但与五脏都密不可分。《素问·宣明五气篇》谓："五藏所藏：心藏神，肺藏魄，肝藏魂，脾藏意，肾藏志。"神、魂、魄、意、志，其实都是神志思维活动的代名词，说明五脏各主人的神志思维活动的一部分。那么，胆主决断，就说明胆也参与神志思维活动，并且主人的决断功能表现。张景岳释曰："胆附于肝，相为表里，肝气虽强，非胆不断，肝胆相济，勇敢乃成。"在病理上，胆虚则多虑而不决。《素问·奇病论篇》云："此人者，数谋虑不决，故胆虚。"《沈氏尊生书》载曰："心胆俱怯，触事易惊，睡梦纷纭，虚烦不寐。"

膻中主喜乐，"膻中者，臣使之官，喜乐出焉"。膻中为心包络，是心的外围，贴近心脏，保护心脏，代君主行令。李中梓《内经知要》释其："贴近君主，故称臣使。"心，在志为喜，而心包络代君行令，故心之喜乐由膻中传出。张志聪释曰："心志喜，心主代君宣布，故喜乐出焉。"在病理上，膻中既是心脏外围，则必代心受邪，《灵枢·邪客》指出："诸邪之在于心者，皆在于心之包络。"温病学家叶天士所谓"温邪上受，首先犯肺，逆传心包"，即是其例。

大肠主传导，"大肠者，传道之官，变化出焉"。传道者，传送导下之意。高士宗《黄帝素问直解》谓："糟粕所出，犹之传道之官。"《灵枢·营卫生会》亦云："故水谷者，常并居于胃中，成糟粕，而俱下于大肠。"可见大肠的主要功能职责是传导糟粕。大肠位居小肠之下，接受小肠分别清浊之后的糟粕，变化成形而排出体外，故曰变化出焉。在病理上，大肠的传导功能失职则大便必然失常，或为肠鸣腹胀，或为大便干结，或为大便泄泻。《灵枢·邪气藏府病形》说："大肠病者，肠中切痛而鸣濯濯，冬日重感于寒则泻。"

小肠主化物，"小肠者，受盛之官，化物出焉"。受盛者，接受、容纳之意。

小肠居胃之下，接受容纳来自经过脾胃消化之后的饮食物，进一步消化，并分别清浊，故称受盛之官。小肠这种分别清浊的功能，《内经》称为"济泌别汁"，《灵枢·营卫生会》云："故水谷者，常并居于胃中，成糟粕，而俱下于大肠，而成下焦，渗而俱下，济泌别汁，循下焦而渗入膀胱焉。"由于小肠具有分清别浊的消化功能，故谓化物出焉。张景岳《类经》释曰："小肠居胃之下，受盛胃中水谷而分清浊，水液由此而渗于前，糟粕由此而归于后，脾气化而上升，小肠化而下降，故曰化物出焉。"在病理上，小肠的化物功能失职，则由脾胃运化之后的水谷物不能泌别清浊，进而影响到大、小便的失常。李时珍《本草纲目》载："小肠本病，大便水谷利，小便短，小便闭，小便血。"后世所谓"利小便所以实大便"，用利小便之法治疗大便水泻，正是依据小肠泌别清浊的理论。

膀胱主津液，"膀胱者，州都之官，津液藏焉，气化则能出矣"。州都者，水液汇聚之处。《素问·经脉别论篇》云："通调水道，下输膀胱。"膀胱所藏的津液，依靠气化功能的作用，使清者上升，浊者排出小便。张景岳释曰："膀胱有下口而无上口，津液之入者为水，水之化者由气，有化而入，而后有出，是谓气化则能出矣。"在病理上，若膀胱的气化功能失职，则小便失常，或小便不利，或小便癃闭，或小便失禁。《素问·宣明五气篇》云："膀胱不利为癃，不约为遗尿。"《伤寒论》所载的蓄水证，少腹胀满，小便不利，便是膀胱气化功能失常的典型证例。

三焦主决渎，"三焦者，决渎之官，水道出焉"。决渎者，疏通水道之义。《灵枢·本输》亦云："三焦者，中渎之府也，水道出焉。"《灵枢·营卫生会》又云："上焦如雾，中焦如沤，下焦如渎。"说明三焦为人体气机运行的道路，具有疏通水道的功能。故《难经·三十一难》云："三焦者，水谷之道路，气之所终始也。"在病理上，三焦功能失职，则气化失司，水道不利。《灵枢·四时气》说："小腹痛肿，不得小便，邪在三焦约。"（约，闭塞不通之意）张景岳对此作了概括性的描述："上焦不治，则水泛高原；中焦不治，则水停中脘；下焦不治，则水乱二便。"

2. 十二脏腑功能以心为主导

本篇经文指出"心者，君主之官也"，说明十二脏腑的生理功能活动是以心为主导。由于心主神明，人的精神意识思维活动虽与五脏相关，但都由心所主宰，故《灵枢·本神》指出"所以任物者谓之心"。心又主血脉，"心藏脉，脉舍神"，而血者，"以奉生身，莫贵于此"。人体各个脏腑的功能都要依靠心神的主宰和血脉的滋养，故《灵枢·邪客》指出："心者，五藏六府之大主也，精神之所舍也。"《灵枢·五癃津液别》并指出："五藏六府，心为之主。"所以经文强调："主明则下安，主不明则十二官危。"至于近代有人提出"脑主神明"，固然有其道理，但应当明确《内经》是以五脏为核心的生理系统和十二脏腑以心为主导的思想理论，如此方不惑然。

3. 十二脏腑功能不得相失

经文指出："凡此十二官者，不得相失也。"十二脏腑虽有各自的主要功能，但又必须相互协调，密切联系，共同合作，才能完成人体的正常生理活动。十二脏腑其实又是一个整体系统，它们在生理上相互联系，在功能上相互配合，在病理上相互影响。

六节藏象论篇第九（节选）

六节，指天之节度。古人以干支纪年，六十日为一个甲子，称为一节。一年三百六十日，称为"六节"。藏，同脏，指人体内在的脏器；象，外象，指内脏功能表现于外的征象。张景岳说："藏居于内，形现于外，故曰藏象。"

本篇首论天之六节，次论人之藏象，言天及人，故名"六节藏象论"。本文仅节选藏象部分的内容。

【原文】

帝曰：藏象何如？岐伯曰：心者，生之本，神之变①也；其华在面，其充在血脉，为阳中之太阳②，通于夏气。肺者，气之本，魄之处③也；其华在毛，其充在皮，为阳中之太阴④，通于秋气。肾者，主蛰⑤，封藏之本，精之处也；其华在发，其充在骨，为阴中之少阴⑥，通于冬气。肝者，罢极之本⑦，魂之居⑧也；其华在爪，其充在筋，以生血气，其味酸，其色苍⑨，此为阳中之少阳，通于春气。脾、胃、大肠、小肠、三焦、膀胱者，仓廪之本，营之居⑩也，名曰器⑪，能化糟粕，转味而入出⑫者也；其华在唇四白⑬，其充在肌，其味甘，其色黄⑭，此至阴之类⑮，通于土气⑯。凡十一藏，取决于胆⑰也。

【注释】

①神之变：神明的变化所在。《太素》作"神之处"，对照下文"魄之处""精之处"，则"处"字义长。

②阳中之太阳：此以五脏合四时而言。阳中，春夏属阳的季令之中。太阳，心合于夏，夏为太阳。

③魄之处：魄的所居之处。魄，是人体精神意识活动的一部分。《灵枢·本神》说："并精而出入者谓之魄""肺藏气，气舍魄。"

④阳中之太阴：阳中，应作"阴中"，见本篇按语。太阴，《新校正》引《甲乙经》《太素》均作"少阴"，《五行大义》亦作"少阴"，宜从。

⑤蛰：《说文》："藏也，从虫、执声。"是指冬眠伏藏之虫。这里寓伏藏、闭

藏之义。

⑥少阴：林亿校引全元起本及《甲乙经》《太素》均作"太阴"，《五行大义》亦作"太阴"，宜从。

⑦罢极之本：罢，当为"能"，能，同耐。极，《说文》："燕人谓劳曰极。"罢极，耐受劳困之意。李今庸《读古医书随笔》说："罢极的罢当为'能'字而读为'耐'，其'极'字则训为'疲困'。所谓'能极'就是耐受疲劳。人之运动，在于筋力，肝主筋，而司人体运动，故肝为'能极之本'。"

⑧魂之居：魂的所居之处。魂，是精神活动因素之一。《灵枢·本神》云："随神往来者谓之魂""肝藏血，血舍魂。"

⑨以生血气，其味酸，其色苍：此十字与前文体例不合，属衍文。丹波元简说："以生血气……宜依上文例，删此四字。"《新校正》云："此六字（指"其味酸，其色苍"）及下文'其味甘，其色黄'六字，并当去之。"

⑩营之居：王冰注："营起于中焦，中焦为脾胃之位，故云营之居也。"

⑪名曰器：吴崑注："盛贮水谷，犹夫器物，故名曰器。"

⑫转味而入出：王冰注："然水谷滋味入于脾胃，脾胃糟粕转化其味，出于三焦膀胱，故曰转味而入出者也。"

⑬唇四白：张景岳注："四白，唇之四际白肉也。"

⑭其味甘，其色黄：属衍文。

⑮至阴之类：至阴，太阴脾的代称。这里是把胃、大肠、小肠、三焦、膀胱等腑归属为至阴一类。张景岳说："此虽若指脾为言，而实总结六腑者，皆仓廪之本，无非统于脾气也。"

⑯通于土气：指脾通于长夏之气。对本条原文，高士宗《素问直解》作"脾者，仓廪之本，营之居也，其华在唇四白，其充在肌，其味甘其色黄，此至阴之类，通于土气。胃、大肠、小肠、三焦、膀胱，名曰器，能化糟粕，转味而入者也"。可参。

⑰凡十一藏，取决于胆："十一藏"当为"土藏"之误，疑为传抄时将"土"字割裂为"十一"两个字而致误。决，决渎，疏通之义。

【语译】

本段经文论五脏之本及其与外象的关系。

黄帝问道：人的脏腑及其功能活动的外在征象是什么呢？

岐伯回答：心脏，是人的生命的根本，为神明变化的所在之处。它的精华表现在人的面部，它所充养的组织在血脉，《素问·五藏生成篇》云："诸血者，皆属于心。"心合于夏，称为阳中之太阳，与自然界四时中的夏气相通应。

肺，是气的根本，为魄的所居之处。《灵枢·本神》云："肺藏气，气舍魄。"《素问·五藏生成篇》亦云："诸气者，皆属于肺。"肺的荣华表现在毫毛，它所充养的组织在皮肤。肺合于秋，称为阴中之少阴，与自然界四时中的秋气相通应。

肾主闭藏，是封藏精气的根本，为精气的所居之处。《灵枢·本神》云："肾藏精。"肾的荣华表现在头发，它所充养的组织在骨髓，《素问·宣明五气篇》云："肾主骨。"《素问·痿论篇》又云："肾主身之骨髓。"肾合于冬，称为阴中之太阴，与自然界四时中的冬气相通应。

肝主筋，司运动，是人体耐受疲劳的根本，为神魂的所居之处，《素问·宣明五气篇》云："肝藏魂。"肝的荣华表现在爪甲，它所充养的组织是筋膜，《素问·痿论篇》亦云："肝主身之筋膜。"肝合于春，称为阳中之少阳，与自然界四时中的春气相通应。

脾、胃、大肠、小肠、三焦、膀胱等，这些脏腑是饮食水谷受纳运化的根本，是营气的生成之处，它们好像容器一样，称之为器。它们受纳水谷，运化精微，一方面分化和排泄糟粕；一方面转输五味中的精微入养五脏，既主五味精华的摄入，又主水谷糟粕的输出。脾的荣华表现在口唇四周，它所充养的组织在肌肉。这些脏腑主饮食水谷等浊阴之物的受纳转化，故属于至阴一类的脏腑，与自然界的长夏土气相通应。

凡此属土的脏腑，主水谷的受纳转化，然而又必须摄取胆的决渎疏通功能。

【按语】

关于五脏的太少阴阳名称，在《素问》"六节藏象论篇""四气调神大论篇""金匮真言论篇""藏气法时论篇"，《灵枢》的"九针十二原""阴阳系日月""经脉"等篇均有论述，考诸篇所述及其中含义并不一致。仅就本篇而言，原文明确了五脏与四时相合，是以四时分阴阳太少。一年四时分阴阳，则春夏为阳，秋冬为阴。然春夏之阳与秋冬之阴又各有多少之别，所以又将春夏分为少阳和太阳；秋冬分为少阴与太阴。《春秋繁露·官制象天第二十四》云："春者少阳之选也，夏者太阳之选也，秋者少阴之选也，冬者太阴之选也。"盖春季阳气始生，故春为阳中之少阳；夏季阳气隆盛，故夏为阳中之太阳；秋季阴气始生，则秋为阴中之少阴；冬季阴气隆盛，故冬为阴中之太阴。如张志聪所说："岁半以上为阳，而主少阳、太阳；岁半以下为阴，而主少阴、太阴。"本篇原文是以五脏合五时而言太少阴阳：肝，通于春气，故为阳中之少阳；心，通于夏气，故为阳中之太阳；肺，通于秋气，故为阴中之少阴；肾，通于冬气，故为阴中之太阴。脾合长夏，长夏即至阴，至阴者，阴气将至也；故谓脾为阴中之至阴也。"

除此以一年四时而分阴阳太少的含义之外，《内经》划分阴阳太少尚有另外二义：

一以人体部位而分阴阳太少。《灵枢·阴阳系日月》云："腰以上者为阳，腰以下者为阴，其于五藏也，心为阳中之太阳，肺为阳中之少阴，肝为阴中之少阳，脾为阴中之至阴，肾为阴中之太阴。"腰以上为阳，指胸中为阳；腰以下为阴，指腹中为阴。心肺居于胸中，故心肺均属阳中；肝脾肾居于腹中，故肝脾肾均称阴中。以阳中两脏分太少，其中心属火脏，为阳中之太阳；肺属金脏，为阳中之少阴。以阴中三脏分太少，其中肝寄相火，为阴中之少阳；肾属水脏，为阴中之太阴；脾主湿土，土者至阴也，为阴中之至阴。《灵枢·九针十二原》《素问·金匮真言论篇》之所述同此。

二以人身经脉而配阴阳太少。《灵枢·经脉》对人体十二经脉作了明确规定，即"肺手太阴之脉""大肠手阳明之脉""胃足阳明之脉""脾足太阴之脉""心手少阴之脉""小肠手太阳之脉""膀胱足太阳之脉""肾足少阴之脉""心主手厥阴心包络之脉""三焦手少阳之脉""胆足少阳之脉""肝足厥阴之脉"。其中就五脏的经脉而言，肝为厥阴，心为少阴，脾为太阴，肺为太阴，肾为少阴。《素问·热论篇》及仲景《伤寒论》都是按此划分的。

又"至阴"一词，亦有二义，上述《灵枢》《素问》诸篇之中，均言脾为至阴，以脾主长夏，寓阴气将至之义也。但《素问·水热穴论篇》又称"肾者，至阴也"，以肾属水脏，水者，至阴也。《素问·解精微论篇》云："积水者，至阴也；至阴者，肾之精也。"可见，彼"至阴"又为极阴之义。

总之，太少阴阳的划分，基本原则是根据阴阳之气的多少而定。《素问·天元纪大论篇》云："阴阳之气，各有多少，故曰三阴三阳也。"《素问·至真要大论篇》又云："愿闻阴阳之三也何谓？岐伯曰：气有多少，异用也。"王冰注曰："太阴为正阴，太阳为正阳，次少者为少阴，次少者为少阳，又次为阳明，又次为厥阴。"其或以四时而言，或以部位而论，或以经脉为序，皆不可彼此混淆，明于此则不惑矣。

【简析】

本文节选了《素问·六节藏象论篇》论述脏象的一段原文，其中有两大要点。

1. 五脏为本，精神所居

人的生命活动，是以五脏为本。人的精气神，是由五脏所藏。原文所谓"心者，生之本，神之变也""肺者，气之本，魄之处也""肾者，主蛰，封藏之本，精之处也""肝者，罢极之本，魂之居也""脾……者，仓廪之本，营之居也"，正是表明了人以五脏为本的思想观点。

2. 天人相通，外内相应

天人相通，即人体五脏与自然界的四时阴阳相通。心为阳中之太阳，通于夏气；肺为阴中之少阴，通于秋气；肾为阴中之太阴，通于冬气；肝为阳中之少阳，通于春气；脾为阴中之至阴，通于长夏土气。这一"四时五脏阴阳"的理论，突出体现了天人相通的整体观思想。

外内相应，谓人的内脏与体表组织相应。"心……其华在面，其充在血脉""肺……其华在毛，其充在皮""肾……其华在发，其充在骨""肝……其华在爪，其充在筋""脾……其华在唇四白，其充在肌"。这是脏象学说的基本内容之一。人是一个以五脏为中心的统一的完整的机体，《灵枢·本藏》说："视其外应，以知其内藏，则知所病矣。"就是对人体外内相应理论的实际运用。

归纳言之，古人认识脏象，突破了解剖学概念的局限。而是从整体思想出发，把人体外部的生理现象及器官组织与内部脏腑的功能活动密切联系起来；把自然界的阴阳变化与人的脏腑功能活动密切联系起来，从而形成了以五脏为核心的一个完整的生理、病理的理论体系，这便是《内经》脏象学说的整体观。

五藏别论篇第十一

别，一为"区别"之义，即区别奇恒之腑与传化之腑；区别五脏与六腑，一为"另外"之意，马莳说："此乃五脏之另是一论。"二者皆切本篇之义。

【原文】

黄帝问曰：余闻方士①，或以脑髓为藏，或以肠胃为藏，或以为府，敢问更相反②，皆自谓是。不知其道，愿闻其说。岐伯对曰：脑、髓、骨、脉、胆、女子胞③，此六者，地气④之所生也，皆藏于阴而象于地，故藏而不写⑤，名曰奇恒之府⑥。夫胃、大肠、小肠、三焦、膀胱，此五者，天气⑦之所生也，其气象天，故写而不藏⑧。此受五藏浊气⑨，名曰传化之府⑩，此不能久留，输写者也。魄门亦为五藏使⑪，水谷不得久藏。

所谓五藏者，藏精气而不写也，故满而不能实⑫。六府者，传化物⑬而不藏，故实而不能满也。所以然者，水谷入口，则胃实而肠虚⑭；食下，则肠实而胃虚。故曰：实而不满，满而不实也。

【注释】

①方士：《文选·七发》："方术之士。"即通晓方术的人，这里指医生。

②敢问更相反：敢问，冒昧的请问。更，更迭、相互之意。相反，指不同的说法。

③女子胞：即胞宫，又名子宫。

④地气：即阴气。

⑤藏而不写：藏，储藏精气。不写，不传泻水谷及糟粕。

⑥奇恒之府：高士宗注："奇，异也；恒，常也。言异于常府也。"

⑦天气：指阳气。

⑧写而不藏：写，传泻水谷及糟粕。不藏，不储藏精气。

⑨此受五藏浊气：浊气，这里指糟粕。杨上善："此五者受于五藏糟粕之浊。"水谷化生精微由五脏所藏，其糟粕由六腑传化，所以说，六腑受五脏浊气。

⑩传化之府：即传导化物之腑，亦即传化水谷、传泻糟粕之腑。王冰："水谷入已，糟粕变化而泄出，不能久久留住于中，但当化已输泻令去而已，传泻诸物，故曰传化之府。"

⑪魄门亦为五藏使：魄，通粕；魄门，即肛门。肛门也为五脏行使传泻浊气的职能。

⑫满而不能实：满，精气盈满。实，水谷充实。王冰："精气为满，水谷为实。"五脏储藏精气而不受盛水谷，故谓"满而不能实"。六腑受盛水谷而不储藏精气，故谓"实而不能满"。

⑬传化物：姚止庵注："化物，水谷所化之物也。"

⑪胃实而肠虚：是指肠胃之间传导化物的交替排空状态。姚止庵："食之所在为实，食之所不在为虚。"下文"肠实而胃虚"义同。

【语译】

本段经文论奇恒之府和传化之府，并论述五脏与六腑的主要生理功能。

黄帝问道：我听医生们的说法，有的把脑髓称作脏，有的把肠胃当作脏，有的把脑髓、肠胃都称为府。我冒昧的询问他们相互之间的不同说法，可又都自以为是。不知其中的道理如何？希望听你讲一讲。岐伯回答：脑、髓、骨、脉、胆、女子胞，这六个器官，是禀受阴气所生成的，它们主藏蓄阴精，好比大地藏载万物一样，它们的功能主藏而不泻，只藏蓄阴精，而不传泻水谷糟粕，称为奇恒之府。胃、大肠、小肠、三焦、膀胱，这五个器官，是禀受阳气所生成的，它们的功能好像天道的健运不息，主泻而不藏，只传泻水谷糟粕，而不储藏阴精，这些器官接受五脏的浊气，称为传化之府。这是因为所接受的水谷、糟粕不能长久停留在这里，而是不断地传输和排泄的。肛门也为五脏所主使，排泻糟粕，这样，水谷的糟粕就不会久留在体内了。

所说的五脏，是主藏蓄人体的精气，并不传泻水谷、糟粕的，因此，五脏能被精气所盈满而不能被水谷所充实。所说的六腑，是传送水谷、糟粕，而并不藏蓄精气，因此，六腑能被水谷所充实而不能被精气所盈满。之所以这样，是因为水谷入口之后，停留胃中，就使胃中充实而肠中空虚；食物再向下传送，就会使肠中充实而胃中空虚。所以说，六腑的功能特点是"实而不满"，五脏的功能特点是"满而不实"。

【按语】

经文指出"魄门亦为五藏使"，说明魄门的功能与五脏相关。诸如心神的主宰，肺气的肃降，肝气的疏泄，脾气的升运，肾气的固摄等，都直接影响到魄门的功能。因此五脏有病，可以反应到魄门；魄门有病，可以究责于五脏，这是临床辨证的一条重要理论依据。

【原文】

帝曰：气口①何以独为五藏主②？岐伯曰：胃者，水谷之海，六府之大源也。五味入口，藏于胃，以养五藏气，气口亦太阴也③，是以五藏六府之气味，皆出于胃，变见于气口④。故五气入鼻⑤，藏于心肺。心肺有病，而鼻为之不利也。

凡治病必察其下，适其脉⑥，观其志意，与其病也。拘于鬼神者，不可与言至德⑦；恶于针石者，不可与言至巧⑧；病不许治者，病必不治，治之无功矣。

【注释】

①气口：又称脉口、寸口。张景岳注："气口之义，其名有三：手太阴肺经脉也，肺主诸气，气之盛衰见于此，故曰气口；肺朝百脉，脉之大会于此，故曰脉口；脉出太渊，其长一寸九分，故曰寸口。是名虽三而实则一耳。"

②独为五藏主：《太素》作"独为五藏主气"，杨注："气口独主五脏六腑十二经脉等气也。"

③气口亦太阴：张景岳注："盖气口属肺，手太阴也；布行胃气，则在于脾，足太阴也；……然则胃气必归于脾，脾气必归于肺，而后行于藏府营卫，所以气口虽为手太阴，而实即足太阴之所归，故曰气口亦太阴也。"

④变见于气口：见，同现。变见，变化表现之意。吴崑："五藏六府之气味，皆出于胃，熏蒸于肺，肺得诸藏府之气，转输于经，故变见于气口。"

⑤五气入鼻：五气，王冰作"臊、焦、香、腥、腐"。吴崑作"风、暑、湿、燥、寒"。《素问·六节藏象论篇》云："天食人以五气……五气入鼻，藏于心肺。"显见"五气"是泛指呼吸之空气。

⑥适其脉：《史记·日者传》注："适，犹调也。"张景岳注："适，测也。"适其脉即调测病人的脉象。

⑦至德：这里指高深的医学理论。

⑧至巧：这里指精巧的针刺技术。

【语译】

本段经文论述诊脉独取寸口的原理，并指出诊病的几点注意事项。

黄帝问：气口凭借什么可以单独作为诊察五脏之气的主要切脉部位呢？岐伯回答：胃是水谷的汇聚之处，是六腑传化的源泉。饮食五味入口，储留在胃中，经脾气运化成精微而滋养五脏之气。气口不仅为手太阴肺经的所过之处而属于手太阴；并且又是足太阴脾经转输胃中精气的所注之处，又属于足太阴之所归。所以五脏六腑所吸收的水谷精气，都是来源于胃中，而胃中精气的变化表现又反映到气口。如吴崑所释："五藏六府之气味，皆出于胃，熏蒸于肺，肺得诸藏府之气，转输于经，故变见于气口。"

又自然界的五气由鼻吸入，纳藏于心肺，如果心肺有病，鼻也会因此而不通利。

大凡诊治疾病，一定要审察病人上下各部的变化，测候病人的脉象，观察病人的精神状态，了解病人的症状表现。那些被鬼神迷信所束缚的人，不可以同他们谈论高深的医学理论；那些厌恶针刺治疗的人，不可以同他们讲述精巧的医疗技术；有病而不服从治疗的人，其病一定不能治好，即使勉强给予治疗，也是不能取得好效果的。

【按语】

"凡治病，必察其下……"一条，依《太素》作"凡治病者，必察其上下，适其脉候，观其志意，与其病能"。义较完善。

【简析】

本篇经文针对方士们脏腑不分，说法不一而又皆自谓是的混乱情况，以脏腑为重点讨论了四个方面的问题。

1. 奇恒之腑与传化之腑的概念

经文指出："脑、髓、骨、脉、胆、女子胞……名曰奇恒之府。""胃、大肠、小肠、三焦、膀胱……名曰传化之府。"奇恒之腑之所以称"奇恒"，以其不同于正宗的传化之腑。在性质上，奇恒之腑属阴，传化之腑属阳。在功能上，奇恒之腑主"藏而不写"，传化之腑主"写而不藏"。二者有着明确的区别。

奇恒之腑在形态上大多具有与传化之腑相似的管腔特点，但在功能上又具有储藏阴精而与脏相似的特点。其中的脑，其实是指颅腔，"脑为元神之府"，《素问·刺禁论篇》指出："刺头，中脑户，入脑，立死。"颅腔内汇集髓汁，即所谓"脑为髓之海"。髓，就奇恒之腑而言，应当是一个器官，然《素问·解精微论篇》云："髓者，骨之充也。"《素问·五藏生成篇》又说："诸髓者，皆属于脑。"无论脑髓、骨髓，均为骨腔内的髓汁，它与器官之"髓"，当有所别，因此，这里的"髓"，不仅仅是髓汁，是否尚有其他含义有待进一步研讨。骨，指骨骼，骨主藏髓，并支撑人体身形，属五体之一。脉，指脉管，《素问·脉要精微论篇》云："脉者，血之府也。"胆，即胆囊，藏胆汁，《灵枢·本输》称胆为"中精之府"；《难经·三十五难》又称胆为"清净之府"；《中藏经》《千金要方》皆称胆为"中清之府"。女子胞，即子宫，藏经血，主孕育胎儿。唐容川《医经精义》云："女子之胞，名血海，名子宫，以其行经、孕子也。"

传化之腑主传化物，即原文中所说的"六府"。但前文说："胃、大肠、小肠、三焦、膀胱，此五者……名曰传化之府。"而后文却说："六府者，传化物而不藏。"联系《灵枢·本输》所述"大肠者，传导之府""小肠者，受盛之府""胆者，中精之府""胃者，五谷之府""膀胱者，津液之府""三焦者，中渎之府"，显是六个腑。可是六腑之中，唯胆藏精汁，与其他五个腑有所区别，因此，将胆列为奇恒之腑而不列为传化之腑。其实，胆既属奇恒之腑，又属传化之腑。

2. 五脏与六腑总的功能特点

五脏的功能以藏为主，"五藏者，藏精气而不写也"。《灵枢·本神》亦云"五藏主藏精者也""肝藏血""脾藏营""心藏脉""肺藏气""肾藏精"。六腑的功能以泻为主"六腑者，传化物而不藏"。《灵枢·本藏》亦云："六府者，所以化水谷而行津液者也。"因此，五脏的功能特点是"满而不能实"；六腑的功能特点是"实而不能满"。

由于五脏主藏精，精气养五脏，如果精气亏虚则五脏必然受病，因此，临床上凡脏病则多虚证。诚然，五脏亦有实证，如《灵枢·本神》云："肝气虚则恐，实则怒。""脾气虚则四肢不用，五藏不安，实则腹胀泾溲不利。""心气虚则悲，实则笑不休。""肺气虚则鼻塞不利，少气，实则喘喝胸盈仰息。""肾气虚则厥，实则胀。"要知，凡五脏之虚皆指五脏精气不足，凡五脏之实皆为邪客五脏使然。《素问·通评虚实论篇》指出："邪气盛则实，精气夺则虚。"

由于六腑主传化物，经文指出："此受五藏浊气，名曰传化之府，此不能久留，输泻者也。"但如果六腑传化不利，则必然壅滞而产生病变，因此，六腑的病变则多实证。由此推之，治疗六腑之病应当特别注重通泻之法，故后世谓"六腑以通为用"。比如胃气主和降，治胃疾当以降为顺；胆易气火上逆，治胆疾当以清泻为主；大肠、小肠最忌传化不利，治大肠、小肠之疾当以通为顺；膀胱职司气化，治膀胱之疾须化气利水；三焦须防气机滞塞，治三焦之疾贵在疏通气机。

3. 诊脉独取寸口的原理

原文提出"气口何以独为五藏主"，并讨论了其中的原理。第一，气口属肺，为手太阴之脉。由于"肺朝百脉"，因此，从肺经的气口诊察脉象，可以了解五脏六腑之气的变化。原文"五藏六府之气味，皆出于胃，变见于气口"，正是说明了这一原理。第二，气口属脾，为胃气之所归，原文指出："五味入口，藏于胃，以养五藏气，气口亦太阴也。"《素问·玉机真藏论篇》又说："五藏者，皆禀气于胃，胃者五藏之本也。藏气者，不能自至于手太阴，必因于胃气，乃至于手太阴也。"所以张景岳说："气口虽为手太阴，而实即足太阴之所归……故胃为藏府之大源，然无不由脾达肺也。"

4. 诊治病人的几点注意事项

诊治疾病，一要全面诊察，"凡治病必察其（上）下，适其脉（候），观其志意，与其病（能）"。二要破除迷信，"拘于鬼神者，不可与言至德"。《素问·宝命全形论篇》也说过："道无鬼神，独来独往。"三要病工合作，"恶于针石者，不可与言至巧，病不许治者，病必不治，治之无功矣"。《素问·汤液醪醴论篇》所谓"病为本，工为标，标本不得，邪气不服"，正是这个道理。

异法方宜论篇第十二

异法，即不同的治疗方法；方宜，地方环境之所宜。高士宗说："异法者，一病而治各不同……五方之病，皆得其宜，故曰异法方宜。"

【原文】

黄帝问曰：医之治病也，一病而治各不同，皆愈何也？岐伯对曰：地势①使然也。

故东方之域②，天地之所始生③也。鱼盐之地，海滨傍水，其民食鱼而嗜咸，皆安其处，美其食。鱼者使人热中④，盐者胜血⑤，故其民皆黑色疏理⑥。其病皆为痈疡，其治宜砭石⑦。故砭石者，亦从东方来。

【注释】

①地势：指东、南、西、北、中五方的地理形势。如地之高下，气之寒温等。

②域：即地区。

③天地之所始生：谓自然界生发之气所开始的地方。

④热中：指热积于中。

⑤胜血：即伤血。

⑥疏理：指肌腠的纹理疏松。高士宗："疏理，血弱而腠理空疏也。"

⑦砭石：用石制成的尖石片，用以刺治痈疽排脓及刺络放血。《说文》："砭，以石刺病也。"

【语译】

本段经文首先提出治病方法不同，因地势使然，并论东方之域的地理气象特点及其发病与治法。

黄帝问：医生治疗疾病，对同一种疾病用不同的方法治疗，可是都能治愈，这是什么道理？岐伯答：这是由于地理环境不同，而治法各有所宜的缘故。

比如东方地区，气候温和，是自然界生发之气所开始的地方，是出产鱼和盐的地区，地处海边，靠近海水。那里的人民多食鱼类而嗜好咸味，他们都安居在这个地方，以鱼、盐为美食。但多食鱼类，就会使人产生内热；多食咸味，就会伤血，《素问·五藏生成篇》说过："多食咸，则脉凝泣而变色。"所以该地区的人们，大都皮肤色黑，腠理疏松，所生的疾病多为痈肿疮疡之类，适宜用砭石刺治。所以用砭石刺治的方法，是从东方传来的。

【原文】

西方者，金玉①之域，沙石之处，天地之所收引②也。其民陵居③而多风，水土刚强，其民不衣而褐荐④，其民华食⑤而脂肥，故邪不能伤其形体，其病生于内⑥，其治宜毒药⑦。故毒药者，亦从西方来。

【注释】

①金玉：指金属矿物。

②收引：指收敛劲急的气候特点，犹如秋天的气象。

③陵居：谓依山陵而居。《尔雅·释名》谓"土山曰阜"，《尔雅·释地》谓"大阜曰陵"。

④不衣而褐荐：不衣，指不穿丝棉类衣服；褐荐，褐，指毛布、粗布；荐，指草席。

⑤华食：王冰注："华谓鲜美，酥酪骨肉之类也。"

⑥病生于内：谓疾病是从内部产生的。如饮食失调，房事不节，情志过度等。

⑦毒药：泛指驱邪治病的药物。张景岳注："毒药者，总指药饵而言，凡能除病者，皆可称为毒药。"

【语译】

本段经文论西方之域的地理气候特点及其发病与治法。

西方地区是出产金玉矿石的地区，是沙漠所在的地区，也是自然界收敛劲急气象所在的地区。那里的人们依山坡而居住，其地多风，水土的性质刚强。人们不穿丝绵织品，而穿毛衣，卧草席，吃鲜美肉食，以致形体肥壮，外邪不容易侵犯人体，其疾病多是从内部产生的。这种疾病适宜用药物治疗。所以用药物治病的方法，是从西方传来的。

【原文】

北方者，天地所闭藏①之域也。其地高陵居，风寒冰冽②，其民乐野处而乳食，藏寒生满病③，其治宜灸焫④。故灸焫者，亦从北方来。

【注释】

①闭藏：喻北方严寒，水冰地坼，应冬令闭藏之象。

②冰冽：冰冻寒冷之意。

③藏寒生满病：谓内脏受寒，则易生胀满病症。

④灸焫：王冰注："火艾烧灼，谓之灸焫。"

【语译】

本段经文论北方之域的地理气候特点及其发病与治法。

北方地区是自然界寒冷闭藏气象所在的地区，那里地势较高，人们居住在高山上，处在朔风严寒，冰雪之地。那里的人们喜好游牧生活，常在野外住宿，多食牛羊乳汁，容易使内脏受寒而发生胀满疾病。对这种疾病，适宜用艾灸治疗，所以用艾灸治病的方法，是从北方传来的。

【按语】

原文"藏寒生满病"，其病位在脏，病因为寒，病症为胀满。《内经》对此论述颇多，如《素问·太阴阳明论篇》云："食饮不节，起居不时者，阴受之。阴受之则入五藏；入五藏则䐜满闭塞。《素问·藏气法时论篇》云："脾虚则腹满肠鸣，飧泄食不化。"《素问·厥论篇》云："太阴之厥，则腹满䐜胀。"《灵枢·胀论》云："肝胀者，胁下满而痛引小腹。""肾胀者，腹满引背，央央然腰髀痛。"凡此诸论，皆为临床辨证施治提供了重要理论依据。

【原文】

南方者，天地所长养^①，阳之所盛处也。其地下，水土弱，雾露之所聚也。其民嗜酸而食胕^②，故其民皆致理^③而赤色，其病挛痹^④，其治宜微针^⑤。故九针者，亦从南方来。

【注释】

①长养：即生长滋养。南方阳气充足，气候水土适宜长养万物。

②胕：同腐，这里指熟腐的食物。

③致理：王冰注"肉理密致"，是指肌肤细腻致密之意。

④挛痹：挛指筋拘挛；痹指痹痛、麻木。

⑤微针：即毫针。

【语译】

本段经文论南方之域的地理气候特点及其发病与治法。

南方地区是自然界生长滋养万物之地，是阳气旺盛的地方。那里地势低下，水土薄弱，雨湿较多，又是雾露集聚的地方。那里的人们喜欢吃酸味，吃熟腐的食品，人们大都肌肤细腻致密而皮肤红润，他们所患疾病多是湿热所致的筋挛、痹痛、麻木之类的病症。这种疾病适宜用毫针刺治，所以用毫针治病的方法，是从南方传来的。

【原文】

中央者，其地平以湿，天地所以生万物也众^①。其民食杂^②而不劳，故其病多痿厥寒热^③。其治宜导引按蹻^④，故导引按蹻者，亦从中央出也。

【注释】

①万物也众：谓物产丰富。

②食杂：谓食物品种繁多。

③痿厥寒热：痿厥，指四肢痿弱不用之症；寒热，指寒热病，《灵枢·寒热病》列举了"皮寒热""肌寒热""骨寒热"等证候，皆为或寒或热之证。

④导引按蹻：指气功、按摩之术。

【语译】

本段经文论中部地域的地理气候特点及其发病与治法。

中部地区，其地势平坦而湿润，是自然界物产丰富的地方。人们食物的品种繁多，生活比较安逸而不甚辛苦，人们所患的疾病多是下肢痿弱与寒热病症。这种疾病适宜用气功、按摩方法治疗，所以用气功、按摩治病的方法，是从中部地区传出去的。

【原文】

故圣人杂合以治，各得其所宜。故治所以异而病皆愈者，得病之情①，知治之大体也②。

【注释】

①得病之情：谓掌握了病情。《素问绍识》注："病之寒热虚实皆得，谓之情。"

②知治之大体：谓明确治疗的大法。

【语译】

本段经文概括医生治病要了解地情、人情、病情，把握治疗大法。

古代高明的医生，能够综合各种方法，用以治疗疾病，使各种不同的疾病都能得到适当地治疗。之所以治疗方法不同，而疾病都能治愈，是因为医生掌握了病情，把握了治疗的大法。

【简析】

本篇经文讨论了我国东、南、西、北、中五方的地理气候特点，人们生活习惯及其与疾病发生的关系，借以提出了因地、因人、因情制宜的治疗法则，它突出体现了《内经》确立治疗法则的整体观思想。具体而言，有以下两点：

1. 地理环境不同，体质、发病有异

人与天地相应，自然界不同的地理环境和气候特点，必然对人体产生不同的影响，从而使人的生活习惯有别，体质情况及发病情况亦各有差异。比如东方地区，海滨傍水，气候温暖，其民食鱼而嗜咸，其体多黑色疏理，其病多发痈疡。西方地区，水土刚强，气候干燥多风，其民华食，其体多脂肥，其病多生于内。北方地区，风寒冰冽，气候寒冷，其民乐野处而乳食，其病则"脏寒生满病"。南方地区，地势低下，水土薄弱，气候多热多湿，其民嗜酸而食腐，其体多致理而赤色，其病多发挛痹。中部地区，其地平而湿，气候温和，其民食杂而不劳，其病多发痿厥、寒热。这些论述，体现了祖国医学重视地理环境、气候特点对人的生活习惯、体质及发病产生重大影响的整体观思想。

2. 治病须因地、因人、因情而各得所宜

原文指出："医之治病也，一病而治各不同，皆愈何也？……地势使然也。"经文首先肯定了因地制宜的法则。经文最后概括："故治所以异而病皆愈者，得病之情，知治之大体也。"进一步肯定了因人、因情制宜的法则。清代名医徐灵胎《医学源流论》对此作了阐发："天下有同此一病，而治此则效，治彼则不效，且不惟不效，而反有大害者，何也？则以病同而人异也。夫七情六淫之感不殊而受感之人各殊，或体气有强弱，质性有阴阳，生长有南北，性情有刚柔，筋骨有坚脆，肢体有劳逸，年龄有老少，奉养有膏粱藜藿之殊，心境有忧劳和乐之别，更加天时有寒暖之不同，受病有浅深之各异，一概施治，则病证虽中，而于人之气质，迥乎相反，则利害亦相反也……故凡治病者，皆当如是审察也。"

汤液醪醴论篇第十四

汤液，指清酒；醪醴，即浊酒。"汤液醪醴，皆酒之属"。本篇所论，首先论述的是汤液醪醴的制作及用途，然后才论述水肿的病机与治法，故以"汤液醪醴"名篇。

【原文】

黄帝问曰：为五谷①汤液及醪醴②奈何？岐伯对曰：必以稻米，炊之稻薪，稻米者完，稻薪者坚③。帝曰：何以然？岐伯曰：此得天地之和，高下之宜，故能至完；伐取得时，故能至坚也。

帝曰：上古圣人作汤液醪醴，为而不用，何也？岐伯曰：自古圣人之作汤液醪醴者，以为备耳。夫上古作汤液，故为而弗服也。中古之世，道德④稍衰，邪气时至，服之万全。帝曰：今之世不必已何也。岐伯曰：当今之世，必齐⑤毒药攻其中，镵石⑥针艾治其外也。

【注释】

①五谷：据《素问·金匮真言论篇》所云，为麦、黍、稷、稻、豆。

②汤液及醪醴：张景岳注："汤液醪醴，皆酒之属。"

③稻米者完，稻薪者坚：完，谓稻米之性味完备而不偏，不偏寒，不偏热，不偏湿，不偏燥。坚，谓稻薪至秋而割，秋季属金，金曰坚成，故谓其至坚。

④道德：这里指养生之道德。《素问·上古天真论篇》谓"故合于道……德全不危也"。

⑤必齐：为一名词，必，通繛，引申为组和之意；齐，通剂；必齐，指食物之和剂。《周礼·天官》云："食有和齐，药之类也。"《素问·玉版论要篇》云："其色见浅者，汤液主治；……其见深者，必齐主治；……其见大深者，醪酒主治。"其中"汤液""必齐""醪酒"三词对举，显见"必齐"是指和剂。

⑥镵石：即砭石。

【语译】

本段经文论汤液醪醴的用途。

黄帝问道：用五谷制成清酒及浊酒，应当如何制作呢？岐伯回答：一定要用稻米作原料，用稻秆作燃料。因为稻米的性味完备，稻秆的性气坚韧。黄帝说：为什么这样呢？岐伯答：稻谷得天地之和气，生长在高下适宜的地方，所以得气最为完备；稻秆在秋季刈割，逢金气主令之时，所以说其气坚韧。

黄帝问：上古时代的圣人制作汤液醪醴，制成之后又不使用，是什么道理？岐伯答：上古时代的圣人，制作汤液醪醴，是备而不即服用的。到中古时代，人们对养生之道较前稍差，邪气时常侵袭人体，服用汤液醪醴便可治愈。黄帝说：现在这个时代，使用汤液醪醴不一定能治愈疾病，是何道理？岐伯说：现在治疗疾病，要用和剂、药物攻治人体的内部，用砭石、针灸刺治人体的外部。

【原文】

帝曰：形弊血尽①而功不立者何？岐伯曰：神不使②也。帝曰：何谓③神不使？岐伯曰：针石，道也。精神不进，志意不治④，故病不可愈。今精坏神去，荣卫不可复收⑤。何者？嗜欲无穷，而忧患不止，精气弛坏⑥，荣泣卫除⑦，故神去之而病不愈也。

【注释】

①形弊血尽：弊，坏也；尽，竭也。指形体败坏，血气耗竭。吴崑注："形坏弊而血耗尽。"

②神不使：使，用也；谓神气涣散不能发挥作用。张景岳注："凡治病之道，攻邪在乎针药，行药在乎神气，故治施于外，则神应于中，使之升则升，使之降则降，是其神之可使也。若以药剂治其内而脏气不应，针灸治其外而经气不应，此其神气已去，而无可使矣。虽竭力治之，终成虚废已尔，是即所谓不使也。"

③何谓：这里即"何为"之义。裴学海《古书虚字集释》："谓，犹为也。"《韩书外传·三》："孔子观于周庙，有饮器焉，孔子问于守庙者曰：此谓何器也？"而《荀子·宥坐篇》即把"此谓何器"写作"此为何器"。《经传释词》曾训："谓，犹为也。""何为"即"什么是"的意思。

④精神不进，志意不治：谓精神衰萎不振，志意散乱不定。《太素》作"精神越，志意散"，其义则一。

⑤荣卫不可复收：荣卫，即营卫。《灵枢·营卫生会》云："营在脉中，卫在脉外，营周不休，五十而复大会。"不可复收，谓营卫不能恢复正常运行。

⑥精气弛坏：弛，同弛；弛坏即毁坏、衰败之意。

⑦荣泣卫除：泣，通涩；除，消散；谓营气滞涩，卫气消散。《素问·调经论篇》称"营血泣，卫气去"。

【语译】

本段经文论"神不使"。

黄帝问：若病人的形体败坏，血气耗竭，治疗而不能取效，又是为什么呢？岐伯说：这是因为病人的神气涣散，不能发挥作用的缘故。黄帝又问：什么是神气涣散不用呢？岐伯答：针石，是治疗疾病的一种方法，如果病人精神振进，志意正常，则疾病可能被治愈。而现在病人的精气衰败，神气消亡，营卫之气不能正常的运行。为什么会到如此地步呢？这是因为病人平时嗜好与淫欲过度，忧愁与焦虑不止，以致精气衰败，营气滞涩，卫气消散，所以神气消亡，疾病也就不能治愈了。

【原文】

帝曰：夫病之始生也，极微极精①，必先入结于皮肤。今良工皆称曰病成②，名曰逆，则针石不能进，良药不能及也。今良工皆得其法，守其数③，亲戚兄弟远近，音声日闻于耳，五色日见于目，而病不愈者，亦何暇不早乎？岐伯曰：病为本，工为标④，标本不得，邪气不服，此之谓也。

【注释】

①极微极精：指疾病初起病情很轻微，症状很单纯。张景岳注："极微者，言轻浅未深；极精者，言专一未乱。"

②病成：成，通盛；即病盛。

③得其法，守其数：法，指治病的法则；数，《广雅·释言》："数，术也。"高士宗注："得其治病之法，守其常变之数。"

④病为本，工为标：病，指病人；工，指医生。病人与医生，病人为本，医生为标。

【语译】

本段经文论"病为本，工为标"。

黄帝说：当疾病在开始发生的时候，一般病情很轻微，症状很单纯，病邪一定首先结聚在皮肤，此时应该是容易治愈的。可是现在那些优良的医生都说，病情已经严重了，气血已经逆乱，用针石不能奏效，用药物也不能到达病所。而这些优良的医生都懂得了治病的法则，掌握了治病的技术，医生和病人的关系犹如亲戚兄弟般的接近，病人的声音每天可以听到，病人的气色每天可以看到，可是疾病却治不好，为何要拖延时间而不给他早些治疗呢？岐伯说：病人与医生之间，病人是本，医生是标，病人与医生如果不能相互配合，病邪就不能被制服，疾病治不好的道理就在这里。

【原文】

帝曰：其有不从毫毛而生，五藏阳以竭①也，津液充郭②，其魄独居③，孤精于内，气耗于外④，形不可与衣相保⑤，此四极急而动中⑥，是气拒于内而形施于外⑦，治之奈何？岐伯曰：平治于权衡⑧，去宛陈莝⑨，微动四极，温衣，缪刺其处⑩，以复其形。开鬼门，洁净府⑪，精以时服⑫；五阳已布⑬，疏涤五藏，故精自生，形自盛，骨肉相保，巨气⑭乃平。帝曰：善。

【注释】

①五藏阳以竭：以，同已；竭，虚衰之意。又于鬯（chàng）《香草续校书》注："竭当读为遏"，谓阳气阻遏。其说可参。

②津液充郭：津液，即水液；郭，同廓；《灵枢·胀论》："夫胸腹，藏府之廓也。"谓水液充斥于胸腹。

③其魄独居：魄，形也，指体魄。《左昭七年传》："人生始化曰魄。"

④孤精于内，气耗于外：《圣济总录》作"精孤于内，气耗于外"。精，这里指阴气；气，这里指阳气。谓阴气独盛于内，阳气耗伤于外。

⑤形不可与衣相保：谓形体臃肿不能与所穿衣服相适应。

⑥四极急而动中：四极急，吴崑注："四肢肿急。"动中，谓伤动中气，引起呼吸困难。

⑦气拒于内而形施于外：气拒，指水气格拒；形施，施同弛，谓形体驰张。王冰注："水气格拒于腹膜之内，浮肿施张于身形之外。"

⑧平治于权衡：平治，即平调、调治之意；于，《经文释词》："如也。"权衡，原指秤砣与秤杆，寓度量之意。吴崑注："平治之法，当如权衡，阴阳各得其平，勿令有轻重低昂也。"

⑨去宛陈莝：宛，通郁，郁积也；莝，《素问识》："莝，音剉，斩也。"沈祖緜说："此句当作去宛莝陈。"去宛，指去除郁积；莝陈，谓斩莝陈腐。张景岳谓："去其水气之陈积，欲如斩草而渐除之也。"又《素问·针解篇》云："宛陈则除之者，出恶血也。"说明"去宛陈莝"既为逐水之意，又含祛瘀之意。

⑩缪刺其处：缪刺，一般是指左病右取，右病左取的针刺法。但就治水肿而言，当指浅刺络脉法，《素问·缪刺论篇》云："因视其皮部有血络者尽取之，此缪刺之数也。"其处，即《素问·水热穴论篇》所说的"水俞五十七处"。

⑪开鬼门，洁净府：指发汗，利小便。张景岳注："鬼门，汗空也；肺主皮毛，其藏魄，阴之属也，故曰鬼门。净府，膀胱也，上无入孔而下有出窍，滓秽所不能入，故曰净府。"

⑫精以时服：与"孤精于内"之"精"同义，指阴气。

⑬五阳已布：王冰注："五藏之阳，渐而宣布。"

⑭巨气：马莳注："巨气，大气也，即正气也。"

【语译】

本段经文论水肿的病机与治法。

黄帝问：有的病不是从外表皮毛开始发生的，而是由于五脏的阳气虚衰所致，水液充斥了胸腹腔，人体被水液所独据。阴气独盛于内，阳气耗伤于外，形成阴盛阳衰的病理机制。其形体浮肿不能与所穿的衣服相适应，此时四肢肿势急迫而且伤动中气，以致呼吸喘促，这种水气格拒在内，形体弛张在外的病证，应当怎样治疗呢？岐伯答：要平调阴阳的偏盛偏衰，如权衡之度量，去除郁积之水，剃除陈久之瘀。并要病人轻微地活动四肢，多穿衣服，保持温暖，再用浅刺络脉的方法，刺治水俞，以此恢复病人的形体。用发汗、利小便的方法，使体内独盛的阴气及时平服。这样，五脏的阳气已经敷布，就能荡涤内脏的郁积之水。于是精气自会化生，形体自会强盛，骨骼肌肉便会保持常态，正气便会恢复正常。黄帝说：好。

【简析】

本篇经文论述了 3 个方面的内容，具体简析以下 5 点。

1. 论汤液醪醴，突出养生

古人制作汤液醪醴，目的在于治病。所谓"中古之时……邪气时至，服之万全"。历代医籍对酒的作用加以了肯定，如《雷公炮制药性赋》云："酒有行药破血之用。"《本草纲目》云："米酒通血脉，厚肠胃，润皮肤，散湿气，消忧发怒，宣言畅意。"《药性歌括四百味》云："酒性辛温，活血祛风，寒湿痹痛，通络堪用。"

经文指出，在三个不同的时代，汤液醪醴的作用显然不同。上古时代，为而弗服；中古时代，服之万全；今之世，不必已。这其中的关键就在于"道德"二字。上古时代，人们注重养生之道，保持身体健康，不易发生疾病，故此"为而弗服"。中古时代，人们对养生之道稍有疏忽，于是邪气时常侵袭人体，可以"服之万全"。今之世，人们不实行养生之道，便容易受病，且疾病比较复杂，故此用汤液醪醴却"不必已"，需用"必齐毒药攻其中，镵石针艾治其外"。通过三个时代对汤液醪醴用途的比较，突出了养生之道的重要性。

2. 论神不使，重视内因

经文指出："形弊血尽而功不立者何？……神不使也。"所谓"神不使"，就是"精神不进，志意不治""精气弛坏，营泣卫除"，如此则病不可愈。它说明，治疗疾病，必须调动并依靠机体本身的内在因素。《内经》有多处强调人体神气的作用，如《素问·玉版论要篇》说："神转不回，回则不转，乃失其机。"《素问·五常政大论篇》又说："根于中者命曰神机，神去则机息。"张景岳做了准确的概括："攻邪在乎针药，行药在乎神气，故治施于外，则神应于中。"这是治病取得疗效的根本因素。

3. 论病为本，工为标，强调相得

经文举了一个病例本有 3 个易治的条件：其一，"病始生，极微极精，必先入结于皮肤"；其二，"良工皆得其法，守其数"；其三，"亲戚兄弟远近，音声日闻于耳，五色日见于目"。虽然条件如此具备，可是"病已盛，名曰逆"，这是因为拖延时间没有及早治疗的缘故。为什么呢？问题的关键在于"病为本，工为标，标本不得，邪气不服"。

医生与病人，是标与本的关系。标本二者必须相合，也就是说，病人和医生必须密切配合，疾病才能治愈。《素问·移精变气论篇》所谓"标本已得，邪气乃服"。否则，病邪不能制服，疾病难于治愈。《素问·五藏别论篇》所谓"病不许治者，病必不治，治之无功矣"。司马迁在《扁鹊仓公列传》中举了一个例子："扁鹊过齐，齐桓侯客之。入朝见，曰：'君有疾在腠理，不治将深。'桓侯曰：'寡人无疾。'扁鹊出，桓侯谓左右曰：'医之好利也，欲以不疾者为功。'后五日，扁鹊复见，曰：'君有疾在血脉，不治恐深。'桓侯曰：'寡人无疾。'扁鹊出，桓侯不悦。后五日，扁鹊复见，曰：'君有疾在肠胃间，不治将深。'桓侯不应。扁鹊出，桓侯不悦。后五日，扁鹊复见，望见桓侯而退走。桓侯使人问其故，扁鹊曰：'疾之在腠理也，汤熨之所及也；在血脉，针石之所及也；其在肠胃，酒醪之所及也；其在骨髓，虽司命无奈之何？'"这个故事恰好说明了"标本不得，邪气不服"。

另外，用哲学的观点解释，"本"，指客观与存在；"标"，即主观与意识。"病为本"，意味着病人的实际病情；"工为标"，意味着医生的诊断与治疗。如果医生的诊断治疗与病人的实际病情不符，则"标本不得，邪气不服"。杨上善《太素》说："风寒暑湿所生之病以为本也，工之所用针石汤药以为标也。故病与工相契当者，无大而不愈；若工病不相符者，虽微而不遣，故曰不得，邪不服也。"这说明，医生的诊断治疗必须与病人的实际病情相符合，这是取得疗效的关键。

4. 论水肿病的病机

本篇论水肿病"不从毫毛而生"，乃是"五藏阳以竭"所致。五脏阳气衰竭，则不能化气行水，津液不能正常输布运行，以致水液潴留，泛溢于肌肤，形成"津液充郭，其魄独居"的水肿。所谓"孤精于内，气耗于外"，其病理机制是阳气虚衰，阴水泛溢。

所谓"五藏阳已竭"，主要在于肺脾肾。《素问·水热穴论篇》云："其本在肾，其末在肺，皆积水也。"《景岳全书》云："凡水肿等证，乃脾、肺、肾三脏相干之病。盖水为至阴，故其本在肾；水化于气，故其标在肺；水惟畏土，故其制在脾。……虽分而言之而三藏各有所主，然合而言之则总由阴胜之害。"

5. 论水肿病的治疗

本篇经文提出了治疗水肿病的两条原则：

第一条，"平治于权衡"，这是治疗水肿病的基本原则。所谓平治，即调治阴阳，使阴阳恢复平衡。如《素问·至真要大论篇》所述："谨察阴阳所在而调之，以平为期。"水肿病为阳衰阴盛之证，故必以调治阴阳为大法。所谓权衡，既要权衡病变的部位，病证的虚实，又要权衡病情的轻重，病势的缓急。张景岳释曰：

"平治之法当如权衡者，欲得其平也。……治肿胀者，必求脾肺肾三脏，随盛衰而治得其平，是为权衡之道也。"

第二条，"去宛陈莝"。此治则含两个方面内容，一指逐水，二指祛瘀。逐水则有发汗、利小便、攻逐泻下水饮等法；逐瘀既有针刺络脉放血法，又有方药活血祛瘀法。应当注意的是："去宛陈莝"，毕竟是侧重于祛邪逐实，必须在"平治于权衡"的原则下运用，对于"五藏阳已竭"的水肿病变更当如此。

本篇经文还提出了治疗水肿病一系列的综合治疗方法。

第一，"微动四极"。因为"四肢者，诸阳之本也"，适当地活动四肢，则阳气得以流行，阳气行则水亦行矣。

第二，"温衣"。或指加衣以保暖，或谓烘烤衣服使之温，其目的在于助肌表之阳气。张景岳说："欲助其肌表之阳而阴凝易散也。"

第三，"缪刺其处"。浅刺皮肤络脉，可以局部放血，局部祛瘀。此法民间常用之。

第四，"开鬼门，洁净府"。开鬼门，即发汗法。《仁斋直指方论》云："水气在表，可汗。"张仲景用越婢汤治风水，用甘草麻黄汤或越婢加术汤治皮水，便是典型的"开鬼门"法。"洁净府"，即利小便，此乃治水之常法。如张仲景用五苓散化气利水，用真武汤温阳化水，用肾气丸温阳行水皆属"洁净府"法。开鬼门与洁净府，临床运用各有侧重，《素问·平人气象论篇》指出："面肿曰风，足胫肿曰水。"故张仲景《金匮要略》随之指出："诸有水者，腰以下肿，当利小便；腰以上肿，当发汗乃愈。"

脉要精微论篇第十七（节选）

脉要，切脉之纲要。精微，精湛微妙之意。本篇论述了各种诊断方法，而主要在于切脉、察色两个方面。高士宗说："脉之大要，至精至微。切脉动静，视精明，察五色，观五藏有余不足，六府强弱，形之盛衰，参伍以决死生，此脉要之精微也。"

【原文】

黄帝问曰：诊法何如？岐伯对曰：诊法①常以平旦，阴气未动，阳气未散②，饮食未进，经脉未盛，络脉调匀，气血未乱，故乃可诊有过之脉③。

切脉动静④，而视精明⑤，察五色⑥，观五藏有余不足，六府强弱，形之盛衰，以此参伍⑦，决死生之分。

【注释】

①诊法：张景岳注："诊，视也，察也，候脉也。凡切脉望色，审问病因，皆可言诊。而此节以诊脉为言。"

②阴气未动，阳气未散：概言阴阳之气尚未扰动。

③有过之脉：过，失常之意。有过之脉，即有病的脉象。

④切脉动静：动静，指阴阳而言。张景岳："切脉之动静，诊阴阳也。"

⑤视精明：精明，指眼目的神气精光。张景岳说："视目之精明，诊神气也。"

⑥察五色：观察面部五色。《灵枢·五色》云："五色各见其部，察其浮沉，以知浅深；察其泽夭，以观成败；察其散抟，以知远近；视色上下，以知病处。"亦有察目之五色，《灵枢·邪客》说："因视目之五色，以知五藏而决死生。"

⑦参伍：彼此相参合。张景岳说："参伍之义，以三相较谓之参，以五相类谓之伍。"

【语译】

本段经文首先提出切脉的时间要求及脉色合参的重要性。

黄帝问道：诊脉的方法有哪些呢？岐伯回答：诊脉一般应当在清晨的时候进行。因为此时人体的营阴之气未曾扰动，卫阳之气未曾耗散，并且尚未进用饮食，经脉之气不盛，络脉之气匀平，气血未曾扰乱，这样，才可以诊察出有病的脉象。

既要诊察脉象的动静变化，又要观察眼目的神气精光，还要审察面部的色泽表现。通过切脉望色，进而了解人体五脏之气的盈亏，六腑之气的强弱，以及形体的盛衰，把这些情况综合起来相互参证，就可以判断预后好坏的差别。

【原文】

夫脉者，血之府①也。长则气治；短则气病②；数则烦心③；大则病进④；上盛则气高，下盛则气胀⑤；代则气衰⑥；细则气少；涩则心痛⑦；浑浑革至如涌泉；病进而色弊；绵绵其去如弦绝，死。⑧

【注释】

①脉者，血之府：张景岳注："府，聚也，府库之谓也。血必聚于经脉之中……然此血字，实兼气为言，非独指在血也。"《灵枢·逆顺》指出："脉之盛衰者，所以候血气之虚实有余不足也。"

②长则气治，短则气病：马莳注："脉长则气治，以气足故应手而长。脉短则气病，以气滞故应手而短。"

③数则烦心：数脉主热，热则心烦不安。

④大则病进：脉象洪大有力，为邪气猖盛，病势增进。

⑤上盛则气高，下盛则气胀：张景岳注："寸为上，上盛者，邪壅于上也。气高者，喘满之谓。关尺为下，下盛者，邪滞于下，故腹为胀满。"丹波元简又谓："《内经》有寸口之称，无分三部而为寸关尺之说……此言上下者，指上部下部之诸脉，详见《三部九候论》。"其说可参。

⑥代则气衰：代，动而中止之脉。马莳："脉来中止，不能自还者，为代。代则正气已衰，故不能自还也。"

⑦涩则心痛：张景岳注："涩为血少气滞，故为心痛。"

⑧浑浑革至如涌泉，病进而色弊，绵绵其去如弦绝，死：《甲乙经·卷四》作"浑浑革革，至如涌泉，病进而危；弊弊绰绰（一本作绵绵），其去如弦绝者死"。浑浑，泉水奔流滚滚之状。革革（jí jí），急急之义。脉来滚滚急急，好像涌泉上喷之势，主病势亢进，生命垂危。弊弊，指脉来虚微无力，飘忽不定，若断若续，似有似无。绰绰（绵绵），缓慢无力之象。谓脉来若断若续，缓慢无力，去如琴弦断绝的，主死。《伤寒论·脉法》云："脉瞥瞥如羹上肥者，阳气微也。""脉绵绵如泻漆之绝者，亡其血也。"义与此合，可参。

【语译】

本段经文列举几种脉象及其主病。

脉道，是血液汇聚的地方，是血气运行的管道。如果脉象匀长，反映人体气血充足，气机流畅，身体健康；脉象短小，反映人体气血不足；如果脉象频数，一息五至以上，反映人体有热，心中烦热；脉象洪大，为邪气方盛，病势亢进之象，比如《伤寒论》云："阳明脉大"便是邪热亢盛之象。如果上部脉过盛，为邪气壅于上，表现气高喘满之症；下部脉过盛，为邪气滞于下，表现气胀腹满之症。如果出现动而中止的代脉，则为元气衰微之象；若脉细如丝，为气血不足之象；若脉搏滞涩不畅，为气虚血滞，可能出现心中疼痛的病症。如果脉搏滚滚而急迫，势如涌泉，为邪气亢盛，标志着病势垂危，后世陈修园《时方妙用》曾描述"更有釜沸涌如羹，且占夕死不需药"。如果脉来隐隐而微弱，似有似无，如后世所说"鱼翔似有亦似无"；或脉如弹弦，却卒然断绝而去，似后世所说之"虾游静中跳一跃"，此乃气血竭尽，生机已绝的死亡之脉象。

【原文】

夫精明五色者，气之华①也。赤欲如白裹朱②，不欲如赭③；白欲如鹅羽，不欲如盐；青欲如苍璧之泽④，不欲如蓝；黄欲如罗裹雄黄，不欲如黄土；黑欲如重漆色，不欲如地苍⑤。五色精微象见⑥矣，其寿不久也。夫精明者，所以视万物，别白黑，审短长。以长为短，以白为黑，如是则精衰矣。

【注释】

①精明五色者，气之华：气之华，指精气的外在荣华。吴崑："精明见于目，五色显于面，皆为气之光华。"

②白裹朱：白，同帛，即白色的丝绸。朱，朱砂。张景岳："白裹朱，隐然红润而不露也。"

③赭：代赭石，其色赤而暗晦。

④苍璧之泽：苍璧，青色玉石。张景岳："苍璧之泽，青而明润。"

⑤地苍：《甲乙经》作"地炭"，其色黑而枯暗。

⑥五色精微象见：象见，败象现于外。即五脏之真色败象显现于外。

【语译】

本段经文论望五色，察精明。

人的眼目的神气，面部的色泽，都是五脏精气的外在反映。如果面部呈现赤色，应该像绸帛裹着朱砂一样，隐然红润而不浮露，不要像代赭石那样赤紫晦暗；如果面部呈现白色，要像鹅羽一样白而明润，不要像盐那样白而枯晦；如果面部呈现青色，要像青色的玉石那样明润有光泽，不要像蓝靛那样青而沉暗；如果面部呈现黄色，要像丝罗裹着雄黄一样，隐然黄润，不要像黄土那样，枯暗无华；如果面部呈现黑色，要像重漆那样光泽明润，不要像黑土那样枯暗如尘。如果五色之中真元精微之气象显露在外，是五脏真气败露之象，其人的寿命也就不长久了。眼目的神气精光，是用来视观万物、辨别黑白、审察长短的。如果精光散失，视觉迷惑，分不清长短，辨不清黑白，这就表明人体的精气已经衰竭了。

【原文】

五藏者，中之守也①。中盛藏满②，气胜伤恐者③，声如从室中言，是中气之湿④也。言而微，终日乃复言者⑤，此夺气⑥也。衣被不敛，言语善恶，不避亲疏者，此神明之乱也。仓廪不藏⑦者，是门户不要⑧也。水泉不止⑨者，是膀胱不藏也。得守者生，失守者死⑩。

【注释】

①五藏者，中之守也：中，内部。守，守藏。五藏是人体内部精气的守藏之处。张景岳："五藏者各有所藏，藏而勿失则精神完固，故为中之守也。"

②中盛藏满：王冰："中，谓腹中，盛，谓气盛；藏，谓肺藏。……腹中气盛，肺藏充满。"

③气胜伤恐者：据张琦《素问释义》云："此五字与上下文义不贯，当为衍文。"

④中气之湿：王冰注："腹中有湿气。"高士宗注："此中土壅滞……故曰是中气之湿也。"二注可互参。

⑤言而微，终日乃复言：王冰注："言音微细，声断不续。"

⑥夺气：夺，脱也。夺气，指肺气虚脱。

⑦仓廪不藏：仓廪，指脾胃。《素问·灵兰秘典论篇》云："脾胃者，仓廪之官。"仓廪不藏，谓脾胃不能藏蓄水谷精气。

⑧门户不要：张景岳注："要，约束也。幽门、阑门、魄门皆仓廪之门户，门户不能固则肠胃不能藏，所以泄利不禁，脾脏之失守也。"

⑨水泉不止：指小便失禁。张景岳："水泉不止而遗溲失禁，肾脏之失守也。"

⑩得守者生，失守者死：五脏精气能够守藏，主生；五脏精气失去守藏，主死。《灵枢·本神》："五藏主藏精者也，不可伤，伤则失守而阴虚，阴虚则无气，无气则死矣。"

【语译】

本段经文以五脏为中心，论述问诊和闻诊。

五脏，是人体内部精气的守藏之处。如果腹中气盛，脾肺之气壅满，说话的声音重浊不清，声音如从房里传出，这是中焦被湿气郁遏。如果说话的声音低微，许久时间重复不清，这是肺气衰夺。此即《伤寒论》所云："虚则郑声，郑声者，重语也。"如果衣被不知敛盖，言语不知善恶，行为不辨亲疏，这是神明错乱。《素问·阳明脉解篇》云："阳盛则使人妄言骂詈，不避亲疏。"本条即是阳热亢盛，扰动神明之象。如果脾胃不能藏蓄水谷之气而泄利不止，这是肠胃之道的门户失去了约束。如果小便失禁，这是膀胱不能藏蓄津液。《素问·灵兰秘典论篇》指出："膀胱者，州都之官，津液藏焉，气化则能出矣。"若五脏能够守藏精气，人就能生存；若五脏不能守藏精气，人就会死亡。《灵枢·本神》指出："是故五藏主藏精者也，不可伤，伤则失守而阴虚，阴虚则无气，无气则死矣。"

【按语】

关于"门户"，《难经·四十四难》记载了"七冲门……唇为飞门，齿为户门，会厌为吸门，胃为贲门，太仓下口为幽门，大肠小肠会为阑门，下极为魄门"。这是古代的解剖部位名称，是人体消化系统中的重要关隘部位。

本段以"五藏者，中之守也"为前提，列举了五脏失守的病症，以说明"得守者生，失守者死"这一道理。张景岳《类经》释曰："中气之湿证，此脾肺肾三脏之失守也。……声不接续，肺藏失守也。神明将脱……心脏之失守也。……泄利不禁，脾藏之失守也。……水泉不止而遗溲失禁，肾脏之失守也。五脏得守，则无以上诸病故生，失守则神去而死矣。"

【原文】

夫五藏者，身之强也①。头者，精明之府②，头倾视深③，精神将夺矣。背者，胸中之府④，背曲肩随⑤，府将坏矣⑥。腰者，肾之府，转摇不能，肾将惫矣。膝者，筋之府，屈伸不能，行则偻附⑦，筋将惫矣。骨者，髓之府，不能久立，行则振掉⑧，骨将惫矣。得强则生，失强则死⑨。

【注释】

①五藏者，身之强也：五藏是人身强健的根本。张景岳："脏气充则形体强，故五脏为身之强。"

②头者，精明之府：头部是精气、神明会聚的地方。高士宗："人身精气上会于头，神明上出于目，故头者，精明之府。"

③头倾视深：头低垂而不能举，目深陷而无光。

④背者，胸中之府：背部是胸中心肺之气贯注的地方。张志聪："心肺居胸中，而俞在肩背，故背为胸之府。"

⑤背曲肩随：随，通堕。楼英《医学纲目》作"肩垂"，谓背弯曲，肩下垂。

⑥府将坏矣：府，这里指心肺之气。是说心肺之气将要衰败了。

⑦偻附：吴崑注："偻，曲其身也；附，不能自步，附物而行也。"

⑧振掉：颤动摇摆。

⑨得强则生，失强则死：张景岳注："脏强则气强，故生；失强则气竭，故死。"

【语译】

本段经文以五脏为中心，论述望形态之望诊。

五脏，是人身强健的根本。头，是人体精气、神明的汇聚之处，如果头低垂而不能举，目深陷而无光，这是人的精气神明将要衰败了。背部，是胸中心肺之气贯通的部位，如果背弯曲而不能伸，肩下垂而不能举，这是胸中脏气，也就是心肺之气将要衰败的征候。腰部，是肾气所聚之处，如果腰部转动不利，是肾气将要衰惫了。膝部，是筋膜汇聚的地方，如果膝关节不能屈伸，行走时要屈身附物，这是筋将要衰败了。骨，是髓汇聚的地方，如果人体不能久立，行步时震颤摇摆，这是骨髓将要衰败了。总之，人的脏气强盛，就有生机；人的脏气衰败，就会死亡。

【按语】

以上言精明之府，是言五脏之精神为身之强。言胸中之府，是言心肺为身之强。言肾之府，是言肾为身之强。言筋之府，是言肝为身之强。言髓之府，是言肾为身之强。张景岳说："形气之不守，而内应乎五藏也。藏气充则形体强，故五藏为身之强。"

【原文】

帝曰：脉其四时动①奈何？知病之所在奈何？知病之所变奈何？知病乍②在内奈何？知病乍在外奈何？请问此五者，可得闻乎？岐伯曰：请言其与天运转大③也，万物之外④，六合之内，天地之变，阴阳之应，彼春之暖，为夏之暑，彼秋之忿，为冬之怒⑤。四变之动，脉与之上下⑥，以春应中规⑦，夏应中矩⑧，秋应中衡⑨，冬应中权⑩。是故冬至四十五日⑪，阳气微上，阴气微下；夏至四十五日⑫，阴气微上，阳气微下。阴阳有时，与脉为期⑬，期而相失，知脉所分⑭，分之有期，故知死时⑮。微妙在脉，不可不察，察之有纪，从阴阳始⑯，始之有经，从五行生⑰，生之有度，四时为宜⑱。补写勿失⑲，与天地如一，得一之情⑳，以知死生。是故声合五音，色合五行，脉合阴阳㉑。

【注释】

①脉其四时动：其，《甲乙经》作"有"，是说脉象有四时的变动。

②乍：这里同"作"。乍，系"作"的本字。

③其与天运转大：《太素》卷十四作"其与天转运"，杨上善注："人身合天，故请言人身与天合气转运之道也。"

④万物之外：即天地之间。《素问·阴阳应象大论篇》云："天地者，万物之上下也。"

⑤彼秋之忿，为冬之怒：忿，怒，这里是凉、寒的代词。忿，指秋气劲急；怒，喻冬寒冰冽。成无己注《伤寒论》云："秋忿为冬怒，从肃而至杀也。"

⑥四变之动，脉与之上下：四变之动，即春夏秋冬四季的变动。上下，指脉象的浮沉。马莳："盖四时有变，而吾人之脉将随之而上下耳。上下者，浮沉也。"

⑦春应中规：中（zhòng），合也。规，圆器。春天的脉象应合圆滑。张景岳："春气发生，圆活而动，故应中规，而人脉应之，所以圆滑也。"

⑧夏应中矩：矩，方器。夏天的脉象应合洪大。张景岳："夏气茂盛……而人脉应之，所以洪大方正也。"

⑨秋应中衡：衡，秤杆。秋天的脉象应合轻平。王冰："秋脉浮毛，轻涩而散，如秤衡之象，高下必平，故以秋应中衡。"

⑩冬应中权：权，秤锤。冬天的脉象应合沉石。张景岳："冬气闭藏，故应中权，而人脉应之，所以沉石而伏于内也。"

⑪冬至四十五日：指冬至后四十五日之立春节。

⑫夏至四十五日：指夏至后四十五日之立秋节。

⑬与脉为期：宜作"脉与（之）为期"。《说文》："期，会也。"谓人的脉象跟自然界四时阴阳的变化是相融合的。张景岳："与脉为期者，脉随时而变迁也。"

⑭期而相失，知脉所分：吴崑注："期而相失，谓规矩衡权不合乎春夏秋冬也。知脉所分，言病至之时，知脉之所分肝病在春，心病在夏，肺病在秋，肾病在冬，脾病在四季。"

⑮分之有期，故知死时：张景岳注："分之有期者，谓衰旺各有其时也。知此者，则知死生之时矣。"是说脉象与四时、五脏分别相合，于是各有衰旺的时期，根据各脏的衰旺时期，便可以判断出死亡的时间。

⑯察之有纪，从阴阳始：察脉有纲纪，须从辨别阴阳开始。即《素问·阴阳应象大论篇》"察色按脉，先别阴阳"之义。

⑰始之有经，从五行生：始之，承前句而言，指辨别阴阳。吴崑注："始之又有经常之道。"谓辨别阴阳又有经常之道，要顺从五行相生的规律。

⑱四时为宜：《太素》卷十四"宜"作"数"。"数"与上句之"度"为韵。意即以四时阴阳为准则。

⑲补写勿失：《太素》作"循数勿失"，义顺。

⑳得一知情：掌握了天人统一的情理。

㉑声合五音，色合五行，脉合阴阳：张景岳注："声合宫商角徵羽，色合金木水火土，脉合四时阴阳，虽三者若乎有分，而理则一也。"

【语译】

本段经文论脉合四时阴阳。

黄帝问：脉象在四季之中的变动是怎样的？通过四季的诊脉，如何知道疾病的所在？如何知道疾病的变化？要知道疾病发作在内的脉象如何？要知道疾病发作在外的脉象又如何？请问这五个问题，可以讲给我听听吗？岐伯回答：请听我讲讲人体脉象的变化同天地运转巨大变化的关系吧。在万物之外的宇宙之间，上下四方之内，自然界的变化，在于阴阳的反应。一年之中，那春天的气候温暖，发展成为夏天的气候暑热；那秋天的劲急之气，发展为冬天的寒厉之气。一年四季之中有阴阳寒暑的变动，人体的脉象也随着这种变动而有趋浮趋沉之别。在春天，脉应合乎规之象，即张景岳所说："人脉应之，所以圆滑也。"在夏天，脉应合乎矩之象，即张景岳所说："而人脉应之，所以洪大方正也。"秋天，脉应合乎衡之象，如张景岳所说："而人脉应之，所以浮毛而见于外也。"在冬天，脉应合乎权之象，如张景岳所说："而人脉应之，所以沉石而伏于内也。"因此冬至节过后的四十五日之内（约到立春节），自然界的阳气渐渐上升，阴气渐渐下降。夏至节之后的四十五日之内（约至立秋节），自然界的阴气渐渐上升，而阳气渐渐下降。一年之中自然界阴阳的升降消长以此作为转折点。自然界的阴阳有四时的变化，而人体的脉象与自然界四时阴阳的变化是相融合的。如果脉象与四时阴阳不能相应而发生错乱，也就是说，如果脉象不应四时而春不中规，夏不中矩，秋不中衡，冬不中权，就可以根据错乱的脉象而测知所病的五脏部位。人的五脏与自然界的时令各有相合之期，如肝合于春，心合于夏，脾合于长夏，肺合于秋，肾合于冬，根据这一相合的规律，就可以从脉象的变化判断出疾病预后好坏的时间。微妙的变化就在于脉象，不能不细心地诊察。诊察脉象，有一定的法则，必须从辨别阴阳开始。《素问·阴阳应象大论篇》云："察色按脉，先别阴阳"，即是此义。辨别阴阳又有一定的规律，即顺从五行相生的规律。五行相生又有一定的法度，应当合于四时的阴阳变化，遵循四时阴阳的变化规律，不能相违背。掌握了人与自然相统一的道理，便可以测知人的死生。所以，诊断疾病，闻声要结合五音，望色要联系五行，切脉要辨别阴阳。

【按语】

所谓"分之有期，故知死时"，是以四时五脏相合，从五行的生克规律加以认识的。《素问·藏气法时论篇》作了有关论述："病在肝，愈于夏；夏不愈，甚于秋；秋不死，持于冬，起于春。……病在心，愈在长夏；长夏不愈，甚于冬；冬不死，持于春，起于夏。……病在脾，愈在秋；秋不愈，甚于春；春不死，持于夏，起于长夏。……病在肺，愈在冬；冬不愈，甚于夏；夏不死，持于长夏，起于秋。……病在肾，愈在春；春不愈，甚于长夏；长夏不死，持于秋，起于冬。"

【原文】

是故持脉有道，虚静为保①。春日浮，如鱼之游在波；夏日在肤，泛泛乎万物有余②；秋日下肤，蛰虫将去③；冬日在骨，蛰虫周密，君子居室④。故曰：知内者按而纪之，知外者终而始之⑤。此六者⑥，持脉之大法。

【注释】

①虚静为保：虚静，指清虚宁静。保，《甲乙经》作"宝"。丹波元简注："保、葆、宝，古通用。"虚静为保，意为以清虚宁静为贵。

②泛泛乎万物有余：形容脉象浮盛洪大之意。《说文》："泛，浮也。"姚止庵注："阳气大盛，脉来亦象万物之有余，易取而洪大也。"

③蛰虫将去：蛰虫，冬眠的昆虫。去，古通弆（jǔ），收藏之意。《经典释文》云："古人谓藏为去。"王冰注曰："蛰虫将欲藏去也。"

④蛰虫周密，君子居室：周密，即固密。冬天阳气闭藏，蛰虫固密深处，人们深居内室。这里寓脉象沉伏之意。

⑤知内者按而纪之，知外者终而始之：内，指内脏。外，指经脉。按而纪之，按脉为纲纪。终而始之，终，终止；始，起始。《难经·二十三难》："终始者，脉之纪也。"是指脉之起止为纪。本句意为：内察脏气变化，外察经气变化，都以按脉为纲纪。张景岳说："内言脏气，脏象有位，故可按而纪之。外言经气，经脉有序，故可终而始之。"

⑥此六者：张景岳注："此四时内外六者之法……为持脉之大法。"又程士德主编《内经讲义》提出："一说，六者是指诊法常以平旦，四诊合参，脉应四时，虚静为保，脉合阴阳，知内知外，以此六者为持脉之大法。"可参。

【语译】

本段经文进一步概括持脉之大法。

所以诊脉有一定的法则，总以清虚宁静为要，既要保持思想集中，又要保持环境清静。春天阳气微上，人体的脉象应该趋于浮象，好似鱼儿浮游于水波之中。夏天阳气隆盛，人体的脉象应该趋于洪大，泛泛乎充满于指下，好像夏天万物生长茂盛的状态。秋天阳气微下，人的脉象亦由浮趋沉，下于皮肤之里层，好像入秋的昆虫将要伏藏一样。冬天阳气闭藏，人的脉象趋沉而近于骨，好似是冬眠之虫密藏不出，亦好比是人们深居于内室一样。所以说：要知道内部脏气的变化，应当以按脉为纲纪；要知道外部经气的变化，亦应当以切脉为纲纪。以上所述春、夏、秋、冬、内、外等六个方面，皆属诊脉之大法。

【简析】

本篇篇名"脉要精微论篇"，其实是《内经》论述诊法的专篇，其内容包含切脉、察色以及闻诊和问诊。

1. 诊脉的大法

（1）诊法常以平旦。《内经》提出"平旦诊脉"，以"阴气未动，阳气未散"，人体气血处于相对平定的状态。同时，"饮食未进，经脉未盛，络脉调匀，气血未乱"，说明平旦之时，人的精神安静，经络气血调和，由于没有受到任何外来因素的干扰，此时最能反映出真实的脉象。这说明，"诊法常以平旦"，其精神实质在于：诊脉时必须让病人保持安静，排除干扰，避免刺激，以便于准确地诊察出真实的脉象。其实它并不是拘限时间一定要在平旦，而是对病人提出了诊脉时的严格要求。

（2）持脉有道，虚静为保。"持脉有道，虚静为保"，清虚宁静，最为重要，这是对医生诊脉的起码要求。既要保持内在精神的清净，又要保持外在环境的安静，只有这样，才能准确地诊察脉象。正所谓"微妙在脉，不可不察"。孙思邈《大医精诚》曾经做过批评："以至精至微之事，求之于至粗至浅之思，其不殆哉！"

（3）脉象主病。经文以"脉者血之府也"为前提，举例论述了脉象主病，对此，后世在长期的实践中有更丰富的补充和更深刻的认识，这里仅就经文中所举的长、短、数、大、细、涩等脉象作进一步理解。

长脉：长为有余之脉，约含两个方面，一为邪气有余，必兼长而洪大，标志着邪实正不虚；另一为气血充盛，必长而柔和，不见其他病脉，此即"长则气治"。

短脉：短脉多为气不足，所谓"短则气病"。但亦有因痰、食壅滞的病证可以偶见短脉，故不可一概作虚而论。

数脉：数脉多属热证，亦有虚实之分。《金匮要略》云"脉数虚者为肺痿，数实者为肺痈"即是其例。"数则烦心"只是列举了其中的一个症状，实寓热证而已。

大脉：大脉虽主病进，然大而虚者主虚劳、久病、大失血；大而实者方主阳明实热证。

细脉：细脉既主气少，亦主血虚。又有湿病而多见脉细者，更有生理性的细脉，皆宜辨识之。

涩脉：涩脉多主血少气虚，而气血瘀阻之病亦可见之，仍当辨其虚中夹实。

（4）脉合四时阴阳。人与天地相应，人体的脉象随着自然界四时阴阳的消长转化亦有所变动，即所谓"四变之动，脉与之上下，以春应中规，夏应中矩，秋应中衡，冬应中权"。为了进一步明确其意义，经文并再次作了补充描述："春日浮，如鱼之游在波；夏日在肤，泛泛乎万物有余；秋日下肤，蛰虫将去；冬日在骨，蛰虫周密，君子居室。"对此，《素问·玉机真藏论篇》作了相应的描述："春脉如弦……故其气来，软弱轻虚而滑，端直以长，故曰弦，反此者病。夏脉如钩……故其气来盛去衰，故曰钩，反此者病。秋脉如浮……故其气来，轻虚以浮，来急去散，故曰浮，反此者病。冬脉如营……故其气来沉以搏，故曰营，反此者病。"彼云春天脉趋弦象，夏天脉趋洪象，秋天脉趋浮象，冬天脉趋沉象。《难经·四十九难》对此作了解释："春脉弦者……濡弱而长，故曰弦。""夏脉钩者……来疾去迟，故曰钩。""秋脉毛者……轻虚以浮，故曰毛"。"冬脉石者……沉濡而滑，故曰石。"这些描述，无非说明人体的脉象要合于四时的阴阳变化。所以《素问·玉机真藏论篇》强调："脉从四时，谓之可治；……脉逆四时，为不可治。"可见脉合四时阴阳，乃是《内经》脉法中的一条基本原则。

2. 视精明，察五色

本篇经文指出："精明五色者，气之华也。"故视精明，察五色，可以测知人体精气的盛衰，神气的存亡。

（1）视精明。视精明就是观察眼目的神气精光。观测精明的正常与否，可以测定内脏精气的盛衰情况，这一点在诊断学上具有重要的实际意义。

就目之精明与内脏精气的关系而言，《灵枢·大惑论》云："五藏六府之精气皆上注于目而为之精。"目之精明在于五脏六腑精气的滋养。故目失精明则意味着五脏六腑的精气衰败。张景岳说："五藏六府之精气皆上注于目而为之精，故精聚则神全；若其颠倒错乱，是精衰而神散矣。"

就精明的变化在诊断上的运用而言，《内经》中曾有多处提及。如《素问·阴阳应象大论篇》："年五十，体重，耳目不聪明矣。"《灵枢·天年》："五十岁，肝气始衰，目始不明。"《灵枢·大惑论》："精散则视歧，视歧见两物。"《灵枢·决气》："气脱者，目不明。"　《素问·藏气法时论篇》："肝病者……虚则目𥇀（huāng）无所见。"诸说表明，视觉错乱，精明散失，是内脏精气虚衰的表现。

对于诊断望精明，后世诸家在临证上颇有发挥，如《伤寒论》云："伤寒六七日，目中不了了，睛不和，无表里证，大便难，身微热者，此为实也，急下之，宜大承气汤。"《医宗金鉴·四诊心法要诀》云："神藏于心，虽不可得而识，然外候在目，视其目光晦暗，此为神短病死之候也。若目睛清莹，了了分明，此为神足不病之候也。目上直视，谓之戴眼，则为阳绝之候。视不见物，谓之目盲，则为阳脱之候也。目眶忽陷，则为气脱之候也。睛定不转，则为神亡之候也。"诸如此论，进一步阐明了视精明在诊断学上的重要意义。

（2）察五色。察五色主要是指观察人的面部色泽变化。本篇经文提出了五欲、五不欲，"赤欲如白裹朱，不欲如赭；白欲如鹅羽，不欲如盐；青欲如苍壁之泽，不欲如蓝；黄欲如罗裹雄黄，不欲如黄土；黑欲如重漆色，不欲如地苍"。其所述五欲，皆欲其隐含而明润之色；而五不欲，则不欲其浮露而枯暗之象，此是望色的一大关键。《素问·五藏生成篇》又有类似记载："色见青如草兹者死，黄如枳实者死，黑如炲者死，赤如衃血者死，白如枯骨者死，此五色之见死也。青如翠羽者生，赤如鸡冠者生，黄如蟹腹者生，白如豕膏者生，黑如乌羽者生，此五色之见生也。"总之，五色的润与不润，露与不露，是望神察色的关键。如喻嘉言所说："色者，神之旗也。神旺则色旺，神衰则色衰，神藏则色藏，神露则色露。"

3. 全面诊察，四诊合参

经文指出："切脉动静，而视精明，察五色，观五藏有余不足，六府强弱，形之盛衰，以此参伍，决死生之分。"必须"以此参伍"，才能"决死生之分"。对此，本篇经文作了举例："五藏者，中之守也……得守者生，失守者死。""五藏者，身之强也……得强则生，失强则死。"其中"头倾视深""背曲肩随""转摇不能""行则偻附""行则振掉"等，乃是望形态。"声如从室中言""言而微，终日乃复言"，乃是闻声音。"仓廪不藏""水泉不止"，又是问症状。经文不仅提示诊断疾病当以判断五脏精气盛衰存亡为依据，并且贯穿了望诊、闻诊、问诊、切诊必须合参的全面诊断的思想和方法。

平人气象论篇第十八（节选）

平人，指气血和平、健康无病之人。《素问·调经论篇》说："阴阳匀平，以充其形，九候若一，命曰平人。"气象，指脉气，脉象。吴崑注："气，脉气；象，脉形也。"本篇论述平人的脉象，并与病脉、死脉相比较，以阐述诊脉的法则，故篇名"平人气象论"。

【原文】

黄帝问曰：平人何如？岐伯对曰：人一呼脉再动①。一吸脉亦再动，呼吸定息②脉五动，闰以太息③，命曰平人。平人者，不病也。常以不病调病人④，医不病，故为病人平息以调之为法⑤。

人一呼脉一动，一吸脉一动，曰少气。人一呼脉三动，一吸脉三动而躁⑥，尺热曰病温⑦，尺不热脉滑曰病风，脉涩曰痹⑧。人一呼脉四动以上曰死，脉绝不至曰死，乍疏乍数曰死⑨。

【注释】

①脉再动：脉搏两次跳动。

②呼吸定息：张景岳注："出气曰呼，入气曰吸，一呼一吸，总名一息。……呼吸定息，谓一息既尽而换息未起之际也。"

③闰以太息：张景岳注："闰，余也，犹闰月之谓。言平人常息之外，间有一息甚长者，是为闰以太息。"

④常以不病调病人：常，犹定也，必也。《汉书·赵广汉传》："乱吾治者，常二辅也。"裴学海注："常，必也。"调，计算、衡量之义。《汉书·晁错传》："调，谓算度之也。"本句是说，必以无病之人的呼吸衡量病人的脉搏至数。

⑤医不病，故为病人平息以调之为法：《素问校注语译》校："《素问评》云'医不病'十二字，是注解。'为法'二字应属上读，此应作'常以不病之人以调病人为法。'"可参。

⑥躁：指脉躁盛。马莳："躁者动之甚也。"

⑦尺热曰病温：尺，尺肤。《灵枢·论疾诊尺》云："尺肤热盛，脉盛躁者，病温也。"

⑧脉滑曰病风，脉涩曰痹：脉滑与脉涩，风病与痹病，只是相对而言。张景岳说："滑为血实气壅，涩为气滞血少。"若风邪在表，血实气壅则脉滑，故曰病风。若邪气入里，气滞血少则脉涩，故曰病痹。

⑨人一呼脉四动以上曰死……乍疏乍数曰死：高士宗注："人一呼脉四动以上，则太过之极；脉绝不至，则不及之极；乍疏乍数，则错乱之极，故皆曰死。"

【语译】

本段经文论平息调脉法。

黄帝问道：正常人的脉象是怎样的？岐伯回答：人之一呼脉搏跳动两次，人之一吸脉搏也跳动两次，一呼一吸定为一息。若一息之中脉搏跳动五次，是因为呼吸较长所出现的盈余，这是平人的脉象。平人，就是无病的人。应当用无病之人的呼吸去测量病人的脉搏至数。医生无病，所以能用均匀的呼吸测量病人的脉搏，这是诊脉的基本方法。

如果人一呼与一吸，脉搏各跳动一次，这是正气虚衰，称为少气。如果人一呼与一吸，脉各跳动三次而且急疾有力，又见尺肤部发热，这是患的温热病证。如果尺肤部不发热而见脉滑，是患的风病。如果尺肤部不发热而见脉涩，是患的痹病。如果人一呼一吸脉各跳动四次以上的，是死脉；或脉搏突然断绝不至的，是死脉；若脉搏忽快忽慢的，亦是死脉。

【按语】

关于呼吸定息测脉搏的至数，以判平、病、吉、凶，在《难经·十四难》中有相关记载："至之脉，一呼再至曰平，三至曰离经，四至曰夺精，五至曰死，六至曰命绝。"

又本段经文以脉滑、脉涩而辨风病、痹病，只是相对而言，《灵枢·寿夭刚柔》云："病在阳者命曰风，病在阴者命曰痹。"张景岳又说："滑为血实气壅，涩为气滞血少。"若风邪在表，血实气壅则脉滑，故曰病风；若邪气入里，气滞血少则脉涩，故曰病痹。此乃相对而言，不可一概而论。

【原文】

平人之常气①禀于胃，胃者②平人之常气也。人无胃气曰逆，逆者死。

春胃微弦③曰平，弦多胃少曰肝病，但弦无胃曰死；胃而有毛④曰秋病，毛甚曰今病⑤，藏真⑥散于肝，肝藏筋膜之气也。夏胃微钩⑦曰平，钩多胃少曰心病，但钩无胃曰死；胃而有石⑧曰冬病，石甚曰今病⑨，藏真通于心，心藏血脉之气也。长夏胃微软弱⑩曰平，弱多胃少曰脾病，但代无胃⑪曰死；软弱有石曰冬病，弱甚曰今病⑫，藏真濡于脾，脾藏肌肉之气也。秋胃微毛⑬曰平，毛多胃少曰肺病，但毛无胃曰死；毛而有弦曰春病，弦甚曰今病⑭，藏真高于肺，以行营卫阴阳也⑮。冬胃微石⑯曰平，石多胃少曰肾病，但石无胃曰死；石而有钩曰夏病，钩甚曰今病⑰，藏真下于肾，肾藏骨髓之气也。

【注释】

①常气：正常的脉气。

②胃者：应作"胃气者"。《素问·玉机真藏论篇》王冰注："胃气者，平人之常气也。"

③春胃微弦：春天的脉象有胃气，微微现弦象。吴崑："弦，脉引而长，若琴弦也。胃，冲和之名。春脉宜弦，必于冲和之中微带弦，是曰平调之脉。"

④毛：《难经·十五难》云："秋脉毛者……轻虚以浮。"

⑤毛甚曰今病：张景岳注："毛为秋脉属金……春脉毛甚，则木被金伤，故不必至秋，今即病矣。"

⑥藏真：《素问绍识》云："藏真……即言五脏真元之气，各应五时而见脉象也。"

⑦夏胃微钩：夏天的脉象有胃气，微现钩象。张琦注："钩即洪也，浮盛隆起，中虚而圆滑，故曰钩。"

⑧石：即沉脉。《难经·十五难》云："冬脉石者……沉濡而滑。"

⑨石甚曰今病：张景岳注："夏脉石甚则无胃气，火被水伤已深，故不必至冬，今即病矣。"

⑩长夏胃微软弱：长夏的脉象有胃气，微现柔软。吴崑注："软弱，脾之脉也，长夏属土，脉宜软弱，必于冲和胃气之中微带软弱，谓之平调之脉。"

⑪但代无胃：高士宗注："代，软弱之极也。软弱极而无胃气，则曰死脉。"

⑫弱甚曰今病：《脉经》《千金》均作"石甚曰今病"。张景岳注："弱，当作石；长夏石甚者，火土大衰，故不必至冬，今即病矣。"

⑬秋胃微毛：秋天的脉象有胃气，微现浮象，吴崑："秋脉宜毛，必于冲和胃气之中，脉来微毛，是曰平调之脉。"

⑭弦甚曰今病：张景岳注："秋脉弦甚，是金气大衰，而木寡于畏，故不必至春，今即病矣。"

⑮以行营卫阴阳也：此与本段中"肝藏筋膜之气""心藏血脉之气""脾藏肌肉之气""肾藏骨髓之气"等文例不合，依《素问校注语译》作"肺藏皮毛之气也"为妥。

⑯冬胃微石：冬天的脉象有胃气，微现沉石之象。

⑰钩甚曰今病：张景岳注："冬脉钩甚，是水气大衰而火寡于畏，故不必至夏，今即病矣。"

【语译】

本段经文论四时脉象察胃气。

健康人的正常脉气来源于胃气，胃气是平人脉息的正常之气。如果人的脉象没有胃气，便是逆象之脉，见到逆象之脉便是死证。

春天的脉象柔和而略弦，是有胃气的脉象，为平脉。如果弦象多而柔和之象少，是少胃气之脉，乃是肝病之脉。如果只有弦劲而全无柔和之象，便是死脉。若虽有胃气柔和之象而兼见浮脉，是春天见秋脉，预测秋季生病；若浮脉过甚，就会立即发病。春天由肝所主，五脏的真气都散布到肝脏，肝是主藏筋膜之气的。

夏天的脉象柔和而略见洪大，是有胃气的脉象，为平脉。如果洪大过度而柔和之象少，是少胃气之脉，乃是心病之脉。如果只见洪大而全无柔和之象，便是死脉。若虽有胃气柔和之象而兼见沉石之脉，是夏天见冬脉，预测冬季生病；若沉石之脉过度，就会立即发病。夏天由心所主，五脏的真气都贯通到心脏，心是主藏血脉之气的。

长夏的脉象柔和而略软，是有胃气的脉象，为平脉。如果软弱过度而柔和之象少，是少胃气之脉，乃脾之病脉。若软弱之极而全无柔和之气，便是死脉。若虽有柔和之象而兼见沉石之脉，是长夏反见冬脉，预测冬季生病；若沉石之脉过度，就会立即发病。长夏由脾所主，五脏的真气皆濡养于脾，脾是主藏肌肉之气的。

秋天的脉象柔和而略见浮象，是有胃气的脉象，为平脉。如果虚浮过度而柔和之象少，是少胃气之脉，乃肺之病脉。若虚浮之极而全无柔和之气，便是死脉。若虽有浮而柔和之象却又兼弦脉，是秋见春脉，预测春季生病；如果弦劲过度，就会立即发病。秋季由肺所主，五脏的真气都上归于肺，肺是主藏皮毛之气的。

冬天的脉象柔和而略见沉象，是有胃气的脉象，为平脉。如果沉石过度而柔和之象少，是少胃气之脉，乃肾之病脉。若只有沉实而全无柔和之气，便是死脉。若既见沉而柔和又兼洪大之脉，是冬得夏脉，预测夏季生病；如果洪大过度，就会立即发病。冬季由肾所主，五脏的真气都潜藏于肾，肾是主藏骨髓之气的。

【按语】

关于"春弦、夏钩、秋毛、冬石"的四时脉象，《难经·十五难》作了专门描述："弦、钩、毛、石者，四时之脉也。春脉弦者，肝东方木也，万物始生，未有枝叶，故其脉之来，濡弱而长，故曰弦。夏脉钩者，心南方火也，万物之所藏，垂枝布叶，皆下曲如钩，故其脉之来，来疾去迟，故曰钩。秋脉毛者，肺西方金也，万物之所终，草木华叶，皆秋而落，其枝独在，若毫毛也。故其脉之来，轻虚以浮，故曰毛。冬脉石者，肾北方水也，万物之所藏也，盛冬之时，水凝如石，故其脉之来，沉濡而滑，故曰石。"《难经》未提及长夏之软弱脉，然对四时之脉的描述颇为具体，可以互参。

【原文】

胃之大络，名曰虚里①，贯鬲络肺，出于左乳下，其动应衣②，脉宗气③也。盛喘数绝④者，则病在中；结而横⑤，有积矣。绝不至，曰死，乳之下，其动应衣，宗气泄也⑥。

【注释】

①虚里：位于左乳下，心尖搏动处。杨上善注："虚里，城邑居处也。此胃大络，乃是五藏六府所禀居，故曰虚里。"

②其动应衣：《甲乙经》卷四作"其动应手"。观后文"其动应衣，宗气泄也"，是指病理现象；而本句"其动应手，脉宗气也"，是指生理现象，二者有别，故从《甲乙经》。

③脉宗气：脉，动词；测候之意。宗气，《灵枢·邪客》云："宗气积于胸中，出于喉咙，以贯心脉，而行呼吸焉。"

④盛喘数绝：喘，急也。盛喘，指脉的搏动急迫。数，频频之意。绝，断绝、歇止之谓。数绝，即频频歇止。

⑤结而横：《难经·十八难》："脉来去时一止，无常数，名曰结也。"《礼记·乐记》"号以立横"下郑注："横，充也，谓气作充满也。"结而横，谓虚里之脉时止无定而且充实有力。

⑥乳之下，其动应衣，宗气泄也：吴崑注："宗气宜藏不宜泄，乳下虚里之脉，其动应衣，是宗气失藏而外泄也。"又"新校正"提出："详上下之义，多此十一字，当去。"于鬯（chàng）则认为此十一字系"注语"，其说待考。

【语译】

本段经文论诊虚里之脉。

胃经的大络，名叫虚里。它的脉气从胃贯膈，上络于肺，出于左乳之下，其脉搏跳动可以应手，是测候宗气的地方。如果虚里之脉搏急迫而频频歇止，是病在胸中，胸中为心肺所居之地，病在胸中，意指病在心肺。如果虚里之脉跳动时而歇止无常数且充实有力，是有积病的征候。如果虚里之脉绝止而不跳动，是死候。如果左乳之下脉搏的跳动甚剧而外应于衣，是宗气外泄的征象。

【原文】

欲知寸口太过与不及，寸口之脉中手短者，曰头痛①；寸口脉中手长者，曰足胫痛②；寸口脉中手促上击者，曰肩背痛③。寸口脉沉而坚④者，曰病在中；寸口脉浮而盛者，曰病在外⑤。寸口脉沉而弱，曰寒热及疝瘕少腹痛⑥。寸口脉沉而横⑦，曰胁下有积，腹中有横积痛。寸口脉沉而喘⑧，曰寒热。脉盛滑坚者，曰病在外；脉小实而坚者，病在内⑨。脉小弱以涩，谓之久病；脉滑浮而疾者，谓之新病⑩。脉急⑪者，曰疝瘕少腹痛。脉滑曰风，脉涩曰痹⑫。缓而滑曰热中⑬，盛而紧曰胀⑭。脉从阴阳，病易已；脉逆阴阳，病难已⑮。脉得四时之顺，曰病无他；脉反四时及不间藏⑯，曰难已。

【注释】

①寸口之脉中手短者，曰头痛：中手，即应手。杨上善注："从关至鱼一寸之处，有九分之位，是手太阴气所行之处，故曰寸口。其脉之动，不满九分，故曰短也。"高士宗注："短则气虚，不及于上，故头痛。头痛，正虚于上也。"

②寸口脉中手长者，曰足胫痛：高士宗注："寸口脉中于手指之下，脉气长者，长则气盛，太过于下，故足胫痛，足胫痛，邪实于下也。"

③寸口脉中手促上击者，曰肩背痛：姚止庵注："促上击者，洪大急数之脉也，阳盛火炽之候。人身以背为阳，阳火太过，故肩背痛。"

④沉而坚：《太素》作"沉而紧"。杨上善注："沉紧者，阴脉也。病在于藏，故沉紧也。"

⑤寸口脉浮而盛者，曰病在外：浮而盛与沉坚相对举；王冰注："沉坚为阴，故病在中，浮盛为阳，故病在外也。"

⑥寸口脉沉而弱，曰寒热及疝瘕少腹痛："新校正"云："《甲乙经》无此十五字，况下文已有寸口脉沉而喘，曰寒热；脉急者，曰疝瘕少腹痛。此文衍，当去。"

⑦脉沉而横：《太素》卷十五作"沉而横坚"。杨上善注："脉沉横而坚者，阴盛，故知肤下有积。积，阴病也。"

⑧脉沉而喘：《甲乙经》卷四作"脉浮而喘"。张景岳注："喘，急促也。"

⑨脉小实而坚者，病在内：小实，与盛滑相对而言；王冰注："盛滑为阳，小实为阴，阴病病在内，阳病病在外也。"

⑩脉小弱以涩，谓之久病；脉滑浮而疾者，谓之新病；张景岳注："小弱者气虚，涩者血少，气虚血少，病久而然。滑而浮者，脉之阳也，阳脉而疾，邪之盛也，邪盛势张，是为新病。"

⑪脉急：指脉弦急。吴崑："急，弦急也。是为厥阴病脉，故曰疝瘕少腹痛。"

⑫脉滑曰风，脉涩曰痹：高士宗注："脉滑为风者，风为阳邪，善行数变，故脉滑也。脉涩为痹者，痹主闭拒，血气凝滞，故脉涩也。"

⑬缓而滑曰热中：王冰注："缓，谓纵缓之状，非动之迟缓也。"马莳说："脉来缓而滑者，缓为脾脉有余，滑为胃火甚盛，故为热中。"

⑭盛而紧曰胀：紧脉主寒，盛为邪实，寒实于内，故为胀满，王冰："寒气痞满，故脉盛紧也。"

⑮脉从阴阳，病易已；脉逆阴阳，病难已：张景岳注："阴病得阴脉，阳病得阳脉，谓之从，从者易已；脉病相反者为逆，逆者难已。"

⑯不间藏：《难经·五十三难》云："间藏者，传其所生也。"不间藏，即传其所克之脏。张景岳："不间藏者，如木必乘土则肝病传脾，土必乘水则脾病传肾之类。"

【语译】

本段经文论寸口脉象的主病情况。

要知道寸口脉的太过与不及情况，寸口脉应指而短，主头痛。寸口脉应手而长，主足胫痛。寸口脉应手急促有力，上搏指下，主肩背痛。寸口脉沉而紧，主病在内脏。寸口脉浮而盛大，主病在表。寸口脉沉而实劲有力，主胁下有积聚，腹中有积块横阻作痛。寸口脉浮而急迫，如浮紧、浮数之类，主寒热病。脉象盛大滑而坚劲，主病在外。脉象细小而坚劲有力，主病在内。脉象细小而滞涩，乃是新病。脉象滑浮而数疾，乃是久病。脉象弦急，主疝气瘕聚、少腹疼痛。脉滑是风病，脉涩是痹证。脉缓而滑，是中焦有热。脉盛大而紧，主胀满病证。脉象的阴阳属性与病证的阴阳属性相一致者，其病易愈；脉象的阴阳属性与疾病的阴阳属性相反者，其病难愈。脉象与四时的阴阳变化相应，虽病而无他害；脉象与四时阴阳变化相反，以及不间脏而传变的病，是难以治愈的。

【原文】

臂多青脉，曰脱血①。尺脉缓涩②，谓之解㑊③；安卧脉盛，谓之脱血④；尺涩脉滑，谓之多汗⑤；尺寒脉细，谓之后泄⑥；脉尺粗常热者，谓之热中⑦。

【注释】

①臂多青脉，曰脱血：臂，尺肤，即前臂内侧自肘关节至腕关节部位的肌肤。脱血，即失血。王冰注："血少脉空，客寒因入，寒凝血汁，故脉色青也。"

②尺脉缓涩：依《素问校释》作"尺缓脉涩"，则与下文"尺涩脉滑""尺寒脉细"体例相合，尺缓脉涩，谓尺肤弛缓而脉象涩。

③解㑊：高士宗注："解，懈同；……解㑊（yì），犹懈怠。"陆九芝《世补斋医书》云："解㑊……皆倦怠之病也。"

④安卧脉盛，谓之脱血：《素问绍识》按："此句当作'尺热脉盛，谓之脱血'。"刘衡如说："安卧二字，当是后人沾注，误入正文。"二说待考。

⑤尺涩脉滑，谓之多汗：张景岳："尺肤涩者，营血少也；尺脉滑者，阴火盛也。阳盛阴虚，故为多汗。《阴阳别论》曰'阳加于阴谓之汗'。"

⑥尺寒脉细，谓之后泄：后泄，大便泄泻。张景岳："尺肤寒者，脾之阳衰，以脾主肌肉四肢也。尺脉细者，肾之阳衰，以肾主二阴下部也，脾肾虚寒，故为后泄。"

⑦脉尺粗常热者，谓之热中：脉尺粗常热，当作"脉粗尺常热"。高士宗注："脉粗肤热，则阳气有余，故谓之热中。"

本段经文论诊尺肤与诊脉合参。

前臂尺肤部位多现青色的经脉，是失血。若尺肤弛缓而脉涩，是气血不足，主倦怠之病。若倦怠嗜卧而脉反盛大，主有大失血。如果尺肤干涩而脉滑，为阳热有余，主多汗病证。如果尺肤寒冷而脉细，为寒湿在里，主泄泻病证。如果尺肤发热而脉粗大，是内热证。

【原文】

颈脉动喘疾咳①，曰水。目裹②微肿如卧蚕起之状③，曰水。溺黄赤安卧者，黄疸④。已食如饥者，胃疸⑤。面肿曰风；足胫肿曰水⑥。目黄者曰黄疸。妇人手少阴脉动甚⑦者，妊子也。

【注释】

①颈脉动喘疾咳：颈脉，指颈部人迎脉。动喘疾咳，《太素》作"动疾喘咳"，动疾者，搏动之甚也。王冰注："颈脉盛鼓而咳喘也。"

②目裹：即眼胞。张景岳："目裹者，目下之胞也，胃脉之所至，脾气之所主。"

③卧蚕起之状：即蚕眠之后皮色光亮浮肿之状。

④黄疸：又称黄瘅。《灵枢·论疾诊尺》云："身痛而色微黄，齿垢黄，爪甲上黄，黄疸也。"

⑤胃疸：胃热之病。丹波元简注："疸、瘅同。即前篇所谓消中，后世所称中消渴也。"

⑥面肿曰风，足胫肿曰水：张景岳注："风为阳邪，故面肿者曰风，阳受风气也。水为阴邪，故足胫肿者曰水，阴受湿气也。"

⑦手少阴脉动甚：手少阴脉，是指神门穴部位的动脉。王冰："手少阴脉，谓掌后陷者中，当小指动而应手者也。"

【语译】

本段经文论诊颈部脉及风水、黄疸的诊察要点。

颈部人迎的脉搏跳动急迫，并见频频咳嗽，是水气病。眼睑微肿，如卧蚕肿起之状，也是水气病。小便色黄赤，并且困倦嗜卧，为湿热，是黄疸病。已食之后而立觉饥饿，为胃热，是胃疸病。面部浮肿的，是风病；足胫部浮肿的，是水病。目睛发黄的，是黄疸病。妇人手少阴经脉的神门穴处脉搏跳动的，是妊娠的征象。

【原文】

脉有逆从四时，未有藏形①，春夏而脉瘦②，秋冬而脉浮大，命曰逆四时也。风热而脉静，泄而脱血脉实，病在中脉虚，病在外脉涩坚者，皆难治，命曰反四时③也。

【注释】

①未有藏形：没有表现本脏应时的脉象。马莳："逆四时者，未有正脏之脉相形，而他脏之脉反见。"

②脉瘦：王冰注："脉瘦，谓沉细也。"《玉机真藏论》作"春夏而脉沉涩"，义略同。

③命曰反四时：吴崑删去"四时"二字，注曰："风热之病，脉宜躁而反静；泄而脱血，脉宜虚而反实；病在中，脉宜实而反虚；病在外，脉宜浮滑而反坚涩，皆为难治。命曰脉与证相反也。"

【语译】

本段经文论述脉逆阴阳。

脉象有违背四季变化的情况，没有表现本脏应时的脉象。如在春夏季令脉象反而见沉细，秋冬季令脉象反而见浮大，这便是违背四时的脉象。患风热病而脉反沉细；患泄泻失血之病而脉反实大；病邪在里而脉反虚弱；病邪在表而脉反涩沉的，都是难治之证，这是脉与证相反也。

【原文】

人以水谷为本，故人绝水谷则死，脉无胃气亦死。所谓无胃气者，但得真藏脉①，不得胃气也。所谓脉不得胃气者，肝不弦，肾不石也。

【注释】

①真藏脉：是脉无胃气而真脏之气独现的脉象。

【语译】

本段经文强调脉无胃气者死。

人的生存以水谷为根本，所以人断绝了水谷就要死亡，如果脉象没有胃气，也是要死亡的。所说的脉象无胃气，就是只见到真脏之气败露的脉象，而不见柔和从容有胃气的脉象。所谓脉象没有胃气，就是春天肝所主时的脉象不是弦而柔和，夏天心所主时的脉象不是洪而柔和，秋天肺所主时的脉象不是浮而柔和，冬天肾所主时的脉象不是沉而柔和。

【按语】

所谓"真藏脉"，顾名思义，是指真脏之气败露的脉象。《素问·玉机真藏论篇》云："真肝脉至，中外急，如循刀刃责责然，如按琴瑟弦……真心脉至，坚而搏，如循薏苡子累累然……真肺脉至，大而虚，如以毛羽中人肤。……真肾脉至，搏而绝，如按弹石辟辟然。……真脾脉至，弱而乍数乍疏。……诸真藏脉见者，皆死不治也。"本条原文又明确指出，"但得真藏脉，不得胃气也"，说明真藏脉即是无胃气的脉象。张景岳说："若脉无胃气，而真藏之脉独见者死，即前篇所谓但弦无胃、但石无胃之类是也。然但弦、但石虽为真藏，若肝无气则不弦，肾无气则不石，亦由五脏不得胃气而然，与真藏无胃者等耳。"

【简析】

《平人气象论》着重描述了四时、五脏的平、病、死脉的不同形象，并以脉象中有无胃气作为区别的关键。它突出了人以水谷为本，脉以胃气为本的思想。此外，篇中还提出了一系列诊断方法，为后世脉学的发展提供了重要的理论依据。

1. 平息调脉为法

古人诊脉，是以正常人的一呼一吸（一息）为标准，来测候病人的脉搏至数，即所谓"常以不病调病人，医不病，故为病人平息以调之为法"。

正常人的脉搏至数是一息四至，或者一息达到五至。"人一呼脉再动，一吸脉亦再动，呼吸定息脉五动，闰以太息，命曰平人"。它与现代公认的一般脉率相比较，成年人按每分钟十八息计算，脉应七十二至。这说明古今的计数方法基本是一致的。如果少于此数即是病脉，"人一呼脉一动，一吸脉一动，曰少气"。如果多于此数亦是病脉，"人一呼脉三动，一吸脉三动而躁，尺热曰病温……"更有甚者，便是死脉，"人一呼脉四动以上曰死"。《内经》提出的这种平息调脉的方法，是祖国医学几千年以来一直应用的以常测变的诊脉方法。

2. 脉以胃气为本

经文指出："平人之常气禀于胃，胃者平人之常气也，人无胃气曰逆，逆者死。"胃气是人体生命活动的根本，人的脏腑经脉、形体肌肤、气血津液都要依靠胃气的滋养，而人的脉象反映了脏腑气血的盛衰，亦必以胃气为本。《素问·五藏别论篇》指出："胃者，水谷之海，六府之大源也。五味入口藏于胃，以养五藏气，气口亦太阴也。是以五藏六府之气味，皆出于胃，变见于气口。"因此，从脉象的胃气有无，可以判断疾病的轻重，预后的好坏，生命的存亡。所以说："人以水谷为本，故人绝水谷则死，脉无胃气亦死。"

如何判断脉象有胃气？《素问·玉机真藏论篇》指出："脉弱以滑，是有胃气。"《灵枢·终始》又指出："谷气来也徐而和。"本篇原文又说，"春胃微弦曰平""夏胃微钩曰平""长夏胃微软弱曰平""秋胃微毛曰平""冬胃微石曰平"。四时脉象虽有春弦、夏钩、秋毛、冬石之分，但均以和缓柔滑为宜。所以《类经》说："大都脉来时宜无太过无不及，自有一种雍容和缓之状者，便是胃气之脉。"《医源·切脉源流论》又说："胃气脉和柔轻缓，匀净分明，三部九候皆要如此。"

怎样识别脉无胃气？原文指出："所谓无胃气者，但得真藏脉，不得胃气也。"所谓"真藏脉"，《素问·玉机真藏论篇》作了"真肝脉至，中外急，如循刀刃责责然，如按琴瑟弦……"等描述，本篇又作了"肝不弦、肾不石"和"但弦无胃""但石无胃"等描述。真藏脉的出现，便是胃气绝的表现，故《素问·玉机真藏论篇》指出："诸真脏脉见者，皆死不治也。"

3. 脉合阴阳为纪

《内经》论脉，强调"脉合阴阳"。本篇经文指出："脉从阴阳病易已，脉逆阴阳病难已。"《素问·阴阳应象大论篇》还指出:"察色按脉,先别阴阳。"《素问·脉要精微论篇》又指出:"脉妙在脉,不可不察,察之有纪,从阴阳始。……是故声合五音,色合五行,脉合阴阳。"可见脉合阴阳是切脉之纲纪,综析其义,主要有四个方面。

(1)脉应四时合阴阳。人与天地相应,在不同的时令之中,人的脉象也随着自然界的阴阳变化而变化。《素问·脉要精微论篇》已经明确指出:"四变之动,脉与之上下,以春应中规,夏应中矩,秋应中衡,冬应中权……阴阳有时,与脉为期。"《素问·玉机真藏论篇》又云:"春脉如弦……故其气来,软弱轻虚而滑,端直以长,故曰弦,反此者病。夏脉如钩……故其气来盛去衰,故曰钩,反此者病。秋脉如浮……故其气来,轻虚以浮,来急去散,故曰浮,反此者病。冬脉如营……故其气来沉以搏,故曰营,反此者病。"这些描述,无非说明人体的脉象要合于四时阴阳的变化。

如果人体脉象的变化与四时阴阳的变化不相适应,春规、夏矩、秋衡、冬权不合于度,甚至与之相悖,便是脉逆四时阴阳。本篇经文指出:"春夏而脉瘦,秋冬而脉浮大,命曰逆四时也。"春夏阳气主升而当旺,脉象当趋洪大,而脉反沉细者,是为逆象;秋冬阳气主降而潜藏,脉象当趋沉小,而脉反浮大者,亦为逆象。《素问·玉机真藏论篇》指出:"脉从四时,谓之可治;……脉逆四时,为不可治。"张景岳说:"春得弦,夏得钩,秋得毛,冬得石,谓之顺四时,虽曰有病,无他虞也。"与此相反,如王冰所说:"春得秋脉,夏得冬脉,秋得夏脉,冬得四季脉,皆谓反四时,气不相应,故难已也。"

(2)脉证逆从合阴阳。脉有阴阳之分,证有阴阳之别。《内经》认为,脉象的阴阳与病证的阴阳是否相合,乃是判断疾病顺逆,推测预后好坏的一条重要依据。如本篇所云:"风热而脉静,泄而脱血脉实,病在中脉虚,病在外脉涩坚者,皆难治。"《素问·玉机真藏论篇》又云:"病热脉静,泄而脉大,脱血而脉实,病在中脉实坚,病在外脉不实坚者,皆难治。"彼此都说明了脉象与病证的阴阳相逆则"皆难治"。它表明了《内经》脉证逆从合阴阳的思想,所以王冰说:"脉病相应谓之从,脉病相反谓之逆。"

对于脉证逆从合阴阳,后世医家多有阐发。如王叔和《脉经》云:"阳病见阴脉者反也,主死;阴病见阳脉者顺也,主生。"华佗《中藏经》又云:"阴得阴者从,阳得阳者顺,违之则逆。"张仲景《伤寒论》云:"凡阴病见阳脉者生,阳病见阴脉者死。"《景岳全书》论述更为具体:"凡内出不足之证,忌见阳脉,如浮、洪、紧、数之类是也;外入有余之病,忌见阴脉,如沉、细、微、弱之类是也。如此之脉,最不易治。凡有余之病,脉宜有力有神,如微、涩、细、弱而不应手者,逆之兆也;凡不足之病,脉宜和缓柔软,若洪、大、实、滑、浮、数者逆也。凡暴病脉来浮、洪、数、实者为顺;久病脉来微、缓、软弱者为顺。若新病而沉、微、细、弱；久病而浮、洪、数、实者，皆为逆也。凡脉证贵乎相合，设若证有余而脉不足，脉有余而证不足，轻者亦必延绵，重者即危亡之兆。经曰：'脉小以涩，谓之久病；脉浮以滑，谓之新病。'故有余之病，忌见阴脉；不足之病，忌见阳脉。久病忌见数脉，新暴之病而见形脱脉脱者死。"这些论述，不仅阐明了《内经》脉证逆从合阴阳的意义，而且对于临床实践亦深有启发。

（3）切脉部位合阴阳。《内经》所述诊脉部位颇多，亦不离乎阴阳归类。如《素问·三部九候论篇》谓诊脉有三部九候："有下部，有中部，有上部，部各有三候，有天、有地、有人也。"三部九候以上下而分，上部为阳，候头部五官之气；下部为阴，候脏腑之气。以手足而分，手部脉以候心肺胸中之气为阳；足部脉以候肝脾肾之气为阴。脉分三部九候，其实是以阴阳而分别之，故《素问·离合真邪论篇》说："不知三部者，阴阳不别，天地不分。"此乃三部九候脉法合阴阳。

又《灵枢·四时气》说："气口候阴，人迎候阳。"《灵枢·禁服》说："寸口主中，人迎主外。"寸口脉与人迎脉有阴阳之区分，通过二脉的比较，可以分辨疾病的阴阳盛衰。一般而言，人迎脉过大于寸口者，病在阳经；寸口脉过大于人迎者，病在阴经。《灵枢·终始》所谓"持其脉口人迎，以知阴阳有余不足，平与不平，天道毕矣"。此乃寸口、人迎脉法合阴阳。

此外，《难经》将寸口脉分为寸、关、尺三部而别其阴阳。《难经·三难》云："从关至尺是尺内，阴之所治也；从关至鱼际是寸口内，阳之所治也。"这种划分法，为后世的寸口诊脉分阴阳奠定了基础。清代徐灵胎说："关以下为尺，主肾肝而沉，故属阴；……关上为寸口，主心肺而浮，故属阳。"此乃寸口脉法合阴阳。

（4）脉象动态合阴阳。脉象有太过与不及之分，有动态至数之异，究其性质，亦不外阴阳两类。

以太过、不及而言，如本篇记载："欲知寸口太过与不及，寸口之脉中手短者，曰头痛。寸口脉中手长者，曰足胫痛。寸口脉中手促上击者，曰肩背痛。寸口脉沉而坚者，曰病在中。寸口脉浮而盛者，曰病在外。"王冰注曰："短为阳气不足，故病于头；长为阴气太过，故病于足；阳盛于上，故肩背痛。沉坚为阴，故病在中；浮盛为阳，故病在外也。"由此说明，寸口脉的太过与不及，可辨阴阳之盛衰，断证候之虚实。

此外，《素问·阴阳别论篇》对脉象的动态及至数进行了阴阳归类："所谓阴阳者，去者为阴，至者为阳；静者为阴，动者为阳；迟者为阴，数者为阳。"《素问·脉要精微论篇》又云："诸浮不躁者，皆在阳；……诸细而沉者，皆在阴。"对此，后世脉学并有诸多发挥。《难经·四难》云："脉有阴阳之法……浮者阳也，滑者阳也，长者阳也；沉者阴也，短者阴也，涩者阴也。"《中藏经》又云："短涩沉迟伏皆属阴，数滑长浮紧皆属阳。"《脉经》亦云："凡脉大为阳，浮为阳，数为阳，动为阳，长为阳，滑为阳。沉为阴，涩为阴，弱为阴，弦为阴，短为阴，微为阴。"《伤寒论》更云："脉有阴阳何谓也？答曰：凡脉大浮数动滑，此名阳也；脉沉涩弱弦微，此名阴也。"诸家之述虽不尽一致，然其基本观点皆以主表、主热、主实的脉象为阳；主里、主寒、主虚的脉象属阴。归其大类，总不离乎阴阳。

4. 几种诊脉方法

（1）诊寸口。本篇经文论述了浮、沉、大、小、长、短、滑、涩 8 种脉象的主病情况。其中有指病位而言者，如寸口脉短主头痛，病在上；寸口脉长主足胫痛，病在下。脉浮者病在外；脉沉者病在内。有指病性而言者，如"脉滑曰风，脉涩曰痹"。有指病程而言者，如"脉小弱以涩，谓之久病；脉滑浮而疾者，谓之新病"。由于《内经》重视寸口脉象主病，故后世诸家以此作为脉学的主要内容。

（2）诊虚里。虚里"贯鬲络肺，出于左乳下"，实为心尖搏动处。而古人认识到虚里是阳明胃经的又一大络，"脉宗气也"，可以诊断心肺病变，可以判定生死存亡。这种认识恰与现代西医听心音的诊察部位相吻合，实在是中医诊疗疾病的伟大之处。

（3）诊尺肤。诊尺肤与诊脉合参，是《内经》时代比较重视的诊断方法。《灵枢·诊疾论尺》作了具体论述："尺肤滑其淖泽者，风也。尺肉弱者，解㑊；安卧脱血者，寒热，不治。尺肤滑而泽脂者，风也。尺肤涩者，风痹也。尺肤粗如枯鱼之鳞者，水泆饮也。尺肤热甚，脉盛躁者，病温也；其脉盛而滑者，病且出也。尺肤寒，其脉小者，泄、少气。尺肤炬然先热后寒者，寒热也。尺肤先寒，久大之而热者，亦寒热也。肘所独热者，腰以上热；手所独热者，腰以下热。肘前独热者，膺前热；肘后独热者，肩背热；臂中独热者，腰腹热；肘后粗以下三四寸热者，肠中有虫。掌中热者，腹中热；掌中寒者，腹中寒。鱼上白肉有青血脉者，胃中有寒。尺炬然热，人迎大者，当夺血。尺坚大，脉小甚，少气，悗有加，立死。"本篇又提出了寸口与尺肤合参的诊法，如"尺缓脉涩""尺涩脉滑""尺寒脉细""脉粗尺常热"等。可互参。

（4）诊人迎及手少阴脉。经文指出："颈脉动……曰水。""妇人手少阴脉动甚者，妊子也。"本篇对此内容虽未作详论，但在《内经》中却多处提及，如《灵枢》之"终始""禁服"等篇中论述了诊人迎脉的具体内容；《灵枢·论疾诊尺》亦提出诊"女子手少阴脉动甚者，妊子"。毫无疑问，这都是古人诊脉的重要方法之一。

5. 几种疾病的诊察要点

（1）水肿病的诊察要点。"颈脉动喘疾咳曰水，目裹微肿，如卧蚕起之状，曰水。"《灵枢·水胀》对此有较详记载："水始起也，目窠上微肿，如新卧起之状，其颈脉动，时咳，阴股间寒，足胫肿，腹乃大，其水已成矣。"可见颈脉搏动急迫，又见频频咳嗽，眼胞微肿，是水肿病初起的征候。张仲景《金匮要略》作了进一步论证："视人之目窠上微壅，如蚕新卧起状，其颈脉动，时时咳……风水。"

（2）黄疸、胃疸的诊察要点。"溺黄赤安卧者，黄疸""目黄者黄疸"。关于黄疸病的诊察，《灵枢·论疾诊尺》有相关记载："而（面）色微黄，齿垢黄，爪甲上黄，黄疸也。安卧，小便黄赤。"可见身黄、尿黄、目黄是黄疸病的诊察要点。

"已食如饥者，胃疸。"关于胃疸，《灵枢·师传》亦云："胃中热则消谷，令人悬心善饥。"可见多食而易饥是胃疸的特点。《素问吴注》谓："善食而饥，名曰消中。"

（3）风肿与水肿的鉴别。"面肿曰风，足胫肿曰水。"张景岳释曰："风为阳邪，故面肿者曰风，阳受风气也。水为阴邪，故足胫肿者曰水，阴受湿气也。"由于风邪为肿是肿在上部，而水湿浸渍是肿在下部，故《金匮要略》特别指出："诸有水者，腰以下肿，当利小便；腰以上肿，当发汗乃愈。"

经脉别论篇第二十一（节选）

本篇提出经脉的应变，饮食精微的输布等问题，借以表明人体经脉的变化作用。由于它不是研究经脉循环的正论，故称"经脉别论"。吴崑说："言经脉别有所论，出于常谈之外也。"

【原文】

黄帝问曰：人之居处、动静①、勇怯②，脉亦为之变乎③？岐伯对曰：凡人之惊恐恚劳④动静，皆为变也。是以夜行则喘出于肾⑤，淫气⑥病肺。有所堕恐⑦，喘出于肝，淫气害脾。有所惊恐，喘出于肺，淫气伤心。度水跌仆，喘出于肾与骨⑧。当是之时，勇者气行则已，怯者则着而为病也。故曰：诊病之道，观人勇怯、骨肉、皮肤，能知其情，以为诊法也。

【注释】

①居处、动静：居处，指居住环境。动静，指劳动和安逸。

②勇怯：既指精神勇怯，又指体质强弱。吴崑："壮者谓之勇，弱者谓之怯。"

③脉亦为之变乎：脉，经脉。张景岳："脉以经脉血气统言之也。"意谓经脉血气也因此而发生变化。

④恚劳：恚，恨怒之意。吴崑："恚，小怒也。"劳，这里主要指劳心、忧思之类。

⑤喘出于肾：喘，脉喘，指经脉急迫。

⑥淫气：妄行逆乱为害之气。"新校正"引全元起注："淫气者，阴阳之乱气。"

⑦堕恐：疑是"堕怒"。《灵枢·邪气藏府病形》云："有所堕坠，恶血留内；若有所大怒，气上而不下，积于胁下则伤肝。"

⑧肾与骨：《难经·四十九难》虞注引"骨"作"胃"，考《素问·宣明五气篇》云"胃为……恐"，是知恐既可伤肾，又可伤胃，故本句"肾与骨"可作"肾与胃"。

【语译】

本段经文以喘为例，论发病与勇怯相关。

黄帝问道：人的居处环境、劳动安逸、体质强弱各有不同，经脉血气也因之而发生变化吗？岐伯回答：一般而言，人的情志如惊吓、恐惧、忿怒，以及身体的劳累活动和休息，其经脉血气都会受到影响而发生变化。所以在夜晚行走时，其经脉急迫出于肾，若其气逆乱妄行，还会伤害肺脏。如果因为堕坠或忿怒，其经脉急迫出于肝，若其气逆乱妄行，还会伤害脾脏。如果因为惊吓、恐惧，其经脉急迫出于肺，若其气逆乱妄行，还会伤害心脏。如果因为渡水跌仆，其经脉急迫出于肾与胃，在这个时候，身体强壮精神健旺的人，经脉气血畅行，就不会发生疾病；身体虚衰精神怯弱的人，就会使经脉气血紊乱，发生疾病。所以说，诊病的法则，要观察人的精神和体质的强弱，骨肉和皮肤的形态，从而了解病情，以此作为诊察疾病的大法。

【按语】

本文"喘出于肾""喘出于肝"之"喘"字，诸家解释不一：杨上善、王冰等作"气喘"，多有宗其说者。《素问校释》提出作"脉喘"解，并引《大奇论》"脉至如喘"，《脉经》"浮之不喘""浮之而喘"为据。《素问校注语译》引孙鼎宜说"喘当作惴"，并以《释文》"惴本作喘"为据。观本节经文，前言喘、后言汗，是以喘、汗对举为例。《素问·举痛论篇》"劳则喘息汗出"，即是一喘一汗。据此而论，"喘"字似宜理解为"气喘"。然本段经文开首提出"脉亦为之变乎"，故后文明显指经脉变化为言，而此"喘"字当理解为"脉喘"，即经脉急迫之意也。

【原文】

故饮食饱甚，汗出于胃①。惊而夺精②，汗出于心。持重远行，汗出于肾。疾走③恐惧，汗出于肝。摇体劳苦，汗出于脾。故春秋冬夏，四时阴阳，生病起于过用，此为常④也。

【注释】

①饮食饱甚，汗出于胃：张琦注："汗为阴液，由阳气外泄，饱食胃满气溢，故胃津外出。"

②夺精：指精神散乱。夺，脱也。

③疾走：即快跑。《释名》："疾行曰趋，疾趋曰走。"《灵枢·经脉》中的"弃衣而走"，《山海经》中的"夸父与日逐走"，"走"皆"跑"之义。

④此为常：常，恒也。引申为规律。这是一般的规律。

【语译】

本段经文以汗为例，论生病起于过用。

当人在饮食过饱的时候出汗，此汗出于胃。猝然受到惊吓使精神散乱而出汗，此汗出于心。负重物而远行出汗，此汗出于肾。奔跑时又受恐惧而出汗，此汗出于肝。运动劳力过度而出汗，此汗出于脾。由于各种因素可以影响五脏经脉，所以在春夏秋冬四时阴阳变化之中，生病的原因，多是由于体力、饮食、劳累、精神等各个方面的过度所引起，这是一般的规律。

【原文】

食气①入胃，散精②于肝，淫气③于筋。

食气入胃，浊气归心④，淫精⑤于脉。脉气流经，经气归于肺，肺朝百脉⑥，输精于皮毛。毛脉合精⑦，行气于府⑧，府精神明⑨，留于四藏⑩，气归于权衡⑪，权衡以平，气口成寸⑫，以决死生。

饮⑬入于胃，游溢精气⑭，上输⑮于脾，脾气散精，上归于肺，通调水道⑯，下输膀胱，水精四布，五经⑰并行。合于四时五藏阴阳⑱，揆度以为常⑲也。

【注释】

①食气：指食物。

②散精：散布精微。

③淫气：淫，淫溢、浸淫之意。《说文》："浸淫随理也。"这里指淫溢精微之气。

④浊气归心：浊气，指食物精微中的浓厚部分，张景岳："浊，言食气之厚者也。"谓浓厚的精微归入心脏。

⑤淫精：淫溢精气。与上文"散精""淫气"同义。

⑥肺朝百脉：肺受百脉朝会，又输布精气朝会百脉。

⑦毛脉合精：指气血相合。盖肺主皮毛，心主血脉；肺藏气，心藏血。故张志聪说："毛脉合精者，血气相合也。"

⑧行气于府：府，指经脉。

⑨府精神明：府精，指经脉中的精气。神明，变化运动。

⑩留于四藏：留，通流。四藏，当指心肝脾肾。马莳："始行于手太阴肺经，通于心肝脾肾之四脏。"

⑪气归于权衡：权衡，均衡之意。高士宗："权衡，称物而得其平也。"意谓精气的输布达到均衡状态。

⑫气口成寸：气口，即寸口。马莳："与鱼际相去一寸，故名成寸。"

⑬饮：泛指各种饮料。

⑭游溢精气：张景岳注："游：浮游也；溢：涌溢也。"意谓浮游涌溢精气。

⑮上输：上，就升清的作用而言。

⑯水道：指三焦水道。《灵兰秘典论》云："三焦者，决渎之官，水道出焉。"

⑰五经：张景岳注："五脏之经络也。"

⑱四时五藏阴阳：高士宗注："四时之阴阳，即五脏之阴阳；五脏之阴阳，即

四时之阴阳。故阴阳揆度，天人合一。"

⑲揆度以为常：揆（kuí）度，度量、调节之意。常，常规。王冰："揆度盈虚，用为常道。"

【语译】

本段经文以饮食精微的输布为例，论经脉之用。

食物入胃之后，经过脾气的运化，其中一部分精微之气输布到肝脏，再由肝脉淫溢精气滋养全身的筋膜。

食物入胃之后，经过脾气的运化，其中浓稠的精气注入心脏，由心脏淫溢精气到血脉之中。血脉之气流行在经络里，经络的血气又流归于肺脏，全身的血脉朝会于肺，肺脏汇聚百脉之后，再将精气输布到皮毛以滋养皮毛。肺气与血脉相合之后，又转而运行于经脉之中，经脉中的血气运行正常，便周流于心、肝、脾、肾诸脏，使精气的输布保持均衡状态。精气的输布均衡则脏腑之气正常，从而可以反映在气口一寸部位的脉搏之上，因此，诊察气口的脉搏，可用以决断人的死生。

水液进入胃中，浮游涌溢精气，上升输布于脾，由脾散布精气又上升而输布到肺。在肺气的作用下，精气疏通调节三焦水道，使水液下输于膀胱。如此则水精四布于周身皮毛，并随着五脏之经脉一并运行。水精之气的运行，随着四时五脏的阴阳变化而适当调节，是为水液输布的常规。

【按语】

对本文中"行气于府"的理解，诸家所释不一，王冰、马莳、张景岳等释"府"为膻中，释"气"为宗气。理由是"宗气积于胸中"。吴崑释"行气于玄府"，并谓"玄府者，腠理也"。可是《素问·水热穴论篇》明确记载："玄府者，汗空也。"张志聪、高士宗等谓"行气于六府"。可是原文是"毛脉合精，行气于府……留于四藏"，难道精气是先行于六腑，后行于四脏？此说显然不妥。观《素问·脉要精微论篇》云："脉者，血之府。"因此，依《素问译释》作"还流归入于脉"，此"府"指经脉，较切经义。

又"留于四藏"之"四藏"所指，诸家认识亦异，或谓心肝脾肾，或谓肺肝脾肾。观本段前文为"肺朝百脉"，后文为"气口成寸，以决死生"，均是以肺为主导，因而"四藏"当指心肝脾肾，其实是泛指整个脏腑。

【简析】

本文讨论了有关经脉方面的两个问题，并以之阐明了以下几个理论观点。

1. 脉随动静而变，病依勇怯而生

经文指出："凡人之惊恐恚劳动静，（脉）皆为（之）变也。"以喘为例，喘者急迫之义也。由于不同的因素影响不同的脏腑经脉，于是有"喘出于肾""喘出于肝""喘出于肺"之区别。以汗为例，汗属津液，由于不同的因素影响不同的脏腑经脉，于是又有"汗出于胃""汗出于心""汗出于肝""汗出于脾""汗出于肾"的区分。以此表明，同一种表现，如果诱因不同，则会影响不同的脏腑经脉，其变化机制亦各有所别，这是《内经》辨证思想的又一具体体现。

经文同时指出："勇者气行则已，怯者则着而为病。"明确提出了人的体质盛衰、精神强弱与疾病发生与否的关系问题，再次阐明了《内经》有关发病学的思想观点。它与《素问·上古天真论篇》所说"精神内守，病安从来"；《素问·评热病论篇》所说"邪之所凑，其气必虚"；《素问·刺法论篇》所说"正气存内，邪不可干"；《灵枢·百病始生》所说"两虚相得，乃客其形"的思想理论是一致的。

2. 生病起于过用

经文指出："生病起于过用，此为常也。"过用，指过度耗用。凡人的饮食、情志、劳逸等等方面的过度，皆可以损伤正气，发生疾病，这是发病学的一条规律。张景岳说："五脏受气，强弱各有常度，若勉强过用，必损其真，则病之所由起也。"

比如饮食方面，过饱则生病，过饥则生病；五味偏嗜过度亦能生病，饮食过寒过热皆能生病。《素问·痹论篇》云："饮食自倍，肠胃乃伤。"《素问·生气通天论篇》云："因而饱食，筋脉横解，肠澼为痔；因而大饮，则气逆。"此饮食过饱生病也；《灵枢·五味》："谷不入半日则气衰，一日则气少。"此饮食过饥生病也；《素问·五藏生成篇》："多食咸，则脉凝泣而变色；多食苦，则皮槁而毛拔；多食辛，则筋急而爪枯；多食酸，则肉胝䐃而唇揭；多食甘，则骨痛而发落。"此饮食五味偏嗜生病也。《灵枢·师传》："食饮者，热无灼灼，寒无沧沧。"此示饮食过寒过热生病也。

再如劳逸方面，过劳则生病，过逸亦生病。《素问·举痛论篇》云："劳则气耗。"《灵枢·邪气藏府病形》云："有所用力举重，若入房过度……则伤肾。"《素问·宣明五气篇》云："久视伤血，久卧伤气，久坐伤肉，久立伤骨，久行伤筋。"说明劳与过逸皆可以使人致病。

又如情志方面，《内经》作了大量论述，如《素问·阴阳应象大论篇》谓"暴怒伤阴，暴喜伤阳"。《灵枢·百病始生》谓："忧思伤心""忿怒伤肝"。《灵枢·本神》谓："怵惕思虑则伤神""愁忧而不解则伤意""悲哀动中则伤魂""喜乐无极则伤魄""盛怒而不止则伤志""恐惧而不解则伤精"。此皆情志过度伤人致病者也。

凡此说明，生病起于过用，是《内经》发病学的基本观点之一，如高士宗《医学真传》所说："人身本无病也，凡有所病，皆自取之。或耗其精，或劳其神，或夺其气，种种皆致病之由。"

3. 饮食精微的输布

（1）关于食物精微的输布。"食气入胃，散精于肝，淫气于筋"：由肝淫溢精气而滋养筋，说明了肝与筋的关系，为"肝主身之筋膜"提供了理论依据。

"食气入胃，浊气归心，淫精于脉"：它说明，心血的来源是胃中的水谷精气，进一步论证了《灵枢·决气》"中焦受气取汁，变化而赤，是谓血"的理论。

"肺朝百脉，输精于皮毛，毛脉合精……留于四藏"：经文指出，百脉朝会于肺之后，在肺气的作用下，精气外输于皮毛，内注于脏腑。它表明，人体血脉的运行必须依靠肺气的推动作用，也就是气对血的主导作用。后世医家因此认识到"气为血帅"，李东垣创当归补血汤，用黄芪五倍于当归；王清任创补阳还五汤用黄芪四两，寓补血必先补气，行血必先行气，二者从实践中证实了"气为血帅"的理论。

"气口成寸，以决死生"：指出了诊察寸口脉的原理及其重要价值。《素问·五藏别论篇》曾指出："气口何以独为五藏主？"彼此可以互参。《难经·一难》云："寸口者，脉之大会，手太阴之脉动也。""寸口者，五藏六府之所终始。"其义亦本于此。

（2）关于水液的输布。经文指出："饮入于胃，游溢精气，上输于脾，脾气散精，上归于肺，通调水道，下输膀胱。"这里明确提出了胃、脾、肺、三焦、膀胱等脏腑在水液输布中的作用。其实还有一个重要脏气的作用，即《素问·逆调论篇》所云："肾者水藏，主津液。"《素问·水热穴论篇》又云："肾何以主水？……肾者，至阴也；至阴者，盛水也。"可见，水液的输布与肾气的作用是密切相关的。

归纳水液的输布过程，就五脏而言，主要在于脾、肺、肾三脏的作用，即肺气的宣降，脾气的运化，肾气的蒸腾。张景岳《景岳全书》说："盖水为至阴，故其本在肾；水化于气，故其标在肺；水惟畏土，故其制在脾。"临床辨治水肿病证，亦当以此为纲，或温肾利水，或宣肺利水，或健脾利水。如喻嘉言《医门法律》所言："然则水病以脾肺肾为三纲矣。"就六腑而言，主要在于胃、肠、膀胱、三焦的作用。胃主受纳；小肠主泌别清浊；大肠主传导；膀胱为"州都之官，津液藏焉，气化则能出矣"；三焦为"决渎之官，水道出焉"。

饮与食，在本篇原文中虽然分开而论，其实二者并不截然划分，因为二者同样受纳于胃，运化于脾，输注于心肺，然后布达全身，外濡皮毛，内溉脏腑。饮食的运化输布，既离不开脏腑的生化功能，又离不开经脉的输注作用。饮食精微的输布过程，充分体现了脏腑经脉的整体功能。

宣明五气篇第二十三

宣明，宣扬阐明。五气，五脏之气。本篇宣扬阐明人体五脏之气的生理、病理方面的活动变化规律；并按五行、五脏加以归类，是谓"宣明五气"。由于文章不用问答式，故称"篇"而不称"论"。

【原文】

五味所入：酸入肝，辛入肺，苦入心，咸入肾，甘入脾①，是谓五入②。

【注释】

①甘入脾：《太素》卷二在本句后有"淡入胃"三字，考《灵枢·九针论》亦有"淡入胃"三字，可参。

②五入：吴崑注："五味所入，各以类从，《易》所谓同气相求也。"

【语译】

本段经文论五味入五脏。

饮食五味入胃之后，各有不同的归属。酸味先入肝脏，辛味先入肺脏，苦味先入心脏，咸味先入肾脏，甘味先入脾脏，这便是五味的所入。

【原文】

五气所病①：心为噫②，肺为咳，肝为语③，脾为吞④，肾为欠⑤，为嚏⑥，胃为气逆为哕（yuě），为恐⑦，大肠小肠为泄，下焦溢为水⑧，膀胱不利为癃，不约为遗溺，胆为怒，是谓五病。

【注释】

①五气所病：张志聪注："五脏气逆而为病也。"

②心为噫：噫，《说文》"饱食息也"，俗称嗳气。《素问·脉解篇》云："太阴……所谓上走心为噫者，阴盛而上走阳明，阳明络属心，故曰上走心为噫也。"张琦说："噫为脾病而出于心，子传母也。火土之郁，气不得伸，则噫出之。"

③肝为语：高士宗注："病气在肝则为语；语，多言也。"

④脾为吞：张志聪注："脾主为胃行其津液，脾气病而不能灌溉于四脏，则津

液反溢于脾窍之口，故为吞咽之证。"

⑤肾为欠：欠，呵欠。《灵枢·口问》亦云："肾主为欠。"马莳说："阴阳相引，故数欠。……今曰肾之病者，盖肾属于阴，故欠由之。"

⑥为嚏：《灵枢·九针论》及《太素》均无此二字，丹波元简疑是衍文。

⑦为恐：《灵枢·九针论》及《太素》均无此二字，丹波元简疑是衍文。

⑧下焦溢为水：水，水肿。丹波元简云："三焦者，决渎之官，水道出焉。此以下焦与胃、大肠、小肠、膀胱、胆并称。则'下焦'即《灵兰秘典论》之'三焦'。"

【语译】

本段经文论五脏六腑之气为病可出现不同的表现。

心气不舒表现为噫气；肺气不肃表现为咳嗽；肝气不畅表现为多语；脾气不运表现为时时吞咽；肾气不足表现为呵欠与喷嚏。此外，六腑之气为病亦有不同表现，胃气不降表现为气逆、呃逆。大肠小肠之气为病表现为泄泻；下焦之气发生病变表现为水肿；膀胱之气不利表现为小便不通；膀胱之气不能约束表现为遗尿；胆气不宁表现为多怒；这些病变统称为五病。

【原文】

五精①所并②：精气并于心则喜，并于肺则悲，并于肝则忧，并于脾则畏，并于肾则恐，是谓五并，虚而相并者也。

【注释】

①五精：五脏之精气。

②所并：并，并聚之意。吴崑："并，合而入之也。五脏精气，各藏其脏则不病；若合而并于一脏，则邪气实之，各显其志。"

【语译】

本段经文论五脏精气相并，出现不同的情志变化。

五脏的精气，如果不能各藏其脏而合并于某一脏，则某一脏的脏气发生病变。若精气并于心，则表现为多喜笑；若精气并于肺，则表现为易悲伤；若精气并于肝，则表现为多忧虑；若精气并于脾，则表现为多畏惧；若精气并于肾，则表现为易恐惧。这就是所说的五精所并，是由某一脏之气偏虚，而他脏之气与之相并聚所表现的不同情况。

【按语】

本段论述五脏所藏的精气相并，影响人体正常的精神活动，从而出现各种情志的异常变化。由于五脏藏精又藏神，《灵枢·本神》指出，"肝藏血，血舍魂""脾藏营，营舍意""心藏脉，脉舍神""肺藏气，气舍魄""肾藏精，精舍志"。故五脏精气守藏的正常与否，自会影响神志的变化表现。从本段所述的规律来看，一是本脏之精气虚，出现本脏所主的情志变化；二是本脏之气偏实，出现相胜脏气所主的情志变化。而历代注家有谓五精所并是指实证者，有谓五精所并是指虚证者，其实五志与五脏的关系，既有其一定的规律，亦有其不同的变化，此中有虚有实，临床辨证，不可执一而论。

【原文】

五藏所恶①：心恶热，肺恶寒，肝恶风，脾恶湿，肾恶燥②，是谓五恶。

【注释】

①恶：憎厌之意。

②肾恶燥：张景岳注："肾属水而藏精，燥胜则伤精，故恶燥。"

【语译】

本段经文论五脏各有憎恶。

五脏各有憎恶：心属火，故恶热；肺主皮毛，故恶寒；肝属风木，故恶风；脾属湿土，故恶湿；肾主水，故恶燥。这些情况，称为五恶。

【原文】

五藏化液①：心为汗②，肺为涕，肝为泪，脾为涎，肾为唾③，是谓五液。

【注释】

①五藏化液：高士宗注："化液者，水谷入口，津液各走其道；五脏受水谷之精，淖注于外窍，而化为五液也。"

②心为汗：张景岳注："心主血，汗则血之余也。"

③肾为唾：吴崑注："唾出于廉泉二窍，二窍夹舌本，少阴肾脉循喉咙，夹舌本，故唾为肾液。"

【语译】

本段经文论五脏所化人体五液。

五脏各有所化之液：心脏所化之液为汗水；肺脏所化之液为鼻涕；肝脏所化之液为泪水；脾脏所化之液为口涎；肾脏所化之液为唾液。这些不同的液体各由五脏所主，统称五液。

【原文】

五味所禁①：辛走气②，气病无多食辛；咸走血③，血病无多食咸；苦走骨④，骨病无多食苦，甘走肉⑤，肉病无多食甘；酸走筋⑥，筋病无多食酸；是谓五禁，无令多食。

【注释】

①五味所禁：五味对五脏之病各有所禁忌。

②辛走气：肺主气，辛味入肺走气。张景岳："辛能散气也。"

③咸走血：《灵枢·五味论》云："血与咸相得则凝。"

④苦走骨：吴崑说："苦，阴也，骨亦阴也，气同则入；故苦走骨。骨得苦则阴益甚，骨重而难举矣。"

⑤甘走肉：汪昂注："肉得甘则壅气，胪肿益甚。"

⑥酸走筋：张景岳注："酸能收缩，故病在筋者无多食酸。"

【语译】

本段经文论五味各有禁忌。

五味对五脏之病各有禁忌。辛味入走气分，所以肺气有病者，不能过食辛味；咸味入走血分，所以心血有病者，不可过食咸味；苦味入走于骨，所以骨骼有病者，不可过食苦味；甘味入走于肌肉，所以肌肉有病者，不可过食甘味；酸味入走于筋，所以筋膜有病者，不可过食酸味。这些内容称为五禁，要注意不可过食五味的当禁之物。

【原文】

五病所发：阴病发于骨①，阳病发于血②，阴病发于肉③，阳病发于冬④；阴病发于夏⑤，是谓五发。

【注释】

①阴病发于骨：此阴病指肾受病，谓肾脏受邪，则病发于骨髓。

②阳病发于血：此阳病指心受病，谓心脏受邪，则病发于血脉。

③阴病发于肉：此阴病指脾受病，谓脾脏受邪，则病发于肌肉。

④阳病发于冬：此阳病指肝受病。张志聪注："肝为阴中之少阳，逆冬气则奉生者少，春为痿厥，故肝藏之阳病发于冬。"

⑤阴病发于夏：此阴病指肺受病。张志聪注："肺为牝藏，逆夏气则奉收者少，秋为痎疟，故肺藏之阴病发于夏。"

【语译】

本段经文论五脏受邪的时令及其发病的部位各不相同。

肾脏受邪则发病于骨髓，心脏受邪则发病于血脉，脾脏受邪则发病于肌肉，肝阳之病发于春，肺阴之病发于夏。此五脏之受邪发病，称为"五发"。

【按语】

本节原文前后所指不尽一致，前文认为肾病在骨，以"肾主身之骨髓"。心病在血，以"心主身之血脉"。脾病在肉，以"脾主身之肌肉"。此乃以五脏所主五体而为病也。而后文认为"阳病发于冬，阴病发于夏"，在五脏之中显指肝、肺而言，但并不指病其所主之五体，却言及时令，令人费解。高士宗释曰："肝为阳，于时为春，冬失其藏，春无以生，故肝阳之病发于冬；肺为阴，于时为秋，夏失其长，秋无以收，故肺阴之病发于夏。"虽有此释，然经文前后所指不一。由此推知，五脏之病各有所发之处，又各有所发之因，但决不可拘泥。如张志聪所说："阴阳之道，推变无穷，若胶执于心肾发于骨血，肝肺发于冬夏，又不可与论阴阳也。"

【原文】

五邪所乱：邪入于阳则狂，邪入于阴则痹，搏阳则为巅疾^①，搏阴则为瘖^②，阳入之阴则静，阴出之阳则怒，是谓五乱。

【注释】

①搏阳则为巅疾：搏阳，为邪入阳分，与正气交争；巅疾：巅顶之疾。

②搏阴则为瘖：搏阴，邪入阴分；瘖（yīn），声音嘶哑。

【语译】

本段经文论五脏之气为邪气所扰乱，出现不同的病证。

邪气入于阳分，阳邪炽盛，则发狂证，《难经》云："重阳者狂。"邪气入于阴分，阴邪凝滞血脉，则发痹证，《灵枢·寿夭刚柔》云："病在阴者命曰痹。"邪气搏结于阳部，则发头部巅顶之疾。邪气搏击五脏之阴，则发喑哑之疾。病邪由阳分入于阴分，则患者精神沉静而不躁乱；病邪由阴分出于阳分，则患者精神躁乱不安。这是五脏受邪所乱的情况，称为"五乱"。

【按语】

关于"搏阴则为瘖"，张景岳《类经》注释颇为明了："邪搏于阴，则阴气受伤，故声为瘖哑。阴者，五藏之阴也。盖心主舌，而手少阴心脉上走喉咙，系舌本；手太阴肺脉循喉咙；足太阴脾脉上行结于咽，连舌本，散舌下；足厥阴肝脉循喉咙之后，上入颃颡，而筋脉络于舌本；足少阴肾脉循喉咙，系舌本，故皆主病瘖也。"由于喉舌均与五脏经脉相连属，故邪伤五脏之阴，皆可以病瘖。

【原文】

五邪所见^①：春得秋脉，夏得冬脉，长夏得春脉，秋得夏脉，冬得长夏脉，名曰阴出之阳，病善怒不治^②。是谓五邪。皆同，命死不治^③。

【注释】

①五邪所见：见，同现。马莳："此言五脏之邪，有所现之脉也。"

②名曰阴出之阳，病善怒不治："新校正"谓此句"文义不伦，必古文错简"。张琦亦云："十一字衍文。"宜删。

③皆同，命死不治：《素问校释》云："据上下文例，此六字疑为衍文。"宜删。

【语译】

本段经文论五脏受邪所出现的五种与时令相违的脉象。

五脏受邪可出现五种与时令相违的脉象。分别是：在春天出现秋季的毛脉，在夏季出现冬令的石脉，在长夏季节出现春季的弦脉，在秋天出现夏季的钩脉，在冬季出现长夏时令的缓软之脉。这些与时令相违的脉象，称为五邪之脉，其预后相同，皆为不治之死候。

【按语】

关于"五邪所见"，《素问·玉机真藏论篇》曾指出："春得肺脉，夏得肾脉，秋得心脉，冬得脾脉，甚至皆弦绝沉涩者，命曰逆四时。""脉逆四时，为不可治。"脉与四时阴阳相逆，标志着本脏之气受克，正不胜邪，确系危重征候。

【原文】

五藏所藏：心藏神，肺藏魄，肝藏魂，脾藏意，肾藏志，是谓五藏所藏①。

【注释】

①五藏所藏：马莳注："此言五脏各有所藏之神也。"

【语译】

本段经文论五脏藏神。

五脏各有所藏：心脏主藏神，肺脏主藏魄，肝脏主藏魂，脾脏主藏意，肾脏主藏志。这是五脏之所藏。

【原文】

五藏所主①：心主脉，肺主皮，肝主筋，脾主肉，肾主骨，是谓五主。

【注释】

①五藏所主：指五脏所主外在之五体。即《素问·五藏生成篇》所云："心之合脉也……肺之合皮也……肝之合筋也……脾之合肉也……肾之合骨也。"

【语译】

本段经文论五脏主五体。

五脏各有所主宰：心主人身血脉，肺主人身皮毛，肝主人身筋膜，脾主人身肌肉，肾主人身骨髓。这称为五脏之所主。

【原文】

五劳所伤①：久视伤血②，久卧伤气③，久坐伤肉④，久立伤骨，久行伤筋，是谓五劳所伤。

【注释】

①五劳所伤：五种过度的疲劳，损伤五脏之气的情况。

②久视伤血：马莳注："久视者必劳心，故伤血。"

③久卧伤气：姚止庵注："气随动而运，卧久则气懈怠而不行。"

④久坐伤肉：张景岳注："久坐则血脉滞于四体，故伤肉。"

【语译】

本段经文论五种过劳对人体的损伤。

五种过劳，对人体各有损伤：久视过度则劳伤心血，久卧过度则损伤肺气，

277

久坐过度则劳脾伤肉，久立过度则劳肾伤骨，久行过度则劳肝伤筋，这些称为"五劳所伤"。

【原文】

五脉应象①：肝脉弦，心脉钩，脾脉代②，肺脉毛，肾脉石，是谓五藏之脉。

【注释】

①五脉应象：五脏顺应四时的正常脉象。张志聪："五脏之脉，以应四时五行之象。"

②脾脉代：代，指脾的平脉。张景岳注曰："代，更代也。脾脉和软，分旺四季；……随时相代，故曰代。"《素问·平人气象论篇》云："平脾脉来，和柔相离，如鸡践地，曰脾平。"又云："长夏胃微软弱曰平。"皆指从容和缓轻柔之象，并非"动而终止，不能自还"的代脉。

【语译】

本段经文论五脏顺应四时的脉象。

五脏与时令相应的正常脉象是：肝脉弦，应于春；心脉钩，应于夏；脾脉代，应于长夏；肺脉毛，应于秋；肾脉石，应于冬。这是五脏顺应四时的正常脉象。

【按语】

关于代脉，《内经》多处提及，其含义有三：

（1）本篇所云"脾脉代"，是属五脏顺应四时的正常脉象。张景岳注："代，更代也。脾脉和软，分王四季，如春当和软而兼弦，夏当和软而兼钩，秋当和软而兼毛，冬当和软而兼石，随时相代，故曰代，此非中止之代。"《灵枢·邪气藏府病形》云："色黄者，其脉代也。"杨上善注："黄为脾色，代为脾脉。"可见代脉是脾的正常脉象，其状和缓柔软，而且分旺于四季。

（2）《灵枢·根结》云："持其脉口，数其至也，五十动而不一代者，五藏皆受气；四十动一代者，一脏无气；三十动一代者，二脏无气；二十动一代者，三藏无气；十动一代者，四脏无气；不满十动一代者，五脏无气。"这是指脉搏跳动有规律地歇止，称为代脉，并以此判断脏气衰败的程度。又《素问·脉要精微论篇》云："数动一代者，病在阳之脉也。"数动而一代，即脉来数动而一止，代，为歇止之义。这种数中一止的脉象，后世称为促脉，当与代脉有异。

（3）《素问·平人气象论篇》云："长夏……但代无胃曰死。"这里是指无胃气的代脉。《素问·平人气象论篇》又谓其为"但得真藏脉，不得胃气也"。《素问·玉机真藏论篇》指出："真脾脉至，弱而乍数乍疏……乃死。"可见脾的真藏脉"但代无胃"，实际上是弱而乍数乍疏。张仲景《金匮要略》做过进一步描述："脾死藏，浮之大坚，按之如复杯洁洁，状如摇者，死。"即是说脾的死脉是浮取坚劲，而且忽快忽慢，如提物之摇摆不定。此皆切《内经》所谓"但代无胃曰死"

之义。

【简析】

本篇经文以五脏为核心，论述了五脏之气在生理、病理方面的许多特点，并提出了五味对五脏的宜忌，这些内容都属于中医学的基础理论，也是对临证实践确有指导作用的理论。姚止庵谓其"为医宗之要旨，证治之津筏，临证所当体认者也"。

1. 五脏生理方面

（1）五脏化五液。在《灵枢·九针论》有同样记载："心主汗，肝主泣，肺主涕，肾主唾，脾主涎。"它明确了五液与五脏的关系。临床上凡五液的病变就可以推属到五脏，如汗乃心之液，心虚者多汗，而汗出过多又可损伤心血。《灵枢·营卫生会》云："夺汗者无血。"涕为肺之液，而鼻为肺之窍，故涕出于鼻，若肺受寒邪则鼻流清涕；若风热犯肺则鼻流浊涕，《素问·气厥论》云："鼻渊者，浊涕下不止也。"泪为肝之液，而肝开窍于目，故肝虚则迎风流泪。涎为脾之液，而涎出于口，口为脾之窍，若脾虚而有水湿者则口中多涎。唾为肾之液，而唾为水津，出于舌下，《灵枢·根结》云："少阴根于涌泉，结于廉泉。"廉泉在舌下，若肾阴虚衰，则舌下无津；若肾阳虚而水泛，则口中又多唾。

（2）五脏所藏。人的精神活动如神、魂、魄、意、志，分别由五脏所藏。而五脏又必须以藏精作为藏神的物质基础。《灵枢·本神》云："血、脉、营、气、精、神，此五藏之所藏也。"《素问·六节藏象论篇》并称五脏为"神藏"。由于人的神志藏于五脏，故凡精神情志方面的病变，必须调治五脏，《灵枢·百病始生》云："喜怒不节则伤藏。"至于神、魂、魄、意、志的概念，在《灵枢·本神》有专门描述，可参。

（3）五脏所主。《素问·五藏生成篇》有类似记载："心之合脉也……肺之合皮也……肝之合筋也……脾之合肉也……肾之合骨也。"《素问·痿论篇》亦有相同记载："肺主身之皮毛，心主身之血脉，肝主身之筋膜，脾主身之肌肉，肾主身之骨髓。"由于人体是一个有机的整体，它以五脏为核心，其外在的各个组织器官均各由五脏所主。中医诊断疾病是从外揣内，就是通过外在组织器官的不同表现以测知内脏的功能变化，而五脏主五体的理论则尤显重要。

2. 五脏病理方面

（1）五气所病。实际上论述了五脏六腑气机失常之所病。

心为噫。《素问·痹论篇》云："心痹者，嗌干善噫。"《素问·诊要经终论篇》云："太阴终者，善噫善呕。"《灵枢·口问》又云："寒气客于胃，厥逆从下上散，复出于胃，故为噫。"《素问·脉解篇》又云："太阴所谓上走心而为噫者，阴盛而上走于阳明。"诸说表明，噫气发自脾胃，并可影响于心。张仲景《伤寒论》创旋覆代赭汤治"心下痞鞕（硬），噫气不除"；创生姜泻心汤治"胃中不和，心下痞鞕，干噫食臭”，均是针对脾胃施治。可见噫气一症源于脾胃气逆，病位当在心下。

肺为咳。《素问·咳论篇》云："肺之令人咳。"盖肺主气，司呼吸，肺气主宣发肃降，凡邪气郁闭肺气使肺气失于宣降则上逆而为咳。吴崑释曰："邪击于肺，故为咳，象金坚劲，叩之有声也。"然咳虽发自肺，又与五脏六腑病变相关，对此，《素问·咳论篇》有专门论述，此处不予赘述。

肝为语。高士宗注："语，多言也。"可见此语是指多言语，而并非神昏谵语。盖肝气喜条达舒畅而恶抑郁，如姚止庵所释："语者，所以畅中之郁也。肝喜畅而恶郁，故为语以宣畅气机之郁。"若凡肝气失调，无论其过亢或抑郁，均可以使人话语失宜，或喋喋不休，或默默不语，便是病态。

脾为吞。吞，为不自主的吞咽现象，是由脾气失运所致。脾气失运则水津不化，以致喉中不利而时时吞咽。《金匮要略》载有半夏厚朴汤治疗梅核气，《千金方》描述梅核气的症状特点是："咽中帖帖，如有炙肉，吐之不出，吞之不下。"而临床所见乃是喉中不利，时时吞咽。而半夏厚朴汤既为宣通气郁之剂，又为蠲饮化痰之剂，实不离乎脾气也。

肾为欠、为嚏。《灵枢·口问》亦云："肾主为欠。"欠者，呵欠也。《灵枢·口问》又云："阳气和利，满于心，出于鼻，故为嚏。"嚏者，喷嚏也。呵欠与喷嚏偶尔一作，肯定不是病态；但若频频发作，则应考虑与肾气不足有关。可是感冒初起亦发喷嚏，而清阳之气不升亦作呵欠。临床时当辨识之。

胃为气逆、为哕。《灵枢·口问》亦云："人之哕者，何气使然？岐伯曰：谷入于胃，胃气上注于肺。今有故寒气与新谷气俱还于胃，新故相乱，真邪相攻，气并相逆，复出于胃，故为哕。"导致哕逆的病因颇多，或因寒，或因热，或因食积，等等，然其病机总不外乎胃气上逆。

大肠、小肠为泄。《素问·灵兰秘典论篇》指出："大肠者，传道之官，变化出焉；小肠者，受盛之官，化物出焉。"大肠、小肠主司水谷的化物与传导功能，若大肠、小肠的功能失职，则水谷之清浊不分，传导失常，以致泄泻。

下焦溢为水。《灵枢·营卫生会》云"下焦如渎"，渎者，水道也。肾与膀胱及大小肠均位处下焦，若下焦之脏腑功能失调，则水气泛溢，发为水肿。

膀胱不利为癃，不约为遗尿。《素问·灵兰秘典论篇》云："膀胱者，州都之官，津液藏焉，气化则能出矣。"人体小便的正常与否，有赖于膀胱的气化功能，若膀胱的气化功能失职，实则为癃闭，虚则为遗尿。如《灵枢·本输》所载："络膀胱，约下焦，实则闭癃，虚则遗溺。"

胆为怒。《灵枢·本神》指出："肝气……实则怒。"由于肝胆互为表里，故肝主为怒，而胆气亦然。张景岳注曰："怒为肝志，而胆亦然者，肝胆相表里，其气皆刚，而肝取决于胆也。"

（2）五脏所恶。心属火脏，故谓心恶热；肺主皮毛，而《灵枢·百病始生》指出"形寒寒饮则伤肺"，故谓肺恶寒；肝属木，风气通于肝，故谓肝恶风；脾属土，湿气通于脾，故谓脾恶湿；肾属水，主藏精，故谓肾恶燥。凡以五脏与五气的关系而言，在五气为风、热、湿、燥、寒，在五脏则为肝、心、脾、肺、肾。依此规律则肺当恶燥而肾当恶寒，而经文却言"肺恶寒""肾恶燥"，这说明五脏所恶，既有其规律性，又有其特殊性。

（3）五劳所伤。五劳，是谓五种过度的疲劳，即久视、久卧、久坐、久立、久行，凡此皆能损伤五脏精气。其中，久视、久立、久行均是过劳，而久坐、久卧却是过逸，说明过劳与过逸都可以影响人体，伤耗五脏精气，产生疾病。因此，人们必须注意劳逸适度，才能保证身体健康，这是祖国医学养生防病的重要法则之一。

3. 五味宜忌方面

（1）五味所入。酸入肝，苦入心，甘入脾，辛入肺，咸入肾，这是《内经》一贯的理论。《素问·至真要大论篇》又云："五味入胃，各归所喜，故酸先入肝，苦先入心，甘先入脾，辛先入肺，咸先入肾。"这里又提出一个"先入"的问题，盖五味入五脏，当有先后主次之别，故言某味先入某脏，食物如此，药物亦然。酸味入肝，比如白芍柔肝，乌梅酸涩入肝；苦味入心，比如黄连清心火，莲子心清心热；甘味入脾，比如大枣补脾，甘草缓中；辛味入肺，比如麻黄宣肺，葱白宣肺；咸味入肾，比如青盐补肾，药物盐炒者入肾等等，五味所入既是食物营养学的一条重要理论原则，又是药理学的一条重要理论原则。

（2）五味所禁。关于五味所禁，《灵枢·九针论》有相似记载："酸走筋，辛走气，苦走血，咸走骨，甘走肉，是谓五走也。""病在筋，无食酸；病在气，无食辛；病在骨，无食咸；病在血，无食苦；病在肉，无食甘。口嗜而欲食之，不可多也，必自裁也，命曰五裁。"彼此对照，其中咸味、苦味二者有异。本篇谓"咸走血"，在《素问·五藏生成篇》载有"多食咸，则脉凝泣而变色"。《灵枢·五味》又载："血与咸相得则凝。"这是"血病无多食咸"的佐证。而《灵枢·九针论》谓"咸走骨"，又是本五味入五脏"咸入肾"的理论。本篇谓"苦走骨"，在《灵枢·五味论》亦载有："苦走骨，多食之令人变呕。"张景岳注云："苦性沉降，阴也；骨属肾，亦阴也。骨得苦，则沉阴益甚，骨重难举矣，故骨病者禁苦。"此为"骨病无多食苦"提供了论据。而《灵枢·九针论》又谓"苦走血"，则是从五味入五脏"苦入心"的理论。可见，"咸走血"与"咸走骨"，"苦走骨"与"苦走血"，显系各有所指，均非误也。由诸所见，五味所禁，并不是一成不变的规律，当视五脏之虚实，临证之实际，相机而定，不可执一。

太阴阳明论篇第二十九

太阴，足太阴脾经。阳明，足阳明胃经。本篇讨论脾胃两经的生理功能、病理特点以及二者之间的关系，故名"太阴阳明论"。

【原文】

黄帝问曰：太阴阳明为表里，脾胃脉也。生病而异者，何也？岐伯对曰：阴阳异位①，更虚更实，更逆更从②，或从内，或从外③，所从不同，故病异名也。

帝曰：愿闻其异状也。岐伯曰：阳者④，天气也，主外；阴者④，地气也，主内。故阳道实，阴道虚⑤。故犯贼风虚邪者，阳受之，食饮不节，起居不时者，阴受之。阳受之则入六府，阴受之则入五藏。入六府则身热，不时卧⑥，上为喘呼。入五藏则䐜满闭塞⑦，下为飧泄，久为肠澼。故喉主天气，咽主地气⑧。故阳受风气，阴受湿气⑨。故阴气⑩从足上行至头，而下行循臂至指端；阳气⑩从手上行至头，而下行至足。故曰：阳病者，上行极而下，阴病者，下行极而上。故伤于风者，上先受之，伤于湿者，下先受之⑪。

【注释】

①阴阳异位：太阴阳明两经所主的部位各异。张景岳："脾为脏，阴也；胃为腑，阳也。阳主外，阴主内，阳主上，阴主下，是阴阳异位也。"

②更虚更实，更逆更从：更，更换交替之意。虚实逆从，诸注不一，详见按语。

③或从内，或从外：从内，指伤于饮食不节，起居不时；从外，指伤于贼风虚邪。

④阳者、阴者：这里指阳经之气与阴经之气。

⑤阳道实，阴道虚：指阳经、阴经的虚实规律而言，详见按语。

⑥不时卧：不能按时安卧。张志聪："谓不得以时卧也。"

⑦䐜满闭塞：䐜（chēn）满，即胀满。闭塞，指气滞不通。

⑧喉主天气，咽主地气：天气，指呼吸之气。地气，指水谷之气。高士宗："喉司呼吸，肺气所出，故喉主天气；咽纳水谷，下通于胃，故咽主地气。"

⑨阳受风气，阴受湿气：张景岳："风，阳气也，故阳分受之；湿，阴气也，故阴分受之，各从其类也。"

⑩阴气，阳气：这里泛指三阴经脉之气和三阳经脉之气。

⑪故伤于风者，上先受之，伤于湿者，下先受之：本句当在"阳受风气，阴受湿气"句下，疑错简。张景岳："阳受风气，故上先受之；阴受湿气，故下先受之。然上非无湿，下非无风，但受有先后耳。"

【语译】

本段经文论太阴阳明两经的病理特点。

黄帝问道：太阴与阳明两经互为表里，是脾和胃的经脉，而两者所生的疾病各有不同，是什么道理？岐伯回答说：太阴阳明两经的循行部位不同，两经的气血一虚一实，一实一虚；两经的走向一逆一顺，一下一上。两经的发病或从内生，或自外入，由于生病的原因、部位各不相同，因而所生的疾病及其名称也就不同了。

黄帝说：我希望听听太阴阳明两经生病的不同状况。岐伯说：人体的阳经之气，相当于自然界的天气，主卫护外表；人体的阴经之气，相当于自然界的地气，主滋养内部。所以阳经的病变规律为实，阴经的病变规律为虚。凡外感贼风邪气者，是阳经先受病；饮食没有节制，起居失于常度者，是阴经先受病。阳经受病就会传入六腑；阴经受病就会传入五脏。邪入六腑，就会出现全身发热，不能安卧，气上逆而喘促。邪入五脏，就会表现腹胀满而气不通，下利而为水谷相杂的飧泄，日久可以变化成为痢疾。在生理上，喉司呼吸之气，咽纳水谷之气。在病理上，阳经易受风邪侵袭，阴经易受湿邪侵袭。而阴经的经脉之气，从足上行至头部，再下行沿臂至手指之端；阳经的经脉之气，从手上行至头部，再向下行至足部。所以说：阳经所受的病邪，先向上行到达极点然后向下行；阴经所受的病邪，先向下行到达极点然后上行。因此风邪伤人，上部先受病；湿邪伤人，下部先受病。此与《灵枢·百病始生》"风雨袭虚，则病起于上；清湿袭虚，则病起于下"的论述是一致的。

【按语】

本段原文本是讨论太阴、阳明两经生病而异的异状，可是原文却论及人体阴经、阳经、表里、上下，乃至五脏六腑，推论至广，其实太阴、阳明皆寓其中。

关于"更虚更实，更逆更从"，杨上善从四时阴阳相合的关系而言，谓"春夏阳明为实，太阴为虚；秋冬太阴为实，阳明为虚，即更虚更实也。春夏太阴为逆，阳明为顺；秋冬阳明为逆，太阴为顺也"，诸多从其说者。细究本段原文，开首便谓"阴阳异位"，是从太阴阳明之经脉循行而论，故虚实逆从四字，可能是指经脉气血的盈虚和经脉走向的逆顺而言的。所谓"更虚更实",以太阴阳明两经的气血相对有多少之差别。《素问·血气形志篇》所谓"阳明常多气多血……太阴常多气少血"。如果阴阳两经一经偏实则另一经偏虚,虚实可以更替。张景岳说:"阳虚则阴实,阴虚则阳实:是更虚更实也。"所谓"更逆更从",以足太阴经从足走腹,由下向上行;足阳明经从头走足,由上向下行。故王冰说:"阴气从足上行至头,下行循臂至指端;阳气从手上行至头,下行至足,是所谓更逆更从也。"

"故阳道实,阴道虚",开首这个"故"字,表明"阳道实,阴道虚"是承上文而言的。因此杨上善注:"阳为天气,主外,故阳道实也。阴为地气,主内,故阴道虚也。"张景岳进一步解释:"阳刚阴柔也,又外邪多有余,故阳道实。内伤多不足,故阴道虚。"就是说,阳经主乎外,外邪伤阳经,外邪多有余,故曰阳道实。阴经主乎内,内伤伤阴经,内伤多不足,故曰阴道虚。引申其义,则谓阳经的病变多为实,阴经的病变多为虚。就太阴阳明而论,则阳明经的病变多实,而太阴经的病变多虚。张仲景《伤寒论》阳明病即是实证,太阴病则是虚证,正所谓"实则阳明,虚则太阴",这是一般的规律。

【原文】

帝曰:脾病而四支不用①何也?岐伯曰:四肢皆禀气②于胃,而不得至经③,必因于脾④,乃得禀也。今脾病不能为胃行其津液⑤,四支不得禀水谷气,气日以衰,脉道不利,筋骨肌肉皆无气以生,故不用焉。

帝曰:脾不主时⑥何也?岐伯曰:脾者土也。治中央⑦,常以四时长四藏⑧,各十八日寄治⑨,不得独主于时也。脾藏者,常著胃土之精⑩也。土者生万物而法天地⑪,故上下至头足⑫,不得主时也。

【注释】

①四支不用:支,同肢。四肢不能活动。

②禀气:承受精气。

③至经:《太素》作"径至",即直接到达四肢之意。马莳:"胃气不能自至于四肢之各经。"

④必因于脾:因,凭借。一定要凭借脾经的作用。

⑤津液:这里泛指水谷精气。

⑥脾不主时:脾不能主旺一个时令。王冰注:"肝主春,心主夏,肺主秋,肾主冬,四藏皆有正应,而脾无正主也。"

⑦治中央:王冰:"治,主也。"即主中央。

⑧常以四时长四藏:常,犹"当"。长,马莳注:"长,掌同,主也。"意谓脾土主中央,当在一年四时之中分主于肝(春)、心(夏)、肺(秋)、肾(冬)四脏。

⑨各十八日寄治：《说文》："寄，托也。"寄治，即交付主宰之意。张景岳："脾属土而蓄养万物，故位居中央，寄旺四时各十八日。……考之历法，凡于辰戌丑未四季月，当立春、立夏、立秋、立冬之前，各土旺用事十八日，一岁共计七十二日。"

⑩著胃土之精：著，明也。意为使胃土之精气显明。高士宗："胃土水谷之精，昭著于外，由脾藏之气运行，故脾藏者，常著胃土之精也。"

⑪法天地：即效法自然。

⑫上下至头足：张景岳注："土为万物之本，脾胃为脏腑之本，故上至头，下至足，无所不及，又岂得独主一时而已哉？"

【语译】

本段经文论脾病而四肢不用及脾主四时。

黄帝说：脾有病，会使四肢失去正常的功用，这是什么道理？岐伯回答说：四肢都是承受胃中的精气，可是胃中的精气却不能直接到达四肢，一定要凭借脾气的运化转输作用，四肢才能承受到胃中的精气。现在如果脾有病，就不能替胃运化转输水谷精气，四肢也就不能承受到水谷精气的营养，于是精气日渐衰减，经脉运行的道路不通利，以致筋骨肌肉都没有精气生养，所以四肢就会失去正常的功用。

黄帝问：一年四季，脾不主旺一个时季，是什么道理？岐伯回答：脾在五行中属土，土主中央。脾土当在一年四季之中分主于春、夏、秋、冬所主的肝、心、肺、肾四脏，此四季之中各以季末的十八日交付脾土所主，于是脾不单独主司一个时令。脾脏的功用，是经常不断地转输胃土的精气至全身以发挥其滋养作用。脾气的这种作用，形同自然界土生万物一样，所以它能从上到下，从头到足输布水谷精气，无所不及，于是在一年四季之中，它不可能只主一个时令。

【按语】

所谓"脾不主时"，实际上是阐明脾主四时，即"常以四时长四藏"的观点。《素问·藏气法时论篇》提出"脾主长夏"是以一年五季划分。此则以一年四季而论，彼此说法不同，其实均从脾土功能立论，意在突出脾土的重要作用。

【原文】

帝曰：脾与胃以膜相连耳，而能为之行其津液，何也？岐伯曰：足太阴者，三阴也①，其脉贯胃属脾络嗌②，故太阴为之行气于三阴。阳明者，表也③，五藏六府之海④也，亦为之行气于三阳。藏府各因其经而受气于阳明，故为胃行其津液。四支不得禀水谷气⑤，日以益衰，阴道不利⑥，筋骨肌肉无气以生，故不用焉。

【注释】

①三阴：指太阴。高士宗："厥阴为一阴，少阴为二阴，太阴为三阴，故足太

阴者，三阴也。"

②络嗌：《灵枢·经脉》作"夹咽"，即联络咽喉。

③阳明者，表也：阳明经是太阴经之表。

④五藏六府之海：五脏六腑的营养源泉。

⑤四支不得禀水谷气：丹波元坚《素问绍识》云："此下二十八字，与上文复，正是衍文。"

⑥阴道不利：高士宗："即脉道不利。"

【语译】

本段经文论脾能为胃行其津液的原理。

黄帝问：脾与胃只是有一膜相连罢了，而脾却能替胃输送精气，这是什么道理？岐伯回答：足太阴脾经，是为三阴，它的经脉贯通于胃，连属于脾，联络于咽；而足阳明胃经是足太阴之表，是五脏六腑的营养源泉，所以足太阴脾经既能替胃运行水谷精气到手足三阴经，又能替胃运行水谷精气到三阳经。这样，五脏六腑都凭借着足太阴脾经的作用，从而接受阳明胃中的水谷精气，所以说，脾能为胃行其津液。

【按语】

本段原文中"故太阴为之行气于三阴"，是说太阴脾经替胃运行水谷精气到三阴经，"亦为之行气于三阳"，据吴崐所释，是指阳明胃经替脾运行水谷精气到三阳经。照此说法，人体三阴经的精气是由太阴脾经从阳明胃中运行而来，而三阳经的精气又是由阳明胃经从太阴脾中运行而来，究竟水谷精气出于何处，由何经运行，对这个问题有必要推究原文，加以澄清。

1. 从文理而论

原文开首提出"脾与胃以膜相连耳，而能为之行其津液何也"，文章接着分三步进行了解答：第一步，"足太阴者，三阴也，其脉贯胃属脾络嗌""阳明者，表也，五藏六府之海也"，这是分述太阴脾经和阳明胃经二者经脉连属的表里关系。第二步，"故太阴为之行气于三阴……亦为之行气于三阳"，实际上形成了"故为之……亦为之……"的并列句式，它是说："故（太阴）为之（阳明）行气于三阴（经脉），亦为之（阳明）行气于三阳（经脉）。"换言之，太阴脾经既能替胃运行水谷精气到三阴经，也能替胃运行水谷精气到三阳经。第三步，"藏府各因其经而受气于阳明，故为胃行其津液"，是对本段原文的结论。以此观之，则原文疑有错简，应作"足太阴者，三阴也，其脉贯胃属脾络嗌；阳明者，表也，五藏六府之海也。故太阴为之行气于三阴，亦为之行气于三阳。藏府各因其经而受气于阳明，故为胃行其津液"。

2. 从医理而析

本篇原文始终坚持脾为胃行其津液的观点。如"四肢皆禀气于胃，而不得至经，必因于脾，乃得禀也""脾病不能为胃行其津液""脾藏者，常著胃土之精也""脾与胃以膜相连耳，而能为之行其津液""藏府各因其经而受气于阳明，故为胃行其津液"。再联系《内经》中的有关论述，更能肯定这一观点，如《素问·厥论篇》："脾主为胃行其津液者也。"《素问·奇病论篇》："夫五味入口藏于胃，脾为之行其精气。"《素问·经脉别论篇》："饮入于胃，游溢精气，上输于脾，脾气散精，上归于肺。"凡此说明，《内经》一贯认为是太阴脾经为阳明胃经行其津液，并不是阳明胃经为太阴脾经运行精气。对此，张景岳早有察觉，他说："行气于三阳，然亦赖脾气而后行，故曰亦也。"

【简析】

足太阴脾经与足阳明胃经，脾脏胃腑，阴阳相对，表里相合，为人体后天之本。太阴为脾土，阳明为胃土，"土者生万物而法天地"。故姚止庵说："脾胃者，土也，土为万物之母，性命托之以为基，脏腑资之以为养，所系至重，非他脏腑之可比，故特为之合论焉。"正因脾胃两经在人身占有特别重要的地位，所以李东垣专著《脾胃论》，并且指出"内伤脾胃，百病由生"，其理论渊源本于此篇。

1. 脾胃两经的生理关系

"太阴阳明为表里""足太阴者……其脉贯胃属脾络嗌；阳明者，表也"，说明太阴与阳明经脉相连，表里相合。"脾与胃以膜相连"，又说明脾与胃在结构部位上相互关联。"脾藏者，常著胃土之精也""故太阴为之行气于三阴，亦为之行气于三阳""阳明者，五藏六府之海也""藏府各因其经而受气于阳明"，更说明太阴脾经主精气的转输，阳明胃经是营养的源泉，二者在功能上密切相关。

2. 脾胃两经的病理特点

太阴与阳明，一属脏，一属腑；一为阴，一为阳；一主里，一主表。二者经脉各别，故病变特点亦各有异。首先是证候分虚实，所谓"阳道实，阴道虚"。其次是感邪别阴阳，比如："犯贼风虚邪者，阳受之；食饮不节，起居不时者，阴受之。""阳受风气，阴受湿气。"再次是传变各上下，"阳病者，上行极而下；阴病者，下行极而上"。

3. 脾胃两经共同主四肢

原文指出："脾病而四支不用"，是因为"四肢皆禀气于胃，而不得至经，必因于脾，乃得禀也"。如果"脾病不能为胃行其津液"，则"四肢不得禀水谷气"。可见四肢的营养源于胃，赖乎脾，脾胃两经共同主四肢。

热论篇第三十一

热指热病，泛指一切外感发热性的疾病。本篇论述外感发热性疾病的成因、症状、传变、治疗、预后和禁忌，是祖国医籍中最早研究外感热病的一篇重要文献。张志聪说："此论热病，故篇名曰《热论》。"

【原文】

黄帝问曰：今夫热病者，皆伤寒①之类也。或愈或死，其死皆以六七日之间，其愈皆以十日以上者，何也？不知其解，愿闻其故。

岐伯对曰：巨阳者，诸阳之属也②。其脉连于风府③，故为诸阳主气④也。人之伤于寒也，则为病热，热虽甚不死；其两感于寒⑤而病者，必不免于死。

【注释】

①伤寒：此为外感病之总称。《难经·五十八难》云："伤寒有五：有中风，有伤寒，有湿温，有热病，有温病。"

②巨阳者，诸阳之属也：巨阳，即太阳。属，隶属，统属。张景岳："太阳为六经之长，统摄阳分，故诸阳皆其所属。"

③风府：穴名，在项后入发际一寸，属督脉经。为足太阳、督脉、阳维之会。

④为诸阳主气：杨上善注："诸阳者，督脉、阳维脉也。督脉、阳脉之海；阳维，维诸阳脉，总会风府，属于太阳。故足太阳脉为诸阳主气。"

⑤两感于寒：阴阳表里两经同时感受寒邪。如太阳与少阴两感，阳明与太阴两感，少阳与厥阴两感。

【语译】

本段经文提出外感发热性疾病的病名、病因和预后。

黄帝问道：现在所说的外感发热性疾病，都属于伤寒一类的疾病。有的病人痊愈了，有的病人死亡了，那些死亡的人都在起病六七日，而那些痊愈的人又都在病后十日以上，这是什么道理？不知道如何解释，希望听您讲讲其中的缘故。

岐伯回答：太阳经脉，是人体诸阳经的统率者，它的经脉连于督脉经的风府穴，而督脉总督一身之阳气，所以太阳经脉可以替诸阳经主持经气。人体被寒邪所伤，就会出现发热病症，但发热虽然较重却不会死亡。若是阴阳表里两经同时感受寒邪而患病的，那就难免有死亡的危险了。

【按语】

"巨阳者，诸阳之属也。其脉连于风府，故为诸阳主气也"，彰明太阳经脉替诸阳经主持经气之义。盖阳主表，而太阳经脉是从巅入络脑，下项，夹脊抵腰，循人身之背。背为阳，故太阳经脉主阳、主表。又滑伯仁将本条 21 字移于下文"伤寒一日，巨阳受之"句下，丹波元简谓其"文义顺承"，可供参考。

原文"人之伤于寒也，则为病热，热虽甚不死；其两感于寒而病者，必不免于死"。二者对比，外感寒邪而发热者，是外寒引起发热，正能抗邪，故热虽甚不死。张景岳说："人伤于寒而传为热者，寒盛则生热也，寒散则热退，故虽甚不致死。""两感于寒而病者，表里俱病，邪盛正衰，故必死。"高士宗说："其两感于寒而病者，阳脉受寒，阴脉亦受寒，阴阳俱受，腑脏俱伤，故必不免于死。"

【原文】

帝曰：愿闻其状。岐伯曰：伤寒一日，巨阳受之，故头项痛，腰脊强①。二日阳明受之，阳明主肉，其脉侠鼻络于目，故身热②，目疼而鼻干，不得卧也。三日少阳受之，少阳主胆③，其脉循胁络于耳，故胸胁痛而耳聋。三阳经络皆受其病，而未入于藏④者，故可汗而已。四日太阴受之，太阴脉布胃中络于嗌，故腹满而嗌干。五日少阴受之，少阴脉贯肾络于肺，系舌本⑤，故口燥舌干而渴⑥。六日厥阴受之，厥阴脉循阴器而络于肝，故烦满⑦而囊缩⑧。三阴三阳，五藏六府皆受病，荣卫不行，五藏不通，则死矣⑨。

【注释】

①头项痛，腰脊强：即头项腰脊强痛。张景岳："太阳之经从头项下肩髆，夹脊抵腰中，故其为病如此。"原文未言"发热"，当系省文。

②身热：张景岳注："伤寒多发热，而独此云身热者，盖阳明主肌肉，身热尤甚也。"

③少阳主胆："新校正"引全元起及《太素》《甲乙经》均作"少阳主骨"。《灵枢·经脉》又云："胆足少阳……是主骨所生病者。"丹波元简说："盖太阳主表皮，阳明主肉，少阳主骨，从外而内，殆是半表半里之部分，故改胆作骨，于义为长。"其说可从。

④藏：这里指三阴经。马莳："此所谓藏者，非内藏也，即后三阴经也。以三阴属五脏，故以'藏'字言。"

⑤系舌本：联系舌根部。《灵枢·忧恚无言》云："足之少阴，上系于舌。"

⑥口燥舌干而渴：张景岳注："肾经属水而邪热涸之，故口舌为之干渴。"

⑦烦满：即烦闷。《伤寒论》"厥阴之为病，消渴，气上撞心，心中疼热，饥而不欲食"，即含烦闷之象。

⑧囊缩：指阴囊及睾丸上缩。李梴《医学入门》说："在女子则阴户急痛引少腹。"

⑨三阴三阳……则死矣：《伤寒例》提出此条 22 字属于后文两感于寒条下。待考。

【语译】

本段经文论述外感发热性疾病的六经主症。

黄帝说：希望听您讲讲伤寒病的病状。岐伯说：伤寒的第一日，太阳经感受病邪，太阳经主一身之表，它的经脉循头项挟脊抵腰中，所以出现头项及腰脊部强滞疼痛。伤寒的第二日，阳明经感受病邪，阳明经主肌肉，它的经脉挟鼻而络于眼目，所以表现身热、目疼、鼻中干燥、不能安卧。第三日少阳经感受病邪，少阳经主胆，它的经脉循行于两胁，上络于两耳，所以出现胸胁疼痛、耳聋。凡三阳经络都感受病邪，而尚未传入到三阴经之内脏者，其病邪尚在表，因此可以用发汗解表的方法给予治愈。第四日，太阴经脉感受病邪，太阴经脉布散于胃中，上络于咽嗌，所以出现腹满而咽干。第五日少阴经感受病邪，少阴经脉贯通肾脏，联络肺脏，联系到舌根部，所以出现口舌干燥而且口渴。第六日厥阴经感受病邪，厥阴经脉循绕阴器而络于肝脏，所以出现烦闷而且阴囊收缩。如果三阴三阳经脉、五脏六腑都感受了病邪，以致营卫不能运行，五脏气机不通，就有可能导致死亡了。

【按语】

本文中"伤寒一日，巨阳受之""二日阳明受之""三日少阳受之""四日太阴受之""五日少阴受之""六日厥阴受之"，只是指伤寒病由表传里的一般规律；它绝不是计日以限病，更不是一成不变的公式。高士宗说："上文所云一日受、二日受者，乃循次言之，非一定不移之期日也。会悟圣经，当勿以辞害意。"

【原文】

其不两感于寒者，七日巨阳病衰，头痛少愈①；八日阳明病衰，身热少愈；九日少阳病衰，耳聋微闻；十日太阴病衰，腹减如故，则思饮食；十一日少阴病衰，渴止，不满②，舌干已而嚏③；十二日厥阴病衰，囊纵，少腹微下④，大气⑤皆去，病日已矣。

帝曰：治之奈何？岐伯曰：治之各通其藏脉⑥，病日衰已矣。其未满三日者，可汗⑦而已；其满三日者，可泄⑦而已。

【注释】

①少愈：少，微也。和下文"微闻""微下"之"微"字同。

②不满：不烦闷。喜多村直宽《素问札记》云："按下文两感条云'巨阳与少

阴俱病，则头痛口干而烦满'，此不满，谓烦满，非腹满也。"

③嚏：此乃阳气和利，病势将愈之兆。《灵枢·口问》说："阳气和利，满于心，出于鼻，故为嚏。"

④少腹微下：少腹稍微舒缓。

⑤大气：这里指邪气。王冰："大气，谓大邪之气也。"

⑥各通其藏脉：通，通调；藏脉，脏腑经脉。

⑦可汗、可泄：顾尚之《素问校勘记》引程郊倩云："汗泄二字，俱是刺法。"刺法有浅有深，故曰可汗可泄。

【语译】

本段经文论外感热病的预后及治疗。

如果不是两感于寒的病证，到第七日太阳病就会逐渐衰减，头痛等症状就会渐渐减轻。到第八日阳明病就会逐渐衰减，身热等症就会渐渐减轻。到第九日少阳病会逐渐衰减，耳聋等症会渐渐减轻。到第十日太阴病会逐渐衰减，腹满减退而恢复正常，就会有食欲。到第十一日少阴病会逐渐衰减，于是口不渴，不烦闷，舌已不干而且打喷嚏。到第十二日厥阴病会逐渐衰减，于是阴囊松弛，少腹部亦觉舒缓。至此邪气尽去，疾病也就日渐痊愈了。

黄帝问：怎样治疗呢？岐伯答：治疗的方法是分别通调所病的脏腑经脉，疾病就会日渐衰减、痊愈。如果外感伤寒病未满三日的，其病在表，可用针刺发汗而治愈；如果其病已满三日的，其病入里，可用针刺泄其病邪而治愈。

【按语】

本段所论外感发热性疾病的向愈，仍按日传一经的次序，以认识其逐日向愈的规律，从第七日至第十二日"大气皆去，病日已矣"。这就是说，外感热病只要不是表里两感，一般可在十日以上痊愈。这也回答了经文开首提出的问题："其愈皆以十日以上者，何也？"

【原文】

帝曰：热病已愈，时有所遗①者，何也？岐伯曰：诸遗者，热甚而强食②之，故有所遗也③。若此者，皆病已衰，而热有所藏，因其谷气相薄④，两热相合⑤，故有所遗也。帝曰：善。治遗奈何？岐伯曰：视其虚实，调其逆从⑥，可使必已矣。帝曰：病热当何禁之？岐伯曰：病热少愈，食肉则复⑦，多食则遗，此其禁也。

【注释】

①时有所遗：时常有余热不清的情况。杨上善："遗，余也；大气虽去，犹有残热在脏腑之内外，因多食，以谷气热与故热相薄，重发热病，名曰余热病也。"

②热甚而强食：热甚，指食物热甚。强食，勉强进食。

③故有所遗也：《素问校注语译》提出："此五字涉下误衍。"可从。

④相薄：相互争搏。吴崑："薄，两物摩荡之名。"

⑤两热相合：指余热之邪与强食谷气之热相合。

⑥视其虚实，调其逆从：高士宗注："视其经脉之虚实，调其阴阳之逆从。"

⑦食肉则复：张景岳注："复者病复作，遗则延久也。"《素问·奇病论篇》云"肥者令人内热"，故热病食肉则复。

【语译】

本段经文论外感热病的饮食禁忌。

黄帝问：热病已经痊愈了，但有的病人常常会有余热不清的情况，这是为什么呢？岐伯答：许多余热不清的病人，是因为邪热较重的时候，勉强多食。像这种情况，都是病症已经衰减而邪热却有所蕴藏时，由于蕴藏的邪热与谷食之热相互交迫，形成两热相合，所以出现余热不清的情况。

黄帝说：讲得很好。那么，怎样治疗余热不清呢？岐伯说：要审察脏腑经脉的虚实，调治阴阳的失常，一定可以使疾病治愈。

黄帝问：患外感热病时，应当有什么禁忌呢？岐伯答：患外感热病刚刚好转时，如果吃肉就会使热病复发，如果勉强过食就会导致余热不清，这就是外感热病的饮食禁忌。

【原文】

帝曰：其病两感于寒者，其脉应①与其病形何如？岐伯曰：两感于寒者，病一日则巨阳与少阴俱病，则头痛口干而烦满。二日则阳明与太阴俱病，则腹满身热，不欲食，谵言②。三日则少阳与厥阴俱病，则耳聋囊缩而厥③。水浆不入，不知人④，六日死。帝曰：五藏已伤，六府不通，荣卫不行，如是之后，三日乃死⑤，何也？岐伯曰：阳明者，十二经脉之长也，其血气盛，故不知人三日，其气乃尽，故死矣。

【注释】

①脉应：指经脉的表里相应。

②谵言：即谵语。王冰："谵言，谓妄谬而不次也。"

③厥：手足厥冷。

④水浆不入，不知人：高士宗注："夫三阳以胃气为本，三阴以神气为先，水浆不入，胃气绝矣；不知人，神气亡矣。"

⑤三日乃死：指两感病三日之后，再延三日，实指六日死。张景岳："谓两感传遍之后，复三日而死也，盖即六日之义。"

【语译】

本段经文论两感于寒病证的症状及预后。

黄帝说：外感热病中有表里两经同时感受寒邪的病证，它的经脉相应及其病症表现是什么情况呢？岐伯说：两感于寒的病证，患病的第一天是太阳与少阴两经都受病，表现头痛、口干而且烦闷，其中头痛为太阳经病症，口干烦闷为少阴经病症。第二日是阳明与太阴两经都受病，表现腹满、身热、不欲食、谵语，其中身热、谵语为阳明经病症，腹满不欲食为太阴经病症。第三日是少阳与厥阴两经都受病，表现耳聋、阴囊拘急收缩、手足厥冷，其中耳聋为少阳经病症，阴囊收缩、手足厥冷为厥阴经病症。如果病势发展到水浆不能入，神昏不知人的程度，到第六日病人就可能死亡。黄帝问：病至五脏已经损伤，六腑已不通利，营卫失去正常运行，如此严重的程度之后，还要过三天才会死亡，这又是为什么呢？岐伯回答：因为阳明经脉是十二经脉之长，为气血生化之源，阳明胃经为多气多血之经，它的气血充盛，所以病人出现不知人事之后，还要延缓三日，阳明经的经气才会竭尽。只有阳明经气竭尽之后才会死亡。

【原文】

凡病伤寒而成温^①者，先夏至日者为病温，后夏至日者为病暑^②，暑当与汗皆出，勿止^③。

【注释】

①温：指温热病。

②先夏至日者为病温，后夏至日者为病暑：先于夏至之日发病的是温病。后于夏至之日发病的是暑病。吴鞠通说："温者，暑之渐也。先夏至，春候也，春气温，阳气发越，阴精不足以承之，故为病温。后夏至，温盛为热，热盛则湿动，热与湿搏而为暑也。"

③暑当与汗皆出，勿止：张琦注："暑当与汗八字，有脱误。"据原文推析，此八字似为注文补入。

【语译】

本段经文指出温病与暑病的时令界限。

一般伤于外邪而成为温热病的，发病在夏至节之前的是温病，发病在夏至节之后的是暑病。暑病多汗，而暑热之邪可以随汗而泄，因此治暑病不可急止其汗。

【简析】

本文是一篇比较系统地论述外感热病的文献，它的理论为后世《伤寒论》乃至温病学的产生奠定了基础。姚止庵说："仲景作《伤寒论》为万世汤液之祖，而其源实本于本篇。"

1. 伤寒的基本含义

"今夫热病者，皆伤寒之类也"，明确指出热病属于伤寒的范畴，这个"伤寒"乃广义之伤寒，即外感热病的总称。盖外感热病之所以称伤寒，是从外感病位而言，陈修园《医学三字经》说："太阳主一身之表，司寒水之经，凡病自外来者，皆谓伤寒，非寒热之变也。"伤寒之所以曰热病，又是从症候特点而言，"人之伤于寒也，则为病热"，其实伤寒即外感热病。王焘说："此病方家称为伤寒，而所以为外感病之总称也。"

又外感寒邪而病外寒证者，亦曰"伤寒"，《难经》所谓"伤寒有五"，五者之中有"伤寒"；《伤寒论》太阳篇中有"太阳病，或已发热，或未发热，必恶寒，体痛呕逆，脉阴阳俱紧者，名为伤寒"。此皆狭义伤寒之谓。

2. 六经的证候特点

本篇所述六经分证，体现了两个特点：

第一，六经的病症都与各经脉循行所过的部位相关。太阳经脉的循行：从巅入脑、循项背，挟脊抵腰中；其主要症状为头项痛、腰脊强。阳明经脉所过：挟鼻络于目；其主要症状为身热、目疼、鼻干、不得卧。少阳经脉所过：循胁络于耳；其主要症状为胸胁痛、耳聋。太阴经脉所过：布胃中络于嗌；其主要症状为腹满、咽干。少阴经脉所过：贯肾、络于肺，系舌本；其主要症状为口燥舌干而渴。厥阴经脉所过：循阴器、络于肝；其主要症状为烦闷、囊缩。由此可见，经脉的循行部位，是推断经脉病证的主要依据。

第二，六经分证均只涉及热证、实证，其中三阳病为表热证，三阴病为里热证。尚未涉及虚证和寒证。而张仲景将六经分证纲领作为《伤寒论》六经辨证的基本纲领，并在此基础上，由经脉病证联系到脏腑病证；将三阳病作为表、热、实证，三阴病作为里、虚、寒证，已经有了明显的发展。

3. 外感热病的预后判断

（1）"人之伤于寒也，则为病热，热虽甚不死。其两感于寒而病者，必不免于死"，说明热病的预后好坏取决于正邪斗争的盛衰。

（2）"阳明者，十二经脉之长也，其血气盛，故不知人三日，其气乃尽，故死矣"，又说明热病的预后好坏取决于胃气的存亡。《素问·血气形志篇》云："阳明常多气多血。"《素问·太阴阳明论篇》又云："阳明者，五藏六府之海也"。如果阳明气竭，胃气消亡，则气血之化源竭绝，必然危及生命。因此，外感热病的预后好坏，与阳明胃气的盛衰存亡有着极其重要的关系。有鉴于此，张仲景在《伤寒论》立法处方之中，特别注意保胃气。比如：服桂枝汤后，"啜热粥"；服五苓散，"以白饮和服"；用十枣汤逐水，"先煮大枣肥者十枚"；用三物白散，不仅"以白饮和服"，且"不利进热粥一杯；利不止，进冷粥一杯"。又如白虎汤中用粳米；调胃承气汤中用炙甘草；竹叶石膏汤中用粳米、炙甘草；凡此等等，皆在于发汗、清下而不伤胃气。

以上两点，乃是判断外感热病预后的关键。

4. 外感热病的饮食禁忌

"病热当何禁之？……病热少愈，食肉则复，多食则遗，此其禁也。"盖热病食肉，则"肥者令人内热"，故致热病复发。热有所藏而强进热食，则"两热相合"而热有所遗。此乃热病在饮食护理中的一条重要理论。

5. 外感热病的治疗大法

原文指出："治之各通其藏脉。"就是要根据不同的病证，辨别不同的脏腑经脉，随经分治。病在三阳之表，宜用汗法，"三阳经络皆受其病，而未入于藏者，故可汗而已"。病入三阴之里，宜用清泄之法，"其满三日者，可泄而已"。并要"视其虚实，调其逆从"，这种辨表里、察虚实、分经论治的原则，充分体现了辨证施治的根本法则。

评热病论篇第三十三

本篇评论几种风热病证，故篇名曰"评热病论"。

【原文】

黄帝问曰：有病温者，汗出辄复热①，而脉躁疾②，不为汗衰，狂言，不能食，病名为何？岐伯对曰：病名阴阳交③，交者，死也。帝曰：愿闻其说。岐伯曰：人所以汗出者，皆生于谷，谷生于精④。今邪气交争于骨肉而得汗者，是邪却而精胜⑤也。精胜，则当能食而不复热，复热者，邪气也，汗者，精气也；今汗出而辄复热者，是邪胜也；不能食者，精无俾⑥也。病而留者，其寿可立而倾也。且夫热论⑦曰：汗出而脉尚躁盛者死。今脉不与汗相应，此不胜其病也，其死明矣。狂言者，是失志⑧，失志者死。今见⑨三死⑩，不见一生，虽愈必死也。

【注释】

①辄：犹即也。《韵会》："遇事即然也。"

②脉躁疾：指脉象躁动急疾。

③阴阳交：交，交争、交结；谓阳热之邪入于阴分交结不解。张景岳注："正以阳邪交入阴分，则阴气不守，故曰阴阳交。"

④谷生于精：于，作助词；即谷生精。张景岳注："谷气内盛则生精，精气外达则为汗。"

⑤邪却而精胜：此邪与精相对举，邪指邪气，精指精气，即正气。《素问·通评虚实论篇》云："邪气盛则实，精气夺则虚。"可证。

⑥精无俾：俾，补益之意；《说文》："俾，益也。"精无俾，谓精气得不到补益。

⑦热论：指《灵枢·热病》。

⑧失志：《灵枢·本神》云："心有所忆谓之意，意之所存谓之志。"又云："肾藏精，精舍志。"可见"失志"是指神志失守，神志不守舍。

⑨见：同"现"。

⑩三死：三种死亡证候。杨上善注："汗出而热不衰，死有三候：一不能食，二犹脉躁，三者失志。"

【语译】

本段经文论述阴阳交。

黄帝问：有患温热病的人，汗出之后即复发热，而脉象躁动急疾，并不因为汗出之后而病情减轻，并且言语狂乱，不能进食，这种病名是什么？岐伯答：病名叫阴阳交，阴阳交是很危重的死症。黄帝说：希望听听它的道理。岐伯说：人体之所以出汗，汗是从水谷产生的，汗津是水谷所化生的精气。现在邪气与正气相互交争于骨肉形体之间而能够出汗，本是邪气退却而正气制胜的表现，但正气制胜就应当能进饮食，不复发热。而复发热，是邪气偏胜；出汗，又是正气偏胜。现在出汗之后又即复发热，显然是邪气胜过正气了。不能进食，则精气得不到补益。病邪羁留不去，病人的生命就有可能立刻发生危险了。况且《灵枢·热病》上说："汗出之后脉象仍然躁盛的，是死症。"现在脉象不能因为汗出而平静，这是正气不能战胜病邪的表现，病人死亡的征象已经很明显了。言语狂乱，是神志不守舍，也是死亡证象。现在已经出现三种死亡证候，却没有表现一线生机，尽管病症或有减轻的迹象，也一定预后不良。

【按语】

阴阳交是温热病中出现邪盛正衰的危重病候，经文一再提到"死"字："交者，死也""其寿可立而倾也""脉尚躁盛者死""此不胜其病也，其死明矣""失志者死""今见三死……虽愈必死也"。古人谓"必死"，自是难治之危重证候。然并不能因为古人谓其死，就视为是一定不治之死症。温病学家吴鞠通说得好："经谓必死之证，谁敢谓生。然药之得法，有可生之理。"

【原文】

帝曰：有病身热，汗出烦满①，烦满不为汗解，此为何病？岐伯曰：汗出而身热者，风也；汗出而烦满不解者，厥也，病名曰风厥②。帝曰：愿卒闻之。岐伯曰：巨阳主气③，故先受邪；少阴与其为表里也，得热则上从之④，从之则厥也。帝曰：治之奈何？岐伯曰：表里刺之⑤，饮之服汤⑥。

【注释】

①烦满：满，懑也；即烦闷。

②风厥：厥，气逆也。马莳注："太阳感风，少阴气厥。名为风厥。"

③巨阳主气：巨阳，指太阳经。张景岳注："巨阳主气，气言表也。"

④上从之：指少阴经之气随太阳经之气而上逆。

⑤表里刺之：指针刺取太阳、少阴两经。张志聪注："刺表以泻风热之阳邪，

297

刺里以下少阴之逆气。"

⑥饮之服汤：《太素》作"饮之汤"，并注："饮之汤液，以疗其内。"

【语译】

本段经文论风厥。

黄帝问：有人患身体发热，汗出，烦闷，其烦闷并不因为汗出而解除，这是什么病？岐伯答：汗出而身发热，是外受了风邪；汗出而烦闷不解，是气逆所致，病名叫风厥。黄帝说：希望听听详细的道理。岐伯说：太阳经主人身之表，所以风邪首先侵犯太阳经。而少阴经与太阳经是表里关系，少阴经受太阳经表热的影响，其气随之会上逆，气上逆便成为风厥。黄帝说：怎样治疗呢？岐伯说：在太阳、少阴表里两经取穴针刺，并饮用汤药。

【原文】

帝曰：劳风①为病何如？岐伯曰：劳风法在肺下②，其为病也，使人强上冥视③，唾出若涕，恶风而振寒，此为劳风之病。帝曰：治之奈何？岐伯曰：以救俛仰④。巨阳引⑤精者⑥三日，中年者五日，不精者七日，咳出青黄涕，其状如脓，大如弹丸，从口中若鼻中出，不出则伤肺，伤肺则死也。

【注释】

①劳风：张景岳注："劳风者，因劳伤风也。"

②法在肺下：《尔雅·释诂》："法，常也。"《古书虚字集释》："常，当也。"肺下，犹肺中。

③强上冥视：强上，指头项强直而俯仰不能自如；《素问·脉解篇》云："所谓强上引背者，阳气大上而争，故强上也。"冥视，指眼目视物不明；杨上善注："谓合眼视不明也。"

④以救俛仰：以，犹"乃"也；救，救治；俛，同俯；俛仰，指呼吸喘促，俯仰不利。尤在泾注："肺主气而司呼吸。风热在肺，其液必结，其气必壅，是以俯仰皆不顺利，故曰当救俯仰也。救俯仰者，即利肺气散邪气之谓乎！"

⑤巨阳引：引，即《素问·阴阳应象大论篇》"善用针者，从阴引阳，从阳引阴"之引。劳风为暴病，风热袭于表，肺气郁于里，病从表入，故当针引太阳之经以散表邪，《灵枢·根结》云："暴病者，取之太阳。"

⑥精者：《广韵·劲》："精，强也。"精者，指身体强劲之人。

【语译】

本段经文论劳风。

黄帝问：劳风病是怎样的？岐伯答：劳风病变当在肺中。劳风病的发病表现，使人头项强直，俯仰不利，眼目昏蒙视物不明，咳吐黏痰如涕，恶风甚至寒战，这就是劳风的病状。黄帝说：怎样治疗呢？岐伯说：首先救治呼吸喘促，俯仰不利，并在太阳经取穴针刺以散表邪。身体劲强的人三日可愈，中年人精气稍衰的人五日可愈，身体衰弱的老年人七日才能治愈。如果病人咳吐的痰涕色青黄而稠粘，状如痈脓，甚至凝结如弹丸大小，应从口中或鼻中排出，如果不能排出，就会伤肺，伤肺就会使人死亡。

【原文】

帝曰：有病肾风①者，面胕痝然②，壅害于言③，可刺不？岐伯曰：虚不当刺，不当刺而刺，后五日其气必至④。帝曰：其至何如？岐伯曰：至必少气时热⑤，时热从胸背上至头，汗出，手热，口干、苦渴，小便黄，目下肿，腹中鸣，身重难以行，月事不来，烦而不能食，不能正偃⑥，正偃则咳，病名曰风水⑦，论在《刺法》⑧中。

帝曰：愿闻其说。岐伯曰：邪之所凑⑨，其气必虚，阴虚⑩者，阳⑪必凑之，故少气时热而汗出也。小便黄者，少腹中有热也。不能正偃者，胃中不和也。正偃则咳甚，上迫肺也。诸有水气者，微肿先见于目下也。帝曰：何以言？岐伯曰：水者阴也，目下亦阴也，腹者至阴⑫之所居，故水在腹者，必使目下肿也；真气上逆⑬，故口苦舌干，卧不能正偃，正偃则咳出清水也。诸水病者，故不得卧，卧则惊⑭，惊则咳甚也。腹中鸣者，病本于胃也。薄脾⑮则烦不能食，食不下者，胃脘隔也。身重难以行者，胃脉在足也。月事不来者，胞脉⑯闭也。胞脉者属心，而络于胞中，今气上迫肺，心气不得下通，故月事不来也。帝曰：善。

【注释】

①肾风：《素问·奇病论篇》云："有病痝然如有水状……病生在肾，名为肾风。"高士宗注："病生在肾，水因风动，故名为肾风。"

②面胕痝然：胕，浮肿；痝然，肿大貌。《素问·风论篇》亦云："肾风之状，多汗恶风，面痝然胕肿。"

③壅害于言：《广雅·释诂》："壅，障也。"即障害语言。张景岳注："肾脉循喉咙挟舌本，病风则肾脉不利，故壅害于言语。"

④其气必至：气指病气。王冰注："至，谓病气来至也。"

⑤少气时热：张志聪注："风邪伤肾，精气必虚，阴虚则阳往乘之，故时时发热，肾为生气之源，故少气也。"

⑥正偃：即仰卧。

⑦风水：这里指肾风发展严重的水肿病。肾风与风水各有侧重，前者重在风，后者重在水。肾风，"面胕痝然"；风水"目下肿"。《素问·平人气象论篇》云："面肿曰风""目裹微肿……曰水"。

⑧刺法：王冰注："篇名，今经亡。"张景岳注："即《水热穴论》也。"而《素问札记》云："《甲乙》《太素》并无此五字，疑是后人注文，诸论可参。"

⑨凑：聚也；这里作"侵犯"讲。

⑩阴虚：这里指肾虚。张志聪注："风邪伤肾，精气必虚。"

⑪阳：阳邪，这里指风邪。

⑫至阴：《内经》或称脾为至阴，或谓肾为至阴。《素问·金匮真言论篇》云："腹为阴，阴中之至阴脾也。"《素问·水热穴论篇》云："肾者至阴也，至阴者盛水也。"而此处所说的至阴，主要指脾而言，张志聪注："太阴者，至阴也，水邪上乘于腹，始伤胃而渐及于脾，故微肿先见于目下，脾主约束也。"

⑬真气上逆：真气，这里指心火之气。此与《素问·上古天真论篇》"真气从之"之真气，意义迥别。姚止庵注："真气当作火气解，方与口苦舌干意合。"

⑭卧则惊：由于水气凌心，故卧则惊。

⑮薄脾：薄，迫也；指水气迫脾。

⑯胞脉：指女子胞宫的络脉。

【语译】

本段经文论肾风发展为风水。

黄帝问：有患肾风病的人，面部浮肿庞大，障害语言，可以用针刺治疗吗？岐伯答：属虚证的不能用针刺，如果不应刺而误刺，五日之后，病邪一定会加重。黄帝说：病邪加重之后会怎么样？岐伯说：一定会出现呼吸气短，时常发热，热势从胸背上至头部，自汗出，手心热，口干，口苦，口渴，小便色黄，两目下眼睑浮肿，腹中响鸣，身体沉重而行动困难。妇女则月经闭止，心烦而不能进食。而且不能仰卧，仰卧则咳嗽，病名叫风水，在《刺法》中有论述。

黄帝说：希望听听它的道理。岐伯说：邪气之所以侵犯人体，人体的正气一定亏虚。肾脏属阴，风为阳邪，肾精亏虚，风邪必然乘虚而入，便会出现呼吸气短，时时发热，汗出等症。至于小便黄，是少腹中有热；不能仰卧，是胃中不和；仰卧则咳嗽严重，是水气上迫于肺。凡是有水气病的人，一定在目下先出现微肿。黄帝说：为什么呢？岐伯说：水为阴邪，目下是属阴的部位，而腹部是至阴脾所居之部位，目下眼睑属脾，所以水在腹中，一定会使目下浮肿。若水气上迫于心，使心火之气上逆，便出现口苦，舌干。水气上逆于胃，则不能仰卧，仰卧就会咳出清水。凡是水气病的病人，多是不能仰卧的，因为卧后水气必然上逆，而上迫心肺，以至于惊悸不安，咳嗽严重。至于腹中响鸣，是水气停在胃中。水气迫脾，则烦闷而不能食；食不能下，是胃脘被水气所阻隔。身体沉重行动困难，是因胃的经脉下行足部，且胃主肌肉，由于胃受水困，所以身重难行。妇女月经不行，是因水气阻滞，胞脉闭塞，胞脉隶属于心脏而下络于胞中，现在水气上迫于肺，心气不得下通，所以胞脉闭而月经不行。黄帝说：讲得好。

【简析】

本篇经文论述阴阳交、风厥、劳风、肾风等四种病证。

1. 阴阳交的病机

经文所论阴阳交，是温热病过程中，阳邪入于阴分，邪正交争而邪盛正衰的危重证候。其主要表现为三死候：第一，汗出辄复热，脉躁疾，此乃邪热亢盛之象；第二，不能食，此乃胃气衰败之象；第三，狂言，此乃神志散失之象。这三种现象集中反映了邪盛精衰的病变机制，故称"三死候"。《素问·五运行大论篇》亦云："尺寸反者死，阴阳交者死。"《扁鹊仓公列传》亦载："脉法曰：热病阴阳交者死。"《脉经》并载："太阳病已得汗，脉反躁盛者，是阴阳交，死；复得汗，脉静者生。"

阴阳交三死候的提出，表明了古人判断温热病预后好坏的依据有三点：一以正邪斗争胜衰为依据，正盛邪怯则病退，邪盛正衰则病危。二以胃气、神气的存亡为依据，有胃气则生，无胃气则死；得神者生，失神者死。三以汗后变化好坏为依据，热病汗后脉静身凉者吉，汗后脉躁身热者凶。这些理论对临床实践极有指导意义。

2. 风厥的病机

经文指出："汗出而身热者，风也；汗出而烦满者，厥也，病名曰风厥。"又云："巨阳主气，故先受邪，少阴与其为表里也，得热则上从之，从之则厥也。"风厥病是由太阳感风，导致少阴气厥，其证因风致汗，因汗致厥，因厥而致烦闷。

《内经》论风厥有三，其义各别。张景岳作过归纳："风厥之义不一，如本篇者，言太阳少阴病也。其在'阴阳别论'者，云二阳一阴发病，名曰风厥，言胃与肝也。在'五变'篇者，曰人之善病风厥漉汗者，肉不坚，腠理疏也。"三处所述病位不同，而病机则一，皆谓病因为风，气逆为厥。

3. 劳风的病机

劳风是劳汗受风，风邪化热，内蕴肺中的病证。症见"强上冥视，唾出若涕，恶风而振寒"，甚至"咳出青黄涕，其状如脓，大如弹丸"。此证病机为风邪化热，风热抟肺。巢元方《诸病源候论》将此证列为风热候，谓："风热病者，风热之气先从皮毛入于肺也。肺为五脏上盖，候身之皮毛，若肤腠虚，则风热之气先伤皮毛，乃入肺也。其状使人恶风寒战，目欲脱，涕唾出，候之三日内及五日内，不精明者是也。七八日微有青黄脓涕如弹丸大，从口鼻内出为善也，若不出则伤肺，变咳嗽唾脓血也。"又张仲景《金匮要略》论肺痈："风舍于肺，其人则咳，口干喘满，咽燥不渴，多唾浊沫，时时振寒。热之所过，血为之凝滞，蓄结痈脓，吐如米粥，始萌可救，脓成则死。"彼与劳风之病机病症均极有相似之处，彼此可以互参。

4. 肾风及风水病机

肾风是肾虚受风，病位在肾。其症"面浮疟然，壅害于言。"风水是因肾风误刺，变化发展而成，其水势泛及多个脏腑。如水气犯胃则胃中不和，不能仰卧，腹中响鸣，食不能下，身重难以行；水气迫脾则烦不能食；水气迫肺则咳甚；水气凌心则口苦、舌干、惊悸；水在腹中目下肿；水阻胞脉月经闭。故高士宗说："此肾风之病，肾受风邪，风行水涣，故病名曰风水。"

《内经》有多处论及肾风及风水：如《素问·奇病论篇》云："有病痝然如有水状，切其脉大紧，身无痛者，形不瘦，不能食……病生在肾，名为肾风。"《素问·风论篇》云："以冬壬癸中于邪者为肾风。""肾风之状，多汗恶风，而痝然浮肿，脊痛不能正立，其色炲，隐曲不利，诊在肌上，其色黑。"《灵枢·论疾诊尺》云："视人之目窠上微壅，如新卧起状，其颈脉动，时咳，按其手足上，窅而不起者，风水肤胀也。"《素问·大奇论篇》云："肾肝……并浮为风水。"《素问·水热穴论篇》云："勇而劳甚则肾汗出，肾汗出逢于风，内不得入于藏府，外不得越于皮肤，客于玄府，行于皮里，传为胕肿，本之于肾，名曰风水。"此外，《金匮要略》对风水亦有记载："视人之目窠上微拥，如蚕新卧起状，其颈脉动，时时咳，按其手足上，陷而不起者，风水。"综诸所述，其义益彰。

5. 邪之所凑，其气必虚

邪气之所以侵犯人体，人体的正气一定亏虚，这是《内经》发病学的重要思想理论。它强调正气为本，邪气为标，内因为本，外因为标，外因必须通过内因起作用。诸如《素问·刺法论篇》："正气存内，邪不可干。"《灵枢·口问》："邪之所在，皆为不足。"《素问·生气通天论篇》："清静则肉腠闭拒，虽有大风苛毒，弗之能害""顺之则阳气固，虽有贼邪，弗能害也。"《灵枢·百病始生》："卒然逢疾风暴雨而不病者，盖无虚，故邪不能独伤人。此必因虚邪之风，与其身形，两虚相得，乃客其形。"均强调了这一重要思想理论。

在任何病变过程中，强调以内因为主，是《内经》论述病机与治疗的着眼点。如本篇列举的精不胜邪，阳邪入阴的"阴阳交"；少阴之气虚于内，风热之邪袭于外的"风厥"；劳伤肺气，复受风邪的"劳风"；肾风误刺，损伤精气，"阴虚者阳必凑之"的"风水"，都印证了"邪之所凑，其气必虚"的理论。它不仅表明了中医学的发病观，且进一步揭示了疾病发展变化是以内因为主的观点。

逆调论篇第三十四

逆调，即不协调；人身阴阳、气血和调为顺，逆调则病。本篇是论述人体阴阳、营卫、脏气失调所形成的一些病变，故篇名"逆调论"。

【原文】

黄帝问曰：人身非常①温也，非常热也，为之热而烦满②者，何也？岐伯对曰：阴气少而阳气胜，故热而烦满也。帝曰：人身非衣寒③也，中非④有寒气也，寒从中生⑤者何？岐伯曰：是人多痹气⑥也，阳气少，阴气多，故身寒如从水中出。

【注释】

①常：同裳，即衣裳。《说文》中常、裳互训。此处"非常温"与后句"非衣寒"正是通指衣裳而言。又《灵枢·刺节真邪》"常不得蔽"，《甲乙经》即为"裳不可蔽"。《素问·风论篇》"衣常濡"，王冰注为"衣裳濡"，可证。

②烦满：即烦闷。

③衣寒：指衣服单薄而寒冷。

④中非：张琦："中字疑误。"按"中非"二字互倒，当做"非中"，中，即伤也。

⑤寒从中生：指畏寒的感觉从内部发生。

⑥痹气：指气血运行不畅。吴崑："气不流畅而痹着也。"

【语译】

本段经文论阴阳失调产生寒热的机制。

黄帝问：人身不是穿的衣裳温暖，也不是穿的衣裳过热，但却感到发热而烦闷，是什么原因呢？岐伯答：是由于人体阴气少而阳气偏胜，所以感到发热而烦闷。黄帝又问：人身不是穿的衣服单薄而寒冷，也不是伤于寒邪，但却有畏寒的感觉从内部发生，又是什么原因呢？岐伯答：这种人的气血运行不畅，人体阳气少而阴气多，所以身体感到很寒冷，如从冷水中出来一样。

【原文】

帝曰：人有四支热，逢风寒如炙如火①，何也？岐伯曰：是人者，阴气虚，阳气盛，四支者，阳也，两阳相得②，而阴气虚少，少水不能灭盛火③，而阳独治④，独治者，不能生长也，独胜而止耳。逢风而如炙如火者，是人当肉烁⑤也。

【注释】

①如炙如火：《太素》作"如炙于火"。

②两阳相得：相得，即相合。马莳："四肢者属阳，风亦属阳，一逢风邪，两阳相得。"

③少水不能灭盛火：王冰注："水为阴，火为阳，今阳气有余，阴气不足，故云少水不能灭盛火也。"

④阳独治：谓阳气独旺。

⑤肉烁：即肌肉消瘦。

【语译】

本段经文论人体阴虚阳盛而病肉烁。

黄帝问：有的人四肢发热，一遇到风，热势像在火上炙烤一样，是什么原因？岐伯答：这种人是阴气虚少，阳气偏胜的缘故。四肢属阳，风邪亦属阳，四肢发热，再感受风邪，四肢之阳与风阳之邪，两阳相合，于是阳气愈盛而阴气愈虚，阴虚不能制阳热，阳气独旺，则阴精不能生长，以致生长停止。这种四肢热而遇风则如炙于火的病人，必然肌肉消瘦。

【原文】

帝曰：人有身寒，汤①火不能热，厚衣不能温，然不冻栗②，是为何病？岐伯曰：是人者，素肾气胜③，以水为事④，太阳气衰，肾脂枯不长⑤，一水不能胜两火⑥，肾者水也，而生于骨，肾不生，则髓不能满，故寒甚至骨也。所以不能冻栗者，肝一阳也，心二阳也⑦，肾孤藏⑧也，一水不能胜二火⑨，故不能冻栗，病名曰骨痹，是人当挛节也。

【注释】

①汤：热水。

②冻栗：寒冷战栗。

③肾气胜：肾者水脏，这里指水寒之气偏胜。

④以水为事：张琦注："冒涉寒水。"《素问·痿论篇》云："有渐于湿，以水为事。"当指从事水中作业而言。

⑤肾脂枯不长：肾主骨髓，谓肾虚而骨髓不长。

⑥一水不能胜两火：高士宗："七字在下，误重于此，衍文也。"

⑦肝一阳也，心二阳也：肝寄少阳相火，心属少阴君火。故称一阳、二阳。

⑧肾孤脏：相对心肝二阳而言，肾独为水脏，故谓肾孤藏。

⑨一水不能胜二火：张景岳："肝为少阳之相火，心为少阴之君火，一水已竭，二火犹存。"

【语译】

本段经文论水火失调而产生骨痹。

黄帝问：有的人一身寒冷，即便浴热水、向火，仍不觉热，加厚衣服，亦不觉温暖，但是他并不发寒战，这是什么原因呢？岐伯答：这种人素体水寒之气偏盛，又从事水中作业，于是外则损伤太阳经之气，内则损伤肾气。肾主藏精生髓，肾气伤则精髓亏虚而不长，肾属水脏而主骨，由于肾气不生，骨髓亏虚，所以有寒冷至骨的感觉。他之所以虽寒冷却不发战栗，是因为五脏之中肝寄相火，心属君火，肾为孤独一水脏，一个肾脏水寒之气不能制胜肝心二阳之火，所以身觉寒冷却不发战栗，此病名叫骨痹。由于其精枯髓少，筋骨失养，因而病人应当有骨节拘挛的表现。

【原文】

帝曰：人之肉苛①者，虽近衣絮，犹尚苛也，是谓何疾？岐伯曰：荣气虚，卫气实也②。荣气虚则不仁③，卫气虚则不用③，荣卫俱虚，则不仁且不用，肉如故④也。人身与志不相有⑤，曰死。

【注释】

①肉苛：指肌肉顽麻沉重，感觉失灵之症。张景岳注："苛者，顽木沉重之谓。"

②荣气虚，卫气实也：此七字于下文"荣气虚则不仁，卫气虚则不用"不符，当为衍文。丹波元简曾注："下文云：荣气虚……卫气虚……荣卫俱虚……则此七字不相冒，恐是衍文。"

③不仁，不用：不仁，指感觉失灵，不知痛痒冷热之意；不用：不能随意活动。

④肉如故：《甲乙经》《太素》均作"肉如苛"。

⑤人身与志不相有：谓人的形体已经不受意志的支配。张琦注："身动而志不应，志动而身不随。"

【语译】

本段经文论营卫失调而病肉苛。

黄帝问：有的人肌肉顽麻，感觉失灵，虽然身体接触衣被，也毫无感觉，这是什么疾病？岐伯答：这是由于营卫失调所致。营气虚则肌肤失于滋养而肌肉顽麻，感觉失灵；卫气虚则肌肤失于温煦而肢体不能随意活动。营卫两虚，则既不仁又不用，肌肉更加顽麻沉重，人的形体已经不受意志的支配，可能发生死亡。

【原文】

帝曰：人有逆气，不得卧而息有音者；有不得卧而息无音者；有起居如故而息有音者；有得卧行而喘者；有不得卧不能行而喘者；有不得卧卧而喘者；皆何藏使然？愿闻其故。岐伯曰：不得卧而息有音者，是阳明之逆也，足三阳者下行，今逆而上行，故息有音也。阳明者，胃脉也，胃者，六府之海^①，其气亦下行，阳明逆，不得从其道，故不得卧也。下经^②曰：胃不和则卧不安^③，此之谓也。夫起居如故而息有音者，此肺之络脉逆也；络脉不能随经上下，故留经而不行^④，络脉之病人也微，故起居如故而息有音也。夫不得卧，卧则喘者，是水气之客也。夫水者，循津液而流也，肾者水藏，主津液，主卧与喘^⑤也，帝曰：善。

【注释】

①六府之海：海，指水谷之海；胃为水谷之海，是六腑传化之源，故称六腑之海。

②下经：王冰："上古经也。"

③胃不和则卧不安：指胃中不和则睡卧不安宁。

④留经而不行：高士宗注："今络脉不得随经上下，故肺气留经而不行于络。"

⑤主卧与喘：张景岳："水病者，其本在肾，其末在肺，故为不得卧，卧则喘者，标本俱病也。"

【语译】

本段经文论肺、胃、肾三个脏腑气逆不和而至喘息、卧不安、息有音的病变。

黄帝问：患气逆的人，有的人不能平卧而且呼吸有声音；有的人虽不能平卧，但呼吸没有声音；有的人起居如常，但呼吸有声音；有的人能平卧，但一行动就气喘；有的人不能平卧，也不能行动，仍然气喘；有的人不能卧，卧下去就喘。凡此种种，都是哪些脏腑的病变呢？希望听你讲讲它的道理。岐伯答：不能平卧而呼吸有声音的，是阳明气逆所致。足三阳经脉从头走足往下行，若阳明经气上逆而不下行，上迫肺气，所以呼吸不利而有声音。阳明经是胃的经脉，胃主受纳水谷，是六腑传化之源，胃气主降，以下行为顺。现在阳明之气上逆，不能顺其正常规律下行，所以不能平卧。古代《下经》说：胃中不和则卧不安宁，正是这个道理。若起居如常而呼吸有声音的，这是肺的络脉之气逆乱，络脉逆气不能随经脉之气上下，使肺气留滞于经而不行于络，不过，络脉之气逆乱，其病浅而轻，所以起居如常，仅是呼吸有声音。若不能卧，卧则气喘的，是水气侵犯的缘故。水气是循着津液流行的道路而流走的。肾是水脏，主司津液的气化，现在肾气逆而水气上泛，所以出现不能卧与气喘的病变。黄帝说：讲得好。

【简析】

本篇经文专门讨论阴阳逆调，营卫逆调，脏腑经气逆调所致的一些病变。

1. 阴阳失调产生虚热与虚寒

虚热的产生，是由人体真阴不足，以致阳热偏胜，"阴气少而阳气胜"，阴虚阳盛引起肌肉消瘦，四肢烦热的病症，称为"肉烁"。虚寒的产生，是由肾中水寒之气偏胜，又外受水湿，内损肾阳，出现寒冷至骨，关节拘挛的病症，称为"骨痹"。

2. 营卫失调产生不仁与不用

"营气虚则不仁，卫气虚则不用，营卫俱虚则不仁且不用"，这种病变称为"肉苛"。《金匮要略》云："血痹阴阳俱微，寸口关上微，尺中小紧，外证身体不仁，如风痹状，黄芪桂枝五物汤主之。"其"阴阳俱微"是指营卫气血不足，与"肉苛"的病机一致。又《诸病源候论·风不仁候》云："风寒入于肌肉，使血气行不宣流。其状，搔之皮肤如隔衣是也。"其所述病机与症状特点亦与"肉苛"相似。

3. 脏气失调产生喘与不得卧。

经文论述了三点：一谓肺气失调，"肺之络脉逆"，则"起居如故而息有音"。二谓胃气失调，"胃不和则卧不安"，张景岳并作了阐释："有过于饱食或病胀满者，卧必不安，此皆胃气不和之故。"三谓肾气失调，"不得卧，卧则喘者，是水气之客也。……肾者水藏，主津液，主卧与喘也"。综此三论，息有音，不得卧，卧则喘者，与肺气之逆，胃气不和，肾虚水泛均有直接关系，它为临床辨证施治提供了重要理论依据。

咳论篇第三十八

咳，咳嗽。宋代以前，咳与嗽同义。吴崑注："有声之谓咳，连声之谓嗽，不言嗽者，省文也。"本篇论述咳嗽的病因病机、辨证及治疗，是咳嗽之专论，故名曰"咳论"。

【原文】

黄帝问曰：肺之令人咳，何也？岐伯对曰：五藏六府皆令人咳，非独肺也。帝曰：愿闻其状？岐伯曰：皮毛者，肺之合①也。皮毛先受邪气②，邪气以从其合也。其寒饮食入胃，从肺脉上至于肺③则肺寒，肺寒则外内合邪④，因而客之，则为肺咳。五藏各以其时受病⑤，非其时，各传以与之⑥。人与天地相参，故五藏各以治时⑦，感于寒则受病，微则为咳，甚则为泄，为痛。乘秋则肺先受邪，乘春则肝先受之。乘夏则心先受之，乘至阴⑧则脾先受之，乘冬则肾先受之。

【注释】

①肺之合：《素问·五藏生成篇》云："肺之合皮也，其荣毛也。"

②邪气：这里指外来的风寒之邪。张景岳："邪气，风寒也。"

③其寒饮食入胃，从肺脉上至于肺：其，假设连词，犹假若。寒饮食，即寒冷饮食。《灵枢·经脉》云："肺手太阴之脉，起于中焦，下络大肠，还循胃口，上膈属肺。"故寒冷饮食入胃，则寒气从肺脉上至于肺。

④外内合邪：指外受风寒之邪与内伤寒冷饮食之邪相合。喻嘉言说："风寒无形之邪入内，与饮食有形之邪相合，必留恋不舍。"

⑤五藏各以其时受病：五脏各在它们所主的时令感受病邪。

⑥非其时，各传以与之：非其时，指非肺所主时之秋令。各传以与之，谓各脏受邪均可以传给肺脏。张志聪："五脏之邪，上归于肺，而亦为咳也。"

⑦治时：即主时。肝主春，心主夏，脾主长夏，肺主秋，肾主冬。

⑧至阴：此指长夏。

【语译】

本段经文论咳嗽的病因和病位。

黄帝问道：肺有病能使人咳嗽，是什么道理？岐伯回答：五脏六腑有病都可以影响到肺而发生咳嗽，并不单独是肺的问题。

黄帝说：希望听听关于咳嗽的道理。岐伯说：人体的皮毛，是肺气之所合。而皮毛在体表，首先感受风寒邪气，邪气便循皮毛之所合而随之传入到肺。又若吃了寒冷饮食，寒气入胃，由于肺手太阴的经脉是"起于中焦，还循胃口……上膈属肺"，于是寒气便随肺的经脉上注于肺而使肺受寒。这样就使内外的寒邪相结合，因而留滞在肺中，发生肺咳。五脏各在它们所主的时令容易感受病邪，即便不是肺所主的时令，各脏受邪之后都可以传给肺脏。这是因为人与自然界相应，所以五脏各在它们所主的时令之中，被寒邪所伤就会生病，轻浅时便发生咳嗽；深重时还可以变生泄泻、疼痛等病证。逢秋天则肺首先受邪而为咳；逢春天则肝首先受邪，再传与肺而为咳；逢夏天则心首先受邪，再传与肺而为咳；逢长夏之季则脾首先受邪，再传与肺而为咳；逢冬天则肾首先受邪，再传与肺而为咳。

【原文】

帝曰：何以异之①？岐伯曰：肺咳之状，咳而喘息有音，甚则唾血。心咳之状，咳则心痛，喉中介介如梗状②，甚则咽肿喉痹③。肝咳之状，咳则两胁下痛，甚则不可以转④，转则两胠下⑤满。脾咳之状，咳则右胁下痛，阴阴⑥引肩背，甚则不可以动，动则咳剧。肾咳之状，咳则腰背相引而痛，甚则咳涎。

帝曰：六府之咳奈何？安所受病？岐伯曰：五藏之久咳，乃移于六府⑦。脾咳不已，则胃受之，胃咳之状，咳而呕，呕甚则长虫⑧出。肝咳不已，则胆受之，胆咳之状，咳呕胆汁⑨，肺咳不已，则大肠受之，大肠咳状，咳而遗失⑩。心咳不已，则小肠受之，小肠咳状，咳而失气⑪，气与咳俱失。肾咳不已，则膀胱受之，膀胱咳状，咳而遗溺⑫，久咳不已，则三焦受之⑬，三焦咳状，咳而腹满，不欲食饮。此皆聚于胃，关于肺⑭，使人多涕唾⑮而面浮肿气逆也。

【注释】

①异之：《广雅·释诂》："异，分也。"

②介介如梗状：介介，形容梗塞不利之状。梗，《太素》作"哽"，《释文》："哽，塞也。"

③喉痹：吴崑注："喉肿而痛也。"

④不可以转：《外台秘要》作"不可以转侧"。

⑤胠下：胠（qū），腋下胁肋部。

⑥阴阴：同隐隐。

⑦移于六府：姚止庵注："移者，蔓延之意，言藏病移于府也。"

⑧长虫：即蛔虫。

⑨呕胆汁：指呕苦水。《灵枢·四时气》云："邪在胆，逆在胃，胆液泄则口苦，胃气逆则呕苦，故曰呕胆。"

⑩遗失：失，或作"矢"，同"屎"。指大便失禁。

⑪失气：亦称矢气，俗称放屁。

⑫遗溺：溺，通尿；即遗尿。

⑬久咳不已，则三焦受之：姚止庵注："此总论久咳之为害也，咳久则病不止于一脏一腑而无所不病矣。故久咳不已则三焦受之。三焦者复帱上下，囊括一身，以气为用者也。所以咳在三焦，则气壅闭而不行，故令腹满而不思饮食。"

⑭聚于胃，关于肺：姚止庵注："聚者壅也，关者闭也，言气壅闭于肺胃也。"

⑮涕唾：指痰涎。

【语译】

本段经文论五脏六腑咳的症状特点。

黄帝说：怎样区分五脏咳病呢？岐伯说：肺咳的症状，咳而气喘，呼吸有声，严重时咳血。心咳的症状，咳嗽时心中疼痛，喉中梗塞不利，如有物梗之状，严重时咽喉肿痛闭塞。肝咳的症状，咳嗽时两胁下疼痛，严重时两胁下胀满疼痛不能转侧。脾咳的症状，咳嗽时右胁下疼痛，隐隐牵引到肩背疼痛，严重时不可以活动，活动就会使咳嗽加剧。肾咳的症状，咳嗽时腰背相互牵引疼痛，严重时咳吐痰涎。

黄帝问：六腑咳病的症状又是怎样呢？它是从何处受邪发病的呢？岐伯回答：五脏的咳病日久不愈，就会传移到六腑。脾咳日久不愈，就会传移到胃而为胃咳，胃咳的症状，咳嗽时呕吐，严重时呕出胃中的蛔虫。肝咳日久不愈，就会传移到胆而为胆咳，胆咳的症状，咳嗽而且呕吐苦水。肺咳日久不愈，就会传移到大肠而为大肠咳，大肠咳的症状，咳嗽时出现大便失禁。心咳日久不愈，就会传移到小肠而为小肠咳，小肠咳的症状，咳嗽时转矢气，矢气与咳嗽同时出现。肾咳日久不愈，就会传移到膀胱而为膀胱咳，膀胱咳的症状，咳嗽时遗尿。脏腑之咳日久不愈，就会影响三焦，三焦咳的症状，咳嗽而兼腹部胀满，不思饮食。总之，五脏六腑的咳嗽，都是由于邪气壅聚在胃，关闭于肺所引起，所以在咳嗽的同时，使人多鼻涕，多痰涎，而且出现面部浮肿，气逆作喘等症。

【按语】

原文所述"脾咳之状，咳则右胁下痛，阴阴引肩背"颇为费解。盖"背者，胸中之府"。姚止庵云："肩背者，肺所主也。"王冰则云："脾气主右，脾气上连于肺。"由此推之，脾咳出现右胁下痛而牵引肩背，是为脾肺气滞使然。

【原文】

帝曰：治之奈何？岐伯曰：治藏者治其俞①，治府者治其合，浮肿者治其经③。帝曰：善。

【注释】

①治藏者治其俞：治五脏咳嗽，取其俞穴。肺俞太渊，心俞神门，肝俞太冲，脾俞太白，肾俞太溪。

②治府者治其合：治六腑之咳嗽，取其合穴。胃之合足三里，小肠之合小海，大肠之合曲池，膀胱之合委中，三焦之合天井，胆之合阳陵泉。

③浮肿者治其经：咳嗽而兼浮肿，分别取各脏腑的经穴。肺经经渠，心经间使，肝经中封，脾经商丘，肾经复溜，膀胱经昆仑，胆经阳辅，胃经解溪，三焦经支沟，大肠经阳溪，小肠经阳谷。

【语译】

本段经文简述治疗咳嗽的针刺大法。

黄帝问：治疗咳嗽的针刺大法是怎样的？岐伯回答：治五脏之咳嗽，取五脏的腧穴；治六腑之咳嗽，取六腑的合穴；治疗咳嗽而见浮肿的，要取五脏六腑的经穴。黄帝说：讲得好。

【简析】

《素问·咳论篇》论咳，在病因上提出了"肺寒则外内合邪"的理论；在病位上提出了"五藏六府皆令人咳"和"此皆聚于胃，关于肺"的理论；在病变上提出了"五藏之久咳，乃移于六府"的理论；在治疗上提出了分经取穴针刺的理论。这些理论，对于临床辨治咳嗽病深有启发和指导意义。

1. 咳的病因

原文指出："皮毛先受邪气，邪气以从其合也。其寒饮食入胃，从肺脉上至于肺则肺寒，肺寒则外内合邪，因而客之，则为肺咳。"分而言之，是指外受寒邪，内伤寒饮，即《灵枢·邪气藏府病形》所谓"形寒寒饮则伤肺"。合而言之，总属寒邪客肺，这是肺咳的主因。张仲景《伤寒论》首创小青龙汤治咳嗽，正是针对外寒内饮这个主因。

然肺为娇脏，不耐寒热。临床所见，无论外感风寒暑湿燥火诸邪，内伤饮食劳倦情志等因，皆可伤肺而致咳。《素问·咳论篇》首重于寒邪，其实五脏六腑咳证并不局限于寒邪。有关咳的病因，《内经》中有多处提及，如《素问·生气通天论篇》"秋伤于湿，上逆而咳"；《素问·风论篇》："肺风之状……时咳"；《素问·刺热篇》："肺热病者，热争则喘咳"；《素问·气交变大论篇》"岁火太过，炎暑流行……少气咳喘""岁金太过，燥气流行……喘咳逆气"。这说明，六淫之邪皆可伤肺而生咳嗽，然《内经》认为，外寒内饮是致咳的主因，故《灵枢·百病始生》强调："重寒伤肺。"《难经》亦指出："形寒饮冷则伤肺。"

2. 咳的病位

经文首先肯定："肺之令人咳。"《素问·宣明五气篇》又说："肺为咳。"《灵枢·九针论》又说："肺主咳。"《素问·藏气法时论篇》又说："肺病者，喘咳。"毫无疑问，咳嗽发自肺。如张景岳《景岳全书》所说："咳证虽多，无非肺病。"然咳虽属肺，其病变部位并不局限于肺，经文明确指出："五藏六府皆令人咳，非独肺也。"肯定了咳嗽病症与五脏六腑有着密切的病变关系。

咳嗽虽与五脏六腑相关，然其病位的重点又在肺和胃，经文指出："此皆聚于胃，关于肺。"故陈修园《医学三字经》云："《内经》虽分五脏诸咳，而所尤重者，在'聚于胃、关于肺'六字。"并云："气上呛，咳嗽生；肺最重，胃非轻。"

3. 咳的辨证

《素问·咳论篇》辨咳，主要分五脏六腑之咳。五脏之咳，是由五脏受邪之后影响肺气而致咳嗽。因此临床上除见咳嗽的主症之外，必然见有五脏功能改变的兼症。肺咳，由邪客肺气，使肺失清肃，故咳而气喘。心咳，由邪客心肺，致气机闭阻，心火上炎，故咳而兼咽肿喉痹。肝咳，由肝病及肺，致肝肺气滞，故咳而两胁胀痛。脾咳，由脾病及肺，致脾肺气滞，故咳而右胁引肩背疼痛。肾咳，由肾病及肺，致水饮上泛，故咳而多涎。六腑之咳，亦反映了各腑功能失常的特点。如胃气以降为和，而胃气上逆则"咳而呕"。胆藏胆汁，内寄相火，若胆气逆而火上炎，则"咳呕胆汁"。大肠乃传导之官，咳久而传导失职，气不能摄，乃"咳而遗矢"。小肠为受盛之官，主分别清浊，咳久则小肠气奔，乃"咳而矢气"。膀胱为州都之官，津液藏焉，咳久则气化失司，乃"咳而遗尿"。三焦职司气化，久咳则三焦气机滞塞，故"咳而腹满，不欲食饮"。

五脏六腑咳所出现的兼症，共同反映了两个特点：一是各个脏腑生理功能的改变；二是各个脏腑经脉循行部位出现病变。这正是脏腑经脉辨证的特点。

4. 咳的传移

大凡疾病的传变，多是由表入里，由阳入阴，由腑及脏。以人之脏腑而言，脏属阴，腑属阳；脏为里，腑为表。然《素问·咳论篇》论咳，是"五藏之久咳，乃移于六府"，表明咳病的传变是脏病移腑。盖因咳本于肺，病在脏也；而肺主皮毛，犹在表也。这种从脏移腑的传变方式，与一般疾病从腑传脏的情况不同，它不是疾病的向愈和减轻，而是咳久生变，意味着病势的加重和发展。

举痛论篇第三十九

举，列举；痛，痛证。本篇主要讨论痛证的病因病机及其辨证，并且论述"九气"为病。全文以论痛为首，故名"举痛论"。

【原文】

黄帝问曰：余闻善言天者，必有验于人①；善言古者，必有合于今②；善言人者，必有厌于己③。如此则道不惑而要数极④，所谓明也。今余问于夫子，令言而可知，视而可见，扪而可得⑤，令验于己，而发蒙解惑⑥，可得而闻乎？岐伯再拜稽首⑦对曰：何道之问也？帝曰：愿闻人之五藏卒痛⑧，何气使然？岐伯对曰：经脉流行不止，环周不休，寒气入经而稽迟⑨，泣而不行⑩，客于脉外则血少，客于脉中则气不通，故卒然而痛。

【注释】

①善言天者，必有验于人：天，天道，意指自然界的阴阳变化。张景岳："天与人一理，其阴阳气数无不相合，故善言天者，必有验于人。"

②善言古者，必有合于今：张景岳注："古者今之鉴，欲察将来，须观既往，故善言古者，必有合于今。"

③善言人者，必有厌于己："厌"与上文之"验""合"同义。《说文》："厌，合也。"张景岳："彼之有善，可以为法，彼之有不善，可以为戒，故善言人者，必有厌于己。"

④要数极：要数，即要理，重要的道理。极，穷尽之意。

⑤言而可知，视而可见，扪而可得：言，指问诊。视，指望诊。扪，指切诊。全句说，通过问诊、望诊、切诊等方法能够得知病情。

⑥发蒙解惑：蒙，同朦。《说文》："朦，不明。"谓启发蒙昧，解释疑惑。

⑦稽（qǐ）首：古时所行跪拜礼。

⑧五藏卒痛：卒，通猝。这里泛指人体内部突然发生疼痛。

⑨稽迟：《说文》："稽，留止也。""迟，徐行也。"留滞不行之意。

⑩泣而不行：泣，通涩，涩滞而不畅通。

【语译】

本段经文论疼痛证的病因病机。

黄帝问道：我听说善于讨论天地阴阳变化的人，一定在人体上有所验证；善于讨论古代学问的人，一定能与现代的实际相结合；善于探讨人的生理、病理的人，一定能与自身相联系。这样，才能了解事物运动变化的规律而不致迷惑，才能完全掌握其中的重要道理，这才称得上是明智的人。现在我要请问先生，要使问而可知、望而可见、按而可得的诊断技术，让我有所体验，能够启发蒙昧，解除疑惑，可以讲给我听听吗？岐伯再次跪拜回答说：您要问哪方面的道理呢？

黄帝说：我想听听人体的内部突然发生疼痛，是什么邪气导致的？岐伯回答：人体的经脉气血流行不止，循环不息。如果寒邪侵入经脉而留滞不去，就会使经脉气血滞涩而不能畅行。若寒邪侵袭于经脉之外，就会束缚经脉，使血气流行不畅以致局部血少；若寒邪侵入经脉之中，就会阻滞血气，使经脉中的气血滞涩不通。无论寒邪侵袭脉外或侵入脉中，均可导致经脉气血滞涩而运行不畅，所以突然发生疼痛。

【按语】

"客于脉外则血少，客于脉中则气不通"，二句为互文。意谓寒邪客于脉外或脉中，均可导致经脉血气滞涩不通，从而发生疼痛，这是疼痛的主要机制。

【原文】

帝曰：其痛或卒然而止者，或痛甚不休者，或痛甚不可按者，或按之而痛止者，或按之无益者，或喘动应手①者，或心与背相引而痛者，或胁肋与少腹相引而痛者，或腹痛引阴股②者，或痛宿昔而成积③者，或卒然痛死不知人，有少间复生者，或痛而呕者，或腹痛而后泄者，或痛而闭不通者。凡此诸痛，各不同形，别之奈何？

岐伯曰：寒气客于脉外则脉寒，脉寒则缩蜷④，缩蜷则脉绌急⑤，绌急则外引小络，故卒然而痛，得炅⑥则痛立止。因重中于寒，则痛久矣。寒气客于经脉之中，与炅气相薄则脉满⑦，满则痛而不可按也。寒气稽留，炅气从上⑧，则脉充大而血气乱，故痛甚不可按也。寒气客于肠胃之间，膜原⑨之下，血不得散，小络急引故痛，按之则血气散，故按之痛止。寒气客于侠脊之脉⑩则深，按之不能及，故按之无益也。寒气客于冲脉，冲脉起于关元，随腹直上，寒气客则脉不通，脉不通则气因之⑪，故喘动应手矣。寒气客于背俞之脉⑫，则脉泣，脉泣则血虚，血虚则痛，其俞注于心，故相引而痛。按之则热气至，热气至则痛止矣⑬。寒气客于厥阴之脉，厥阴之脉者，络阴器，系于肝，寒气客于脉中，则血泣脉急，故胁肋与少腹相引痛矣。厥气客于阴股，寒气上及少腹⑭，血泣在下相引，故腹痛引阴股。寒气客于小肠膜原之间，络血之中，血泣不得注于大经，血气稽留不得行，故宿昔而成积矣。寒气客于五藏，厥逆上泄，阴气竭⑮，阳气未入，故卒然痛死不知人，气复反则生矣。寒气客于肠胃，厥逆上出，故痛而呕也。寒气客于小肠，小肠不得成聚⑯，故后泄腹痛矣。热气留于小肠，肠中痛，瘅热焦渴⑰，则坚干不得出，故痛而闭不通矣。

【注释】

①喘动应手：喘，应作揣。意指按之有血脉搏动应手。《灵枢·百病始生》谓"揣之应手而动"。

②阴股：大腿内侧。

③宿昔而成积：宿昔，经久之意。积，积聚。

④缩踡：收缩不伸。

⑤绌急：绌（chù），屈曲。急，拘急。

⑥炅：炅（jiǒng），音义均同炯，王冰注："炅，热也。"《通雅》："《灵》《素》之炅当与热同。"

⑦与炅气相薄则脉满：薄，通搏，抗争之意。张景岳："阳气行于脉中则寒袭之，则寒热相薄，留而不行，则邪实于经，故脉满而痛。"

⑧炅气从上：《素问校注语译》拟作"炅气从之"，可从。

⑨膜原：张志聪注："膜原者，连于肠胃之脂膜。"

⑩侠脊之脉：指脊柱两旁深部之经脉。

⑪脉不通则气因之：血脉不通则气亦随之而不通。吴崑："气因之，气从之也。"

⑫背俞之脉：指足太阳经脉。背俞为五脏在背部足太阳经的俞穴。

⑬按之则热气至，热气至则痛止矣：滑伯仁《读素问钞》谓："以上十三字，不知何所指。"疑为衍文。

⑭厥气客于阴股，寒气上及少腹："厥气""寒气"二词倒误。应作"寒气客于阴股，厥气上及少腹"。张景岳："厥气，寒逆之气也。"

⑮阴气竭：竭，通遏。《墨子·修身》："藏于心者无以竭爱。"于鬯《香草续校书》注曰："竭当读为遏。"《素问·谬刺论》言"五络俱竭"。王冰注："五络闭结而不通。"是"竭"为阻遏、阻塞之义。这里的阴气竭，即指阴气阻遏。

⑯小肠不得成聚：意指小肠失去受盛作用，水谷不得停留。

⑰瘅热焦渴：瘅热，即热盛。焦渴，《太素》卷二十七作"焦竭"，杨注："小肠中热，糟粕焦竭干坚，故大便闭而不通矣。"

【语译】

本段经文提出各种疼痛的辨别。

黄帝问：疼痛病症，有的疼痛突然自行停止；有的疼痛剧烈而无休止；有的疼痛剧烈而痛处拒按；有的疼痛之处按压后可以止痛；有的疼痛虽经按压也没有效果；有的疼痛之处血脉跳动应手。有的人心与背部相互牵引作痛；有的人胁肋部与少腹部相互牵引作痛；有的人腹部牵引阴股部位疼痛；有的人疼痛日久不愈而形成积聚。有的人突然疼痛剧烈并出现昏厥，或者过一会儿又复苏醒；有的人疼痛而兼见呕吐；有的人腹痛而兼泄泻；有的人腹痛而兼见大小便闭塞不通。凡此等等疼痛病症，其表现各不相同，如何加以辨别呢？

岐伯回答：寒气侵袭于经脉之外，则经脉受寒；经脉受寒就会使经脉收缩，经脉收缩就会导致经脉拘急，经脉拘急则牵引经脉之外细小的脉络拘急，于是突然发作疼痛。由于是寒邪侵袭脉外所致的疼痛，所以当受到温热之后，其痛可以立即缓解。如果反复感受寒邪，则寒邪太盛，就会使疼痛日久不愈。如果寒邪侵入经脉之中，与人体内的热气相互交迫，使经脉壅滞盛满出现疼痛，这种疼痛就会拒按，这是因为寒邪留滞，人体内的热气与外受的寒邪相互交迫，使经脉充满胀大，致使血气紊乱，所以疼痛剧烈而拒按。如果寒邪侵袭于肠胃之间，膜原之下，以致血气凝涩而不消散，导致细小的脉络牵引拘急，于是发生疼痛。由于这种疼痛是血气凝涩所致，若以手按揉，则络脉中的血气可以得到消散，所以揉按之后其痛可以缓解。如果寒邪侵袭到挟于脊中的经脉，邪袭的部位较深，按揉不能到达病所，所以按揉无济于事。如果寒邪侵袭到冲脉之中，冲脉是从小腹关元穴开始，循着腹部上行，由于寒邪的侵袭使冲脉不能畅通，冲脉不通则气亦随之不通，所以用手按其疼痛的腹部，就会感到腹部跳动应手。如果寒邪侵袭于背俞足太阳之经脉，使经脉流行发生滞涩，经脉滞涩不行则局部血不足，血虚失养也会发生疼痛。由于背俞之脉内通于心，所以出现心与背相互牵引疼痛。若用手按揉则产生热气，使阳气宣通而疼痛可以缓解。若寒邪侵袭到足厥阴的经脉，足厥阴经脉循阴股，环阴器，抵少腹，布胁肋而系于肝，当寒邪侵入此经脉之中，就会使血气凝涩而经脉拘急，出现胁肋与少腹部牵引疼痛。由于寒邪侵袭丁阴股部位，寒气上逆随着厥阴经脉而上行于少腹部，使血脉凝涩，上下相牵引，所以出现少腹牵引阴股部疼痛。如果寒邪侵袭到小肠、膜原的血络之中，使血络滞涩不能流注到大的经脉，血气留滞不能畅行，日久不散便可以形成积聚。如果寒邪侵入五脏，迫使五脏之气逆乱而上越，致使阴寒之气阻遏于内，而阳热之气泄越于外，阳不能入阴，形成阴阳不相顺接的状态，所以突然剧烈疼痛并昏厥不省人事。如果阳气复返，阴阳相接，又可以复苏。如果寒邪侵袭肠胃，迫使肠胃之气上逆，便出现腹痛而兼呕吐。如果寒邪侵入小肠，使小肠失去受盛功能，水谷不能在小肠分清别浊，于是出现泄泻与腹痛。如果是热邪留止于小肠之中，也可以发生腹部疼痛，由于热盛伤津，并出现口干、口渴，大便干结，所以腹痛而伴见大便闭结不通。

【原文】

帝曰：所谓言而可知者也。视而可见奈何？岐伯曰：五藏六府，固尽有部①，视其五色，黄赤为热，白为寒，青黑为痛②，此所谓视而可见者也。帝曰：扪而可得奈何？岐伯曰：视其主病之脉③，坚而血及陷下者④，皆可扪而得也。帝曰：善。

【注释】

①五藏六府，固尽有部：张志聪注："五脏六腑之气色，皆见于面，而各有所主之部位。"据《灵枢·五色》记载："阙中者，肺也。下极者，心也。直下者，肝也。肝左者，胆也。下者，脾也。方上者，胃也。中央者，大肠也。挟大肠者，肾也。……面王以上者，小肠也。面王以下者，膀胱子处也。"

②黄赤为热，白为寒，青黑为痛：张景岳注："黄赤色者，火动于经，故为热；白色者，阳气衰微，血不上荣，故为寒；青黑色者，血并气滞，故为痛。"

③主病之脉：张景岳注："主病之脉，病所在也。"

④坚而血及陷下者：此指局部按诊经脉而言。张景岳："脉坚者，邪之聚也；血留者络必盛而起也；陷下者，血气不足，多阴候也。"

【语译】

本段经文论望诊和按诊。

黄帝说：以上都是通过问诊可知的情况，至于望诊可以知道的情况，又是如何呢？岐伯回答说：五脏六腑在人的面部本来都有各自的所主部位，因此观察面部五色的变化，就可以了解内部的病变，面部现黄色与赤色，主热证；面部现白色，主寒证；面部现青色与黑色，主疼痛病证。这就是通过望诊可以了解的情况。黄帝又问：用手切按又可以得知哪些情况呢？岐伯说：要看清病邪所伤的经脉，其脉或坚满而有瘀血，或陷下而濡软，都是用手切按可以得知的情况。黄帝说：讲得好。

【原文】

余知百病生于气①也。怒则气上，喜则气缓②，悲则气消，恐则气下，寒则气收，炅则气泄，惊则气乱，劳则气耗，思则气结，九气不同，何病之生？岐伯曰：怒则气逆③，甚则呕血及飧泄，故气上矣。喜则气和志达，荣卫通利，故气缓矣。悲则心系急④，肺布叶举，而上焦不通，荣卫不散，热气在中⑤，故气消⑥矣。恐则精却⑦，却则上焦闭⑧，闭则气还，还则下焦胀，故气不行⑨矣。寒则腠理闭，气不行，故气收⑩矣。炅则腠理开，荣卫通，汗大泄，故气泄⑪。惊则心无所倚，神无所归，虑无所定⑫，故气乱矣。劳则喘息汗出，外内皆越⑬，故气耗矣。思则心有所存，神有所归，正气留而不行⑭，故气结矣。

【注释】

①百病生于气：百病，指许多疾病。气，指气机失调。王冰说："夫气之为用，虚实逆顺缓急皆能为病。"周学海《内经评文》又说："百病皆生于气之不畅也。"

②喜则气缓：一指"喜则气和志达，营卫通利"，气机和缓的正常状态；一指暴喜、过喜，心气缓散不收的病变状态。这里是指病态言。《素问·阴阳应象大论篇》云"喜伤心""暴喜伤阳"。《灵枢·本神》云："喜乐者，神惮散而不藏。"张琦注曰："九气皆以病言，缓当为缓散不收之意。"

③怒则气逆：怒伤肝则肝气上逆。张景岳注："怒动于肝，则气逆而上，气逼血升，故甚则呕血。肝木乘脾，故为飧泄。"

④心系急：心与肺相互联系的络脉发生急迫症。张景岳注："心……其系有五，上系连肺，肺下系心，心下三系，连脾、肝、肾。"

⑤热气在中：指悲哀气闭，热郁胸中。《素问·痿论篇》云："悲哀太甚则包络绝，包络绝则阳气内动。"

⑥气消：消，消耗。张景岳："悲哀伤气，故气消矣。"

⑦恐则精却：却，退也，陷也。恐惧伤肾，使肾之精气下陷；《灵枢·本神》云："恐惧而不解则伤精，精伤则骨酸痿厥，精时自下。"

⑧却则上焦闭：张景岳注："精却则升降不交，故上焦闭。"

⑨气不行：据"新校正"云，当作"气下行"。

⑩气收：阳气收敛不能宣达。张景岳："寒束于外则玄府闭密，阳气不能宣达，故收敛于中而不得散也。"

⑪气泄：阳气外泄。张志聪："炅则腠理开，汗大泄，则阳气从而外泄矣。"

⑫心无所倚，神无所归，虑无所定：意谓心神失守而神志不宁。高士宗："惊则心气动而无所倚，神气越而无所归，思虑惑而无所定。"

⑬外内皆越：越，散越。马莳："夫喘则内气越，汗出则外气越，故气以之而耗散也。"

⑭神有所归，正气留而不行：《甲乙经》卷一、《太素》卷二均作"神有所止，气留而不行"。杨上善注："心神引气而聚，故结而为病也。"

【语译】

本段经文论九气为病。

黄帝说：我知道许多疾病的发生，都是由于气机失调所引起的。暴怒会使气上逆，过喜会使气缓散，过悲会使气消损，大恐会使气下陷，寒冷会使气收敛，火热会使气外泄，大惊会使气惑乱，过劳会使气耗散，过思会使气郁结，这九种气的变化各不相同，会发生什么样的疾病呢？

岐伯回答：大怒会使肝气上逆，气上逆则血随气涌，严重的可出现呕血，或者肝气乘脾而发生水谷夹杂的泄泻，所以说怒则气上。喜本可以使气机和顺，志意畅达，营卫之气的运行通畅顺利，如果过喜就会造成气机缓散。悲哀太过会使心与肺相联系的脉络急迫，致使肺叶张举，上焦之气不得宣通，营卫之气不得布散，热气郁闭于中，耗灼肺气，所以过悲会使气消损。恐惧过度则伤肾，使肾的精气下陷，精气下陷而不能上交，于是上焦闭塞，升降失常，气滞于下，可以出现下焦胀满，所以大恐可以使气下陷。寒冷之气侵袭人体，会使腠理闭塞，阳气不能宣达畅行，而收敛于内，所以寒冷会使阳气收敛。火热之气伤人使人腠理开疏，营卫之气通利，腠理开则汗液大泄，于是人体气随汗泄。卒受惊骇，则心无所主，神无所附，使思虑惑而无定，所以大惊会使气惑乱。劳役太过会出现气动喘息与汗出过多，喘则肺气泄越，汗则卫气泄越，形成外内气皆泄越，所以过劳会使气耗散。过于思虑就会使心神高度凝注于某一事物，精神集中于某一处，神气随之留结而不行，所以思虑过度可以使气郁结。

【简析】

本篇主要讨论了"五藏卒痛，何气使然"和"百病生于气"这两个方面的问题。

1. 痛的病因病机

原文指出："寒气入经而稽迟，泣而不行，客于脉外则血少，客于脉中则气不通，故卒然而痛。"这里明确了两点理论：

第一，寒邪为诸痛之主因。本篇所言十四种痛证，除"热气留于小肠"一条之外，余皆属于寒气。《素问·痹论篇》亦云："痛者，寒气多也，有寒故痛也。"叶天士临证实践证明："诸痛之症，大凡因于寒者十之七八，因于热者不过二三而已。"（《临证指南医案》）

第二，经脉气血滞涩不通是痛的主要机制。人体经脉气血流行不止，环周不休。若寒邪客于经脉，则使经脉缩踡，气血滞涩不通，产生疼痛。故陈修园《医学三字经》说："痛则不通，气血壅滞也。"

2. 疼痛病的辨证

本篇经文列举了痛证中的十四种情况，意在提示辨证的方法：一辨疼痛性质，如"痛或卒然而止""痛甚不休""痛甚不可按""按之而痛止""按之无益""得炅则痛立止""喘动应手"等。二辨疼痛部位，如"心与背相引而痛""胁肋与少腹相引而痛""腹痛引阴股"等。三辨疼痛的兼症，如"痛而呕""腹痛而后泄""痛而闭不通""痛宿昔而成积"，以及"猝然痛死不知人"等。这些论述，对临床辨证颇有启发意义。

3. 九气为病的机制

本篇原文提出了"九气为病"，它包括情志过激、寒热偏盛、劳倦过度等因素引起的脏腑气机失调的许多疾病，概谓之"百病生于气"。因情志过激者，则有气上、气缓、气消、气下、气乱、气结等变化；因寒热偏盛者，则有气收、气泄等变化；因劳倦过度者，则有气耗等变化。举凡情志伤人，必先影响人体的气机，使气机升降失常，气血功能紊乱，然后伤及内脏。《灵枢·寿夭刚柔》云："忧恐忿怒伤气，气伤藏，乃病藏。"故《素问·阴阳应象大论篇》谓"喜怒伤气"；而《灵枢·百病始生》篇则谓"喜怒不节则伤藏"。张景岳说："气之在人，和则为正气，不和则为邪气。"这是中医病因病机学说中的一条重要理论。

　　本节所述情志过度，气机失调的病变，其"怒则气上"，指肝气逆乱；"喜则气缓"，指心气缓散不收；"悲则气消"，指上焦肺气消耗；"恐则气下"，指下焦肾气下陷；"惊则气乱"，指心神之气散乱；"思则气结"，指心神之气郁结。它与《素问·阴阳应象大论篇》所述"怒伤肝""喜伤心""思伤脾""悲伤肺""恐伤肾"的道理基本一致。然此则以伤气机而论，而彼则以伤脏而言，皆指情志过度，损伤脏气。

痹论篇第四十三

痹者，闭也。张景岳说："盖痹者闭也，以血气为邪所闭，不得通行而病也。"本篇重点论述各种痹病的成因及其特征，故篇名"痹论"。

【原文】

黄帝问曰：痹之安生^①？岐伯对曰：风寒湿三气杂至，合而为痹也。其风气胜者为行痹^②，寒气胜者为痛痹^③，湿气胜者为著痹^④也。

【注释】

①安生：王冰注："安，犹何也，言何以生。"

②行痹：亦称风痹，以肢节疼痛游走无定为特点。尤在泾《医学读书记》说："行痹者，风气胜。风之气善行而数变，故其证上下左右无所留止，随其所至，血气不通而为痹。"

③痛痹：亦称寒痹，以肢节疼痛剧烈为特点。张景岳注："阴寒之气，客于肌肉筋骨之间，则凝结不散，阳气不行，故痛不可当。"

④著痹：著，同着，著痹亦称湿痹，以肢体酸痛重着，肌肤麻木不仁为特点。张景岳注："肢体重着不移，或为疼痛，或为顽木不仁，湿从土化，病多发于肌肉。"

【语译】

本段经文论痹的病因。

黄帝问：痹病是如何产生的？岐伯回答：风寒湿三种邪气错杂侵袭人体，影响人的气血营卫运行，从而形成痹证。其中，风气偏胜的，称为行痹；寒气偏胜的，称为痛痹；湿气偏胜的，称为着痹。

【原文】

帝曰：其有五者何也？岐伯曰：以冬遇此者为骨痹^①，以春遇此者为筋痹，以夏遇此者为脉痹，以至阴^②遇此者为肌痹，以秋遇此者为皮痹。

帝曰：内舍^③五藏六府，何气使然？岐伯曰：五藏皆有合^④，病久而不去者，内舍于其合也。故骨痹不已，复感于邪，内舍于肾；筋痹不已，复感于邪，内舍于肝；脉痹不已，复感于邪，内舍于心；肌痹不已，复感于邪，内舍于脾；皮痹不已，复感于邪，内舍于肺。所谓痹者，各以其时重感于风寒湿之气也。

【注释】

①以冬遇此者为骨痹：在冬季感邪致痹的叫做骨痹。以下筋痹、脉痹、肌痹、皮痹与此同例。

②至阴：此指长夏，张琦作"季夏"。

③内舍：舍，居留、潜藏之意。吴崑："舍，邪入而居之也。"

④五藏皆有合：指五脏都有所合之五体。《素问·五藏生成篇》云"心之合脉也""肺之合皮也""肝之合筋也""脾之合肉也""肾之合骨也"。

【语译】

本段经文论五体痹与五脏痹的形成。

黄帝说：痹证又可分为五种，指的是哪些呢？岐伯回答：在冬季感受痹邪而发的痹证，称为骨痹；在春季感受痹邪而发的痹证，是为筋痹；在夏季感受痹邪而发的痹证，是为脉痹；在长夏季节感受痹邪而发的痹证，是为肌痹；在秋季感受痹邪而发的痹证，是为皮痹。

黄帝问：痹邪向内侵入五脏六腑，是什么原因造成的呢？岐伯回答：人的五脏都与外在的五体相合，即《素问·五藏生成篇》所述："心之合脉也，肺之合皮也，肝之合筋也，脾之合肉也，肾之合骨也。"如果痹邪久留于五体而不去，就会向内深入所合的五脏。所以骨痹久而不愈，再重复感受痹邪，痹邪就会侵入肾；筋痹久而不愈，再重复感受痹邪，痹邪就会侵入肝；脉痹久而不愈，再重复感受痹邪，痹邪就会侵入心；肌痹久而不愈，再重复感受痹邪，痹邪就会侵入脾；皮痹久而不愈，再重复感受痹邪，痹邪就会侵入肺。上述五脏痹证，是由五脏在它各主的时令之中重复感受了风寒湿的痹邪所形成的。

【原文】

凡痹之客五藏者，肺痹者，烦满喘而呕①；心痹者，脉不通，烦则心下鼓②，暴上气而喘，嗌干，善噫③，厥气上则恐④；肝痹者，夜卧则惊⑤，多饮数小便，上为引如怀⑥；肾痹者，善胀，尻以代踵，脊以代头⑦；脾痹者，四支解堕⑧，发咳呕汁，上为大塞⑨。肠痹者，数饮而出不得，中气喘争⑩，时发飧泄。胞痹⑪者，少腹膀胱按之内痛，若沃以汤⑫，涩于小便，上为清涕⑬。

【注释】

①烦满喘而呕：肺气上逆，故烦满喘息。肺脉起于中焦，还循胃口，肺胃气逆则喘而呕。

②烦则心下鼓：则，犹"而"。心下鼓，心下悸动。

③善噫：多嗳气。

④厥气上则恐：邪气上逆影响心神就会使人发生惊恐。张景岳："心火衰则邪乘之，故神怯而恐。"

⑤夜卧则惊："肝藏血，血舍魂"，肝痹则魂不守舍，故夜卧时发生惊骇。

⑥上为引如怀：《说文》："引，开弓也。"即胀满之意。本句是说，胁腹部胀满好似怀物之状。

⑦尻以代踵，脊以代头：尻（kāo），尾骶部。踵，足后跟。尻以代踵，形容足痿软不能行，以尻代足。脊以代头，形容头低垂不能举，而脊高于头。

⑧解堕：即懈堕，倦怠乏力之状。

⑨上为大塞：张景岳注："上焦痞隔，为大塞不通也。"

⑩中气喘争：喘，急迫之意。谓腹中之气急迫交争。

⑪胞痹：胞，通脬。胞痹即膀胱痹。

⑫若沃以汤：好像用热水灌注一样。

⑬上为清涕：马莳注："膀胱之脉，上额交巅，上入络脑，故邪气上蒸于脑而为清涕也。"

【语译】

本段经文论脏腑痹的症状。

痹邪侵入五脏后的症状表现：肺痹的表现是胸中烦闷、喘息而且呕吐。心痹的表现是血脉不通畅，心中烦而且悸动，常出现急暴性气逆喘促、咽干、嗳气，如果邪气上逆影响心神还会表现恐惧。肝痹的表现是夜晚睡眠时发惊，口渴多饮，小便频数，胁肋与少腹部上下牵引疼痛胀满，如怀物之状。肾痹的表现是腹胀，并且骨骼痿弱，能坐而不能立，只能以臀代足；头低垂而不能举，脊骨反而高于头颅。脾痹的表现是四肢软弱无力，咳嗽并呕吐清水，甚至胸脘痞塞。肠痹的表现是频频饮水而小便不利，腹中气急攻冲响鸣，并经常出现水谷夹杂的泄泻。膀胱痹的表现是少腹膀胱部位按压则疼痛，并像灌了热水一样有烧灼感，小便涩滞不畅，如果痹邪影响足太阳膀胱经脉，并可以在上部表现为鼻流清涕。

【原文】

阴气①者，静则神藏，躁则消亡②。饮食自倍，肠胃乃伤③。淫气喘息④，痹聚在肺；淫气忧思，痹聚在心；淫气遗溺，痹聚在肾；淫气乏竭，痹聚在肝；淫气肌绝⑤，痹聚在脾。诸痹不已，亦益内也⑥。其风气胜者，其人易已也⑦。

帝曰：痹，其时有死者，或疼久者，或易已者，其何故也？岐伯曰：其入藏者死，其留连筋骨间者疼久，其留皮肤间者易已。

【注释】

①阴气：这里指五脏之气。张景岳："阴气者，脏气也。"

②静则神藏，躁则消亡：张景岳注："人能安静，则邪不能干，故精神完固而内藏。若躁扰妄动，则精气耗散，神志消亡，故外邪得以乘之，五脏之痹因而生矣。"

③饮食自倍，肠胃乃伤：自，犹"若"也。饮食如果过多，肠胃就要受伤。张景岳："若过用不节，致伤肠胃，则六府之痹因而生矣。"

④淫气喘息：淫气，淫乱之邪气。张景岳："邪乱之气也。"喘息，指症状。以下"淫气忧思""淫气遗溺""淫气乏竭""淫气肌绝"等仿此。

⑤肌绝：肌肉消瘦。张志聪："肌肉焦绝。"

⑥亦益内也：益，渐也。《太素》作"亦益于内"。即逐渐向内发展之意。

⑦其风气胜者，其人易已也：姚止庵注："风虽胜，尚是外袭易治，不若深入脏腑之难也。"

【语译】

本段经文论痹的内因、传变及预后。

人的五脏之气，清静则精神内藏，躁动则精神耗散。如果饮食过度，肠胃就会受到损伤。邪气入里，引起呼吸喘促的，是痹邪聚集在肺；邪气入里，引起忧愁思虑的，是痹邪聚集在心；邪气入里，引起遗尿的，是痹邪聚集在肾；邪气入里，引起筋疲力乏的，是痹邪聚集在肝；邪气入里，引起肌肉消瘦的，是痹邪聚集在脾。各种痹证日久不愈，是可以向内深入发展的。不过，痹证中属于风邪偏胜的，风为阳邪，多袭于表，这种病证比较容易治愈。

黄帝说：患痹病的人，时常有病死的，有疼痛日久不愈的，也有容易治愈的，缘故何在呢？岐伯回答：痹邪入内脏者，病势深重，容易导致病人死亡。痹邪留止缠绵于筋骨之间，难以祛除，可致关节疼痛日久不愈。若痹邪仅留滞于皮肤之间，则病邪轻浅，容易治愈。

【原文】

帝曰：其客于六府者何也？岐伯曰：此亦其食饮居处①，为其病本也。六府亦各有俞，风寒湿气中其俞，而食饮应之，循俞而入，各舍其府也。

帝曰：以针治之奈何？岐伯曰：五藏有俞，六府有合，循脉之分，各有所发②，各随其过则病瘳也③。

【注释】

①食饮居处：高士宗注："犹言食饮自倍，居处失宜。"

②循脉之分，各有所发：马莳注："循脏腑经脉所行之分，各有所发病之经。"

③各随其过则病瘳也：过，病变部位。瘳，愈也。马莳注："乃随其病之所在而刺之，则或俞或合，其病无有不瘳也。"

本段经文论六腑痹的形成及针刺治痹大法。

黄帝问：痹邪侵入六腑又是怎样呢？岐伯答：这也是由于饮食所伤，居处失宜，这是六腑痹发病的根本原因。六腑在体表也有各自的俞穴，风寒湿邪气外侵其俞穴，而内则由于饮食不节所伤，内外相应，痹邪便从俞穴乘虚而入，分别潜留到六腑而形成六腑痹。

黄帝问：怎样用针刺治疗痹病？岐伯答：治五脏痹针取五脏的俞穴，治六腑痹针取六腑的合穴，并要沿着经脉所属的部分，循经取穴，分别随着发病的所在部位针刺治之，则痹病可以治愈。

【原文】

帝曰：荣卫之气亦令人痹乎？岐伯曰：荣①者，水谷之精气也，和调②于五藏，洒陈③于六府，乃能入于脉也。故循脉上下，贯五藏，络六府也。卫者，水谷之悍气④也。其气慓疾滑利⑤，不能入于脉也。故循皮肤之中，分肉之间，熏于肓膜⑥，散于胸腹。逆其气则病，从其气则愈，不与风寒湿气合，故不为痹。

【注释】

①荣：通营，指营气。

②和调：调和之意。

③洒陈：散布之意。《辞海》："洒，喷散，散落。"《广雅·释诂三》："陈，布也。"

④悍气：此以卫气之性而言。悍者，盛疾滑利之谓。张景岳注："卫气者，阳气也，阳气之至，浮盛而疾，故曰悍气。"

⑤慓疾滑利：形容卫气运行急疾流利。

⑥肓膜：指肉里及胸腹腔内的膜。张景岳："凡腔腹肉里之间，上下空隙之处，皆谓之肓。""膜，筋膜也。"

【语译】

本段经文论营卫之气与痹病的发病关系。

黄帝问：营气卫气的失常可以使人发生痹病吗？岐伯答：营气是水谷中所化的精气，平和协调养五脏，均匀散布润六腑，营气能够进入脉道之中，所以它随着经脉上下流行，贯通五脏，联络六腑。卫气，是水谷精气中的慓悍之气，卫气的运行急速滑利，不能进入脉道之中，所以它循行于皮肤之中，肌肉之间，温煦肓膜，敷布胸腹。如果营卫二气的运行发生逆乱，就会使人生病；如果营卫二气的运行协调顺畅，就会使人安好。如果风寒湿邪气没有与营卫之气相合，未能影响营卫之气的正常运行，人就不会患痹病。

【原文】

帝曰：善。痹，或痛，或不痛，或不仁，或寒，或热，或燥，或湿，其故何也？岐伯曰：痛者，寒气多也，有寒故痛也。其不痛不仁①者，病久入深，荣卫之行涩，经络时疏②，故不通③，皮肤不营，故为不仁。其寒者，阳气少，阴气多，与病相益④，故寒也。其热者，阳气多，阴气少，病气胜，阳遭阴⑤，故为痹热。其多汗而濡者，此其逢湿甚也。阳气少，阴气盛，两气相感⑥，故汗出而濡也。

帝曰：夫痹之为病，不痛何也？岐伯曰：痹在于骨则重；在于脉则血凝而不流；在于筋则屈不伸；在于肉则不仁；在于皮则寒。故具此五者，则不痛也。凡痹之类，逢寒则虫⑦，逢热则纵。帝曰：善。

【注释】

①不痛不仁：不仁，即麻木不仁。姚止庵注："此不痛，是顽木不知痛痒，即是不仁，故不痛与不仁兼言也。"

②经络时疏：张景岳注："疏，空虚也。"谓经络时常发生空虚。

③不通：当依《太素》《甲乙经》作"不痛"。

④与病相益：指人体偏盛之阴气与阴寒之病邪相互增益。《素问集注》：张兆璜注："与病相益者，言人之阴气多，而益其病气之阴寒也。"

⑤阳遭阴：《甲乙经》作"阳乘阴"，乘，战而胜之也。张琦注："本阳气多，复遇风胜；两阳相合而乘阴，故热也。"

⑥两气相感：指人体偏盛之阴气与外受之湿气相感。高士宗："阴气盛而逢湿，是两气相感。"

⑦逢寒则虫：《甲乙经》《太素》均作"逢寒则急"，可从。

【语译】

本段经文论痹病的症状机制，并论五体痹的症状表现。

黄帝说：好。痹病患者，有的表现为疼痛，有的表现不以疼痛为主，而是麻木不仁，有的表现为恶寒，有的表现为发热，有的表现为皮肤干燥，而有的表现为汗出湿润，各是什么缘故呢？岐伯回答：痹病表现为疼痛，是寒气偏胜，寒主收引凝涩，使经脉血气滞涩不通，所以寒邪偏胜就会疼痛。痹病不表现为疼痛而表现为麻木不仁，是因为痹病日久不愈，病邪深入，导致营卫气血的运行滞涩，使经络中的血气常常空虚，所以表现为不疼痛；正因营卫运行滞涩，经络血气空虚，而使皮肤失去营养，所以表现为麻木不仁。痹病表现为恶寒，是由于人体的阳气虚而阴气盛，人体偏盛的阴气与阴寒之病邪相互助益，于是出现恶寒畏冷。痹病表现为发热，是由于人体的阳气偏胜而阴气偏虚，于是痹邪随人体的阳热之气转化而为邪热之气偏胜，致使阳热伤阴，所以表现为发热。痹病表现身体多汗而湿润，这是因为感受湿邪太重，湿为阴邪，而人体的阳气又偏虚，阴气又较盛，于是人体偏盛的阴气与外受的阴湿邪气相结合，进而损伤人体阳气，阳虚失固于表，所以表现为身体多汗而湿润。

黄帝又问：痹病的发病，不以疼痛为主要表现的，是什么缘故？岐伯回答：痹病的病位在于骨骼，则表现为身体沉重；痹病的病位在于血脉，则表现为血脉凝涩而不流通；痹病的病位在于筋，则肢体关节屈伸不利；痹病的病位在于肌肉，则肌肉麻木不仁；痹病的病位在于皮肤，则表现为皮肤寒冷。所以上述五种痹病，不以疼痛为主要表现。一般而言，这一类的痹病，遇到寒冷则筋脉拘急，遇到温热则筋脉弛缓。黄帝说：讲得好。

【按语】

关于"逢寒则虫，逢热则纵"，诸家对句中"虫"字解释不一，或谓"虫"如虫行，王冰说："虫，谓皮中如虫行也。"或谓"虫"为"急"，张景岳说："盖逢寒则筋挛，故急；逢热则筋弛，故纵也。"或谓"虫"为"痋"，孙诒让《扎迻》说："虫当为痋之借字。"段玉裁说："痋即疼字。"《说文》："痋，动病也。"本条原文是以"逢寒""逢热"相对举，以说明痹病的不同变化，既然逢热表现为弛纵，那么逢寒则当与纵相反而为挛急。《灵枢·经筋》所谓"经筋之病，寒则反折筋急，热则筋弛纵不收"，为"逢寒则急"提供了佐证。再观《素问·痹论篇》所云，"寒气胜者为痛痹""有寒故痛也"；以及《诸病源候论》所云"逢寒则痛"，又是"逢寒则痋"的佐证。"急"与"痋"孰者为是？结合临床，则痹病多以疼痛为主症，而痹病疼痛又多由寒邪所起。寒邪所以致痛，是因筋脉的挛急，《素问·举痛论篇》指出："寒气客于脉外则脉寒，脉寒则缩踡，缩踡则脉绌急，绌急则外引小络，故卒然而痛。"故喻嘉言《医门法律》云："寒气胜者为痛痹，寒主收急故也。"程钟龄《医学心悟》亦云："寒气胜者为痛痹，筋骨挛痛也。"由此可见，痹病之类，逢寒则筋脉拘急，筋脉拘急则肢体疼痛，即《素问·皮部论篇》所谓"寒多则筋挛骨痛"。因此，"逢寒则虫"之"虫"字，作"急"为是，而作"痋"亦通。其实"痋"由于"急"，而"急"寓乎"痋"。

【简析】

《内经》论痹，一般指闭塞不通，气血凝滞之类的病证。本篇与《灵枢·周痹》是论痹的专篇，此外，尚有四十余篇涉及痹的内容，以痹为名者达五十多种。究其含义，大略有四，即丹波元简所说："痹有四义，有为病在于阴之总称者，见于《寿夭刚柔》篇；有专为闭塞之义者，如食痹、喉痹是也；有为麻痹之痹，王冰注云'痛痹者'是也；有为痛风历节之义，如本篇行痹、痛痹、着痹之类是也。此他总不离乎闭塞之义，学者宜细玩焉。"

本篇所论，包括形体、脏腑等全身性的许多病症，绝不拘于现代医学的"风湿性关节炎"。其所述内容，主要有三：

1. 痹的病因病机

关于痹的病因，经文开首指出："风寒湿三气杂至合而为痹也。"风寒湿邪错杂地侵袭人体之后，引起机体的气血经络闭阻而发生以肢体关节疼痛为主要表现的痹病，这是产生痹病的外因，它是导致痹病的主因，也是中医临证时对痹病"审因论治"的主要依据。经文又指出，"阴气者……躁则消亡""饮食自倍，肠胃乃伤""此亦其食饮居处，为其病本"，因为精神躁动，饮食不节，居处失宜，必然损伤脏腑，耗伤正气，这是导致痹病的内因。外因风寒湿邪气与内因脏腑正气损伤相结合，才可以产生痹病，这正体现了《素问·评热病论篇》"邪之所凑，其气必虚"的发病学思想，同时也体现了《素问·经脉别论篇》"生病起于过用"的发病学思想。

关于痹的病机，经文提出："营卫之气，亦令人痹乎？"并着重阐述了营卫二气的生理功能。以质言，营气为"水谷之精气"；以性言，卫气乃"水谷之悍气"。营气主营养脏腑，"和调于五藏，洒陈于六府……循脉上下，贯五藏，络六府"。卫气主温煦肌表，"循皮肤之中，分肉之间，熏于肓膜，散于胸腹"。营卫功能正常，则外邪不易侵袭人体，痹病不易发生。若营卫功能失常，则外邪容易侵袭人体，也容易产生痹病。故经文作了肯定性的结论："逆其气则病，从其气则愈，不与风寒湿气合，故不为痹。"风寒湿邪伤人之后，与营卫之气相绞合，致使营卫之气逆乱、失调，才能发生痹病。显然这是导致痹病的主要病机。张仲景《金匮要略》用黄芪桂枝五物汤治血痹，则进一步体现了《内经》有关痹病病机为营卫之气逆乱失调的思想理论。

2. 痹的辨证分类

《素问·痹论篇》对痹病的辨证分类主要为两个方面：

（1）辨病邪性质。"风气胜者为行痹"，风善行数变，故风邪偏胜的行痹，表现以肢体关节疼痛而游走无定为特点。"寒气胜者为痛痹"，寒主凝滞收引，"寒气多，有寒故痛"，故寒邪偏胜的痛痹，表现以疼痛较剧并具有明显寒象为特点。"湿气胜者为着痹"，湿性重着，故湿邪偏胜的着痹，表现以肢体关节酸痛重着，或肌肤麻木不仁为特点。此外，经文并指出："阳遭阴，故为痹热。""痹热"之说，提示了热痹形成的机制，痹证虽多由风寒湿三气杂至所起，然因邪气有偏胜，体质有差异，故有邪从热化而为热痹者，临床并不少见。更有感受湿热而成湿热痹者，临床尤为多见。后世如《症因脉治》论热痹："热痹之症，肌肉热极，唇干口燥，筋骨痛不可按。"《温病条辨》论湿热痹："湿聚热蒸，蕴于经络，寒战热炽，骨骱烦疼，舌色灰滞，面目痿黄，病名湿痹。"此皆临证实践之总结。

（2）辨病变部位。按照受邪部位的不同，《素问·痹论篇》将痹病分为脏腑痹和五体痹两大类。

痹邪深入伤及脏腑，而为脏腑痹。痹邪伤肺，使肺气失肃，故"肺痹者，烦满喘而呕"。痹邪伤心，使血脉不通，心气不宁，甚则气火上逆，故"心痹者，脉不通，烦则心下鼓，暴上气而喘"。痹邪伤肝，则肝不能正常藏血舍魂，致神魂失守，故"肝痹者，夜卧则惊"。痹邪伤肾，肾精受损则"骨枯髓虚"，故"肾痹者……尻以代踵，脊以代头"。痹邪伤脾，则"脾病而四肢不用"，且脾虚失运则饮停，故"脾痹者，四肢懈堕，发咳呕汁"。痹邪伤肠，致使"受盛"与"传导"功能失职，故"肠痹者，数饮而出不得，中气喘争，时发飧泄"。痹邪伤膀胱，使膀胱气化不利，且膀胱足太阳之经脉"上额交巅，上入络脑"，故"胞痹者，少腹膀胱按之内痛……涩于小便，上为清涕"。

　　痹邪伤于五体，则为五体痹。关于五体痹的症状表现，据本篇所述，"痹在于骨则重；在于脉则血凝而不流；在于筋则屈不伸，在于肉则不仁，在于皮则寒"。《素问·长刺节论篇》又记载："病在筋，筋挛节痛，不可以行，名曰筋痹。""病在肌肤，肌肤尽痛，名曰肌痹。""病在骨，骨重不能举，骨髓酸痛，寒气至，名曰骨痹。"《素问·四时刺逆从论篇》又载："病脉痹，身时热。"《灵枢·刺节真邪》又云："虚邪之中人也……搏于皮肤之间……留而不去为痹，卫气不行，则为不仁。"综合《内经》所述，脉痹的表现特点是血脉凝涩，身常发热。筋痹的表现特点是筋脉挛急，屈伸不利，并见筋挛而关节疼痛。骨痹的表现特点是骨重不能举，骨酸痛并见身寒冷。肌痹的表现特点是肌肤麻木不仁并肌肤酸痛。皮痹的表现特点是皮肤寒冷而不仁。

　　3. 痹的预后与治疗

　　"诸痹不已，亦益内也"，病邪久留不去，必然由表入里，由浅入深，由轻变重，因此从病邪侵犯的部位浅深，可以判断痹病的预后，即所谓"其留藏者死，其留连筋骨间者痛久，其留皮肤间者易已"。

　　关于痹病的治疗，本篇虽只言及针刺，但在整个《内经》中尚有许多记载，如《灵枢·周痹》《灵枢·寿夭刚柔》《灵枢·经筋》等篇中，分别提出了针刺、酒剂、热熨等治法。后世医家在《内经》理论指导下，确立了以通为主的治痹原则，外则祛除风寒湿邪，内则疏通气血经络。如程钟龄《医学心悟》就有一段极具代表性的论述："治行痹者，散风为主，而以除寒祛湿佐之，大抵参以补血之剂，所谓治风先治血，血行风自灭也。治痛痹者，散寒为主，而以疏风燥湿佐之，大抵参以补火之剂，所谓热则流通，寒则凝塞，通则不痛，痛则不通也。治着痹者，燥湿为主，而以祛风散寒佐之，大抵参以补脾之剂，盖土旺则能胜湿，而气足自无顽麻也。"

痿论篇第四十四

痿，指四肢痿弱、不能运动的病证。张志聪说："痿者，四肢无力痿弱，举动不能，若委弃不用之状。"本篇重点论述痿证的病因病机和治疗原则，故篇名"痿论"。

【原文】

黄帝问曰：五藏使人痿，何也？岐伯对曰：肺主身之皮毛，心主身之血脉，肝主身之筋膜，脾主身之肌肉，肾主身之骨髓。故肺热叶焦①，则皮毛虚弱急薄②，著则生痿躄③也。心气热，则下脉厥而上④，上则下脉虚，虚则生脉痿，枢折挈⑤，胫纵而不任地⑥也。肝气热，则胆泄口苦，筋膜干，筋膜干则筋急而挛，发为筋痿。脾气热，则胃干而渴，肌肉不仁，发为肉痿。肾气热，则腰脊不举⑦，骨枯而髓减，发为骨痿。

【注释】

①肺热叶焦：肺热，《太素》《甲乙经》均作"肺气热"。叶焦，形容肺失津润，肺叶干燥。

②急薄：《灵枢·根结》为"皮肤薄著"。《重广补注黄帝内经素问》作"急薄著"。今依《内经讲义》作"急薄"，形容皮毛干枯急迫之状。

③痿躄：四肢痿废不用的通称。

④下脉厥而上：下行之脉气逆而向上。

⑤枢折挈：枢，枢纽，这里指关节。折，断也。挈，提举。谓关节如折断一样，不能提举活动。王冰："膝腕枢纽折去而不相提挈。"

⑥胫纵而不任地：足胫纵缓，不能站立行走。

⑦腰脊不举：腰脊不能活动。

【语译】

本段经文提出"五藏使人痿"。

黄帝问道：五脏如果有病，能使人发生痿证，是什么道理呢？岐伯回答：肺主全身的皮毛，心主全身的血脉，肝主全身的筋膜，脾主全身的肌肉，肾主全身的骨髓。如果肺脏气热，则津液耗伤而肺叶干燥，肺失津润则不能输精于皮毛，于是皮毛虚弱，干枯不润。若肺热久留不去，便可以发生四肢痿弱不能运动的痿躄证。如果心脏气热，则人体下部的血脉之气随火热之气逆而向上；血脉之气向上，则使下部的血脉空虚，下部血脉空虚则发生脉痿，以致关节弛缓如折，失去收持提挈作用，于是足胫纵缓而不能站立行走。如果肝脏气热，就会使胆汁外泄而表现为口苦；肝气热则阴血耗伤，筋膜失养，以致筋膜干燥；筋膜干燥就会导致筋膜的拘急挛缩，从而发生筋痿。如果脾脏气热，则消烁胃中津液，使胃中津干而口渴。脾主肌肉，脾气热则肌肉失去滋养而麻木不仁，从而发生肉痿。如果肾脏气热，则肾不能藏精生髓，致使腰脊不能活动，骨髓亏虚，从而发生骨痿。

【原文】

帝曰：何以得之？岐伯曰：肺者，藏之长也①，为心之盖也，有所失亡②，所求不得，则发肺鸣③，鸣则肺热叶焦，故曰：五藏因肺热叶焦，发为痿躄，此之谓也。悲哀太甚，则胞络绝④，胞络绝则阳气内动，发则心下崩⑤，数溲血⑥也。故《本病》⑦曰：大经空虚，发为肌痹⑧，传为脉痿。思想无穷，所愿不得，意淫于外⑨，入房太甚，宗筋⑩弛纵，发为筋痿，及为白淫⑪。故《下经》⑫曰：筋痿者，生于肝，使内⑬也。有渐于湿⑭，以水为事，若有所留，居处相湿⑮，肌肉濡渍，痹而不仁，发为肉痿。故《下经》曰：肉痿者，得之湿地也。有所远行劳倦，逢大热而渴，渴则阳气内伐⑯，内伐则热舍于肾，肾者水藏也；今水不胜火⑰，则骨枯而髓虚，故足不任身，发为骨痿。故《下经》曰：骨痿者，生于大热也。

【注释】

①肺者，藏之长也：从部位言，肺位最高，为五脏六腑之华盖，覆心之上；从功能言，肺朝百脉而行气于脏腑，故称肺为脏之长。

②失亡：此指事不随心，如所爱之物亡失。

③肺鸣：指肺气失肃的病证。王冰："肺藏气，气郁不利，故喘息有声。"

④胞络绝：心包络阻绝不通。杨上善："胞络者，心主包络之脉。"

⑤心下崩：大量下血谓之崩。这里指心火妄动，迫血下行而为溲血之症。

⑥数溲血：频频尿血。

⑦本病：王冰注："古经论篇名也。"

⑧肌痹：依《太素》作"脉痹"为妥。

⑨意淫于外：精神意志淫溢于外。

⑩宗筋：一指全身诸筋，宗，众也；宗筋，即众筋。一指前阴部位。《素问·厥论篇》云："前阴者，宗筋之所聚。"《灵枢·五音五味》云："宦者去其宗

筋，伤其冲脉……唇口不荣，故须不生。"

⑪白淫：马莳注："在男子为遗精，在女子为白带。"

⑫下经：王冰注："上古之经名也。"

⑬使内：杨上善注："使内者，亦入房。"

⑭有渐于湿：杨上善："渐，渍也。"又被湿邪所浸渍。

⑮居处相湿：依《甲乙经》作"居处伤湿。"

⑯阳气内伐：阳热之气向内攻伐。张志聪："渴则阴液内竭，是以阳热之气，内伐其阴。"

⑰水不胜火：水，指肾水。火，火热之气。意谓肾水亏乏不能制胜火热之气。

【语译】

本段经文进一步论述五脏痿的病因病机。

黄帝说：痿证是怎样发生的呢？岐伯说：肺为诸脏之长，其位置最高，肺既主气而朝百脉，又是心脏的华盖。如果遇到什么不如意的事情，或者有什么愿望和要求没有达到，则使肺气郁而不畅，发生病变，由气郁而化热，进而导致肺热叶焦。所以说：五脏都可以由于肺热叶焦而发生痿躄证，道理就在这里。如果悲哀过度，就会影响心包络的络脉，使之阻绝不通，胞络阻绝不通则阳气不能外达而妄动于内，阳热内动致使心血下崩，可出现频频尿血的病症。所以《本病》中说道：大的经脉空虚，可以发生脉痹，进而传变发展成为脉痿。如果无穷尽地胡思乱想，而欲望又不能达到，使精神志意淫溢于外；或者由于房劳过度，致使宗筋弛缓，从而发生筋痿，以及男子遗精、女子白带等病。所以《下经》说：筋痿病，是生于肝脏，是由入房过度，内伤精气所致的。如果人被湿邪逐渐浸渍，或长期从事于水中劳作，使湿邪留滞；或久居湿地，肌肉受湿邪浸渍，湿邪闭阻而使肌肤麻木不仁，便发生肉痿证，所以《下经》说：肉痿证，是久居湿地，感伤湿邪所致的。如果由于远行过于劳累，又适逢气候大热而伤津口渴，口渴乃阳热内盛，耗伤津液。而肾为水脏，主藏精，现在因阳热内盛而精水受损，肾水不能制胜于火热的攻伐，就会导致骨枯槁而髓空虚，因而两足不能支持形体，从而发生骨痿证。所以《下经》说：骨痿证，是由于大热伤阴所致的。

【按语】

本文中"故曰：五藏因肺热叶焦，发为痿躄，此之谓也"一条，《甲乙经》无"故曰：五藏因肺热叶焦"及"此之谓也"等十三字，于前后文义似较通畅。钱熙祚说："按上下文皆五脏平列，未尝归重于肺，此处但言肺痿之由，不当有此九字（指前半句九字）。"然推敲本条原文"五藏因肺热叶焦，发为痿躄"，这"五藏"二字突出了肺热叶焦的病理作用，意谓肺热叶焦可以影响五脏气热而致痿躄，观原文心气热生"脉痿"，肝气热生"筋痿"，脾气热生"肉痿"，肾气热生"骨痿"，而独肺热叶焦条下不言"皮痿"，却以四肢痿废之通称"痿躄"命名，这就意味着肺热叶焦与五脏痿都有一定的关系。盖"肺者藏之长也"，肺朝百脉才能输精于皮毛，行气于脏腑。若肺热叶焦，则外不能输精于皮毛，内不能行气于脏腑，进而可以影响诸脏，致生痿躄。丹波元坚《素问绍识》云："肺所以行营卫，治阴阳，饮食之精，必自肺家传布，变化津液，灌输藏府。肺藏一伤，五藏无所禀受，故因之以成痿躄也。"由此说明，五痿的病因病机虽各有异，而"肺热叶焦"却是其主要的机制之一。

【原文】

帝曰：何以别之？岐伯曰：肺热者，色白而毛败；心热者，色赤而络脉溢①；肝热者，色苍而爪枯；脾热者，色黄而肉蠕动②；肾热者，色黑而齿槁。

【注释】

①络脉溢：指浅表血络充溢。丹波元简注："此以外候言，乃孙络浮见也。"

②肉蠕动：蠕，《太素》作"濡"，《素问校注语译》云："《索隐》'蠕音软'，'濡'亦与'软'通。是'蠕、濡、软'三字音义相同。'动'疑为'蠕'之旁记字，误入正文。"肉蠕，即肌肉软弱。

【语译】

本段经文论五脏气热的形色诊断。

黄帝问：五脏有热，在形色方面如何诊察区别呢？岐伯答：肺脏有热的，面色发白而皮毛干枯脱落；心脏有热的，面色发赤而且皮肤浅表下的血络充盈显露；肝脏有热的，面色发青而爪甲枯槁；脾脏有热的，面色发黄而肌肉软弱；肾脏有热的，面色发黑而肌肉枯槁。

【原文】

帝曰：如夫子言可矣。论言①治痿者，独取阳明何也？岐伯曰：阳明者，五藏六府之海，主闰宗筋②，宗筋主束骨而利机关③也。冲脉者，经脉之海④也，主渗灌溪谷⑤，与阳明合于宗筋，阴阳总宗筋之会⑥，会于气街⑦，而阳明为之长⑧，皆属于带脉，而络于督脉⑨。故阳明虚则宗筋纵，带脉不引⑩，故足痿不用也。

帝曰：治之奈何？岐伯曰：各补其荥而通其俞⑪，调其虚实，和其逆顺⑫，筋脉骨肉，各以其时受月⑬，则病已矣。帝曰：善。

【注释】

①论言：指《灵枢·根结》所言。张景岳："论言者，即《根结》篇云：'痿疾者，取之阳明。'"

②闰宗筋：闰，同润，润养之意。宗筋，这里指诸筋。

③机关：指关节。

④经脉之海：张景岳注："经脉之海者，冲脉为十二经之血海也。"

⑤渗灌溪谷：渗灌，渗透灌注。溪谷，大小分肉交会处。

⑥阴阳总宗筋之会：阴阳，指阴经阳经。总，聚也。谓阴阳诸经在宗筋处聚会。张景岳："宗筋聚于前阴，前阴者，足之三阴、阳明、少阳及冲任督跷九脉之所会也。九者之中，则阳明为五脏六府之海，冲为经脉之海，此一阴一阳总乎其间，故曰阴阳总宗筋之会也。"

⑦气街：阳明经穴，又名气冲，在横骨两端，鼠蹊穴上一寸。

⑧阳明为之长：长，主也。马莳注："凡阳经阴经，总与宗筋相会，会于阳明经之气冲穴，所以阳明为之长。"

⑨皆属于带脉，而络于督脉：张景岳注："带督者，起于季胁，围身一周。督脉者，起于会阴，分三岐为任冲而上行腹背。故诸经者，皆联属于带脉，支络于督脉也。"

⑩带脉不引：吴崐注："带脉不能收引。"

⑪各补其荥而通其俞：张景岳注："诸经之所溜为荥，所注为俞，补者所以致气，通者所以行气。"十二经荥穴：鱼际（肺）、二间（大肠）、内庭（胃）、大都（脾）、少府（心）、前谷（小肠）、足通谷（膀胱）、然谷（肾）、劳宫（心包）、液门（三焦）、侠溪（胆）、行间（肝）。十二经俞穴：太渊（肺）、三间（大肠）、陷谷（胃）、太白（脾）、神门（心）、后溪（小肠）、束骨（膀胱）、太溪（肾）、大陵（心包）、中渚（三焦）、足临泣（胆）、太冲（肝）。

⑫逆顺：丹波元简注："盖此言逆顺，亦是不顺之谓。"

⑬各以其时受月：各自在它所主之时，受气之月进行针刺。高士宗："各以其四时受气之月而施治之……受气者，筋受气于春，脉受气于夏，骨受气于冬，肉受气于长夏也。"

【语译】

本段经文论痿的治疗。

黄帝说：如先生前面所讲的五痿病证，可以分五脏经脉论治。但是，医经上说过，治疗痿病应单独取阳明经，这又是什么道理呢？岐伯回答：阳明胃经是五脏六腑的营养源泉，阳明经的气血主润养人体的宗筋，而宗筋又主约束骨骼，而使关节滑利。人体的冲脉，又是人体经脉气血汇聚的所在，冲脉主渗灌滋养肌肉。冲脉与阳明经会合于宗筋，而人体许多的阴经阳经都要聚会于宗筋这个部位，而且要会合于阳明经的气街穴，以阳明经为诸经的统领者，对诸经的气血营养起主导作用。诸经又都连属于带脉，而联络于督脉。所以，阳明经的气血亏虚，则宗筋失去滋养而弛缓，带脉随之失去牵引收持的作用，因而两足痿弱不能运动。

黄帝又问：应当如何治疗痿证呢？岐伯回答：要根据各个不同的脏腑经脉，分别补其荥穴，通其俞穴，以调治虚实，和其逆顺之气。无论筋、脉、骨、肉诸痿，都应当分别在其脏气所合的时令和受气的月份，进行针刺治疗，则痿病可以治愈。黄帝说：讲得好！

【按语】

"论言治痿者，独取阳明"，句中"独"字并不是指独一之法，盖"论言"所指，是指的《灵枢·根结》篇所述。《灵枢·根结》云："太阳为开，阳明为合，少阳为枢，故开折则……暴疾起矣，故暴疾者取之太阳……合折则……痿疾起矣，故痿疾者取之阳明……枢折则骨繇……故骨繇者取之少阳。"彼以太阳、阳明、少阳三者相提并论，其中暴疾独取太阳而不取阳明、少阳；痿疾独取阳明而不取太阳、少阳；骨繇独取少阳而不取太阳、阳明。于此可见，所谓"独取阳明"，是根据《灵枢·根结》篇中太阳、阳明、少阳三者比较而言的，并不是说治痿疾只单独取于阳明。如果把"独取阳明"作为独一之法，那就与后文"各补其荥而通其俞，调其虚实，和其顺逆，各以其时受月"相矛盾了。其所谓"各"，是要分别不同的脏腑经脉，分别不同的时令进行针刺；而且还要辨别虚实，恰当补泻；审其逆顺，调其经脉。应当辨证施治，这才是经文的本意所在。

纵观《内经》论痿，仅本篇所述，就有"肺热叶焦""心气热""肝气热""脾气热""肾气热"等不同的病变所在。他如《素问·生气通天论篇》"湿热不攘，大筋软短，小筋弛长，软短为拘，弛长为痿"之湿热致痿；《素问·六元正纪大论篇》"太阳司天之政……民病寒湿，发肌肉痿，足痿不收"之寒湿致痿；《素问·五常政大论篇》"阳明司天，燥气下临……筋痿不能久立"之燥气致痿；《素问·疏五过论篇》"始富后贫，虽不伤邪，皮焦筋屈，痿躄为挛"之忧郁致痿；《灵枢·本神》"恐惧而不解则伤精，精伤则骨酸痿厥"之伤精致痿等。更加说明痿证有其复杂的病因病机。后世医家在临床中更有诸多发挥，如张仲景谓汗、吐、下太过致痿；李东垣谓暑湿致痿；朱丹溪谓湿痰致痿；李中梓谓食积致痿；死血致痿；王纶谓血虚及痰火致痿等。由是可言，"治痿者，独取阳明"只是痿疾的主要治则之一，但它并不是治痿的独一之法。张景岳说得好："盖治痿者，当取阳明，又必察其所受之经而兼治之也。"

【简析】

本篇是《内经》中论述痿证的专篇，也是后世研究痿证的主要理论依据。篇中主要阐述了两大内容：

1. 痿的病因病机

（1）五脏气热，皆可致痿。导致五脏气热的原因，主要有情志所伤、劳倦所伤及湿热所伤，如"有所失亡，所求不得"，导致肺热叶焦，发为痿躄；"思想无穷，所愿不得，意淫于外，入房太甚"，导致肝气热，发为筋痿；"有渐于湿，以水为事"，导致脾气热，发为肉痿；"有所远行劳倦，逢大热而渴"，导致肾气热，发为骨痿。

（2）"五藏因肺热叶焦，发为痿躄"。这是因为"肺者藏之长也，为心之盖也"。肺朝百脉，才能输精于皮毛，行气于脏腑。如果肺热叶焦，则肺气不能正常输布，内不能正常输布气血于五脏，外不能正常输布精气于皮毛。所以，肺热叶焦可以影响各脏而发为痿躄。这说明，五痿的发生，虽病因病机各有差异，而肺热叶焦则是其主要的病机之一。

（3）阳明气虚，宗筋失润致痿。"阳明者，五藏六府之海，主闰宗筋，宗筋主束骨而利机关"，如果"阳明虚，则宗筋纵，带脉不引，故足痿不用"。因此阳明胃气虚衰亦是致痿的重要病机之一。

2. 痿的治疗原则

原文指出，"治痿者，独取阳明"，因为阳明是五脏六腑之海，人体的脏腑、经脉、宗筋依靠阳明经气血的滋养，而"以阳明为之长"。治取阳明，在于促进气血津液的化生，使脏腑经脉、宗筋得到滋养而痿躄不生，因此，"取阳明"乃是痿证的主要治则之一。同时，原文还指出要"各补其荥而通其俞，调其虚实，和其逆顺，各以其时受月"等分经治疗，辨虚实、调经脉，以及因时施治的法则。可以肯定，治疗痿疾，既要重视阳明后天之本，又要注重辨证论治。

《素问·痿论篇》论痿的病机突出肺，论痿的治疗又突出胃，将二者联系可以发现，其意是从肺胃的生理功能来分析，以集中体现气血津液的作用。《灵枢·营卫生会》说："人受气于谷，谷入于胃，以传与肺，五藏六府，皆以受气。"人体气血津液的生化来源在于胃，布散周身赖于肺。而五痿的发生，多是气血津液匮乏，筋脉失养所致。可见，论痿的病机突出肺，实际上是突出气血津液的布散作用；论痿的治疗突出胃，实际上是突出气血津液的生化资源，二者一言肺，一言胃，虽所述各别，然其理则一，这就是它的精神实质所在。

奇病论篇第四十七（节选）

本篇经文论述了瘖、息积、伏梁、疹筋、厥逆、脾瘅、胆瘅、癃、巅疾、肾风等十种奇病，故篇名"奇病论"。本文节选其中重点内容讲述。

【原文】

黄帝问曰：人有重身①，九月而瘖②，此为何也？岐伯对曰：胞之络脉绝③也。帝曰：何以言之？岐伯曰：胞络者，系于肾，少阴之脉，贯肾系舌本，故不能言。帝曰：治之奈何？岐伯曰：无治也，当十月复。刺法曰：无损不足、益有余④，以成其疹⑤，然后调之⑥。

【注释】

①重身：张景岳注："妇人怀孕，则身中有身，故曰重身。"

②瘖：声哑不能出音。

③胞之络脉绝：胞，即女子胞，现代称子宫。绝，指阻绝不通。是谓胞宫之络脉阻绝不通畅。

④无损不足，益有余：损，指泻法；益，指补法。《素问·五常政大论篇》谓"无盛盛，无虚虚"，与此同义。是谓不能用泻法治虚证，不能用补法治实证。

⑤疹：这里指疾病。

⑥然后调之：前云"无治也"，此云"然后调之"，前后矛盾。疑此四字错简，应在上文"当十月复"句之后。

【语译】

本段经文论妇人妊娠九月而瘖。

黄帝问：有妇女妊娠9个月，说话发不出声音，这是什么缘故？岐伯答：是因为胎儿压迫胞宫的络脉暂时阻绝不通所致。黄帝又问：怎么解释？岐伯答：胞宫的络脉连系于肾脏，而少阴肾的经脉贯肾脏而连系于舌根部，今胞宫络脉不通畅，则少阴肾脉亦不畅，所以音哑不能说话。黄帝说：如何治疗呢？岐伯说：不需要治疗，待十月分娩后络脉通畅，声音会自然恢复，然后调理之。《刺法》上说：正气虚的不能用泻法，邪气实的不能用补法，以免造成新的疾病。

【原文】

帝曰：有病口甘者，病名为何？何以得之？岐伯曰：此五气①之溢也，名曰脾瘅②。夫五味入口藏于胃，脾为之行其精气，津液在脾，故令人口甘也；此肥美③之所发也，此人必数食甘美而多肥也，肥者令人内热，甘者令人中满④，故其气上溢，转为消渴⑤。治之以兰⑥，除陈气也。

【注释】

①五气：指脾土之气。张志聪："五气者，土气也。"《素问·五常政大论篇》云："其令湿，其藏脾……其味甘……其数五。"

②脾瘅：瘅，热也；马莳："脾瘅者，脾气之热也。"

③肥美：泛指肥甘厚味。

④肥者令人内热，甘者令人中满：张琦注："食肥则阳气滞而不达，故内热。食甘则中气缓而善留，故中满。"

⑤消渴：张景岳注："热留不去，久必伤阴，其气上溢，转变为消渴之病。"又《甲乙经》作"转为消瘅"。可参。

⑥兰：指佩兰。

【语译】

本段经文论脾瘅。

黄帝问：有患口中发甜味的病症，病名叫什么？是怎样得来的？岐伯答：这是脾土之气向上泛溢的缘故，病名叫脾瘅。饮食五味入口藏于胃中，必须依靠脾气的运化，脾为胃输布水谷之精气。今脾气有热而影响其正常功能，于是津液滞留在脾，形成湿热，脾中的湿热之气向上泛溢，就会出现口中发甜。这是由于肥甘厚味所引发的，患这种病的人，一定经常吃甜美而肥腻的食物，肥腻食物能使人产生内热，甜美食物能使人发生中满，所以脾运失常，湿热之气上溢。久之还会转为消渴病。应用佩兰草治疗，以去除脾中的湿热陈腐之气。

【原文】

帝曰：有病口苦，取阳陵泉①，口苦者，病名为何？何以得之？岐伯曰：病名曰胆瘅②。夫肝者，中之将也，取决于胆，咽为之使③。此人者，数谋虑不决，故胆虚，气上溢，而口为之苦。治之以胆募、俞④，治在《阴阳十二官相使》⑤中。

【注释】

①口苦取阳陵泉："新校正"云："全元起本及《太素》无'口苦取阳陵泉六字'。"据前后文义，此六字确系衍文。

②胆瘅：马莳注："此病乃胆气之热也。"

③咽为之使：谓咽受肝胆所支配。张景岳注："足少阴之脉上挟咽，足厥阴之脉循喉咙之后上入颃颡，是肝胆之脉皆会于咽，故咽为之使。"

④胆募、俞：胆募日月穴，在乳下三肋处；胆俞穴，在第 10 脊椎旁一寸五分处。

⑤阴阳十二官相使：王冰注："言治法具于彼篇，今经已亡。"

【语译】

本段经文论胆瘅。

黄帝问：有患口中发苦的，这是什么病？是怎么得来的？岐伯答：这个病名叫胆瘅。肝与胆相表里，肝为将军之官而主谋虑，胆为中正之官而主决断，肝胆的经脉上循咽部，所以咽部受肝胆的支配。患胆瘅病的人，经常思虑不决，使胆气烦劳而上溢，于是口中发苦。治疗此病，应针刺胆经的募穴日月穴和胆俞穴。

【原文】

帝曰：人生而有病巅疾①者，病名曰何？安所得之？岐伯曰：病名为胎病。此得之在母腹中时，其母有所大惊，气上而不下，精气并居②，故令子发为巅疾也。

【注释】

①巅疾：高士宗注："巅，作癫，癫痫也。"

②精气并居：谓母体之精与逆乱之气相并居，换言之，即惊气逆乱而并居于精。张景岳注："惊则气逆而乱，故气上而不下，气乱则精从之，故精气并居于胎，令子为癫痫也。"

【语译】

本段经文论胎病癫痫。

黄帝问：人生下来就患有癫痫病的，病名叫什么？是怎么得的病？岐伯答：病名叫胎病。这是因为胎儿在母腹中时，其母受到很大的惊吓，迫使气逆而不下，逆乱之气并居于精，影响了胎儿，于是，其子生下来就患癫痫病。

【原文】

帝曰：有病庞然①如有水状②，切其脉大紧③，身无痛④者，形不瘦⑤，不能食，食少，名为何病？岐伯曰：病生在肾，名为肾风。肾风而不能食，善惊，惊已，心气痿者死。帝曰：善。

【注释】

①庞然：面目浮肿的样子。

②如有水状：张景岳注："似水而实非水也。"

③脉大紧：张志聪注："大则为风，紧则为寒。"

④身无痛：吴鹤皋注："其病不系于表，故身无痛。"

⑤形不瘦：张志聪注："水气上乘，故形不瘦。"

【语译】

本段经文论肾风。

黄帝问：有患面目浮肿如有水状，其脉搏大而紧，身体不疼痛，形体不显消瘦，不能进食，或吃得很少，这是什么病呢？岐伯答：此病发生在肾脏，名叫肾风。肾风病如果不能进食，并易发惊悸，往往在惊悸之后，出现心气衰竭而死亡。黄帝说：对。

【简析】

本篇选讲了妇女九月而瘖、脾瘅、胆瘅、巅疾、肾风五个病证，其中有许多重要理论。

1. 论治则："无损不足，益有余"

"无损不足，益有余"的治疗原则，是中医用药治病，针刺治病必须遵守的原则。《素问·五常政大论篇》并指出："无盛盛，无虚虚，而遗人夭殃。无致邪，无失正，绝人长命。"再次提示：不要用补法治实证，使其重实；不要用泻法治虚证，使其重虚，造成"盛盛""虚虚"的错误，而使人丧失生命。不要误补使邪气更加猖盛，不要误泻使正气更加丧失，而使人死亡。这是分辨虚实之证以论治的大原则。

2. 论饮食："肥者令人内热，甘者令人中满"

《内经》指出恣食肥甘厚味可以致病。脾瘅，是"肥美之所发也"。《素问·生气通天论篇》云："高粱之变，足生大丁。"说明恣食肥甘厚味可以发生痈疖疔疮之病。《素问·通评虚实论篇》云："消瘅、仆击、偏枯、痿厥，气满发逆，肥贵人则高粱之疾也。"说明恣食肥甘厚味可以引发很多疾病。王孟英《潜斋医话》对此作过概括："肥甘过度，每发痈疽，酒肉充肠，必滋秽浊，熏蒸为火，凝聚成痰，汩没性灵，变生疾病。"

3. 论诊断：脾瘅口甘，胆瘅口苦

脾瘅是由脾的湿热之气上泛所致，"此五气之溢也"；其症状特点是口甘；需用兰草治疗，以除其湿热陈腐之气。胆瘅是由胆气不宁，胆热上泛所致，"胆虚，气上溢"；其症状特点是口苦。此外，《灵枢·邪气藏府病形》亦云："胆病者，善太息，口苦，呕宿汁。"《灵枢·四时气》又云："邪在胆，逆在胃，胆液泄则口苦，胃气逆则呕苦，故曰呕胆。"可见，脾瘅口甘，胆瘅口苦，是临床重要的诊断知识。

4. 论病因：癫痫受病，有先天因素

经文指出："巅疾……为胎病，此得之在母腹中时。"妊母有所大惊，使气机逆乱，影响胎儿，可使胎儿发癫痫。这说明，癫痫受病，有先天因素。后世对此有较全面的认识，如陈无择《三因极一病证方论》说："夫癫痫病，皆由惊动，使脏气不平，郁而生涎，闭塞诸经，厥而乃成；或在母腹中受惊，或少小感风寒暑湿，或饮食不节，逆于脏气。详而推之，三因备具。"

5. 论病证：肾风病生在肾

肾风，"其脉大紧""病生在肾"顾名思义，是肾虚受风。而"肾者水藏，主津液"，肾病则水气不化而泛溢为肿，其状"庞然如有水状"。《素问·评热病论篇》亦云："病肾风者，面胕庞然。"若风水之邪乘侮脾土，则"不能食，食少"；若水气凌心，则"善惊……心气痿者死"。寥寥数语，论及了肾风的病因、病机、症状特点及其传变影响和预后，对临床实践具有重要指导价值。

至真要大论篇第七十四（节选）

至，极也；真，真切；要，纲要。至真要，极其真切之纲要。吴崑云："道无尚谓之至，理无妄谓之真，提其纲谓之要。"本篇原为《内经》运气学说七篇大论的总结，篇中重点阐述了病机、治则等理论纲要，本文仅节选这两部分重点内容。

【原文】

帝曰：善。夫百病之生也，皆生于风寒暑湿燥火，以之化之变①也。经言盛者泻之，虚者补之，余锡以方士②，而方士用之，尚未能十全，余欲令要道必行，桴鼓③相应，犹拔刺雪污④，工巧神圣⑤，可得闻乎？岐伯曰：审察病机⑥，无失气宜⑦，此之谓也。

帝曰：愿闻病机何如？岐伯曰：诸风掉眩，皆属于肝⑧；诸寒收引，皆属于肾⑨；诸气膹郁，皆属于肺⑩；诸湿肿满，皆属于脾⑪；诸热瞀瘛⑫，皆属于火；诸痛痒疮，皆属于心⑬；诸厥固泄，皆属于下⑭；诸痿喘呕，皆属于上⑮；诸禁鼓慄，如丧神守⑯，皆属于火；诸痉项强，皆属于湿⑰；诸逆冲上⑱，皆属于火；诸胀腹大，皆属于热；诸躁狂越⑲，皆属于火；诸暴强直⑳，皆属于风；诸病有声，鼓之如鼓㉑，皆属于热；诸病胕肿，疼酸惊骇㉒，皆属于火；诸转反戾，水液浑浊㉓，皆属于热；诸病水液，澄彻清冷，皆属于寒㉔；诸呕吐酸，暴注下迫㉕，皆属于热。故大要曰：谨守病机，各司其属㉖，有者求之，无者求之㉗，盛者责之，虚者责之㉘，必先五胜㉙。疏其血气，令其调达，而致和平，此之谓也。

【注释】

①之化之变：之，指六气。意指六气的异常变化。张景岳："气之正者为化，气之邪者为变，故曰之化之变也。"

②锡以方士：锡（xī），赐也。方士，指医生。

③桴鼓：桴（fú），鼓槌。桴鼓，用鼓槌击鼓。

④拔刺雪污：形容治疗效应，好似拔除芒刺、洗涤污垢一样地容易。雪，

洗也。

⑤工巧神圣：指高超的诊疗技术。《难经·六十一难》："望而知之谓之神，闻而知之谓之圣，问而知之谓之工，切而知之谓之巧。"

⑥病机：疾病之机要。张景岳："机者，要也，变也，病变所由出也。"

⑦无失气宜：气宜，六气之所宜。意谓不要违背六气变化的规律。

⑧诸风掉眩，皆属于肝：诸，《尔雅·释训》："众也。"表多种，许多之义。属，类也，连属、相关之意。此下各条中"诸""属"义同。掉，摇也，指震颤、摇动之类的病症。眩，指头晕目眩。吴崑注："风之类不同，故曰诸风。掉，摇也。眩，昏乱旋运而目前玄也，乃风木动摇蔽翳之象。肝为木，故属焉。"

⑨诸寒收引，皆属于肾：意为许多因寒所致的形体蜷缩、关节拘挛的病症，都与肾相连属。张景岳："收，敛也。引，急也。肾属水，其化寒，凡阳气不达，则营卫凝聚，形体拘挛，皆收引之谓。"

⑩诸气膹郁，皆属于肺：王冰注："膹（fèn），谓膹满。"张景岳注："郁，痞闷也。"肺主一身之气而司呼吸，故诸气之满闷者皆与肺相关。

⑪诸湿肿满，皆属于脾：张景岳注："脾属土，其化湿。"湿气通于脾，脾虚生内湿，故因湿之肿满都与脾相关。

⑫瞀瘛：张景岳注："瞀（mào），昏闷也。瘛，抽掣也。"即神志昏闷，手足抽搐之病症。

⑬诸痛痒疮，皆属于心：痛、痒、疮三字，落脚点是疮。泛指疮、疖、疔、痛而言。张景岳："热甚则疮痛，热微则疮痒，心属火，其化热，故疮疡皆生于心也。"又高士宗把本条改为"诸痛痒疮，皆属于火"，而把前条改为"诸热瞀瘛，皆属于心"，于义颇顺，可参。

⑭诸厥固泄，皆属于下：厥，指气逆之厥病，包括肢厥、昏厥。固，二便闭塞。泄，二便失禁。下，指下焦肝肾。吴崑注："厥，逆也。厥有阴阳二证，阳气衰于下则为寒厥，阴气衰于下则为热厥。……固，禁固，溲便不通也。泄，溲便泄出不禁也。"

⑮诸痿喘呕，皆属于上：痿，痿证。上，上焦。《素问·痿论篇》云"肺热叶焦，发为痿躄"；《金匮要略》又云"热在上焦者，因咳为肺痿"，此皆痿属于上者。喘、呕皆气上逆而为病，故亦谓其属于上。

⑯诸禁鼓慄，如丧神守：吴崑注："禁与噤同，咬牙也。鼓，鼓颔也。慄，战也。神能御形，谓之神守。禁鼓慄则神不能御形，如丧其神守矣，乃烈焰鼓风之象，其属于火也明矣。"

⑰诸痉项强，皆属于湿：痉，为筋脉拘急、身体强直、口噤、角弓反张的病证。项强，可属于痉病，亦可单独出现。本条是说，许多痉病及项强症，都与湿邪相关。

⑱诸逆冲上：逆冲上，指气逆上冲之病证，如肺气上逆、肝气上逆、胆火横逆、胃气上逆等所表现的急性呕吐、呃逆、咳呛、吐血等症。

⑲诸躁狂越：躁，躁烦不安。狂，神志狂乱。越，动作超越常度。

⑳诸暴强直：指突然发作的经脉拘急，肢体强直，以及僵仆病症。高士宗："诸一时卒暴筋强而直，屈伸不能，乃足厥阴肝经之病。厥阴主风，故皆属于风。

㉑鼓之如鼓：前一"鼓"字作动词，叩击之义，意谓叩之好似叩鼓，张景岳："鼓之如鼓，胀而有声也。"

㉒诸病胕肿，疼酸惊骇：胕，通跗，指足背；亦通腐，指痈疡腐烂。胕肿：指足背肿或痈疡腐肿。疼酸惊骇，是谓胕肿而兼见疼痛酸楚，甚至神志不宁，惊骇不安。

㉓诸转反戾，水液浑浊：转，转筋；反，背反张；戾，《说文》："曲也，从犬出户下，其身曲戾。"张景岳："诸转反戾，转筋拘挛也。"水液浑浊，泛指人体排出的水液浑浊，多是属热的证候。

㉔诸病水液，澄彻清冷，皆属于寒：澄彻清冷，谓水液清稀、淡薄、寒冷。张景岳："水液者，上下所出皆是也。水体清，其气寒，故凡或吐或利，水谷不化而澄彻清冷者，皆得寒水之化，如秋冬寒冷，水必澄清也。"

㉕暴注下迫：暴注，猝暴注泄。下迫，里急后重。

㉖谨守病机，各司其属：严格地遵守病机的理论，分别掌握病证的所属。

㉗有者求之，无者求之：求，探求。谓上述病机诸条中有者，当探求之；病机诸条中无者，亦当探求之。黄元御："有者求之，即上文所谓求其属也。"

㉘盛者责之，虚者责之：责，《说文》："求也。"谓实证宜求何气之实，虚证须求何脏之虚。

㉙必先五胜：王冰注："五胜，谓五行更胜也。"意谓必须首先分辨五气中何气偏胜，五脏中何脏受病。

【语译】

本段经文论审查病机。

黄帝说：好。许多疾病的发生，都是由于风、寒、暑、湿、燥、火等六气的异常变化所造成的。医经上说，邪气盛者，用泻法治疗；正气虚者，用补法治疗。我把这个原则赐教给医生们，而医生们用这个原则去治病，还不能收到十全的效果。我要让重要的医学理论，一定得以推广，要使治疗的效果如同鼓槌敲鼓一样，立即应验；要使治疗疾病如同拔除芒刺、洗雪污垢一样，特别容易；要使诊疗技术达到工巧神圣的程度，这其中的关键，可以讲给我听听吗？岐伯回答：要分析疾病的病因病机，把握六气的变化规律，这就是它的关键所在。

黄帝问：我想听听病机的理论是怎样的。岐伯回答：许多因风而致的肢体摇动、头晕目眩的病症，都与肝相关。许多因寒而致的形体收缩拘急、关节屈伸不利的病症，都与肾相关。许多因气机不利而致的呼吸迫促、胸部痞闷的病症，都与肺相关。许多因湿而致的肢体浮肿、腹内胀满的病症，都与脾相关。许多发热而见神志昏蒙、四肢抽搐的病症，都与火相关。许多疼痛、瘙痒的疮疡疾患，都与心相关。许多厥逆、二便不通或二便失禁的病症，都与下焦相关。许多痿弱、喘促以及呕吐的病症，都与上焦相关。许多口噤不开、鼓颔战栗而神志不安的病症，都与火邪相关。许多痉病、颈项强直的病症，都与湿邪相关。许多气逆上冲的病症，都与火邪相关。许多胀满腹大的病症，都与热邪相关。许多躁扰而狂乱的病症，都与火邪相关。许多突然发生的肢体强直病症，都与风邪相关。许多腹胀肠鸣的病症，叩之有如叩鼓，都与热邪相关。许多局部痈肿而见疼痛酸楚、甚而神志惊骇不定的病症，都与火邪相关。许多转筋抽搐而见排泄之水液浑浊的疾病，都与热邪相关。许多排泄水液稀薄清冷的病症，都与寒邪相关。许多呕吐酸水，急暴泄泻而里急后重的病症，都与热邪相关。所以《大要》说：要严谨地遵守病机的理论，分别掌握病症的所属。在上述诸条中已经列有的病症，要根据病机的理论去推求；在上述诸条尚未列有的病症，也要根据病机的理论去推求。是邪气盛者应当推求是何气之实，是精气虚者应当推求是何脏之虚。总之，必须首先分辨五气中何气偏胜，五脏中何脏受病。然后疏通人体的血气，使气血调和畅达，使脏腑血气平和正常，这便是审察病机的关键所在。

【按语】

本文所述即后世所谓"病机十九条"，它列举了五脏病机五条，上下病机二条，六气病机十二条。其中六气病机仅言火、热、风、寒、湿，而未言燥气，刘河间《素问玄机原病式》补充了一条："诸涩枯涸，干劲皴揭，皆属于燥。"刘氏之说，既补充了《内经》的理论，又符合临证实际。

文中"诸痉项强，皆属于湿"一条，后世医家多有异议，刘河间《素问玄机原病式》提出："亢则害，承乃制。故湿过极，则反兼风化制之。"这种湿兼风化的理论，得到了吴崑、马莳、张景岳等注家的赞同。纵观仲景《伤寒杂病论》所述之刚痉、柔痉，阳明热甚成痉，产后失血伤津中风成痉，以及汗、下太过成痉。此外还有温病中的春温、风温发痉等，多属津伤于内，风袭于外所致，皆不可以湿而论。后世吴鞠通《温病条辨·湿痉或问》提出："似湿之一字，不能包括诸痉；……似风之一字，可以包得诸痉。"因此人们每疑原文之"湿"字有误。其实，湿邪致痉，《内经》早有提示，《素问·生气通天论篇》云："因于湿，首如裹，湿热不攘，大筋软短，小筋弛长，软短为拘，弛长为痿。"湿邪伤筋，使筋脉拘急，即可形成痉病。温病学家薛生白从临床上作了证实，他在《湿热篇》中说道："湿热证，发痉。""湿热证，三四日即口噤，四肢牵引拘急，甚则角弓反张，此湿热侵入经络脉隧中，宜鲜地龙、秦艽、威灵仙、滑石、苍耳子、丝瓜络、海风藤、酒炒黄连等味。"由此可见，痉病可因于湿，但"湿"字并不统括诸痉。

【原文】

帝曰：善，五味阴阳之用何如？岐伯曰：辛甘发散为阳，酸苦涌泄为阴，咸味涌泄为阴，淡味渗泄①为阳。六者或收或散，或缓或急，或燥或润，或软或坚，以所利而行之②，调其气，使其平也③。

【注释】

①渗泄：张景岳注："利小便及通窍也。"

②以所利而行之：《国策·西周策》注："利，便也。"意为因其所便而使用它。《素问·藏气法时论篇》云："辛酸甘苦咸，各有所利，或散或收，或缓或急，或坚或软，四时五藏，病随五味所宜也。"

③调其气，使其平也：调治盛衰之气，使它达到平衡。唐容川《医经精义》云："人身之气，偏胜偏衰则生疾病，又借药物一气之偏，以调吾人之盛衰，而使归于和平，则无病矣。"

【语译】

本段经文论药物五味的属性及其作用。

黄帝问：药物五味有阴阳之分，其作用各如何呢？岐伯答：辛味、甘味和具有发散作用的药物属阳；酸味、苦味、咸味和具有吐泻作用的药物属阴；淡味，具有渗利小便作用的药物属阳。辛、甘、淡、酸、苦、咸六者的作用，有的能收敛，有的能发散，有的作用缓和，有的作用迅急，有的能燥湿，有的能滋润，有的能软坚，有的能坚固，临证时，均须随病情所宜而适当使用之，以调整人身的气机，使之恢复平衡。

【原文】

帝曰：非调气而得者①，治之奈何？有毒无毒，何先何后？愿闻其道。岐伯曰：有毒无毒，所治为主，适大小为制②也。帝曰：请言其制。岐伯曰：君一臣二，制之小也；君一臣三佐五，制之中也；君一臣三佐九，制之大也。寒者热之，热者寒之③，微者逆之，甚者从之④，坚者削之⑤，客者除之⑥，劳者温之⑦，结者散之⑧，留者攻之⑨，燥者濡之⑩，急者缓之⑪，散者收之⑫，损者温之⑬，逸者行之⑭，惊者平之⑮，上之下之⑯，摩之浴之⑰，薄之劫之⑱，开之发之⑲，适事为故⑳。

【注释】

①非调气而得者："得，犹取也。"（见《经籍籑诂》引《吕览·报更》注）谓不是调气而能取治的。当代中医学家方药中认为："对于疾病的治疗方法有两类：一类是'调气'，即进行全身调整，治病求本。一类是'非调气'，即针对局部表现进行对症处理。"（《黄帝内经素问运气七篇讲解》）

②有毒无毒，所治为主，适大小为制：高士宗注："药之有毒无毒，以所治之病为主，更适方之大小以为制，此其道也。"

③寒者热之，热者寒之：寒证用温热药治疗，热证用寒凉药治疗。张景岳："治寒以热，治热以寒，此正治法也。"

④微者逆之，甚者从之：微者，指病势轻微，症状单一，反映真象的疾病，则逆其病证治疗。甚者，指病势沉重，症状复杂，出现假象的疾病，则顺从其病证治疗。张景岳："病之微者，如阳病则热，阴病则寒，真形易见，其病则微，故可逆之……病之甚者，如热极反寒，寒极反热，假证难辨，其病则甚，故当从之。"

⑤坚者削之：坚积的病症，如癥积肿块，用消削的药物治疗。

⑥客者除之：客，指邪自外入。外邪侵袭的病证，用驱除外邪的药物治疗。

⑦劳者温之：劳，气虚劳伤；《素问·举痛论篇》云："劳则气耗。"温，温养。气虚劳伤病证，用温养药治疗。

⑧结者散之：气血郁结，或痰浊、邪气结聚之证，用消散药治疗。

⑨留者攻之：实邪羁留病证，如停饮、宿食、蓄血、便闭等，用攻逐药治疗。

⑩燥者濡之："燥胜则干"，津亏血耗的干燥病证，用滋润药治疗。

⑪急者缓之：筋挛拘急的病证，用甘缓药治疗。

⑫散者收之：精气耗散的病证，如自汗、盗汗不止、遗精、滑精、久泻不固等，用收涩药治疗。

⑬损者温之：当作"损者益之"。据郭霭春校："胡本、读本、吴本、明抄本、藏本、熊本'温'并作'益'。"益，补益也。谓虚损病证，用补益的药物治疗。

⑭逸者行之：过逸而不劳，导致气血凝滞的病证，用行气活血的药物治疗。李中梓注："逸，即安逸也。饥饱劳逸，皆能成病。过于逸，则气脉凝滞，故须行之。"

⑮惊者平之：惊悸、惊搐病证，用镇静的药物治疗。

⑯上之下之：上之，指病邪在上，用涌吐的药物使其上越。下之，指病邪在下，用攻下的药物使其下泄。此即《素问·阴阳应象大论篇》"其高者，因而越之；其下者，引而竭之"之义。

⑰摩之浴之：用按摩或用汤药浸浴的方法治疗。张志聪："摩者，上古多用膏摩而取汗。浴者，用汤液浸渍也。"

⑱薄之劫之：薄，通迫、胁迫、侵蚀之义。吴崑："薄之，谓渐磨也。如日月薄蚀，以渐而蚀也。"劫之，指用迅猛的药物劫夺病邪。

⑲开之发之：开之，宣通。发之，升发。

⑳适事为故：故，犹"法"，《吕览·知度》注："故，法也。"是谓上述诸法，要以适合病情为原则。

【语译】

本段经文论方制及治法。

黄帝问：不是调气所能取治的病证，应当如何治疗？有毒与无毒的药物，哪种先用？哪种后用呢？希望听听其中的规律。岐伯答：使用有毒的或无毒的药物，是以所治疾病的病情为依据，要适合病情的需要来制订方剂剂量的大小。黄帝说：请讲一讲方剂组成的制度。岐伯答：君药一味，臣药二味，是小方的组成制；君药一味，臣药三味，佐药五味，是中方的组成制；君药一味，臣药三味，佐药九味，是大方的组成制。

寒性病证用热性药治疗，热性病证用寒性药治疗。病势轻微、症状单一、反映真象的病证，所用药物之性与病象相反，是逆其病证而治；病势严重、症状复杂、反映假象的病证，所用药物之性与病证的假象相同，表面是顺其病证的假象而治，其实这是针对疾病的本质真象进行治疗。坚积的病证，如积块、肿瘤，用消削的方药治疗。外邪侵袭人体，用祛除外邪的方药治疗。气虚劳损的病证，用温补的方药治疗。气、血、痰浊结聚的病证，用疏散的方药治疗。邪气羁留的病证，如停饮、宿食、瘀血等证，用攻逐的方药治疗。津液亏乏或血液衰少出现的干燥病证，用滋润的方药治疗。筋脉拘急的病证，用缓和的方药治疗。精气耗散的病证，如自汗、盗汗、遗精、滑精等，用收敛固涩的方药治疗。虚损的病证，无论气、血、阴、阳的虚损，皆用补益的方药治疗。过逸不劳以致气血留止逸滞的病证，用通行气血的方药治疗。惊搐、惊悸之类的病证，用镇静的方药治疗。病邪阻于上的病证，可用涌吐的方药治疗；病邪聚于下的病证，可用通下的方药治疗。此外，还有按摩的方法，洗浴的方法，迫贴的方法，劫夺截断的方法，开关通闭的方法，升发散越的方法，如此等等治法，都要以切合病情为依据，适当运用之。

【原文】

帝曰：何谓逆从？岐伯曰：逆者正治，从者反治^①，从少从多，观其事也^②。帝曰：反治何谓？岐伯曰：热因热用，寒因寒用^③，塞因塞用，通因通用^④，必伏其所主，而先其所因^⑤，其始则同，其终则异^⑥，可使破积，可使溃坚，可使气和，可使必已。帝曰：善。气调而得者^⑦，何如？岐伯曰：逆之，从之，逆而从之，从而逆之^⑧，疏气令调^⑨，则其道也。

【注释】

①逆者正治，从者反治：逆病证而治，是为正治；从病证而治，是为反治。张景岳："以寒治热，以热治寒，逆其病者，谓之正治。以寒治寒，以热治热，从其病者，谓之反治。"

②从少从多，观其事也：使用从治的多少，要观察病情的变化。

③热因热用，寒因寒用：原本作"热因寒用，寒因热用"。今依《内经释义》："据下文'塞因塞用、通因通用'之例，改。"热因热用，谓温热的药物顺着发热的病症使用，即以温热药治疗真寒假热证。寒因寒用，谓寒凉的药物顺着恶寒的病症使用，即以寒凉药治疗真热假寒证。

④塞因塞用，通因通用：壅补的药物顺着壅塞的病证使用，通利的药物顺着通利的病证使用。即以壅补药治疗真虚假实证，以通泻药治疗真实假虚证。

⑤必伏其所主，而先其所因：一定要制伏疾病的根本，而首先要推求疾病的原因。张景岳："伏其所主者，制病之本也。先其所因者，求病之由也。"

⑥其始则同，其终则异：高士宗注："热治热，寒治寒，塞用塞，通用通，是其始则同。热者寒，寒者热，塞者通，通者塞，是其终则异。"

⑦气调而得者：即调气而治者之义。

⑧逆而从之，从而逆之：或以逆治为主辅以从治，或以从治为主辅以逆治。

⑨疏气令调：疏通气机，使其调和。

【语译】

本段经文论正治与反治。

黄帝问：什么叫逆治？什么叫从治？岐伯答：逆治，就是逆其病证而治，是为正治法。从治，就是顺从病证而治，是为反治法。从治法使用的多与少，应当视实际的病情而确定。黄帝又问：反治的内容是什么呢？岐伯回答：热性的药物顺着发热的病证使用，寒性的药物顺着恶寒的病证使用，壅补的药物顺着壅塞的病证使用，通泻的药物顺着通利的病证使用。反治法一定是为了制伏疾病的本质，而又必先寻求疾病的原因。使用反治，开始从表面上看，药物的性质与疾病的证状似乎相同；而其内在结果，药物的性质与疾病的本质是相反的。运用这种治法，可以破除积滞，可以消散坚结，可以调和气机，可以使疾病一定痊愈。黄帝说：好。那么，通过调气所能取治的病证，又当如何治疗呢？岐伯回答：或用逆治，或用从治，或以逆治为主而辅以从治，或以从治为主而辅以逆治。总之要疏通气机，使气机调和，这便是治疗的法则。

【按语】

关于"热因热用，寒因寒用"，《素问》原本原文为"热因寒用，寒因热用"。许多注家认为是用药的反佐或服药的反佐。如《素问·五常政大论篇》云"治热以寒，温而行之；治寒以热，凉而行之"，这是指服药的反佐，即寒药温服，热药冷服。后世李东垣提出"姜附寒饮，承气热服"，即此例也。又马莳注云："热以治寒，而佐以寒药，是热因寒用；寒以治热，而佐以热药，是寒因热用。"这是指用药的反佐。如张仲景之白通加猪胆汁汤，于大辛大热的白通汤中佐用猪胆汁等药；《兰室秘藏》的滋肾通关丸，于苦寒的黄柏、知母之中佐用肉桂，即此例也。然本条经文是论"反治何谓"，论述的当是反治法之内容。且原文接着讲了四条，而后面两条乃是"塞因塞用,通因通用"。全国中医院校统编第一、第二版《内经讲义》教材的老师们有识于此,便将前两条改为"热因热用,寒因寒用",不仅文句对偶,且于义亦顺,故众皆从之。

【原文】

帝曰:善。病之中外①何如?岐伯曰:从内之外者,调其内②;从外之内者,治其外③;从内之外而盛于外者,先调其内而后治其外;从外之内而盛于内者,先治其外而后调其内;中外不相及,则治主病④。

【注释】

①病之中外:中外,即内外。指病之在内在外。

②从内之外者,调其内:之,至也。张志聪:"从内之外者,内因之病而发于外也,故当调其内。"

③从外之内者,治其外:张志聪:"从外之内者,外因之病而及于内也,故当治其外。"

④中外不相及,则治主病:疾病内外不相关联,则直接治其主病。

【语译】

本段经文论内外相互影响而病的治则。

黄帝说:好。病有内外相互影响的,当如何治疗?岐伯说:病从内部发生而后至于体表外部的,应当先调治内部。病从外部体表发生而后至于内部的,应当先治其外部。病从内部发生而外部症状较盛的,应当先调治内部而后治其外部。病从外部发生而内部症状较盛的,应当先治其外部而后调治内部。如果疾病没有表里联系,应当治其主病,在表则治表,在里即治里。

【原文】

帝曰:论言治寒以热,治热以寒,而方士不能废绳墨而更其道①也。有病热者,寒之而热;有病寒者,热之而寒。二者皆在,新病复起,奈何治?岐伯曰:诸寒之而热者取之阴②,热之而寒者取之阳③,所谓求其属④也。帝曰:善。服寒而反热,服热而反寒,其故何也?岐伯曰:治其王气⑤,是以反也。

帝曰:不治王而然者何也?岐伯曰:悉乎哉问也!不治五味属⑥也。夫五味入胃,各归所喜⑦,故酸先入肝,苦先入心,甘先入脾,辛先入肺,咸先入肾。久而增气,物化之常也⑧。气增而久,夭之由也⑨。

【注释】

①方士不能废绳墨而更其道:绳墨,本指木工制作木器的墨线准绳,寓准则

之意。意谓医生不能废弃这一准则而变更治疗的法则。

②寒之而热者取之阴：发热病用苦寒药治疗却仍然发热的，乃是阴虚发热，应当取之于阴。王冰谓："壮水之主，以制阳光。"

③热之而寒者取之阳：恶寒病用辛热药治疗却仍然恶寒的，乃是阳虚恶寒，应当取之于阳。王冰谓："益火之源，以消阴翳。"

④求其属：探求疾病的本质。张景岳："求其所谓源与主者，即所谓求其属也。属者根本之谓，水火之本。"

⑤王气：王，音义同"旺"。王气，即亢盛之气。

⑥五味属：吴崑注："五味各入其所属，谓之味属。"

⑦各归所喜：原本作"各归所喜攻"，今据王冰《素问》守校本改"攻"为"故"，"故"字属下句。

⑧久而增气，物化之常也：久服某一种性味的药物（或食物），就可以产生偏胜之气，这是物质作用变化的一般规律。

⑨气增而久，夭之由也：偏胜之气过久，是导致夭折死亡的缘由。王冰注："气增不已，益以岁年则脏气偏胜，气有偏胜则有偏绝，脏有偏绝则有暴夭者。故曰气增而久，夭之由也。"

【语译】

本段经文论治病求其属及五味各归所喜。

黄帝问：医论说，治寒证用热性药，治热证用寒性药，医生们是不能废弃这个准则而变更治疗原则的。可是有些患发热的病人，用寒性药治疗后仍然发热；有些患恶寒的病人，用热性药治疗后仍然恶寒，不仅原有的寒热仍然存在，并且还增加了新的病证，又当如何治疗呢？岐伯回答：许多发热病证用寒凉泻火药治疗后，仍然发热的，乃是阴虚发热，应当用滋阴法治疗。许多恶寒病证用辛热散寒药治疗后，仍然恶寒的，乃是阳虚恶寒，应当用补阳法治疗。这就是所谓治病求本。黄帝说：对。发热病证服用寒性药反而更热，恶寒病证服用热性药反而更寒，是什么缘故呢？岐伯说："这是因为只知道治疗疾病的旺盛之气，忽视了偏虚的一面，因而出现了相反的结果。"

黄帝又问：已经把握住了治病求本，而不是只治疾病的偏盛之气，也出现服寒而反热，服热而反寒的情况，又是什么缘故呢？岐伯回答：您问得很全面啊！那是因为没有按照药物五味归属五脏的理论去施治。五味进入胃中之后，各自归属其所喜入之脏，所以酸味的药物先入肝脏，苦味的药物先入心脏，甘味的药物先入脾脏，辛味的药物先入肺脏，咸味的药物先入肾脏。如果长久地使用某一性味的药物，就会增补某一脏气，这是物质生化的一般规律。如果长期地增补某一脏气，就会造成脏气的偏颇，成为夭折生命的缘由。

【简析】

本篇原文主要论述了两大内容。

1. 病机十九条纲领

为了"谨守病机，各司其属"，经文列举了病机十九条，并列出了数十种病证进行病机归类。然十九条内容不可能囊括一切疾病的病机，其实这十九条经文提示了审察病机的纲领。

（1）确定病变部位。原文"诸风掉眩，皆属于肝；诸寒收引，皆属于肾"；以及"属肺""属脾""属心"等，是对许多病证进行脏腑定位。"诸厥固泄，皆属于下；诸痿喘呕，皆属于上"，又是对许多病证进行上下定位。这种脏腑、上下定位的方法，是《内经》辨证的基本特点，也是后世脏腑辨证的理论导源。

（2）辨别病邪性质。在病机十九条中，有十二条是辨别病邪性质的属寒、属湿、属热、属风、属火。由于六淫病邪的特性不一，其伤人致病的变化表现也各有差异。况且"百病之生也，皆生于风寒暑湿燥火，以之化之变也"，因此，辨别病邪性质，是审察病机的关键。

（3）必须同中求异。所谓同中求异，是指在相同的病证表现中，探求各自不同的病机。原文"诸热瞀瘛，皆属于火""诸转反戾，水液浑浊，皆属于热""诸暴强直，皆属于风""诸痉项强，皆属于湿"，诸条中所举同样有筋脉挛急、抽搐、强直的病症，可是其病机却有属火、属热、属风、属湿之别。中医治病之所以有"同病异治"的情况，这是主要原因之一。

（4）要从异中求同。所谓异中求同，是指在不同的病症表现中，推求其相同的病机。原文"诸胀腹大，皆属于热""诸呕吐酸，暴注下迫，皆属于热""诸转反戾，水液浑浊，皆属于热"，其所举腹胀、转筋、呕吐、泄泻乃是互不相同的症状表现，可是究其病机却都同属于热。这说明，审察病机要从异中求同。因此临床上也就必然有"异病同治"的情况。

2. 治则治法概要

在治则部分，本篇论述了"五味阴阳之用"，"调气"与"非调气"，"方制大小与方制君臣"，"正治"与"反治"，"治内"与"治外"，"取之阴"与"取之阳"，以及"五味属"等内容，同时还提出了许多具体治疗方法。综合诸内容，最突出的是反映了治病求本的思想。

（1）正治与反治求本。正治，是逆病证而治；反治，是顺病证而治，其实二者都是针对疾病的本质进行治疗，都必须"伏其所主，而先其所因"。所谓"逆者正治"，是承"微者逆之"而言，它是针对疾病性质、病机，从正面治疗的常规治法，如"寒者热之，热者寒之"，以及"虚者补之，实者泻之"。所谓"从者反治"，是承"甚者从之"而言，它是针对真寒假热证、真热假寒证、真实假虚证和真虚假实证所提出的治法。它属于反常的、特殊的治法，即原文所指："热因热用，寒因寒用，塞因塞用，通因通用。"其实，无论正治、反治，都是针对疾病的本质进行治疗，都必须治病求本，审因论治。

（2）治内与治外求本。所谓从内至外者调其内；从外至内者治其外；中外不相及则治主病的治则，其着眼点在于治病要审因求本。马莳说："此言治表里之病有三法，有本标，有先后，有分主也。病有从内而之外，则内为本而外为标；有从外而之内，则外为本而内为标；皆止调其本而不必求之标也。病有从内之外而外病盛，有从外之内而内病盛，皆当先治其病之为本，而后调其标之病盛也。然有病在内而不及之外，病在外而不及之内，则各自为病，中外不相及，或以治内，或以治外，皆治其主病耳。"这一原则对于临床治病很有指导意义。

（3）取阴与取阳求本。"诸寒之而热者取之阴，热之而寒者取之阳"。提出了虚热、虚寒证的治疗原则。虚热证，是因阴虚不能制阳出现的热象，病本在于阴虚。虚寒证，是因阳气不足不能制阴出现的寒象，病本在于阳虚。根据"治病求本"的原则，"寒之而热者"则当"取之阴"，"热之而寒者"则当"取之阳"。这种养阴清热和补阳祛寒的方法，与实证的"治热以寒""治寒以热"的方法迥然有别。前者是补虚之法，后者为泻实之法，二者是临床治疗寒热证候属虚属实的两种最基本的方法。

（4）正治的具体治法。本篇原文提出了十余种具体治法，可以归纳为正治法的两个方面：

一为寒热温凉正治法，即"寒者热之，热者寒之"。后世发展为温热、清凉两大法，历史上并形成了温热、清凉两大学派，其实究其渊源，是《内经》的两个正治法。

二为虚实补泻正治法，即"盛者泻之，虚者补之"。篇中所谓"劳者温之""损者益之"，是为温补之法，临床上凡气虚劳损之疾，用补中益气汤、十全大补汤、小建中汤等皆属"劳者温之"之法。凡阴虚者补阴，阳虚者补阳，气虚者补气，血虚者补血；五脏虚损者，分别补益五脏，皆属"损者益之"之法。所谓"散者收之"，是为收摄、收涩之法，临床上治自汗、盗汗，用黄芪龙牡散；治遗精、滑精，用秘精汤；治久泻滑脱，用赤石脂禹余粮汤，真人养脏汤等，皆属此法。所谓"燥者濡之"，是为润燥生津之法，临床上治肺燥咳嗽用清燥救肺汤；治胃津干燥用益胃汤；治肺胃津伤用沙参麦冬汤；治津枯便秘用增液汤等，皆属此法。所谓"坚者削之"，是为消散坚积之法，临床上治癥瘕积块用桂枝茯苓丸；治疟母用鳖甲煎丸等皆属此法。所谓"结者散之"，是为消散、疏散结聚之法，临床上用小陷胸汤治痰热结聚胸膈的小结胸病；用消瘰丸治瘰病等皆属此法。所谓"留者攻之"，是为逐积攻邪之法，临床上用十枣汤攻逐水饮；用桃核承气汤攻治蓄血；用大承气汤通下燥矢结聚等皆属此法。所谓"客者除之"，是为驱除外邪之法，临床上用麻黄汤发散风寒；用麻杏苡甘汤祛散表湿；用荆防败毒散治外感风寒证等皆属此法。所谓"逸者行之"，是为运行疏通之法，临床上用补阳还五汤治气血滞涩的半身不遂；用黄芪桂枝五物汤治血痹不仁等皆属此法。所谓"急者缓之"，是为缓急柔筋之法，临床上用芍药甘草汤治脚挛急；用羚角钩藤汤治肝风抽搐等皆属此法。所谓"上之、下之"，即《素问·阴阳应象大论篇》所指"其高者，因而越之；其下者，引而竭之"之法。凡此等等治法，不仅为后世确立了治法理论，并且成为中医几千年来临床治病所遵循的基本方法。

病机与治则，是《素问·至真要大论篇》中的精髓，也是临床辨证论治的指导性法则，故姚止庵说："全经之旨，略尽篇中，诚至真至要之论，所当深思而熟玩者也。"

《灵枢》原文选讲

本神第八

本,《说文》曰"木下为本",言根也。引申为根本,本源。神,指人体生命功能活动,包括精神意识思维。本神含义有二:一是求神之本源,即推求神的产生和发展;二是以神为根本,即强调神在诊疗疾病中的重要意义。

【原文】

黄帝问于岐伯曰:凡刺之法,先必本于神①,血脉营气精神,此五藏之所藏也。至其淫泆离藏②则精失,魂魄飞扬③,志意恍乱④,智虑去身⑤者,何因而然乎?天之罪与?人之过乎?何谓德气生精神魂魄心意志思智虑?请问其故。

【注释】

①凡刺之法,先必本于神:凡刺之法,原指各种刺法,此含一切治疗方法。本于神,以神为根本。谓运用各种治法,首先必须以病人的神为依据。

②淫泆离藏:淫,浸淫。泆,同溢,水满而泛滥。离脏,离开五脏,即五脏不藏也。淫泆离脏,指五脏精气失散离守而不藏。

③魂魄飞扬:魂魄,此指感觉和思维。飞扬,即失散。指感知丧失。

④志意恍乱:志,神志。意,意识。恍,恍惚。乱,混乱。指神识模糊。

⑤智虑去身:智虑,即智慧,理智。去,离开。指失去理智。

【语译】

本段经文提出凡刺之法,先必本于神。

黄帝问岐伯:一般而言,针刺治病的法则,一定要首先把病人的精神状态、生命活动作为根本依据。人体的血、脉、营、气、精等精微物质,以及精神意识,皆由五脏所藏。如果精与神流散于外而离开五脏,就会导致精气散失,魂魄飘荡,意识混乱,思维丧失。是什么原因以致如此呢?是来自天意的惩罚?还是人为的过错呢?为什么说德与气生成人的精、神、魂、魄、心、意、志、思、虑、智?请问这个问题的缘故。

【原文】

岐伯答曰：天之在我者德也，地之在我者气也①，德流气薄而生②者也。故生之来谓之精③，两精相搏④谓之神，随神往来者谓之魂，并精而出入者谓之魄⑤，所以任物者谓之心⑥，心有所忆谓之意⑦，意之所存谓之志⑧，因志而存变谓之思⑨，因思而远慕谓之虑⑩，因虑而处物谓之智⑪。故智者之养生也，必顺四时而适寒暑，和喜怒而安居处，节阴阳⑫而调刚柔⑬。如是，则僻邪不至⑭，长生久视⑮。

【注释】

①天之在我者德也，地之在我者气也：德，这里指正常气候而言。《韵会》曰："四时旺气曰德。"《管子·心术》亦云："化育万物谓之德。"气，指地给人类生存提供的物质基础。全句谓：天给予人阳光雨露之德，地给予人水土五谷之气。张景岳注："肇生之德本乎天，成形之气本乎地。"

②德流气薄而生：薄，迫近，相交之意。言天德下流，地气上交，而有生化之机。即《素问·天元纪大论篇》所谓："在天为气，在地成形，形气相感而化生万物。"

③生之来谓之精：杨上善注："雄雌两神相搏，共成一形，先我身生，故谓之精也。"

④两精相搏：张景岳注："两精者，阴阳之精也。搏，交结也。"

⑤随神往来者谓之魂，并精而出入者谓之魄：张景岳注："精对神而言，则神为阳而精为阴；魄对魂言，则魂为阳而魄为阴，故魂则随神往来，魄则并精出入。"汪昂注："魂属阳，肝藏魂，人之知觉属魂；魄属阴，肺藏魄，人之运动属魄。"

⑥所以任物者谓之心：杨上善注："物，万物也。心，神之用也。"任，担任，引申为接受。全句谓：所用以接受外界事物产生思维活动的器官称为心。

⑦心有所忆谓之意：张景岳注："忆，思忆也。谓一念之生，心有所向而未定者，曰意。"忆即忆念，指对事物产生的初步印象和认识。全句谓：心中产生的忆念叫作意。

⑧意之所存谓之志：杨上善注："所忆之意，有所专存，谓之志也。"存，积累。志，记忆，记录。引申为心得，认识。全句谓：在忆念积存的基础上形成的认识叫作志。又李中梓注："意已决而确然不变者，志也。"

⑨因志而存变谓之思：杨上善注："专存之志，变转异求，谓之思也。"存变，即多方分析。全句谓：在认识的基础上多方分析叫作思。又李中梓说："志虽定而反复计度者，思也。"

⑩因思而远慕谓之虑：杨上善注："变求之思，远慕将来，谓之虑也。"远慕，即由近而远地推想，预测事物的发展趋势，俗谓深谋远虑也。全句谓：在思的基

础上由近而远地推想叫作虑。

⑪因虑而处物谓之智：杨上善注："因虑所知，处物是非，谓之智也。"智，智慧。全句谓：经过深思熟虑，恰当地去处理事物叫作智。

⑫节阴阳：在此指节制男女房事。

⑬调刚柔：刚柔，即阴阳，亦动静也。调刚柔即调节动静劳逸。

⑭僻邪不至：僻，偏也，邪也。《淮南子·精神训》："行不僻矣。"高诱注："僻，邪也。"僻邪，即邪气。

⑮长生久视：即延长生命，久活不衰之意。《吕氏春秋·重己》注："视，活也。"

【语译】

本段经文论人的神志思维及养生法则。

岐伯回答：天赋予人的是德，如自然气候、阳光雨露；地赋予人的是气，即水土五谷之气。天德与地气相交，阴阳相合，而有万物化生。人的生命的原始物质，叫作精，《灵枢·经脉》亦云："人始生，先成精。"男女交媾，两精结合产生新的生命活动，叫作神；随着生命活动一同出现的知觉功能，叫作魂；依附精气所出现的运动本能，叫作魄；用以担任事物、主持神志活动的，称为心。心中所产生的忆念，叫作意；意念积存而形成认识，叫作志；在认识的基础上反复思考，叫作思；在思考的基础上，由近而远地推想，叫作虑；经过深思熟虑，恰当地处理事物，叫作智。所以聪明之人的养生法则，一定要顺应四季的变化，适应寒暑的变迁；调和精神情志，安定生活起居；节制男女房事，调节动静劳逸，这样，邪气就不会侵害人体，就可以延长寿命，久活不衰。

【原文】

是故怵惕①思虑者则伤神，神伤则恐惧，流淫而不止②。因悲哀动中③者，竭绝而失生④。喜乐者，神惮散⑤而不藏。愁忧者，气闭塞而不行。盛怒者，迷惑而不治⑥。恐惧者，神荡惮⑦而不收。

【注释】

①怵惕：《广雅·释训》："怵惕，恐惧也。"

②神伤则恐惧，流淫而不止：流淫，此处可作滑精理解。张景岳注："思虑而兼怵惕，则神伤而心怯，恐惧则伤肾，肾伤则精不固。"又《太素》无"神伤则恐惧"五字，"不止"为"不固"。

③动中：动，伤动。中，指内脏。《素问·脉要精微论篇》云："五脏者，中之守也。"动中，即伤及内脏。

④竭绝而失生：五脏精气衰竭而丧失生命。

⑤神惮散：惮，同瘅，劳损之意。谓神劳损而致精气耗散。

⑥迷惑而不治：张景岳注："怒者气逆，甚者必乱，故致昏迷惶惑而不治，不

治，乱也。"

⑦荡惮：动荡耗散。

【语译】

本段经文论情志过度则伤神。

因此，惊恐、思虑太过的人就会伤害神气，神气受伤就会出现恐惧不安，甚至阴精滑泄不固。悲哀太过的人，就会内伤脏气，甚至使精气竭绝而丧失生机。喜乐过度的人，会使神气劳损、涣散而不能守藏。忧愁过度的人会使气机闭塞而不通利。大怒不止的人，会使神志迷乱而失去正常思维。恐惧过度的人，会使神气动荡耗散而不能收敛。

【原文】

心，怵惕思虑则伤神，神伤则恐惧自失①，破䐃脱肉②，毛悴色夭③，死于冬④。脾，愁忧而不解则伤意，意伤则悗乱⑤，四肢不举，毛悴色夭，死于春。肝，悲哀动中则伤魂，魂伤则狂忘不精，不精则不正⑥，当人阴缩而挛筋，两胁骨不举，毛悴色夭，死于秋。肺，喜乐无极则伤魄，魄伤则狂，狂者意不存人⑦，皮革焦，毛悴色夭，死于夏。肾，盛怒而不止则伤志，志伤则喜忘其前言，腰脊不可以俯仰屈伸，毛悴色夭，死于季夏⑧。恐惧而不解则伤精，精伤则骨酸痿厥，精时自下。是故五藏主藏精者也，不可伤，伤则失守⑨而阴虚，阴虚则无气，无气则死矣。是故用针者，察观病人之态，以知精神魂魄之存亡得失之意，五者以伤⑩，针不可以治之也。

【注释】

①自失：失去控制自己的能力，即不能自主。

②破䐃脱肉：䐃（jiǒng），指肌肉突起处。破䐃脱肉，形容肌肉极度消瘦。王冰注："䐃者，肉之标。脾主肉，故肉如脱尽，䐃如破败。"

③毛悴色夭：即皮毛憔悴，肤色枯暗。

④死于冬：这里是以五行相克的规律，来预测五脏病的死期。心属火，冬为水，因水克火，故心病死于冬。下文脾病死于春，肝病死于秋，肺病死于夏，肾病死于季夏均仿此例。

⑤悗乱：悗，同闷。即胸膈苦闷而烦乱之意。

⑥魂伤则狂忘不精，不精则不正：狂忘，《甲乙经》《脉经》均作"狂妄"。不精，指处事不能精详。不正，指神志妄乱，行越常轨。张景岳注："肝藏魂，悲哀过甚则伤魂，魂伤则为狂为妄而不精明，精明失则邪妄不正。"

⑦意不存人：《甲乙经》作"狂者意不存，其人皮革焦"。据《素问·评热病论篇》"狂言者，是失志"及本篇"意之所存谓之志"等论述，拟依《甲乙经》文

为妥。

⑧季夏：指阴历六月。

⑨失守：指五脏精气失守。

⑩五者以伤：以，通已。五者，指五脏。《太素》作"五藏已伤"。

【语译】

本段经文进一步论述情志过度伤神、伤脏。

心，因为惊恐或思虑过度，就会伤其所藏的神，心神受伤就会表现为恐惧而不能自主，久之大肉消瘦，皮毛憔悴，气色枯暗，预示其人在冬季危重。脾，因为忧愁不解，就会伤其所藏的意，脾意受伤就会出现胸中苦闷烦乱，四肢举动不利，久之大肉削瘦，皮毛憔悴，气色枯暗，预示着其人在春季危重。肝，因为悲哀太过，就会伤其所藏的魂，肝魂受伤就会出现神志狂妄，举动失常，同时使人前阴收缩，筋脉挛急，两胁肋部不能舒张，久之大肉削瘦，皮毛憔悴，气色枯暗，预示其人在秋季危重。肺，因为喜乐太过，就会伤其所藏的魄，肺魄受伤就会出现神志狂乱，意念丧失，并且肌肤干枯，久之大肉削瘦，皮毛憔悴，气色枯暗，预示着其人在夏季危重。肾，因为大怒不止，就会伤其所藏的志，肾志受伤就会出现健忘，腰脊不能俯仰转动，久之大肉削瘦，皮毛憔悴，气色枯暗，预示其人在长夏季节危重。又若恐惧过度，日久不解则伤肾损精，肾精损伤则出现骨节酸软，四肢痿弱，精液时时滑泄，这是因为五脏是主藏蓄精气的，不能损伤。若五脏损伤，则所藏之精气失守而致阴精亏虚，阴精亏虚则不能化生神气，神气无则生命亡矣。因此，用针刺治病，应当仔细观察病人的神态，从而测知其精、神、魂、魄、意、志的存亡得失情况。若五脏的精、神已经损伤，就不可以妄用针刺治疗了。

【按语】

关于情志伤五脏的对应关系，《内经》各篇论述颇不一致。如《素问·阴阳应象大论篇》所述"怒伤肝""喜伤心""思伤脾""悲伤肺""恐伤肾"等，与本篇明显不同。其实，情志伤脏并不拘于一个模式。一方面，一种情志可以伤及多脏；另一方面，一脏病变亦可由多种情志综合而致。总的说来，情志所伤与心的关系最为密切，因为"心者，五藏六府之大主，精神之所舍"。(《灵枢·邪客》)《灵枢·口问》说："悲哀愁忧则心动，心动则五藏六府皆摇。"张景岳亦明确指出："情志之伤，虽五脏各有所属，然求其所由，则无不从心而发。"

【原文】

肝藏血，血舍魂①，肝气虚则恐，实则怒。脾藏营，营舍意，脾气虚则四肢不用，五藏不安，实则腹胀，经溲不利②。心藏脉，脉舍神，心气虚则悲，实则笑不休。肺藏气，气舍魄，肺气虚则鼻塞不利，少气，实则喘喝胸盈仰息③。肾藏精，精舍志，肾气虚则厥，实则胀。五藏不安，必审五藏之病形，以知其气之虚实，谨而调之也。

【注释】

①血舍魂：舍，居处，容纳之意，乃"藏"之同义词。血舍魂即血藏魂。下文"营舍意""脉舍神"等均同此例。

②经溲不利：《甲乙经》作"泾溲不利"。王冰注："泾为大便。""溲为小便。"即大小便不利。又，杨上善注："女子月经并大小便不利。"可参。

③喘喝胸盈仰息：即喘促有声，胸部胀满，仰面呼吸。

【语译】

本段经文论五脏藏精藏神及其虚实病候。

肝脏主藏血，藏血进而藏魂。如果肝气虚则易表现为恐惧；肝气实则易发怒。脾脏主藏营，藏营进而藏意。如果脾气虚则易出现四肢不能运动，由于脾气虚不能运化精微输布五脏，故可导致五脏不安；脾气实则易发生腹中胀满，大小便不利。心脏主藏脉，藏脉进而藏神。如果心气虚则易产生悲愁感；心气实则易出现喜笑不止的现象。肺脏主藏气，藏气进而藏魄。如果肺气虚则易发生鼻塞不通利，呼吸短气；肺气实则易出现喘促胸满，呼吸困难，以致仰面呼吸。肾脏主藏精，藏精进而藏志，如果肾气虚则表现为四肢厥冷；肾气实则易出现腹胀。上述五脏不安的病变，一定要详细审查其病态表现，分析其病证的属虚属实，然后谨慎地加以调治。

【简析】

本篇名"本神"，是《内经》中论神的专篇。经文并以"凡刺之法，先必本于神"为前提，从生理、病理方面论述了神的理论。

1.《内经》神的含义

《内经》论神，包括自然界的神和人体的神两个方面。所谓自然界的神，是指宇宙间变幻莫测的自然现象。如《素问·天元纪大论篇》云："阴阳不测谓之神。"《素问·阴阳应象大论篇》云："在天为玄……玄生神。神在天为风，在地为木。"所谓人体的神，又包含两个方面：一指人的生命活动。如《灵枢·天年》云："何者为神？……血气已和，营卫已通，五藏已成，神气舍心，魂魄毕具，乃成为人。"此即后世所称广义的神。二指人的神志思维等精神活动。如《素问·上古天真论篇》"形与神俱"的神，《素问·四气调神大论篇》调神的神，《素问·灵兰秘典论篇》"心者君主之官，神明出焉"之神明，《素问·宣明五气篇》"心藏神"之神，等等。而本篇所述之神，既指广义，又含狭义。如"两精相搏谓之神"，是指广义之神；魂、魄、意、志、思、虑、智，又是指狭义的神。

2. 神的重要性

神是人体的生命功能活动，它以五脏精气为物质基础，是脏腑气血盛衰的外在表现。因此，任何治疗方法，都必须通过病人的神才能发挥作用，取得效果。

故本篇开宗明义地指出："凡刺之法，先必本于神。"《灵枢·官针》亦云："用针之要，无忘其神。"

临床上，通过察神，可以推断出病人的正气盛衰，病情轻重，治法宜忌，预后吉凶，从而制订出正确的治疗措施。故篇中论述："是故用针者，察观病人之态，以知精神魂魄之存亡得失之意，五者以伤，针不可以治之也。"《素问·移精变气论篇》亦明确指出："得神者昌，失神者亡。"

3. 神的产生及发展

原文论述："天之在我者德也，地之在我者气也，德流气薄而生者也。故生之来谓之精，两精相搏谓之神……"说明生命乃是德气相交长期演化的结果。天地间必须具备一定的物质基础和自然条件，生命的形成才有可能。这就肯定了生命起源于物质，生命是物质长期演化而形成的。生命诞生之初，首先形成精气，精气是构成形体，维持生命的重要物质。精气活动就产生了神，神来源于精气。精气是形与神的物质基础。形、神与精气有着相依互存、密不可分的关系。此即形神统一观。

原文还分析了"任物"及"意""志""思""虑""智"等思维活动的各个阶段，指出任物——接受事物；意——印象；志——认识；思——思考；虑——谋虑；智——正确处理事物，这是一个整体的、连贯的发展过程，而这一整个思维过程则是外界事物作用于心的结果。本篇原文揭示了人的思维形式从低级到高级，从表象到实质，从感性到理性的发展过程。

4. 神与五脏的关系

五脏主藏精气，所藏之精气是神活动的物质基础。本篇原文指出："血脉营气精神，此五藏之所藏也。""肝藏血，血舍魂。""脾藏营，营舍意。""心藏脉，脉舍神。""肺藏气，气舍魄。""肾藏精，精舍志。"《素问·天元纪大论篇》亦明确指出："人有五脏化五气，以生喜怒思忧恐。"五脏既藏精又藏神，故又称之为"五神脏"。神由五脏所藏，神以精为物质基础，这是《内经》一贯的思想理论。

在病理上，精神因素致病主要影响五脏，如本篇所云"心，怵惕思虑则伤神""脾，愁忧而不解则伤意""肝，悲哀动中则伤魂""肺，喜乐无极则伤魄""肾，盛怒而不止则伤志"等。故《灵枢·百病始生》篇概之曰："喜怒不节则伤脏。"反过来，五脏功能失调亦可导致精神失常。如本篇所云"肝气虚则恐，实则怒""心气虚则悲，实则笑不休"等。

5. 五脏之气病分虚实

经文指出："肝气虚则恐，实则怒。""脾气虚则四肢不用，五脏不安；实则腹胀，泾溲不利。""心气虚则悲，实则笑不休。""肺气虚则鼻塞不利，少气；实则喘喝胸盈仰息。""肾气虚则厥；实则胀。"《素问·调经论篇》又载有神、气、血、形、志的有余不足病证，谓"神有余则笑不休；神不足则悲""气有余则喘咳上气，不足则息利少气""血有余则怒，不足则恐""形有余则腹胀，泾溲不利，不足则四支不用""志有余则腹胀飧泄；不足则厥"。其所谓神、气、血、形、志，实质上是代指心、肺、肝、脾、肾五脏脏气而言。这说明，五脏之气所伤，病证有虚有实。所以本篇原文概之曰："五藏不安，必审五藏之病形，以知其气之虚实，谨而调之也。"

营卫生会第十八

营，指营气。卫，指卫气。生，生成。会，会合。本篇主要讨论营卫之气的生成、运行、会合以及三焦的分布与功能。

【原文】

黄帝问于岐伯曰：人焉受气？阴阳焉会？何气为营？何气为卫？营安从生？卫于焉会？老壮不同气，阴阳异位，愿闻其会。岐伯答曰：人受气于谷，谷入于胃，以传与肺，五藏六府，皆以受气，其清者为营，浊者为卫①，营在脉中，卫在脉外，营周不休，五十而复大会②，阴阳相贯③，如环无端。卫气行于阴二十五度，行于阳二十五度，分为昼夜，故气至阳而起，至阴而止④。故曰日中而阳陇⑤为重阳，夜半而阴陇为重阴。故太阴主内，太阳主外⑥，各行二十五度，分为昼夜。夜半为阴陇，夜半后而为阴衰，平旦阴尽，而阳受气矣。日中为阳陇，日西而阳衰，日入阳尽，而阴受气矣。夜半而大会，万民皆卧，命曰合阴⑦。平旦阴尽而阳受气，如是无已，与天地同纪⑧。

【注释】

①清者为营，浊者为卫：唐容川注："清浊以刚柔言，阴气柔和为清，阳气刚悍为浊。"故清浊在此乃指性能而非质地。

②五十而复大会：五十，指营卫在一昼夜中各运行的周次。大会，指营卫的会合。

③阴阳相贯：阴阳，指阴经阳经。相贯，指相互贯通。

④气至阳而起，至阴而止：气，指卫气。起止，在此指寤与寐。张志聪注："气至阳则卧起而目张，至阴则休止而目瞑。"

⑤陇：通隆，极盛也。

⑥太阴主内，太阳主外：张景岳注："太阴，手太阴也。太阳，足太阳也。内言营气，外言卫气，营气始于手太阴而复会于太阴，故太阴主内。卫气始于足太阳而复会于太阳，故太阳主外。"

⑦合阴：营卫二气，于夜半在内脏会合，称为合阴。张景岳注："夜半子时，阴气已极，阳气将生，营气在阴，卫气亦在阴，故万民皆瞑而卧，命曰合阴。"

⑧纪：即纲纪，规律。

【语译】

本段经文论营卫的生成与运行。

黄帝问岐伯说：人体从何处禀受精气？阴阳二气是怎样交会的？什么气叫营气？什么气叫卫气？营气是从何处产生的？卫气在哪里与营气相会？老年人与壮年人精气的盛衰各不相同，营阴与卫阳之气的循行部位各不相同，希望听你讲讲其中的要领。岐伯回答说：人体禀受的精气是由饮食水谷所化生的，饮食入胃之后，经过脾气的运化转输，其精微之气传注到肺，通过肺气的输布作用，五脏六腑都能禀受水谷精气的营养。这些精气中的精粹部分便是营气，精气中的刚悍部分便是卫气。营气运行在脉管之中，卫气运行在脉管之外，二者营运周流不息，一昼夜之内各自在人身循行五十周次，而后又会合，如此周而复始，沿着十二经脉的阴阳表里，相互贯通，有如圆环一样而无边端。卫气的运行，晚上运行于阴分二十五周次，白天运行于阳分二十五周次，划分为昼夜各半。所以，当卫气行于阳分时，人就醒寤；当卫气行于阴分时，人就睡眠。所以说，中午阳气隆盛的时候为重阳，夜半阴气隆盛的时候为重阴。营气的运行始于手太阴肺，手太阴肺主营气的运行；卫气的运行始于足太阳膀胱，足太阳膀胱主卫气的运行。总之营气与卫气在人身各运行二十五周次，都以昼夜划分。夜半是阴气最隆盛的时候，自夜半以后，行于阴分之气便逐渐衰减；到清晨时，则行于阴分之气已尽，而阳分开始受气。中午是阳气最隆盛的时候，自日西斜以后，行于阳分之气便逐渐衰减；到日落时，则行于阳分之气已尽，而阴分开始受气。在半夜时分，营阴与卫阳之气会合于内脏，此时人们都已入睡，称之为"合阴"。到清早则行于阴分之气已尽，而阳分开始受气，如此循环不息，与自然界昼夜阴阳的循环规律是相一致的。

【原文】

黄帝曰：老人之不夜瞑①者，何气使然？少壮之人不昼瞑者，何气使然？岐伯答曰：壮者之气血盛，其肌肉滑，气道通，营卫之行，不失其常，故昼精②而夜瞑。老者之气血衰，其肌肉枯，气道涩，五藏之气相搏③，其营气衰少而卫气内伐④，故昼不精，夜不瞑。

【注释】

①瞑：同眠，睡眠之意。

②昼精：精，清爽之意。昼精，即白天精神清爽。

③五脏之气相搏：意谓五脏气机不相协调。

④卫气内伐：伐，争伐，伐取。意为卫气不足，向内伐取给养。

本段经文以老年人与少壮之人相比较，说明气血的盛衰与营卫运行的关系。

黄帝问：老年人在夜间不能熟睡，是什么气使他们这样呢？少年、壮年人夜间能够熟睡，而白天不想睡，又是什么气使他们这样呢？岐伯回答：少壮之人的气血旺盛，肌肉滑润，气行的道路畅通，营卫的运行正常，所以白天精神清爽，晚上能够安睡。老年人的气血虚衰，肌肉枯萎，气行的道路涩滞，五脏之气不相协调，且因营气衰少，而卫气又向内争伐营养补给，以致营卫失调，所以白天精神不清爽，晚上不能安睡。

【原文】

黄帝曰：愿闻营卫之所行，皆何道从来？岐伯答曰：营出于中焦，卫出于下焦。

【语译】

本段经文论营卫之气的运行起始。

黄帝说：希望听一听营卫之气的运行，都是从什么部位发出的。岐伯回答：营气是从中焦发出的，卫气是从下焦发出的。

【按语】

关于"卫出于下焦"，诸家所释不一：张景岳据卫气循行之所发部位，认为"卫出于下焦"；张志聪据《灵枢·决气》《灵枢·五味》所述卫气之功能，认为"卫出于上焦"。这里首先必须明确，原文是讨论"营卫之所行，皆何道从来"，是指营卫的运行起始，并非论营卫功能，也不是讲营卫的生成来源。观《灵枢·卫气行》所述："故卫气之行，一日一夜五十周于身，昼日行于阳二十五周，夜行于阴二十五周，周于五脏。是故平旦阴尽，阳气出于目，目张则气上行于头，循项下足太阳，循背下至小指之端……其始入于阴，常从足少阴注于肾，肾注于心，心注于肺，肺注于肝，肝注于脾，脾复注于肾为周。"经文明确指出：卫气的运行，昼则始于足太阳膀胱经而行于阳分，夜则始于足少阴肾经而行于阴分，故张景岳说："其气自膀胱与肾由下而出，故卫气出于下焦。"其实，本篇前文"太阴主内，太阳主外"，即是对"营出于中焦，卫出于下焦"的照应。

【原文】

黄帝曰：愿闻三焦之所出。岐伯答曰：上焦出于胃上口[1]，并咽以上，贯膈而布胸中，走腋，循太阴之分而行，还至阳明，上至舌，下足阳明，常与营俱行于阳二十五度，行于阴亦二十五度，一周也[2]。故五十度而复大会于手太阴矣。

【注释】

①胃上口：即上脘。

②行于阳二十五度，行于阴亦二十五度，一周也：张景岳注："阴阳者，言昼

夜也。昼夜周行五十度至次日寅时复会于手太阴肺经，是为一周。"

【语译】

本段经文论上焦之气的发出部位。

黄帝问：希望听听三焦之气所发出的部位。岐伯回答：上焦之气出自胃的上口贲门，与食管并行向上而至咽喉，贯穿膈膜而散布于胸中，横走至腋下，沿着手太阴肺经的路线循行，再返回至手阳明大肠经，又向上行至舌，再下循足阳明胃经。上焦之气与营气同样运行，白天在人身运行二十五周次，夜晚在人身运行二十五周次，一昼夜循环往复五十周次而为一周。循环五十周次之后，又会合于手太阴肺经。

【按语】

关于上焦之气，张景岳认为是指宗气。《类经》注云："上焦者，肺之所居，宗气之所聚。营气者，随宗气以行于十四经脉之中。故上焦之气，常与营气俱于阳二十五度，阴亦二十五度。阴阳者，言昼夜也。昼夜周行五十度，至次日寅时复会于手太阴肺经，是为一周。然则营气虽出于中焦，而施化则由于上焦也。"联系《灵枢·邪客》关于宗气的论述："宗气积于胸中，出于喉咙，以贯心脉而行呼吸焉。"可见张氏之注为是。

【原文】

黄帝曰：人有热饮食下胃，其气未定①，汗则出，或出于面，或出于背，或出于身半，其不循卫气之道而出，何也？岐伯曰：此外伤于风，内开腠理，毛蒸理泄②，卫气走之，固不得循其道。此气慓悍滑疾，见开而出，故不得从其道，故命曰漏泄③。

【注释】

①其气未定：言饮食入胃，尚未化生精微之气。

②毛蒸理泄：皮毛被风热所蒸，腠理开泄。

③漏泄：指卫表不固，外伤于风而致汗出如漏的一种疾病。

【语译】

本段经文举漏泄为例论述卫气的特性。

黄帝说：有的人吃了热的饮食刚刚下胃，尚未化生精微之气，可是就出汗了，有的面部出汗，有的背部出汗，有的半身出汗，这种出汗并不沿着卫气循行的道路而出，是什么缘故呢？岐伯答：这是由于外表受风邪所袭，皮毛被风热所蒸，使腠理开泄，卫气随之走越，就不能循常道而行。因为卫气的特性是慓悍滑疾，见到肌表开泄的地方就会外越，所以不能循行于常道。这种出汗的情况，称为漏泄。

【原文】

黄帝曰：愿闻中焦之所出。岐伯答曰：中焦亦并胃中①，出上焦之后^②，此所受气^③者，泌糟粕，蒸津液，化其精微，上注于肺脉，乃化而为血，以奉生身，莫贵于此，故独得行于经隧，命曰营气。

【注释】

①胃中：指中脘。

②出上焦之后：后，下也。谓中焦出于上焦之下。

③受气：张景岳注："受气者，受谷食之气也。"

【语译】

本段经文论中焦之气的发出部位及功能。

黄帝说：希望听一听中焦之气的发出部位。岐伯答：中焦之气也出于胃中，是出自上焦之下，中焦所受纳的饮食水谷，经过泌别糟粕，蒸化津液的消化吸收过程，把其中所化的精微部分，向上传注于肺脉，进而变化为血液，用以奉养人身，它是人体生命活动最宝贵的物质，能够独行于经脉之中，称之为营气。

【原文】

黄帝曰：夫血之与气，异名同类，何谓也？岐伯答曰：营卫者，精气也；血者，神气也^①，故血之与气，异名同类焉。故夺血者无汗，夺汗者无血。故人生有两死，而无两生^②。

【注释】

①营卫者，精气也；血者，神气也：张志聪注："营卫者，水谷之精气也。血者，中焦之精汁，奉心神而化赤，神气之所化也。血与营卫皆生于精。故异名而同类焉。"

②人生有两死，而无两生：两，指两夺，即夺血，夺汗。有此两夺，故是死证。无两生，谓没有两夺同见，便有回生之机。

【语译】

本段经文论血与气异名同类。

黄帝说：血与气，名称不同，但却同属一类，这是什么道理？岐伯答：营气、卫气，都是由水谷精气化生的。血液，则是由精气进一步变化而成的。所以说，血与气名称虽不同，而实质上是同一类物质。因此，凡脱血过多的人，汗津随之耗竭；脱汗过多的人，血液随之衰少。若人的生命出现夺血、夺汗两夺的情况，就可能危亡；若不是两夺同见，便有回生之机。

【原文】

黄帝曰：愿闻下焦之所出。岐伯答曰：下焦者，别回肠^①，注于膀胱，而渗入焉。故水谷者，常并居于胃中，成糟粕而俱下于大肠，而成下焦，渗而俱下^②，济泌别汁^③，循下焦而渗入膀胱焉。

【注释】

①回肠：在小肠下段，上接空肠，下连大肠。

②而成下焦，渗而俱下：《诸病源候论》《千金方》《外台秘要》均无此八字。

③济泌别汁：济，沛的古写，酒之清者叫沛，故济泌有渗滤之意。济泌别汁，指通过渗滤而分清别浊。

【语译】

本段经文论下焦之气的发出部位及功能。

黄帝说：希望听一听下焦之气发出的部位。岐伯答：下焦之气在回肠部别出，分别使糟粕进入大肠，使水液渗入膀胱。饮与食，经常是同时纳入胃中，经过消化吸收之后，所形成的糟粕都下于大肠。至于水液，则是通过渗滤而泌别清浊，循下焦之气而渗入膀胱。

【原文】

黄帝曰：人饮酒，酒亦入胃，谷未熟而小便独先下，何也？岐伯答曰：酒者，熟谷之液也，其气悍以清①，故后谷而入，先谷而液出焉。

黄帝曰：善。余闻上焦如雾，中焦如沤，下焦如渎②，此之谓也。

【注释】

①清：《太素》《甲乙经》《千金方》均作"滑"。为妥。

②上焦如雾，中焦如沤，下焦如渎：沤，久渍也。渎，水道也。上焦如雾，形容上焦心肺宣发布散水谷精气，如同雾露。中焦如沤，形容中焦脾胃腐熟水谷，化生精微，如同沤渍。下焦如渎，形容下焦肾与膀胱排泄糟粕水液，如同沟渠。

【语译】

本段经文概括三焦之气的功能。

黄帝说：人饮的酒也是随食物进入胃中，可是所进的食物尚未腐熟消化，而酒水所化之小便却单独先排出体外，这是什么道理？岐伯回答：酒是谷类经过蒸熟所酿制成的液体，它的性质慓悍而滑利，所以酒液尽管在食物之后入胃，却反而在谷物被消化之前，就变为尿液排出去了。

黄帝说：讲得好。我听说上焦之气的功能是布散精气，好像雾露蒸腾一样；中焦之气的功能是腐熟水谷，好像浸泡沤渍一样；下焦之气的功能是排泄水液、糟粕，好像沟渠排泄一样，讲的就是这个道理。

【简析】

本篇主要论述营卫之气与三焦之气的有关理论。

1. 营卫的生成及特性

营气、卫气都是由水谷精气所化生，经文指出："人受气于谷，谷入于胃，以传与肺，五藏六府，皆以受气。"五脏六腑所受之精气，包括营气和卫气。《素问·痹论篇》亦云："营者水谷之精气也。""卫者水谷之悍气也。"概而言之，"营卫者，精气也。"

营气、卫气各有特性，经文指出："清者为营，浊者为卫。"营气为水谷之精气，即所谓清者；卫气为水谷之悍气，即所谓浊者。张景岳《类经》释曰："清者属阴，其性精专……是为营气；浊者属阳，其性慓疾滑利……是为卫气。"由于营卫二气有阴阳之别，营气属阴为清，其性精专，故主营运于中；卫气属阳为浊，其性慓疾滑利，故主卫护于外。

2. 营卫的运行规律

关于营卫之气的运行，本篇原文着重论述了五点：

（1）"营在脉中，卫在脉外"。营气在经脉之中运行，卫气在经脉之外运行。《灵枢·卫气》亦云："其浮气之不循经者为卫气；其精气之行于经者为营气。"《素问·痹论篇》又云："营者……乃能入于脉也，故循脉上下，贯五藏，络六府也。卫者……不能入于脉也，故循皮肤之中，分肉之间，熏于肓膜，散于胸腹。"但是，《灵枢·痈疽》又载"营卫稽留于经脉之中"，说明营与卫的运行并不截然分开。张景岳释曰："虽卫主气而在外，然亦何尝无血；营主血而在内，然亦何尝无气，故营中未必无卫，卫中未必无营，但行于内者便谓之营，行于外者便谓之卫，此人身阴阳交感之道，分之则二，合之则一而已。"

（2）"太阴主内，太阳主外"。营气的运行，始于手太阴肺经，又复会于手太阴；卫气的运行，始于足太阳膀胱经，又复会于足太阳。说明营卫二气的运行起始有着阴阳之区别。

（3）"营周不休，五十而复大会"。营气和卫气虽然在运行道路和起始部位上各有区别，但在人体的运行，每一昼夜都是运行五十周次，如此周流不休，如环之无端。而且两者在夜半时分会合于内脏，使阴阳之气相互贯通，此即原文所说"夜半而大会，万民皆卧，命曰合阴"。

（4）"气至阳而起，至阴而止"。卫气的运行，有其特殊规律，白昼运行于阳分二十五周次，夜晚运行于阴分二十五周次。即白日运行于体表，夜晚运行于内脏。《灵枢·卫气行》明确指出："故卫气之行，一日一夜五十周于身，昼日行于阳二十五周，夜行于阴二十五周，周于五藏。"

（5）"营卫之行不失其常，故昼精而夜瞑"。经文作了一个比较，少壮之人"昼精而夜瞑"，主要因为"营卫之行不失其常"；而老年人"昼不精，夜不瞑"，主要因为"其营气衰少而卫气内伐"。这不仅说明营卫的运行与年岁的老少、体质的强弱、气血的盛衰都有着一定的关系，同时也说明，营卫运行的正常与否，对人的精神及睡眠都有着直接的影响和作用。

3. 三焦之气的部位与功能

三焦之气发出的部位，据本篇经文所述，三焦是指人的整个胸腹腔部位，上焦在胸膈部，"上焦出于胃上口，并咽以上，贯膈而布胸中"。中焦在胃脘部，"中焦亦并胃中，出上焦之后（下）"。下焦在脐以下的腹中，"下焦者，别回肠，注于膀胱"。

三焦之气的功能，实际上概括了三焦部位中各脏腑对水谷之气的气化、输布、排泄的功能特点。如上焦心肺主宣发布散水谷精气，输送全身；中焦脾胃主腐熟、消化水谷，吸收精微；下焦肾、膀胱、大肠等主排泄糟粕水液，即所谓"上焦如雾，中焦如沤，下焦如渎"。

4. 夺血者无汗，夺汗者无血

汗者，津也。《灵枢·决气》指出："精、气、津、液、血、脉，余意以为一气耳。"故本篇在"血之与气，异名同类"的前提下，着重强调"夺血者无汗，夺汗者无血"。生理上，"血汗同源"，《灵枢·痈疽》篇指出："津液和调，变化而赤，是谓血。"病理上，津亏者则导致血虚，血亏者则导致津伤。张志聪说："汗乃血之液，气化而为汗，故夺其血者则无汗，夺其汗者则无血。"治疗上，血汗不可并攻。张景岳所谓："夺血者无取其汗，夺汗者无取其血。"张仲景《伤寒论》所示衄家、亡血家不可发汗，就是这一原则的体现。

决气第三十

决，分开，区别之意。气，泛指精、气、津、液、血、脉六气而言。此六气虽名称、性质、功用有别，然总由水谷精气一气所化，分一气而为六名，故名"决气"。

【原文】

黄帝曰：余闻人有精、气、津、液、血、脉，余意以为一气耳，今乃辨为六名，余不知其所以然。岐伯曰：两神相搏①，合而成形，常先身生，是谓精。何谓气？岐伯曰：上焦开发，宣五谷味，熏肤，充身，泽毛，若雾露之溉，是谓气。何谓津？岐伯曰：腠理发泄，汗出溱溱②，是谓津。何谓液？岐伯曰：谷入气满，淖泽③注于骨。骨属屈伸，洩泽④，补益脑髓，皮肤润泽，是谓液。何谓血？岐伯曰：中焦受气，取汁，变化而赤，是谓血。何谓脉？岐伯曰：壅遏⑤营气，令无所避，是谓脉。

【注释】

①两神相搏：两神，指男女两性的生殖之精。相搏，即相交、相互结合之意。马莳注："男女媾精，万物化生，盖当男女相媾之时，两神相合而成人，生男女之形。"

②溱溱：溱（zhēn），张景岳注："滋泽貌。"形容汗多而湿润之状。

③淖泽：淖（nào），《说文》："泥也。"此指浓稠的泥状物。泽，润滑，此指滑腻的物质。淖泽，指水谷精微中滑腻浓稠的部分。

④洩泽：洩，同泄，此有渗出之意。泽，即上述"淖泽"之意。

⑤壅遏：壅塞遏制，即限制、约束之意。张景岳注："壅遏者，堤防之谓。犹道路之有封疆，江河之有涯岸。"

【语译】

本段经文论六气的概念。

黄帝说：听说人身有精、气、津、液、血、脉，而我本来认为这些物质是同一种气，可是现在分为六种不同的名称，我不知道是什么道理？岐伯说：男女两性的生殖之精相互交媾，结合之后产生新的形体，当新的生命形体产生之前的物质叫做精。什么叫气？岐伯说：从上焦发散、宣布出去的水谷精微，熏蒸皮肤，充养人身，润泽皮毛，好像雾露之气溉润万物一样，这种物质叫做气。什么叫津？岐伯说：肌腠宣发开泄，流出大量的汗液，这种物质就称为津。什么叫液？岐伯说：水谷之精气充满，那些浓稠滑腻的部分流注于骨骼之间，使骨骼关节屈伸自如；并渗出而补益脑髓，润泽皮肤，这种物质叫做液。什么叫血？岐伯说：中焦接受水谷之气，提取精汁，通过变化作用而为赤色的液体，这种物质叫做血。什么叫脉？岐伯说：控制约束营气的运行，使营气沿着一定的轨道运行而不致外溢，这便是脉。

【原文】

黄帝曰：六气①者，有余不足，气之多少，脑髓之虚实，血脉之清浊②，何以知之？岐伯曰：精脱者，耳聋；气脱者，目不明；津脱者，腠理开，汗大泄；液脱者，骨属屈伸不利，色夭，脑髓消，胫酸，耳数鸣；血脱者，色白，夭然不泽，其脉空虚③，此其候也。

【注释】

①六气：张景岳注："前言一气，总言之也，此言六气，分言之也。盖精、气、津、液、血、脉，无非气之所化也。"

②清浊：在此与多少、虚实同义。

③其脉空虚：《甲乙经》作"脉脱者，其脉空虚"。

【语译】

本段经文论六气虚实的病变。

黄帝说：六气在人体，或为有余，或为不足，比如精气的多少，脑髓的虚实，血脉的清浊，怎样才能知道呢？岐伯说：精亏虚的人，会出现耳聋。气亏虚的人，会出现眼目不明。津亏虚的人，必然腠理开疏，汗液大泄。液亏虚的人，会出现骨骼关节屈伸不利，肤色枯槁，脑髓消减，足胫酸软，耳鸣频作。血亏虚的人，会出现面色㿠白，枯槁无华。脉亏虚的人，会出现脉道空虚，脉象空虚。以上乃是六气亏虚的主要征候。

【按语】

本段文中缺"脉脱"一证，丹波元简认为："本经脱'脉脱者'三字，当补，若不然，则六脱之候不备。"而杨上善则认为："脉中无血故空虚。"据此，则"脉脱者"三字补与不补，无关宏旨。

【原文】

黄帝曰：六气者，贵贱①何如？岐伯曰：六气者，各有部主②也，其贵贱善恶③，可为常主④，然五谷与胃为大海也。

【注释】

①贵贱：此指主次。

②部主：张景岳注："谓各部所主也。如肾主精，肺主气，脾主津液，肝主血，心主脉也。"

③善恶：在此指正常与反常。

④常主：固定的脏气所主。

【语译】

本段经文论六气的所主及其化源。

黄帝说：六气在人体，有没有主要和次要的区分呢？岐伯回答：六气在人体各有其分布的部位，并且各由不同的脏气所主，六气的作用主次，可取决于其所主脏气的作用。但是必须明确，饮食物和胃中的水谷精微是六气化生的源泉。

【简析】

本篇主要讨论了精、气、津、液、血、脉的生理功能、病理特征及其化源。

1. 六气的生理功能

（1）精。"两神相搏，合而成形，常先身生，是谓精。"此精为生命的起源物质，实为先天之精。所以《灵枢·本神》说："故生之来，谓之精。"《灵枢·经脉》说："人始生，先成精。"夫万物化生，必由精始，故《易经》云："男女媾精，万物化生。"

人体既成之后，有赖饮食营养的不断滋养，这种饮食营养，《内经》亦称之为精，如《素问·太阴阳明论篇》云："脾藏者，常著胃土之精也。"后世则把饮食精微之精称为"后天之精"，把与生俱来之精称为"先天之精"，二者均为人体生命活动的基本物质，故《素问·金匮真言论篇》云："夫精者，身之本也。"

（2）气。"上焦开发，宣五谷味，熏肤，充身，泽毛，若雾露之溉，是谓气。"这里所说的气，是指上焦肺气宣发布散的如雾露之状的水谷精微之气。气是构成人体和维持人体生命活动的最基本物质，故《难经·八难》说："气者，人之根本也。"

气的含义有二：一指流动着的微小难见的物质，如水谷之精气，呼吸之清气等，本节原文所说之气便是此类。一指人体脏腑组织的功能活动能力，如五脏之气、六腑之气、经脉之气等。

（3）津和液。"腠理发泄，汗出溱溱，是谓津。""谷入气满，淖泽注于骨，骨属屈伸，泄泽，补益脑髓，皮肤润泽，是谓液。"津和液，分之为二，合之则一。津液乃是人体一切正常水液的总称，二者均源于饮食精微所化，其中清稀者为津，多行于表，故能润养肌腠；稠浊者为液，多行于里，故能养骨骼，利关节，濡孔窍，补脑髓。故《灵枢·五癃津液别》说："温肌肉，充皮肤，为其津；其流而不行者为液。"张景岳释曰："津液本为同类，然亦有阴阳之分。盖津者，液之清者也；液者，津之浊者也。津为汗而走腠理，故属阳；液注骨而补脑髓，故属阴。"

（4）血。"中焦受气取汁，变化而赤，是谓血。"血，是饮食精微中的精华物质，再通过气化作用变化而成的一种赤色液体。《灵枢·营卫生会》指出："中焦……此所受气者，泌糟粕，蒸津液，化其精微，上注于肺脉，乃化而为血，以奉生身，莫贵于此。"

血液的功能是营养和滋润全身，奉养生命。《素问·五藏生成篇》说："肝受血而能视，足受血而能步，掌受血而能握，指受血而能摄。"《难经·二十二难》概之曰："血主濡之。"

（5）脉。"壅遏营气，令无所避，是谓脉。"一般而言，脉指脉管，为血液运行的管道。《素问·脉要精微论篇》云："脉者，血之府也"。《灵枢·营卫生会》亦有"营在脉中，卫在脉外"之论述。二处所述之脉皆指脉管。而本篇所述之脉系由一气所化，即由水谷精气一气所化之物质中的六种之一。如张景岳所释："前言一气，总言之也；此言六气，分言之也。盖精、气、津、液、血、脉，无非气之所化也。"如果把此处的脉理解为脉管，岂不变成了器官组织？显然与原文精神不符。再观后文"然五谷与胃为大海也"，肯定了脉与精、气、津、液、血等一样，都是由水谷精气所化的物质。因此，这里的脉，应当理解为脉气，是血脉中能够控制和约束血液运行的一种物质。

2. 六气虚衰的病变举例

"精脱者，耳聋。"肾精亏损可以导致耳聋，以肾开窍于两耳。然耳聋之疾有虚有实，唯老年性耳聋，真阴亏损之耳聋，当属此类。如《医宗己任编》用耳聋左慈丸治肾虚耳聋，即是其例。

"气脱者，目不明。"《灵枢·大惑论》云："五藏六府之精气，皆上注于目而为之精。"故气虚甚者，可致目不明。如《审视瑶函》用益气聪明汤治视觉微昏，眼前现黑花，神水淡绿色之内障证，即是其例。

"津脱者，腠理开，汗大泄。"津脱表现为漏汗，如《灵枢·营卫生会》所述之漏泄，《灵枢·五变》所述之漉汗等。然大汗不止，汗出过多又是导致津脱的主要原因之一，《金匮要略》云："或从汗出，或从呕吐，或从消渴，小便利数，或从便难，又被快药下利，重亡津液。"《温病条辨》云："汗多脉散大，喘喝欲脱者，生脉散主之。"即是其例。

"液脱者，骨属屈伸不利，色夭，脑髓消，胫酸，耳数鸣。"液脱主要是指阴液亏损。张景岳说："液脱则骨髓无以充，故屈伸不利而脑消胫酸……液脱则阴虚，故耳鸣也。"

"血脱者，色白，夭然不泽。"由于"心者……其华在面，其充在血脉"（《素问·六节藏象论篇》），血脱者，则血不能荣于面色，故面色白而夭然不泽。临床凡见血虚患者，多为面色淡白无华。

"脉脱者，其脉空虚"，脉的生理功能是"壅遏营气，令无所避"，由此推知，脉脱者，必然减低其约束控制血液运行的能力，因此而导致血液妄行等出血现象。

3. 六气的所主与化源

"六气者，各有部主也，其贵贱善恶，可为常主。"六气是由五脏所主，因而六气功能的正常与否，取决于五脏的功能作用。六气与五脏密不可分。

六气虽所属脏气和所主功能不同，且名称亦异，但六气却无贵贱之分，均以脾胃化生的水谷精微为源泉，即"五谷与胃为大海也"，从而论证了一气与六气的关系问题。它说明：六气异名而同源，在生理上相互联系，在病理上相互影响。因此，治疗六气亏虚病证必须重视整体，资其化源。

五变第四十六

变，病变。本篇举五种不同的病变为例，用以说明疾病的发生与预防、体质、气候等条件密切相关，所以称为"五变"篇。

【原文】

黄帝问于少俞曰：余闻百疾之始期^①也，必生于风雨寒暑，循毫毛而入腠理，或复还，或留止，或为风肿汗出，或为消瘅^②，或为寒热，或为留痹，或为积聚。奇邪^③淫溢，不可胜数，愿闻其故。夫同时得病，或病此，或病彼，意者天之为人生风乎，何其异也？少俞曰：夫天之生风者，非以私百姓也，其行公平正直，犯者得之，避者得无殆，非求人^④而人自犯之。

黄帝曰：一时遇风，同时得病，其病各异，愿闻其故。少俞曰：善乎哉问！请论以比匠人。匠人磨斧斤砺刀^⑤，削斫^⑥材木。木之阴阳^⑦，尚有坚脆，坚者不入，脆者皮弛^⑧，至其交节，而缺斤斧焉。夫一木之中，坚脆不同，坚者则刚，脆者易伤，况其材木之不同，皮之厚薄，汁之多少，而各异耶。夫木之早花先生叶者，遇春霜烈风，则花落而叶萎；久曝大旱，则脆木薄皮者，枝条汁少而叶萎；久阴淫雨，则薄皮多汁者，皮溃而漉^⑨；卒风暴起，则刚脆之木，枝折杌伤^⑩；秋霜疾风，则刚脆之木根摇而叶落。凡此五者，各有所伤，况于人乎！

黄帝曰：以人应木，奈何？少俞答曰：木之所伤也，皆伤其枝。枝之刚脆而坚，未成伤也。人之有常病也，亦因其骨节、皮肤、腠理之不坚固者，邪之所舍也，故常为病也。

【注释】

①始期：《广韵》："期，限也。"指一定的时间期限。始期，即开始发生的时间。

②消瘅：消指消瘦，瘅指内热。消瘅即消渴病。张景岳注："消瘅者，三消之总称，谓内热消中而肌肉消瘦也。"

③奇邪：这里指反常的气候所形成的病邪。张景岳注："不同常候，故曰奇邪。"

④求人：这里指伤人。

⑤磨斧斤砺刀：斤，锯子；砺，磨刀石；砺刀，即用砺磨刀。

⑥削斫：砍削之义。

⑦木之阴阳：树木向日面为阳，背日面为阴。

⑧皮弛：形容树皮松弛。

⑨皮溃而漉：张景岳注："漉，水湿貌"；皮溃而漉，形容树木溃烂而水湿淋漓。

⑩扤伤：张景岳注："扤音兀，木之无枝也。"扤伤，形容树木受伤而无枝。

【语译】

本段原文以木喻人，论发病与体质的关系。

黄帝问少俞：我听说许多疾病开始的时候，一定由于风、雨、寒、暑而引起，邪气沿着毫毛而侵入到腠理，有的能够由表复出，有的停留在体内，或发为风肿汗出，或发为消瘅，或发为寒热，或留而为痹，或成为积聚，因气候反常致病邪传变泛溢而引起的病证，甚至数不尽，希望听听它的缘故。有些人同时得病，有的患这种病，有的患那种病，我猜想是不是自然界的气候变化会是因人而异呢？否则，怎么病变会有差异？少俞说：自然界的气候变化，对人不会有偏私倾向，是公平一致的，如果违犯了自然气候规律，就会得病；如果适时预防自然气候的反常变化，就不会受到伤害，并不是邪气要来伤人，而是人们自身触犯了邪气的缘故。

黄帝说：有些人在同一时间遭遇邪气，又同时得病，可是他们的病症各不相同，希望再听听它的缘故。少俞说：这个问题提得好！请让我借匠人伐木作个比喻吧。当匠人磨砺刀斧砍削木材时，由于木的阴阳面有坚脆的不同，坚实处刀斧就不容易砍入，脆弱处因外皮松弛而容易砍入，碰到有节的地方，甚至会让刀斧砍缺锋口。在同一种木材中，有坚脆的不同，坚硬处难砍，脆弱处易砍。况且不同的木材，皮各有厚薄，汁各有多少，性质坚脆各有差异。凡树木早开花先生叶的，遇到春霜或大风，就会花落而叶萎；若长期的烈日干旱，那些性脆皮薄的树木，会枝条少汁而叶萎；若长期的天阴下雨，那些皮薄汁多的树木，会外皮溃烂而渗水；若突然遇到暴风，那些性质刚脆的树木，会干枝折伤；若秋天下霜又刮风，那些性质刚脆的树木，还会根底动摇而树叶坠落。上述五种不同性质的树木，其损伤的情况各不相同，何况于人呢？

黄帝问：以人与树木相比喻，又是怎样呢？少俞答：树木受伤，都是伤其树枝，凡树枝刚脆而坚实的，就不会有大的损伤。人体经常患病的，也是因为骨节、皮肤、腠理不坚固的人，邪气乘虚侵袭，所以经常发病。

【原文】

黄帝曰：人之善病风厥①漉汗者，何以候之？少俞答曰：肉不坚，腠理疏，则善病风。黄帝曰：何以候肉之不坚也？少俞答曰：腘肉②不坚而无分理。理者粗理，粗理而皮不致者，腠理疏。此言其浑然者③。

黄帝曰：人之善病消瘅者，何以候之？少俞答曰：五藏皆柔弱者，善病消瘅。黄帝曰：何以知五藏之柔弱也？少俞答曰：夫柔弱者，必有刚强，刚强多怒，柔者易伤也。黄帝曰：何以候柔弱之与刚强？少俞答曰：此人薄皮肤，而目坚固以深者，长冲直扬④，其心刚，刚则多怒，怒则气上逆，胸中蓄积，血气逆留，髋皮充肌⑤，血脉不行，转而为热，热则消肌肤，故为消瘅，此言其人暴刚而肌肉弱者也。

黄帝曰：人之善病寒热者，何以候之？少俞答曰：小骨弱肉者，善病寒热。黄帝曰：何以候骨之小大，肉之坚脆，色之不一也？少俞答曰：颧骨者，骨之本也。颧大则骨大，颧小则骨小。皮肤薄而其肉无腘，其臂懦懦然⑥，其地色殆然⑦，不与其天⑧同色，污然独异，此其候也。然后臂薄⑨者，其髓不满，故善病寒热也。

黄帝曰：何以候人之善病痹者？少俞答曰：粗理而肉不坚者，善病痹。黄帝曰：痹之高下有处乎？少俞答曰：欲知其高下者，各视其部。

黄帝曰：人之善病肠中积聚者，何以候之？少俞答曰：皮肤薄而不泽，肉不坚而淖泽⑩。如此则肠胃恶⑪，恶则邪气留止，积聚乃伤，脾胃之间，寒温不次⑫，邪气稍至。蓄积留止，大聚乃起。

【注释】

①风厥：泛指腠理疏松，感受风邪，风气逆而为病。而"风厥"之病名，《内经》另有两处论及：《素问·阴阳别论篇》云："二阳一阴发病，主惊骇背痛，善噫善欠，名曰风厥。"是指肝胃发病；《素问·评热病论篇》云："有病身热汗出烦满……汗出而身热者风也，汗出而烦满不解者厥也，病名曰风厥。"是指太阳经感受风邪，少阴经气厥而为病。凡此三处所论风厥，病因皆为风邪而病位不一，当各明其义。

②腘肉：《甲乙经》作"腘肉"。《素问·皮部论篇》载："肉烁腘破。"王冰

注："腘者，肉之标。"标即膘。本篇又云"肉无腘"，张景岳注："腘肉之结聚而坚者也。"可见，"腘肉"当作"腘肉"为是。

③此言其浑然者：《甲乙经》无此六字，疑是后人注释"无分理"之义。丹波元简注："浑然即无分理之谓。"

④长冲直扬："冲"之繁体为"衝"，《甲乙经》认为"衝"字当作"衡"。《汉书·王莽传》云："盱衡厉色。"孟康注："眉上曰衡，盱衡，举目扬眉也。"此处"长衡直扬"与彼"盱衡"同义。

⑤宽皮充肌：宽，同宽；宽皮，指皮肤扩张。宽皮充肌，是形容血气逆流充塞于皮肤肌肉之间。马莳注："血为之积，气为之留，皮肤肌肉为之充塞。"

⑥懦懦然：软弱的形容词。

⑦地色殆然：地色，指面部地阁，及下巴部位的色泽；殆然，形容神色淡晦不泽。

⑧天：这里指天庭，即额部。

⑨后臂薄：是指臂部与肩膊的肌肉瘦薄。张志聪注："后臂薄者，股肱之大肉不半也。"

⑩淖泽：润滑柔软之意。

⑪肠胃恶：指肠胃功能不健全。

⑫寒温不次：不次，即不节；指饮食之寒温不节。

【语译】

本段经文论五变的病形。

黄帝问：有的人容易患风气厥逆而漉漉汗出的疾病，应该怎样候察呢？少俞答：凡肌肉脆弱，腠理疏松的人，就容易被风邪侵袭而致病。黄帝又问：怎样看出肌肉脆弱呢？少俞答：凡肌肉结聚之处，肉不坚实，并且没有分理，或者分理粗疏，皮肤不致密的，便腠理疏松。这是指肌肉不坚实而无分理的人而言。

黄帝问：有的人容易患消瘅病，应当怎样候察呢？少俞答：五脏都柔弱的人，就容易发生消瘅病。黄帝又问：怎么知道五脏是柔弱的呢？少俞答：五脏柔弱的人，一定心性刚强，心性刚强则多怒，多怒则柔弱的五脏易受损伤。黄帝再问：怎么候察五脏柔弱与心性刚强呢？少俞答：这种人皮肤薄而眼目深，眉毛竖扬。心性刚暴，刚暴就容易发怒，怒则气上逆，怒气蓄积胸中，使血气逆阻，充塞于皮肤肌肉之间，使血脉不畅，郁而生热，热则消灼肌肉皮肤，便成为消瘅。这是指心性刚暴而肌肉脆弱的人而言。

黄帝问：有的人容易患寒热病，应该怎样候察呢？少俞答：凡骨骼细小，肌肉脆弱的人，就容易患寒热病。黄帝又问：应该怎么候察骨骼的大小、肌肉的坚脆、气色的不同呢？少俞答：面部颧骨，是骨骼的基本标志，颧骨大则周身的骨骼也大，颧骨小则周身的骨骼也小。皮肤薄弱而肌肉不能隆起，臂肌软弱无力，面部下巴的气色淡晦不泽，与天庭部的气色不一致，像蒙有污垢的异样，这就是诊候骨之小大、肉之坚脆、色之不一的方法。同时，臂部肩膊部的肌肉瘦薄，则其骨骼不充实，所以容易患寒热病。

黄帝问：怎样候察容易患痹病的人呢？少俞答：腠理粗疏而肌肉不坚实的人，容易患痹病。黄帝又问：患痹病有上下不定的部位吗？少俞答：要知道痹病部位的上下，应当观察各个部位的情况。

黄帝问：有的人容易患肠中积聚，应该怎样候察呢？少俞答：皮肤薄弱缺乏光泽，肌肉不结实而柔软，这样的表现，是肠胃功能不正常。肠胃功能不健全，则邪气容易停聚，进而损伤肠胃。若脾胃之间，由于饮食寒温不节，影响脾胃运化，稍有邪气侵袭，则邪气蓄积停聚，形成积聚病。

【原文】

黄帝曰：余闻病形，已知之矣！愿闻其时。少俞答曰：先立其年，以知其时。时高则起，时下则殆①，虽不陷下，当年有冲通，其病必起②，是谓因形而生病，五变之纪也。

【注释】

①时高则起，时下则殆：张景岳注："凡病者遇生旺，则时之高也，故可以起，起者能愈也。如逢衰克，则时之下也，病当危殆也。"此以五运六气的顺逆情况来判断病变的好坏，如《素问·五运行大论篇》所云："气相得则和，不相得则病。"

②当年有冲通，其病必起：张景岳注："年有所冲，则气有所通，其病亦因之而起……如水火相冲，火当畏水；金木相冲，木当畏金；然火胜则水亦病，木胜则金亦病。"

【语译】

本段论时令与发病。

黄帝说：关于病形的情况，我已经知道了，再想听听疾病与时令的关系。少俞说：首先要确定当年的气运概况，然后再掌握各个时令的气候变化。凡是气候对疾病有利之时，其病就会好转；气候对疾病不利之时，病情就会恶化。虽然有某一时令的气候变化并不剧烈，但因该年气运对人体不利，也可以引发疾病。以上是说由于形体素质不同而发生疾病的情况，这是五变的纲要。

【简析】

本篇论述的中心内容是发病，论预防、体质及气候与发病的关系。

1. 预防与发病

原文说："夫天之生风者，非以私百姓也，其行公平正直，犯者得之，避者得无殆。"恰与《素问·上古天真论篇》"虚邪贼风，避之有时"，《灵枢·九宫八风》"谨候虚风而避之，故圣人日避虚邪之道，如避矢石然，邪弗能害"的说法一致，这是《内经》所示祛避外邪，预防疾病的重要思想理论。

2. 体质与发病

原文说："一时遇风，同时得病，其病各异。"缘在人体的骨骼有坚脆之分，腠理有疏密之别，体质既有强弱，病变必有差异。《内经》作者用比喻的手法，以人应木，"夫一木之中，坚脆不同，坚者则刚，脆者易伤……况于人乎？"不同的树木遇风雨旱霜的气候变化，会产生不同的反应；而人的不同体质对于外邪的侵袭，也必然会有病与不病或病彼病此的差异。如张景岳所云："木有坚脆，所以伤有轻重；人有坚脆，所以病有微甚，故虽同时遇风，而有受与不受，此病之所以异也。"这充分说明，人的体质因素对发病与否，起着决定性的作用。这也正是《素问·刺法论篇》"正气存内，邪不可干"的思想理论。

3. 形候与发病

诊察外形，测候发病，是《内经》诊法学的重要内容之一。《灵枢·本藏》指出："视其外应，以知其内藏，则知所病矣。"本篇列举了 5 个病变，均是通过视其外应，以知所病。

风厥：凡腘肉不坚，腠理疏松之人，则易感风邪而病风厥。

消瘅：凡五脏皆柔弱者，"此人薄皮肤，而目坚固以深者，长衡直扬"，则易热消肌肤而病消瘅。

寒热："小骨弱肉者，善病寒热。"张志聪释曰："夫在外者，皮肤为阳，筋骨为阴，骨小皮薄则阴阳两虚矣。阳虚则生寒，阴虚则发热，故其人骨小皮薄者，善病寒热也。"由此观之，本条所述之寒热，确如丹波元简的结论，是"虚劳寒热"。

痹："粗理而肉不坚者，善病痹。"《素问·痹论篇》云："风寒湿三气杂至，合而为痹。"粗理而肉不坚，则风寒湿邪易于侵入，故善病痹。

肠中积聚："皮肤薄而不泽，肉不坚而淖泽，如此则肠胃恶，恶则邪气留止，积聚乃伤。""寒温不次，邪气稍至，蓄积留止，大聚乃起。"原文表明，积聚的发病有三条因素：一是皮薄肉不坚，易受外邪侵袭；二是肠胃功能不健；三是饮食寒温不节。《灵枢·百病始生》论积的形成因素，有寒气上逆；有饮食起居失节；有情志内伤。彼此互参，其义更详。

4. 气象与发病

原文说："先立其年，以知其时，时高则起，时下则殆……当年有冲动，其病必起。"这是从人与天地运气的五行生克关系认识发病。"人与天地相应"，自然气候的变化必然影响人体，所以《内经》运气学注重五运太过不及的变化；运气同化的变化；胜气复气的变化；客气与主气加临的变化，认识这些变化，正是为了推测它对于人体发病的影响。

水胀第五十七

水，水肿。胀，腹中胀满。本篇论述了水胀、肤胀、鼓胀、肠覃、石瘕等病的病因病机及症状表现。而这些病证都具有肿胀的特点，故以之名篇。

【原文】

黄帝问于岐伯曰：水①与肤胀、鼓胀、肠覃、石瘕、石水，何以别之？岐伯答曰：水始起也，目窠②上微肿，如新卧起之状③，其颈脉动④，时咳，阴股间寒，足胫瘇⑤，腹乃大，其水已成矣。以手按其腹，随手而起，如裹水之状，此其候也。

【注释】

①水：即水肿。

②目窠：窠（kē），本指窝穴。《太素》《金匮要略》《脉经》《诸病源候论》均作"目裹"。杨上善注："目窠，眼睑也。"

③如新卧起之状：《素问·平人气象论篇》云："目裹微肿，如蚕卧起之状，曰水。"《金匮要略》亦云："视人之目窠上微擁，如蚕新卧起状……风水。"故此句当为"如蚕新卧起之状"。

④颈脉动：颈脉即人迎脉，动，应指动甚。《素问·平人气象论篇》云："颈脉动喘疾咳，曰水。"

⑤瘇：瘇（zhǒng），同肿。

【语译】

本段经文论水胀病的症状特点。

黄帝问岐伯：水肿与肤胀、鼓胀、肠覃、石瘕、石水等病证，应当如何鉴别？岐伯回答：水肿病初起时，眼睑上微微浮肿，好像蚕虫开始卧眠时的肿起之状。如果病人的颈部人迎脉明显搏动，且时常咳嗽，阴部及大腿内侧之间感觉寒冷，足膝以下浮肿，腹部胀大，那么水肿病就已经形成了。用手按压病人腹部，腹皮随手而起，不见凹陷，像按盛满水的皮囊一样，这就是水肿病的征候。

【按语】

篇首发问提及石水，下文未见论及。张景岳认为是缺失，或有疑"石水"二字为衍者。关于石水，《素问·阴阳别论篇》指出："阴阳结邪，多阴少阳，曰石水，少腹肿。"《素问·大奇论篇》又云："肾肝并沉，为石水。"《灵枢·邪气藏府病形》亦云："肾脉……微大为石水，起脐以下至小腹䐜䐜然，上至胃脘，死不治。"《金匮要略》则云："石水者，其脉自沉，外证腹满不喘。"诸述已备，可参。

【原文】

黄帝曰：肤胀何以候之？岐伯曰：肤胀者，寒气客于皮肤之间，䕤䕤然不坚①，腹大，身尽肿，皮厚②，按其腹宎而不起③，腹色不变，此其候也。

【注释】

①䕤䕤然不坚：䕤（kōng）。张景岳注："䕤䕤，鼓声也。……气本无形，故不坚。"又《太素》《甲乙经》均作"殻（qiào）殻然不坚"。丹波元简提出："䕤字亦从鼓从空，盖中空之义，诸注为鼓声，岂有不坚而有声之理乎？"此说义胜。

②皮厚：非指皮肤增厚，而是与水肿甚者之皮薄且亮相对而言。且肤胀患者自觉皮肤紧箍，感觉迟钝，故言皮厚。

③宎而不起：宎（yǎo），深也，凹陷之意。

【语译】

本段经文论肤胀病的症状特点。

黄帝问：肤胀病应当怎样诊断？岐伯答：肤胀病是由于寒气侵入皮肤之间，皮肤外硬中空而不坚实，腹部胀大，全身都肿胀，并觉皮肤较厚，用手按压其腹部，凹陷不能随手而起，腹部皮肤色泽无异常变化，这是肤胀病的征候。

【按语】

据原文所论，水胀与肤胀，一为水肿，一为气肿。然肿胀形成的机制不外气机郁滞与水液留聚两个方面。按照中医基本理论："气行则水行，气滞则水停"，临床上气滞与水聚往往互为因果，不可截然分割。水胀以水液泛滥为主，肤胀以气机滞塞为主，但并非谓水胀则无气滞，肤胀则无水聚，不过有先后主次之分。对此二证，临床上必须结合实际，辨证分析，不可拘执而论。

关于原文所述按其腹随手而起者为水，宎而不起者为气的问题，张景岳指出："以手按其腹，随手而起者属水，宎而不起者属气，此固然也。然按气囊者，亦随手而起，又水在肌肉之中，按而散之，猝不能聚，如按糟囊者，亦宎而不起，故未可以起与不起为水、气之辨。"就临床实际所见，一般水在腹腔，按之随手而起，如水在肌肤，则按之宎而不起，故本段宜与《灵枢·论疾诊尺》篇所说"……按其手足上，宎而不起者，风水肤胀也"互参。

【原文】

鼓胀何如？岐伯曰：腹胀身皆大，大与肤胀等也，色苍黄，腹筋起①，此其候也。

【注释】

①腹筋起：《太素》"筋"作"脉"。即腹部有青色脉络暴露如筋。

【语译】

本段经文论鼓胀的症状特点。

鼓胀病表现是怎样的？岐伯说：腹部胀满，全身都感觉胀大，其胀大的程度与肤胀一样，而皮肤色现青黄，腹部脉络显露，这是鼓胀病的征候。

【原文】

肠覃①何如？岐伯曰：寒气客于肠外，与卫气相搏，气不得荣，因有所系，癖而内著②，恶气乃起，瘜（xī）肉乃生。其始生也，大如鸡卵，稍以益大，至其成，如怀子之状，久者离岁③，按之则坚，推之则移，月事以时下，此其候也。

【注释】

①肠覃：覃，通蕈（xùn），地菌。肠覃，指肠外生息肉如蕈。丹波元简注："肠中垢滓，凝聚生瘜肉，犹湿气蒸郁，生蕈于土木，故谓肠蕈。"

②癖而内著：癖，积也。内著，留滞附着于内。

③离岁：杨上善注："离，历也。"即病程历经一年以上。

【语译】

本段经文论肠覃的病因病机及症状特点。

肠覃是怎样的病证？岐伯说：寒气侵袭滞留于肠外，与卫气相搏结，使卫气营运失常，而邪气羁而不去，积滞于内，于是邪毒之气孳长，进而产生息肉。初起时，息肉大如鸡卵，进而渐渐长大，等到积块形成时，腹部胀大，就像妊娠一样，病程久者，可以历经数年。其腹中的积块，用手按压时感觉坚硬，推按时可以移动。但是女子的月经仍按时来潮，这是肠覃的征候。

【原文】

石瘕①何如？岐伯曰：石瘕生于胞中，寒气客于子门②，子门闭塞，气不得通，恶血当写不写，衃③以留止，日以益大，状如怀子，月事不以时下。皆生于女子，可导而下④。

【注释】

①石瘕：瘕，腹中积块；石瘕指妇女生于子宫的肿瘤。张景岳注："子门闭塞，则衃血留止，其坚如石，故曰石瘕。"

②子门：即子宫口。

③衃：衃（pēi），《说文》："凝血也。"

④可导而下：指用祛瘀之法，导衃血下行。

【语译】

本段经文论石瘕的病因病机及症状特点。

石瘕是怎样的病证？岐伯说：石瘕生在子宫内，是因寒气侵袭子宫口，使子宫口闭塞，气血滞涩不通，经血应当排泄而不能排泄，瘀血因而留滞在子宫内，日渐增大，致使腹中胀满，如妊娠之状，月经不能按时来潮。这种病都是生于女子，可以用消导之法使瘀血下行。

【原文】

黄帝曰：肤胀，鼓胀，可刺邪？岐伯曰：先写其胀之血络^①，后调其经，刺去其血络^②也。

【注释】

①先写其胀之血络：《太素》《甲乙经》均作"先刺其腹之血络"。腹之血络指腹部胀起之血络。

②刺去其血络：《太素》《甲乙经》作"亦刺去其血络"。谓后刺去其血络中的瘀血。

【语译】

本段经文论治疗肤胀、鼓胀可用刺络放血法。

黄帝说：治疗肤胀和鼓胀，可以用针刺吗？岐伯说：针刺时，要先用泻法针刺其胀起的血络，然后调治经脉，并要刺出其血络中的瘀血。

【简析】

本篇经文论述了水胀、肤胀、鼓胀、肠覃、石瘕5种胀病的病因病机、症状特点以及治疗原则。根据其症候特点，可以分为两组加以辨析。

1. 水胀、肤胀、鼓胀的病机、症状及治疗

水胀、肤胀与鼓胀均有腹大身肿的症状表现。水胀以阳虚水泛为主要病机，故以头面及身形浮肿为主要特点，肿甚则伴见颈脉搏动异常、时咳，阴股间寒，而且腹中积水。肤胀是以寒气滞于肌肤为主要病机，故见皮厚，䅟䅟然不坚。虽一身肿胀，但无腹水，腹部皮色不变。鼓胀多系土衰木败，肝脾俱伤，气滞血凝，甚或水停虫积所成，其症状特点是腹部胀大，皮色苍黄，腹部络脉显露。

关于水胀的治疗，《素问·汤液醪醴论篇》提出了"开鬼门，洁净府""去宛陈莝"的治法，也就是发汗、利小便、逐水与祛瘀并用的治法。对于肤胀与鼓胀的治疗，本篇经文提出了先祛邪后扶正的调治原则，即"先泻其胀之血络，后调其经"，并提出了刺络脉放血的治疗方法。这些法则和方法，对临床实践都具有指导意义。

2. 肠覃与石瘕的病因病机、症状及治疗

肠覃与石瘕均为腹中积块病证，其病因均为寒气侵袭，然其病位有异，肠覃生于肠外，石瘕生于胞中。肠覃是由寒气"与卫气相搏""癖而内着，恶气乃起，瘜肉乃生"，虽气滞血凝，形成肿块，但它显然是以气滞为主。石瘕是由"寒气客于子门"，使"气不得通，恶血当泻不泻，衃以留止，日以益大"，虽气滞血凝，

形成肿块，但它显然是以血瘀为主。肠覃与石瘕均见腹部胀大，甚至状如怀子，但因两者的病位有别，故各具有明显的鉴别点：肠覃之积块生于肠外，故其"月事以时下"；石瘕之积块生于胞中，故其"月事不以时下"。

肠覃与石瘕皆为气滞血瘀的积块病证，故其治法都可采用行气逐瘀、通导攻积之法，即所谓"可导而下"。

百病始生第六十六（节选）

百病，泛指多种疾病。始生，开始发生。本篇是《内经》中讨论发病学的专论。马莳注云："内有百病始生之言，故名篇。"

【原文】

黄帝问于岐伯曰：夫百病之始生也，皆生于风雨寒暑①，清湿②喜怒③，喜怒不节则伤藏，风雨则伤上，清湿则伤下④，三部之气，所伤异类⑤，愿闻其会⑥。岐伯曰：三部之气各不同，或起于阴，或起于阳，请言其方⑦。喜怒不节则伤藏，藏伤则病起于阴也；清湿袭虚，则病起于下；风雨袭虚，则病起于上，是谓三部⑧，至于其淫泆⑨，不可胜数。

【注释】

①风雨寒暑：即气候变化，在此泛指六淫邪气。

②清湿：清，通凊（qìng），寒也。清湿，即寒冷潮湿。

③喜怒：泛指七情变化。

④风雨则伤上，清湿则伤下：杨上善注："湿从地起，雨从上下，其性虽同，生病各异。"

⑤所伤异类：谓伤害人体部位不同。

⑥愿闻其会：《经籍籑诂》："会，要也。"即要点。

⑦请言其方：方，大略，这里指大概规律。王冰注："举大说凡，粗言纲纪。"

⑧三部：杨上善注："内伤五脏，即中内之部也，风雨从头背而下，故为上部之气；清湿从尻脚而上，故为下部之气。"

⑨淫泆：淫，浸淫；泆，通溢。即淫溢。此指邪气的深入、扩散及传变。

【语译】

本段经文论"三部之气，所伤异类"。

黄帝问岐伯：许多疾病的发生，大多是由于感受了风、雨、寒、暑和冷湿之气，或者是情志的损伤所致。凡是由于情志过度的，就会损伤内脏，外感风雨之邪就会伤及人体的上部，感受寒冷潮湿之邪就会伤及人体的下部。以上风雨、冷湿和喜怒不节等三部之气，伤人的部位各不相同，希望听你讲讲这个问题的要点。

岐伯答：情志之气、风雨之气、冷湿之气等三气的性质各不相同，所以伤人发病的部位各异，有的发病在内脏，有的发病在肌表，请听我谈谈它的大概规律。凡喜怒等情志刺激过度则伤内脏，内脏受伤是病起于阴；寒冷潮湿之阴邪乘虚侵袭人体，则病起于下部；风雨阳邪乘虚侵袭人体，则病起于上部。这就是邪气侵袭人体开始发病的三个不同部位。至于病邪在体内的传变与扩散，那可就很复杂而数不清了。

【原文】

黄帝曰：余固不能数①，故问先师。愿卒②闻其道。岐伯曰：风雨寒热，不得虚邪③，不能独伤人；卒④然逢疾风暴雨而不病者，盖无虚，故邪不能独伤人。此必因虚邪之风，与其身形，两虚相得⑤，乃客其形。两实相逢⑥，众人肉坚。其中于虚邪也，因于天时，与其身形，参以虚实⑦，大病乃成。气有定舍，因处为名⑧，上下中外，分为三员⑨。

【注释】

①固不能数：固，固然，确实。不能数，搞不清楚。

②卒（zú）：详尽的意思。

③虚邪：即虚风。泛指不正常的气候变化，外来致病因素。杨上善注："虚邪，即风从虚乡来，故曰虚邪。"

④卒：音义同猝。突然的意思。

⑤两虚相得：指虚邪与人体正气虚弱之两虚相合。

⑥两实相逢：指实风（正常气候）与实形（人体正气充实）之两实相逢。杨上善注："风雨寒暑，四时正气，为实风也，众人肉坚，为实形也。两实相逢，无邪客病也。"

⑦参以虚实：此虚，指正虚。此实，指邪气实。杨上善注："参，合也。虚者，形虚也。实者，邪气盛实也。两者相合，故大病成也。"

⑧气有定舍，因处为名：气，邪气。舍，稽留潜藏之所。谓病邪伤人有一定部位，依据病位确定其病名。

⑨三员：即三部。

【语译】

本段经文论"两虚相得，乃客其形"。

黄帝说：我确实弄不清楚，所以向先生请教，希望听你详尽地讲讲发病规律。

岐伯说：风雨寒热等外来之气，不形成虚邪贼风，是不能独自伤人的。但有突然遇到疾风或暴雨而不发病的人，那是因为他的正气不虚，所以邪气不能单方面地伤人。这一定是由于外来的虚邪贼风与人体的正气虚弱，这两个"虚"相结合，邪气才能伤害人体。如果气候正常，人体正气又充实，如此两实相遇，人们就会健康无病。人之所以被邪气所伤，一方面是由于自然气候的异常变化，另一方面是由于人体的正气虚，正虚与邪实相结合，大病就会形成。邪气伤人有一定的部位，可依据不同的病位确定不同的病名，有上部、下部、内部、外部，一般可分为上部、下部及内部三个部分。

【按语】

关于"风雨寒热，不得虚邪，不能独伤人"一句，有两种句读方法，一种如前所述，另一种是"风雨寒热，不得虚，邪不能独伤人"。由于二者断句不同，释义也因之有别。前者释为：风雨寒热，不成为虚邪，不能独自伤人。后者则释为：风雨寒热，不遇到人体正气虚，邪气不能独伤人。二者孰是孰非，争议颇多，当辨析之。

本段经文的后句是："此必因虚邪之风，与其身形，两虚相得，乃客其形。"其两虚，一指人体正气虚，一指虚邪。由此可知前文的论述，必然是讲虚邪和正气虚两方面的因素，而不能只论其一。若依后者，则"风雨寒热不得虚"句与后文"卒然逢疾风暴雨而不病者，盖无虚，故邪不能独伤人"，都是讲的正气不虚，邪不能独伤人。同是一个正气虚，何必谓之曰"两虚"，又何能得出"两虚相得，乃客其形"的结论？

本段经文结语是以"两虚相得，乃客其形"与"两实相逢，众人肉坚"相对举，两虚指虚邪和人体正气虚，两实指实风和人体正气实。虚邪又称"虚风"，与"实风"乃相对而言。《灵枢·九宫八风》云："风从其所居之乡来，为实风，主生，长养万物。从其冲后来者为虚风，伤人者也，主杀主害者。"就是说，顺应时令方位的风，即合于时令的气候变化为实风，违背时令的异常气候变化，则为虚风。虚风与实风相对比较，明确提出了"六淫"与"六气"的区别界限。本条原文"风雨寒热，不得虚邪，不能独伤人"，正是把风雨寒热和虚邪加以区别，强调"虚邪"才能伤人。

纵观本条经文，其叙述层次有三：首先提出风雨寒热不成为虚邪，不能伤人；接着进一步阐明：若人体正气不虚，即使是疾风暴雨等虚邪，也仍然不能伤人致病；最后得出结论：一定要外界虚邪与人体正气虚两者相逢，邪气才能侵犯人体。综上所述，本条经文应是"风雨寒热，不得虚邪，不能独伤人"。

【原文】

是故虚邪之中人也，始于皮肤，皮肤缓①则腠理开，开则邪从毛发入，入则抵深②，深则毛发立，毛发立则淅然，故皮肤痛。留而不去，则传舍于络脉，在络之时，痛于肌肉，其痛之时息③，大经乃代④。留而不去，传舍于经，在经之时，洒淅喜惊⑤。留而不去，传舍于输⑥，在输之时，六经不通四肢，则肢节痛，腰脊乃强。留而不去，传舍于伏冲之脉，在伏冲之时，体重身痛⑦。留而不去，传舍于肠胃，在肠胃之时，贲响⑧腹胀，多寒则肠鸣飧泄，食不化；多热则溏出糜⑨。留而不去，传舍于肠胃之外，募原⑩之间，留著于脉。稽留而不去，息而成积⑪。或著孙脉，或著络脉，或著经脉，或著输脉，或著于伏冲之脉，或著于膂筋⑫，或著于肠胃之募原，上连于缓筋⑬，邪气淫泆，不可胜论。

【注释】

①皮肤缓：缓者，不坚也，意指表虚。

②抵深：抵达深处，即向内深入。

③其痛之时息：指肌肉时痛时止。《甲乙经》作"其病时痛时息"。

④大经乃代：大经，指经脉。代谓代络受邪。

⑤洒淅喜惊：洒（xiǎn）淅，寒栗貌。喜惊，易惊也。

⑥输：即输脉。张志聪注："输者，转输血气之经脉。"杨上善注："输脉者足太阳脉，以管五藏六府之输，故曰输脉。"

⑦在伏冲之时，体重身痛：伏冲即太冲，太冲者，冲脉也。冲脉为经脉之海，邪在冲脉，则血气不能渗灌周身，故体重身痛。

⑧贲响：贲，同奔。贲响，即肠鸣。

⑨溏出糜：丹波元简注："糜与糜古通用，乃糜烂也。溏出糜，盖谓肠垢赤白滞下之属。"

⑩募原：又称膜原。张志聪注："募原者，肠胃外之肓膜。"

⑪息而成积：息，生长。积，积块病证。

⑫膂筋：张志聪注："膂筋者，附于膂脊之筋。"即脊柱两旁的筋膜。

⑬缓筋：张志聪注："缓筋者，循于腹内之筋也。"即腹壁夹脐两旁的筋膜。

【语译】

本段经文描述外邪伤人由表传里的一般过程。

所以虚邪贼风侵害人体，首先侵犯皮肤。由于皮肤弛缓，腠理开疏，腠理既开则邪气乘虚从毛孔侵入，并逐渐向内深入，遂使毛发竖立，寒栗畏冷，肤表疼痛。若邪气在皮肤滞留不去，便逐渐传入络脉，邪在络脉时，则肌肉疼痛。若疼痛时作时止，说明邪气又将内传，经脉就会接替络脉受邪。若邪气在络脉滞留不去而传入经脉时，则出现寒栗怕冷，并且表现惊扰不宁。若邪气在经脉滞留不去，就传入足太阳经所主之输脉，邪在输脉时，则阻碍经脉气血，使其不能畅达于四肢，出现肢体关节及腰脊强直疼痛。若邪气在输脉滞留不去，就会传入脊里的伏冲脉，邪在伏冲之脉时，出现身体沉重疼痛。若邪气在伏冲之脉滞留不去，就会传入肠胃，邪在肠胃时，则出现腹胀肠鸣。若是寒邪较重，就会出现肠鸣而泄泻，食物不化；若是热邪偏重，就会出现大便溏泻腐烂而恶臭难闻。若邪气在肠胃滞留不去，还会传入肠胃之外的膜原之间，并滞留在血脉之中。如果长久停留而不散去，就会形成积块病证。总之，邪气侵入人体后，传袭的部位很多，有的袭于孙脉，有的袭于络脉，有的袭于经脉，有的袭于伏冲之脉，有的袭于伏膂之筋，有的侵袭到肠胃外的募原，并连及腹壁的缓筋。由此可见，邪气侵入人体之后，其传变扩散极其复杂，是难以说清的。

【原文】

黄帝曰：积之始生，至其已成，奈何？岐伯曰：积之始生，得寒乃生，厥乃成积①也。

黄帝曰：其成积奈何？岐伯曰：厥气生足悗②，悗生胫寒，胫寒则血脉凝涩，血脉凝涩则寒气上入于肠胃，入于肠胃则膜胀，膜胀则肠外之汁沫③迫聚不得散，日以成积。卒然多食饮则肠满，起居不节，用力过度则络脉伤。阳络④伤则血外溢，血外溢则衄血⑤；阴络⑥伤则血内溢，血内溢则后血⑦。肠胃⑧之络伤，则血溢于肠外，肠外有寒，汁沫与血相抟，则并合凝聚不得散，而积成矣。卒然外中于寒，若内伤于忧怒，则气上逆，气上逆则六输不通，温气⑨不行，凝血蕴里⑩而不散，津液涩渗⑪，著而不去，而积皆成矣。

【注释】

①厥乃成积：厥，气逆也。寒气上逆，阻滞气机，形成积证。

②厥气生足悗：厥气，上逆之寒气。悗（mán），闷也。足悗，指足部酸困疼痛，活动不便。

③汁沫：即津液。

④阳络：指在上在表之络脉。

⑤衄血：泛指皮肤及五官七窍出血。

⑥阴络：指在下在里之络脉。

⑦后血：《太素》《甲乙经》并作"便血"。当指前后二便出血。

⑧肠胃：《太素》作"肠外"，为妥。

⑨温气：即阳气。

⑩凝血蕴里：蕴，聚积也，里，《太素》《甲乙经》均作"裹"，包裹之意。是谓瘀血聚积包裹而不消散。

⑪津液涩渗：涩渗，《甲乙经》作"凝涩"。指津液凝聚，不能布散。

【语译】

本段经文论积块病的病因病机。

黄帝问：积块病从开始发生到形成，是怎样的呢？岐伯答：积块病一开始，是受了寒邪之后才发生的，由于寒气逆乱，阻滞气机，才会形成积块病。

黄帝问：积块形成的病理过程是怎样的呢？岐伯答：寒气从下上逆，首先发生足部酸痛、行走不便、足胫部寒冷的症状，足胫部寒冷则血脉凝涩，致使寒气自下而上，入于肠胃，肠胃受寒就会出现腹胀满，并迫使肠外的津液凝聚而不能布散，血脉凝涩与津液凝聚，日久不散就会形成积块。又或突然暴饮暴食，使肠胃胀满；或因生活起居不节慎，或因用力过度，均可使络脉损伤。如果在上部的在表的络脉损伤，则血向外溢而出现衄血；如果在下部的在里的络脉损伤，则血向内溢而出现便血。如果肠胃的络脉损伤，则血溢出于肠胃之外。适逢肠外有寒邪，则肠外的汁沫与外溢之血相抟聚，于是寒气、汁沫、瘀血合并在一起凝聚而不得消散，便形成积块病了。又或突然外受寒邪，或内伤情志忧怒，以致气上逆，使六经气血转输不通畅，阳气不能正常运行，引起血液凝结蕴裹而不能布散，津液的渗注也发生滞涩，如此滞留日久不去，都会形成积块病证。

【原文】

黄帝曰：其生于阴者，奈何？岐伯曰：忧思伤心，重寒伤肺①，忿怒伤肝，醉以入房，汗出当风伤脾，用力过度，若入房汗出浴，则伤肾②。此内外三部之所生病者也。

【注释】

①重寒伤肺：重寒，指外受寒邪，内受寒饮，《灵枢·邪气藏府病形》云："形寒寒饮则伤肺。"

②若入房汗出浴，则伤肾：《灵枢·邪气藏府病形》云："若入房过度，汗出浴水，则伤肾。"可互参。

【语译】

本段经文列举"病起于阴"的发病原因及所伤部位。

黄帝说：疾病发生在内脏，又是怎样的呢？岐伯说：忧愁思虑过度则伤心；外受寒邪加内伤寒饮则伤肺；忿恨恼怒过度则伤肝；酒醉后行房事，或汗出之后感受风邪则伤脾；用力过度，或行房事汗出之后浴水则伤肾，这就是前面所说的"病起于阴"。总括起来，就是内外（外部包括上部和下部）三部发生疾病的一般情况。

【原文】

黄帝曰：善，治之奈何？岐伯曰：察其所痛，以知其应①，有余不足，当补则补，当写则写，毋逆天时②，是谓至治。

【注释】

①察其所痛，以知其应：痛，指外在的症状；应，指内在的病变。意谓观察外在的症状，由是而推知内在的病变。

②毋逆天时：不要违背自然界时令气候的变化规律。

【语译】

本段经文概述治疗原则。

黄帝说：讲得好。这些病证应当怎样治疗呢？岐伯说：要观察病痛的外在症状，从而测知疾病的内在变化。根据病证的属虚属实，当补的则用补法，当泻的则用泻法，同时还不能违背自然气候的四时变化规律，这就是最好的治疗原则。

【简析】

本篇是《内经》中讨论病因分类和发病机制的重要论著。综析全篇经文，有三大重点理论。

1. 三部之气，所伤异类

所谓三部之气，即风雨寒暑之气，清湿之气、喜怒之气。风雨寒暑之气伤人上部，清湿之气伤人下部，寓阳邪伤上，阴邪伤下之意。《素问·太阴阳明论篇》谓"伤于风者，上先受之；伤于湿者，下先受之"，即此义也。凡此外邪伤人皆伤体表，故称此为"病起于阳"。而喜怒不节则伤脏，它包括忧思伤心，忿怒伤肝，又有醉以入房伤脾，入房汗出浴水伤肾，以及重寒伤肺等，凡此内因伤脏致病者，谓之"病起于阴"。《素问·阴阳应象大论篇》云："喜怒伤气，寒暑伤形。"《素问·调经论篇》又云："夫邪之生也，或生于阴，或生于阳，其生于阳者，得之风雨寒暑；其生于阴者，得之饮食居处，阴阳喜怒。"《内经》这些论述，实际上是对病因的分类，它是后世确立外感与内伤病因分类学说的理论渊源。

2. 两虚相得，乃客其形

"两虚相得，乃客其形"，是《内经》关于发病学的重要理论。它指出了外感发病的两个必备条件。即外有虚邪贼风，内因人体正气虚。只有这两个"虚"的因素相加，人体才能受病。一般而言，人体正气的强弱是发病与否的关键，故本篇原文强调："卒然逢疾风暴雨而不病者，盖无虚，故邪不能独伤人。"这一具备辩证法思想的发病学观点，对临床实践有着重要指导意义。它与《素问·刺法论篇》"正气存内，邪不可干"、《素问·评热病论篇》"邪之所凑，其气必虚"的发病学观点是完全一致的。

3. 寒凝津血，积病由生

关于积证，《内经》中有多篇文章论及，而论积证的病因病机，则以本篇最为详备。积为有形之肿块，《难经》云："积者，阴气也，其始发有长处，其痛不离其部，上下有所终始，左右有所穷处。"而积的形成，是由寒气与痰饮和瘀血凝聚，积久而成。即本篇原文所示："肠外有寒，汁沫与血相抟，则并合凝聚不得散，而积成矣。"《内经》此论，对后世临床实践有着十分重要的指导意义，它提示我们，治疗积证应当注重于温阳散寒，逐饮化痰，活血祛瘀，且三者必须相结合。张仲景《金匮要略》治积的第一方是桂枝茯苓丸，方中药仅五味，却反映了三个方面的作用：桂枝，温阳散寒；茯苓，蠲饮化痰；桃仁、赤芍、牡丹皮，活血祛瘀。该方之义，就正是《内经》思想理论的具体体现。

邪客第七十一（节选）

本篇以邪气客于人为题，进而讨论宗气、营气、卫气的循行与作用，同时还论述了"人与天地相应"的比类，以及"持针纵舍"等内容，这里仅节选第一部分内容讲析之。

【原文】

黄帝问于伯高曰：夫邪气之客人也，或令人目不瞑不卧出者①，何气使然？伯高曰：五谷入于胃也，其糟粕、津液、宗气，分为三隧②。故宗气积于胸中③，出于喉咙，以贯心脉④，而行呼吸焉。营气者，泌其津液，注之于脉，化以为血，以荣四末，内注五藏六府，以应刻数⑤焉。卫气者，出其悍气之慓疾，而先行于四末、分肉、皮肤之间，而不休者也。昼日行于阳，夜行于阴，常从足少阴之分间⑥，行于五藏六府。今厥气⑦客于五藏六府，则卫气独卫其外，行于阳，不得入于阴。行于阳则阳气盛，阳气盛则阳蹻陷⑧，不得入于阴，阴虚⑨，故目不瞑。

【注释】

①目不瞑不卧出者：瞑，通眠；"出"字疑衍，《甲乙经》作"目不眠者"，义顺。

②三隧：地下通道曰隧；张景岳注："隧，道也；糟粕之道出于下焦，津液之道出于中焦，宗气之道出于上焦，故分为三隧。"

③胸中：此指膻中，即上气海。

④贯心脉：实际上是贯通心肺之脉，以"肺朝百脉""肺司呼吸"，故曰"贯心脉而行呼吸焉"。

⑤以应刻数：古代用铜壶滴漏法计时，一昼夜为一百刻。营气一昼夜运行人身五十周，每周用时二刻，恰与百刻之数相应。《灵枢·五十营》："漏水下百刻，以分昼夜。……气行……一周于身，水下二刻……气行十周于身，水下二十刻……气行五十营于身，水下百刻。"

⑥足少阴之分间：卫气夜行于阴分，以足少阴肾经为起点。《灵枢·卫气行》："其始入于阴，常从足少阴注于肾。"

⑦厥气：指逆乱之邪气。

⑧阳跷陷：《甲乙经》作"阳跷满"；据《灵枢·大惑论》："卫气不得入于阴，常留于阳，留于阳则阳气满，阳气满则阳跷盛。"则当从《甲乙经》作"阳跷满"为是。

⑨阴虚：这里是指阳气不能入阴分，以致内脏的阳气虚。《灵枢·大惑论》亦云："卫气不得入于阴……不得入于阴则阴气虚，故目不瞑矣。"

【语译】

本段经文论述宗气、卫气、营气的循行及作用，并论述阳气不能入阴则不眠。

黄帝问伯高：邪气侵犯人体，有时使人不能闭目入睡，是什么病气形成的？伯高答：饮食进入胃中，经过消化，其糟粕、津液、宗气分为三条隧道。宗气积聚在胸中，出于喉咙，贯通心肺之脉，而行呼吸。营气分泌津液，渗注脉中，化为血液，外而营养四肢，内而灌注五脏六腑，循行于周身与昼夜百刻计数相应。卫气是水谷之中所化的悍气，其流行迅速滑利，首先行于四肢、肌肉、皮肤之间，运行不息。白天行于表，夜间行于里，以足少阴肾经为起点，循行于五脏六腑。若有邪气逆乱于五脏六腑，就会迫使卫气只能行于表，行于阳分，而不能入于内脏，入于阴分，由于卫气仅行至阳分，便使在表的阳气偏盛，阳气偏盛则使阳跷脉气充塞。卫气不能入通于阴分，致使内脏的阳气虚，所以不能闭目入睡。

【原文】

黄帝曰：善。治之奈何？伯高曰：补其不足，写其有余①，调其虚实，以通其道②，而去其邪。饮以半夏汤③一剂，阴阳已通，其卧立至。

【注释】

①补其不足，写其有余：张景岳注："此针治之补泻也。补其不足，即阴跷所出，足少阴之照海也。泻其有余，即阳跷所出，足太阳之申脉也。"张注所提针刺穴位，临证可参。

②以通其道：沟通阴阳经脉交会的道路。

③半夏汤：即半夏秫米汤。本段后文载方为："置秫米一升，治半夏五合，徐炊。"

【语译】

本段提出半夏秫米汤治不眠。

黄帝说：好！怎样治疗呢？伯高说：用针刺疗法，补其阴分的不足，泻其阳分的有余，以调理虚实，沟通阴阳经脉交会的道路，使之去除逆乱的邪气。再服用半夏秫米汤一剂，使阴阳经气达到通调，便可以立即安卧。

【简析】

1. 宗气、营气和卫气的生成、运行及作用

宗气：源于水谷之精气，又吸纳自然界的清气，成为胸中之大气。张景岳云："宗气，大气也。"宗气的循行："积于胸中，出于喉咙。"宗气的作用：灌注心脉，推行呼吸。

营气：水谷中的浓稠精气。《素问·痹论篇》云："营者，水谷之精气也。"营气的循行："注之于脉""内注五藏六府"。《灵枢·营气》云："营气之道……行于经脉，常营无已，终而复始。"营气的作用：首先化生血液，然后营养肢体脏腑。"营气者，泌其津液，注之于脉，化以为血，以营四末，内注五藏六府。"《素问·痹论篇》亦云："营者，水谷之精气也，和调于五藏，洒陈于六府。"

卫气：水谷精微中的悍气。"卫气者，出于悍气之慓疾"；《素问·痹论篇》亦云："卫者，水谷之悍气也。"卫气的循行："昼日行于阳""先行于四末、分肉、皮肤之间""夜行于阴……行于五藏六府。"《素问·痹论篇》亦云："卫气者……不能入于脉也，故循皮肤之中，分肉之间，熏于肓膜，散于胸腹。"《灵枢·卫气行》又云："卫气之行，一日一夜五十周于身，昼日行于阳二十五周，夜行于阴二十五周，周于五藏。"卫气的作用：卫护体表，温煦内脏。《灵枢·本藏》云："卫气者，所以温分肉，充皮肤，肥腠理，司关（开）合者也。"

2. 卫气运行失常而致不眠的机制

卫气昼日行于阳则寤，夜行于阴则寐。若卫气受到邪气的侵扰，致使卫气失常而夜不能入阴，令阳跷脉盛满，目张而不瞑，故失眠。《灵枢·大惑论》亦云："卫气不得入于阴，常留于阳，留于阳则阳气满，阳气满则阳跷盛，不得入于阴则阴气虚，故目不瞑矣。"

3. 半夏秫米汤通调阴阳治失眠

半夏秫米汤为秫米一升，制半夏五合，用长流水，即甘澜水煎服。此方的作用在于："决渎壅塞，经络大通，阴阳和得者也。"

参考文献

［1］杨上善. 黄帝内经太素［M］. 北京：人民卫生出版社，1955.

［2］王冰. 补注黄帝内经素问［M］. 北京：人民卫生出版社，1956.

［3］张介宾. 类经［M］. 北京：人民卫生出版社，1957.

［4］张志聪. 黄帝内经素问集注［M］. 上海：上海科学技术出版社，1959.

［5］高士宗. 素问直解［M］. 北京：科学技术文献出版社，1980.

［6］南京中医药大学. 黄帝内经素问译释［M］. 4版. 上海：上海科学技术出版社，2009.

［7］南京中医药大学. 黄帝内经灵枢译释［M］. 3版. 上海：上海科学技术出版社，2011.

［8］程士德. 素问注释汇粹［M］. 北京：人民卫生出版社，1982.

［9］周信有. 内经类要［M］. 兰州：甘肃人民出版社，1982.

［10］程士德. 内经理论体系辨析［M］. 北京：北京中医学院内经教研室，1982.

［11］熊继柏. 医经选讲［M］. 长沙：湖南中医学院，1988.